핵심 신경과학 – 재활전문가를 위한

Quick Reference NEUROSCIENCE - for Rehabilitation Professionals

핵심

신경과학

•개정 3판•

재활전문가를 위한

이 효 정 외 옮김

재활실무에 근거한

핵심 신경학적 원리

Quick Reference

NEUROSCIENCE - THIRD EDITION

for Rehabilitation Professionals

The Essential Neurologic Principles

Underlying Rehabilitation Practice

Sharon A. Gutman, PhD, OTR, FAOTA

Associate Professor of Rehabilitation and Regenerative Medicine

Programs in Occupational Therapy

Columbia University Medical Center

New York, New York

영 문 출 판 사

■ **옮긴이** (가나다 순)

양대중 세한대학교 물리치료학과 교수
양영애 인제대학교 작업치료학과 교수
엄기매 여주대학교 물리치료과 교수
우영근 전주대학교 물리치료학과 교수
이효정 한국교통대학교 물리치료학과 교수
채정병 마산대학교 물리치료과 교수

Quick Reference NEUROSCIENCE for Rehabilitation Professionals - **THIRD EDITION**

The Essential Neurologic Principles Underlying Rehabilitation Practice
by Sharon A. Gutman, PhD, OTR, FAOTA

이 출판에서 원리와 실무에서 묘사된 것은 특별상황에서 적용할 수 있는 환경을 위해 직업기준 설정을 가지고 완성되었다. 정보의 정확성을 확정하기 위해 매번 노력하였고 일반적으로 수용될 수 있는 실무에 정확히 연관되도록 표현하였다. 저자, 편집자와 출판자는 여기에 표현된 실수 또는 누락 또는 자료의 결과의 책임을 수용할 수는 없다. 이 책의 명시 또는 묵시담보 또는 그것에 대해 전달된 정보는 없다. 약물선택과 사용에 대한 관리는 최근 수용되고/추천되는 실무와 일치한다. FDA 승인 없이 처방된 약은 토론되어져야 할 것이다. 정부정책에서 계속되는 연구, 변화와 다양한 약물작용과 상호작용 때문에 자주 사용하지 않거나 새로운 아주 특별한 각 약물을 제공하기 위해 모든 자료와 문헌을 신중하게 고찰할 것을 권고한다. 이 책에 집필된 어떤 약물과 도구는 FDA에 엄격하게 승인된 것을 사용하였다. 각 전문가는 어떤 약물이나 도구의 실제 사용 전에 FDA 상태를 확인해야 한다. 특별 회사와 생산품의 검토나 언급은 저자와 출판자에 의한 홍보(보증)으로서 의도된 것은 아니다.

핵심 신경과학 • 개정 3판 •

2019년 2월 21일 초판인쇄
2019년 2월 28일 초판발행

지은이 : Sharon A. Gutman
옮긴이 : 이 효 정 외
발행인 : 박 병 조
발행처 : 도서출판 영문출판사
등 록 : 1987년 12월 21일 제2-419호
주 소 : 서울시 강남구 삼성동 69-1
전 화 : (02) 514-5590, 776-5590
팩 스 : (02) 756-8943
홈페이지 : www.ymsbook.net
E-mail : yeongmunsa@empal.com
정 가 : 38,000원
ISBN 978-89-7224-450-9 93510

※ 파본은 교환해 드립니다.

목차(CONTENTS)

저자에 대해(About the Author)

Sharon A. Gutman은 이학박사, 작업치료사 FAOTA로 뉴욕주 뉴욕에 있는 콜롬비아 대학의 작업치료프로그램이 있는 재활과 재생의학 부교수이다. Gutman박사는 신경과학 기반을 가지고 있으며 작업치료사로서 외상성뇌손상, 정신적장애(psychiatric disability), 자폐스펙트럼장애(autism spectrum disorder), 발달지연(developmental delay)과 노숙자를 포함한 전 인구영역분야에서 근무해왔다. 지난 20년 동안 임상 신경과학의 근거와 병리학적 상태의 신경학적 기초에 관한 책과 논문을 집필하고 과목을 강의해왔다. Gutman박사는 2008년에서 2014년까지 미국작업치료논문(American Journal of Occupational Therapy)의 편집위원으로 활동하였다.

서문(FOREWORD)

신경과학은 재활전문가를 위해 가장 중요한 기초과학이다. 신경과학 서론은 신경해부학, 신경생리학과 신경병리학의 이해가 포함되어야 한다. 더하여, 임상질병검사를 이해하기 위한 신경해부학과 신경생리학의 적용은 재활전문가에게 절대적으로 필요한 것이다. 많은 교재들이 활용되고 있지만 재활을 전공하는 학생들에게는 포괄적이고, 간결하고 이해하기 쉬운 교재가 간절히 필요하다. Sharon A. Gutman에 의해 집필된 핵심 신경과학은 재활전문가를 위한 필요를 채워줄 수 있는 뛰어난 교재이다.

작업치료사이고 신경과학자로서 재활전공학생들에게 신경과학을 강의해 왔고 15년이상 임상적 신경과학 연구를 진행하여 왔다. 이 시간 동안 수많은 책들을 보았지만 그것들 중 대부분은 재활전공 학생을 위해서 집필되지는 않았다. Sharon A. Gutman에 의해 집필된 핵심신경과학 3판은 재활전공 학생을 위한 매우 귀중한 자원인 이전 판 교재보다 더 향상되었다. 이번 판은 3개의 주요 부분으로 잘 조직화되었다: 신경해부학; 신체, 정신심리, 인지와 시지각 질환에 근거를 둔 신경학적 계통의 기능; 그리고 노화, 기억과 중독에 연관된 임상적 신경병리이다.

이번 판에서 드러나는 몇몇 특이한 부분이 있다. 첫 번째, 자료는 단순 글머리에 표현했고 자료를 잘 조직화하여 이용하기 쉽도록 하였다. 둘째, 삽화는 Gutman박사에 의해 생물체에서 가져와서 공들여서 그렸다. 그림은 독자들이 이해하기 어려워하는 추상적인 신경해부학구조를 시각화할 수 있도록 한 것이다. 셋째, 글상자는 신경학적 질병에 대한 신경과학 원리를 이해할 수 있도록 했다. 마지막으로 가장 중요한 것은 재활전문가들이 매일 임상실무에서 가장 적절한 자료를 제공하는 교재라는 것이다.

이 책은 작업치료와 물리치료전공과정에서 신경과학이나 신경재활 과정을 이수하는 학생들뿐만 아니라 잠재적인 독자를 위한 책이다. 학생들이나 직원 모두에게 이해하고 수용하기 쉬운 정보를 제공할 것이다. 잠재적인 독자를 위한 책이다. 이 책은 학생들이나 직원 모두에게 이해하고 수용하기 쉬운 이익을 제공할 것이다. 비슷하게 신경학적 재활영역에서 일하는 임상가들에게도 신경과학의 임상적 관련성을 성립하도록 해 줄 것이다. Gutman박사는 신경과학분야에 큰 공헌을 한 것에 대해 공로를 인정받아야 한다.

Ashwini K. Rao, EdD, OTR, FAOTA
Associate Professor of Rehabilitation and Regenerative Medicine
Program in Physical Therapy
Gertrude H. Sergievsky Huntington's Disease Center of Excellence
Columbia University Medical Center
New York, New York

서론(INTRODUCTION)

핵심 신경과학의 3판은 재활전문가들의 채워지지 않는 요구를 해결하기 위해 노력하고 있다– 재활평가와 실무의 기초인 신경학적 상태와 원리를 이해할 수 있도록 핵심원리 안에 신경과학정보를 전체적으로 나누고 단순화시켜서 자료들을 활용할 수 있도록 만들었다.

신경과학 정보를 제공하는 뛰어난 교재들이 많이 존재하지만 이 책은 빠짐없는 정보보다는 특수한 신경과학 개념을 빠르게 검토하여 환자에게 설명하는 것이 더 필요한 실무치료사 요구에 또는 특수재활 중재에 기본이 되는 임상적 신경과학 원리를 배우는 학생들의 요구를 철저히 채워줄 수 있다.

여기에는 많은 정보와 필요한 정보를 사용자 친밀, 사용하기 쉬운 형식인 압축된 정보를 빠르게 제공하고 있다. 신경과학의 교육은 지난 20년간 비영상적인 방법에서 기술적인 영상법의 발달로 뇌에 관한 지식이 폭발적으로 증가했다. 분자와 세포수준과 관련된 뇌기능의 새로운 지식의 대부분은 바쁜 재활치료사들에게는 깊은 이해를 필요로 하지 않는 수준의 지식이다.

사실상 뇌기능의 분자와 세포수준적 이해는 임상적 재활상황에서 환자를 치료하는 치료사에게는 직접적으로 활용되지 않는다. 행동을 이해하는 과정인 세포수준 뇌에 대해 이해해야 할 것도 있기에 매우 중요하지만 재활전문가로서 필요한 요구는 신경학자, 신경과의사 또는 신경병리학자의 수준과는 동일하지 않다. 재활실무자는 환자 관리와 치료에 대한 근거(예를 들어, 논문을 읽거나 실무에 근거가 되는 논문을 사용)를 위해 압도적인 성과를 위해 요구할 수도 있다. 재활건강관리과정에 있는 학생들도 제한된 시간 안에서 교과과정과 전공과정에서 동일하게 압박을 받을 수도 있다. 실무에 사용되지 않을지도 모르는 세포 신경과학 정보를 학생들과 임상가들에게 기억하게 하는 것은 현명하지 않은 것으로 보인다.

핵심 신경과학은 재활치료를 지원하는 신경과학의 가장 중요한 영역을 고찰하거나 학습하는 전문가와 학생들을 위해 철저하게 준비된 교재이다. 책은 3가지 중요한 부분으로 나누었는데: 첫 번째는 신경해부; 두 번째는 신체, 정신심리, 인지와 시지각질환에 기초한 신경학적 계통의 기능; 그리고 세 번째는 노화, 중독, 기억과 성과 성별의 신경학적 기질과 관련된 임상 신경병리이다. 흔한 신경진단 검사 결과를 치료 팀 미팅에서 토의할 때 치료사가 지식으로 반드시 알아야 하는 것은 절로 구분하여 설명하였다. 교재는 신경과학자보다는 치료사들에 의해 사용되는 이해가능한 언어를 사용하여 핵심정보를 가진 글머리표 목록으로 집필했다. 사진과 영상스캔에서 보기 어려운 신경해부학 계통과 구조를 독자들이 쉽게 시각화 할 수 있도록 대규모 삽화를 사용했다. 각 장에서 흔한 신경학적 질병과 치료의 이해를 도와 독자들이 핵심 신경과학 개념을 적용할 수 있도록 글상자를 사용했다. 어떤 질병은 임상환경에서 재활전문가들이 관찰가능한 것일 것이다. 모든 장에서 질문은 독자들에게 임상추론과 문제해결을 위한 신경과학 정보를 제공하도록 독려한다. 이 교재의 가장 중요한 특징은 재활전문가들이 매일 사용하는 신경과학의 특수부분을 잘 드러낸 것이다. 이 책은 학생들이 시험을 위해 반드시 기억하고는 잊어버리게 될 신경과학 정보는 포함되지 않았다. 모든 인쇄된 정보는 임상실무자들에게 직접적으로 필요하고, 학생과 치료사들은 신체장애, 정신심리 질환 또는 학습과 인지 장애의 치료를 하는 경력기간 동안 이 정보들을 검토하고 고찰하기 위해 이 책을 찾게 될 것이다.

학습은 정보가 학습자의 속도, 능력과 동기적 수준이 함께할 때 촉진된다. 핵심신경과학은 쉽지 않게 기술된 임상적 재활 압축 정보를 학습자의 직업적목표에 직접적으로 연관되어 이해하기 쉽게 전환할 수 있도록 시도했다. 이 교재는 세 번째 출판을 통해 학습을 촉진하고 학생과 실무자들이 읽고 접근하기 쉽도록 한다. 교육자들이 이 책을 통해 재활전문학생에게 가장 중요한 신경과학 정보를 가르칠 수 있고 정의화하여 그들이 이해할 수 있도록 도울 수 있다고 내게 너무나 많은 말을 했다. 학생, 임상가와 교육자들이 교육과정, 임상환경과 직업에 원천으로서 책을 사용하고 읽을 수 있기를 바란다.

Sharon A. Gutman, PhD, OTR, FAOTA
Associate Professor of Rehabilitation and Regenerative Medicine
Programs in Occupational Therapy
Columbia University Medical Center
New York, New York

역자서문

Sharon A. Gutman 박사님에 의해 집필된 재활전문가를 위한 핵심신경과학 3판은 1판과 2판에 비해 업데이트 되고 3부분으로 잘 조직화되어 있다.

신경과학은 재활전문가를 위해 가장 중요한 기초과학으로 신경해부학, 신경생리학과 신경병리학의 이해가 포함되어야 하고 임상검사를 하기 위해서도 신경해부학과 신경생리학의 적용은 재활전문가에게 절대적으로 필요한 것이다. 이에 분자와 세포수준의 신경과학까지 다룬 상세한 신경과학 교재를 보면서 물리치료사, 작업치료사, 전공 학생들이 신경과학분야를 어려운 학문으로 인식하고 있는 실정이다. 이에 임상선생님과 전공학생들이 신경과학 분야를 쉽게 접근하고 학습할 수 있는 교재가 절대적으로 필요하였다.

Gutman 박사님에 의해 신경해부, 신경학적 계통의 기능, 임상신경병리 3분야로 잘 조직화되어 임상가들뿐만 아니라 학생들고 포괄적이고, 간결하고 이해하기 쉽도록 집필되었다.

특히, 질환에 대한 신경과학적 개념을 접근할 수 있도록 글상자를 통해 간결하게 알기 쉽도록 정리되어 있고 큰 그림과 삽화들을 이용하여 글의 내용이 잘 이해된다. 또한 각 장 마다 임상질문지를 통해 학습에 대한 피드백을 주고 받을 수 있는 장점이 있다.

신경과학을 10년이상 강단에서 강의하고 있지만 새로운 정보와 내용의 홍수속에서 학생들에게 어떻해 하면 쉽게 이해시킬 수 있을까를 거의 매순간 고민하며 강의하고 있다.

이에 Gutman 박사님의 신경과학을 번역하면서 재미있게 강의해보겠다는 괜한 자신감을 가지게 된다.

이 책을 번역할 수 있도록 지원을 해주신 영문출판사 박병조 사장님께 감사드리며 편집과 출판을 도와준 출판사 직원분들께 감사드립니다.

2019년 독자여러분들에게 도움이 되는 멋진 책으로 나오길 기대하며…

역자대표 이 효 정

1 장

방향용어

Directional Terminology

방향용어(Directional Terminology)

앞 또는 배쪽(전 또는 복측, anterior or ventral)

- 생체의 앞부분(front)을 뜻함. 배쪽(복부, ventral)은 사지동물의 "복부(belly)"를 뜻함.

뒤 또는 등쪽(후 또는 배측, posterior or dorsal)

- 생체의 뒷부분(back)을 뜻함.

위(상, superior)

- 윗 방향(above)을 뜻함. 한 구조물이 다른 것 위(above)에 있다.

아래(하, inferior)

- 아래 방향(below)을 뜻함. 한 구조물이 다른 것 아래(below)에 있다.

입쪽(문측, rostral)

- 생체의 머리(head)를 뜻함. 다른 것 위(above)에 있는 구조물을 달리 일컫는 말.

꼬리쪽(미측, caudal)

- 생체의 꼬리(tail)를 뜻함. 다른 것 아래(below)에 있는 구조물을 달리 일컫는 말.

안쪽(내측, medial)

- 몸의 중앙선(midline)에 가까운(close) 구조물을 뜻함.

가쪽(외측, lateral)

- 몸의 중앙선(midline)으로부터 멀리(further)있는 구조물을 뜻함

뇌의 면(Planes of the Brain)

정중시상(중앙시상, midsagittal)

- 정중시상면은 좌우대뇌반구(hemisphere)를 분리시킨다. 이 면은 뇌를 반으로 나누며, 안쪽 세로틈새(medial longitudinal fissure)를 가로지른다.

시상(sagittal)(also called parasagittal)

- 시상면은 정중시상면(midsagittal plane)에 병행하여 달린다.

관상(정면 또는 횡)[coronal(also called frontal or transverse)]

- 관상면(coronal plane)은 시상면에 수직으로 가로지르는 면이다. 관상면은 뇌의 뒷면에서부터 앞면을 나눈다.

수평(horizontal)

- 수평면은 뇌를 위(superior)와 아래(inferior) 부분으로 나눈다.

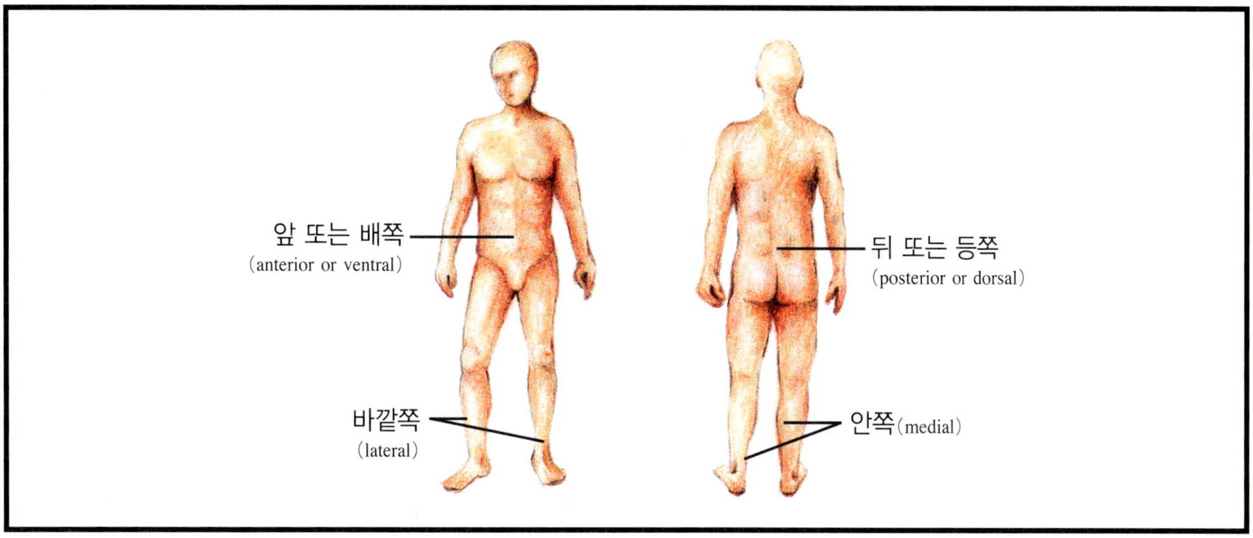

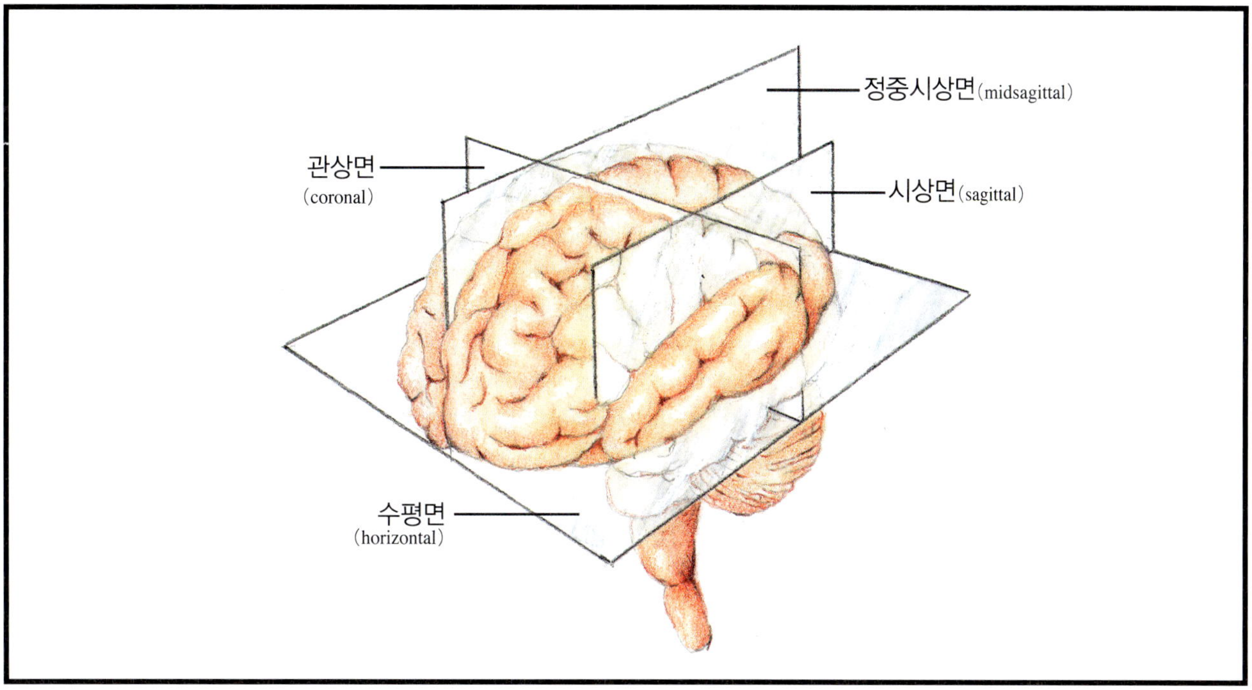

참고문헌(References)

1. Haines DE. *Neuroanatomy in Clinical Context: An Atlas of Structures, Sections, and Systems.* 9th ed. Philadelphia, PA: Wolters Kluwer, Lippincott, Williams, and Wilkins; 2014.
2. Notle J. *The Human Brain: An Introduction to Its Functional Anatomy.* 6th ed. St. Louis, MO: Mosby; 2008.
3. Woolsey TA, Hanaway J, Gado MH. *The Brain Atlas: A Visual Guide to the Human Central Nervous System.* 3rd ed. New York, NY: Wiley; 2007.
4. Hendelman W. *Atlas of Functional Neuroanatomy.* 3rd ed. Boca Raton, FL: CRC Press; 2015.
5. England M, Wakeley J. *Color Atlas of the Brain and Spinal Cord.* 2nd ed. St. Louis, MO: Mosby; 2005.
6. Felten DL, Shetty A. *Netter's Atlas of Neuroscience.* 2nd ed. Philadelphia, PA: Saunders; 2010.Pasted Graphic 0.bmp

2 장

신경계통의 분류

Division of the Nervous System

- 신경계통은 다음과 같이 나뉜다:
  - 중추신경계통(central nervous system, CNS)
  - 말초신경계통(peripheral nervous system, PNS)
- 중추신경계통은 다음과 같이 구성된다:
  - 뇌(brain)
  - 척수(spinal cord)
- 말초신경계통은 다음과 같이 구성된다:
  - 뇌신경(cranial nerve, CN)
  - 자율신경계통(autonomic nervous system, ANS)
  - 몸신경계통(somatic nervous system, SNS)
- 뇌는 주요 6부분으로 나뉜다:
  1. 대뇌엽(cerebral lobes)
  2. 소뇌(cerebellum)
  3. 바닥핵(basal ganglia)
  4. 사이뇌(diencephalon)
  5. 뇌줄기(brainstem)
  6. 가장자리계통(변연계, limbic system)
- 자율신경계통(ANS)는 다음과 같이 구성된다:
  - 부교감신경(parasympathetic nervous system)
  - 교감신경(sympathetic nervous system)
- 몸신경계통은 뼈대근을 신경지배한다.

자율신경계통(autonomic nervous system)

내장근육(visceral muscle)**과 샘**(gland)**지배**

- 심장근
- 폐
- 위창자길
- 샘분비

부교감신경계통

- 항상성
- 몸의 감속
- 줄어든 혈압
- 줄어든 심박동수
- 꿈틀운동

교감신경계통

- 각성
- 전투 또는 도피
- 증가된 혈압
- 증가된 심박수
- 꿈틀운동중지

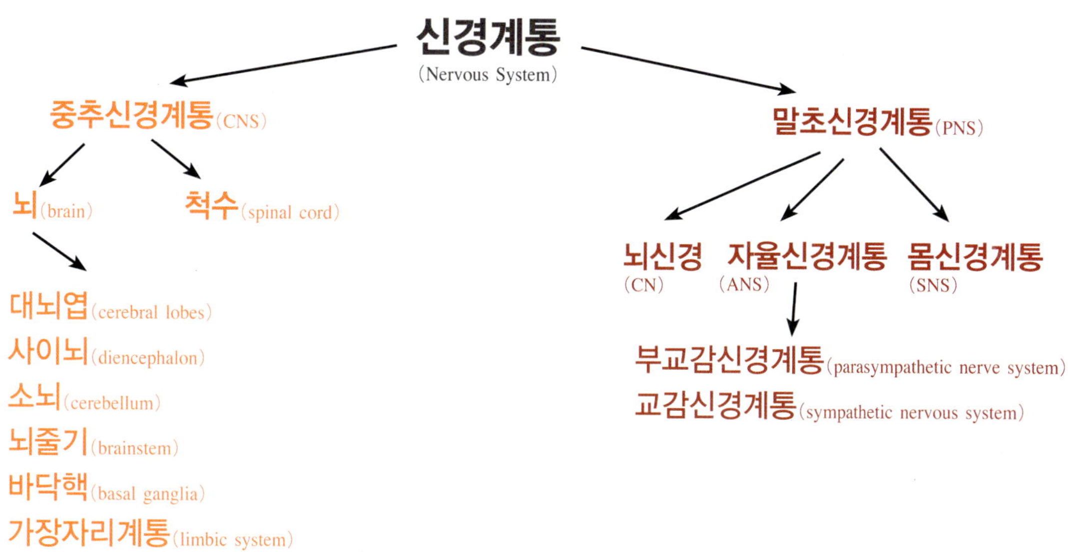

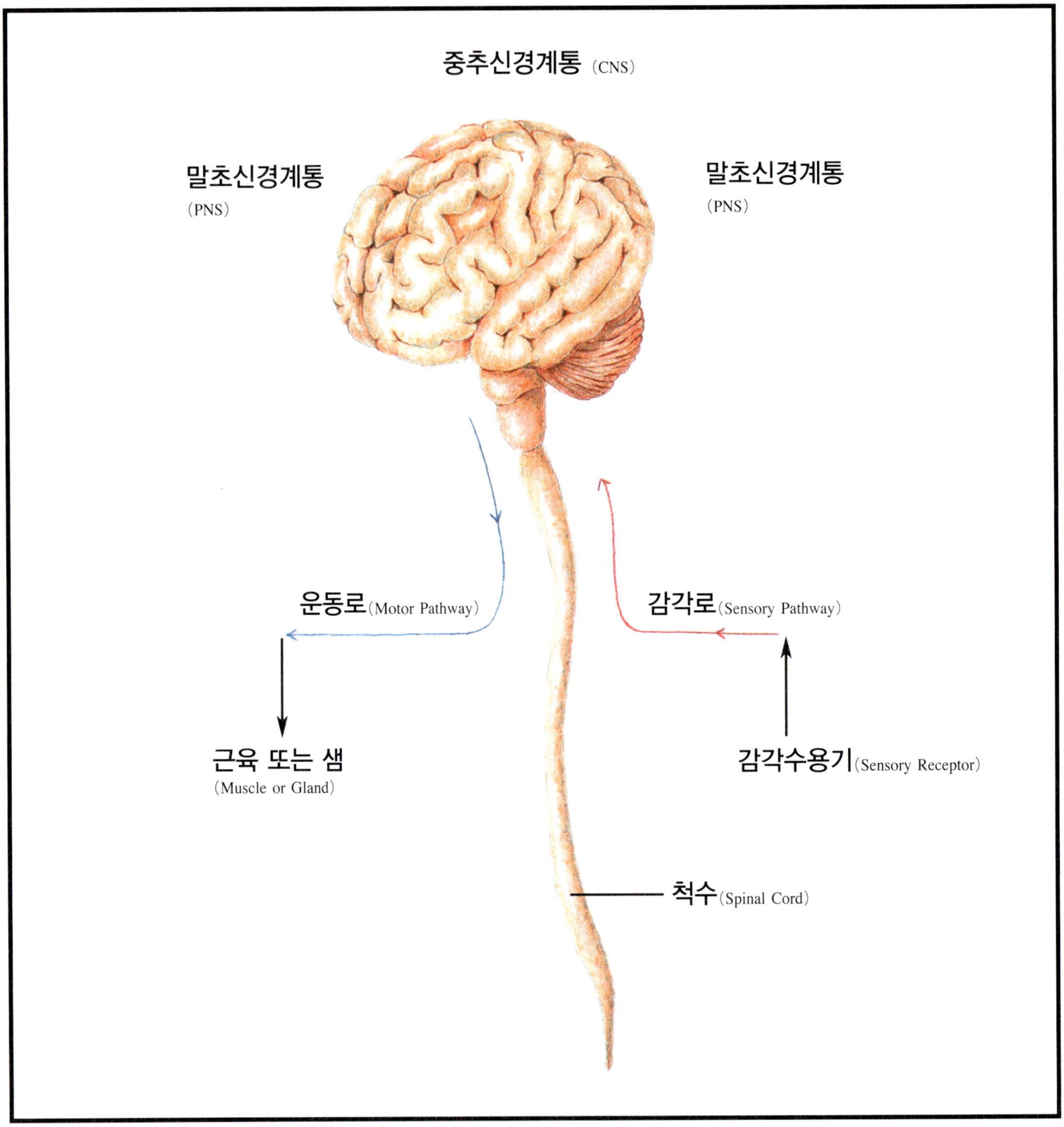
중추신경계통 (CNS)
말초신경계통 (PNS)
말초신경계통 (PNS)
운동로(Motor Pathway)
감각로(Sensory Pathway)
근육 또는 샘 (Muscle or Gland)
감각수용기(Sensory Receptor)
척수(Spinal Cord)

참고문헌(References)

1. Haines DE. *Neuroanatomy in Clinical Context: An Atlas of Structures, Sections, and Systems.* 9th ed. Philadelphia, PA: Wolters Kluwer, Lippincott, Williams, and Wilkins; 2014.
2. Notle J. *The Human Brain: An Introduction to Its Functional Anatomy.* 6th ed. St. Louis, MO: Mosby; 2008.
3. Woolsey TA, Hanaway J, Gado MH. *The Brain Atlas: A Visual Guide to the Human Central Nervous System.* 3rd ed. New York, NY: Wiley; 2007.
4. Hendelman W. *Atlas of Functional Neuroanatomy.* 3rd ed. Boca Raton, FL: CRC Press; 2015.
5. England M, Wakeley J. *Color Atlas of the Brain and Spinal Cord.* 2nd ed. St. Louis, MO: Mosby; 2005.
6. Felten DL, Shetty A. *Netter's Atlas of Neuroscience.* 2nd ed. Philadelphia, PA: Saunders; 2010.

3장

총대뇌구조

Gross Cerebral Structure

총대뇌구조(Gross Cerebral Structures)

이랑(gyrus)

- 이랑(회)은 대뇌반구 표면의 주름(wrinkle) 또는 겹(fold)이다.

고랑(sulcus)

- 고랑(구)은 이랑 사이의 골(valley) 또는 틈(crevice)이다.

뇌이랑(convolutions)

- 뇌이랑은 이랑과 고랑에 대한 집합적인 이름이다. 뇌표면을 높이거나 낮출 수 있다.
- 뇌성장이 머리뼈(두개골, cranium)에 의해 제한되기 때문에 뇌가 성장함에 따라 겹쳐진다.
- 이론가들은 이랑과 고랑이 더 많을수록 내표면이 커지며, 더 많은 두뇌기능을 갖는다고 생각한다.
- 인간 뇌이랑은 손 지문처럼 서로 다르다(unique). 그렇지만 인간 두뇌는 공통적인 이랑과 고랑이 있다.

틈새(fissure)

- 틈새는 뇌표면의 깊은 홈이다.
- 틈새는 고랑보다 깊다: 틈새에 손가락을 끼울 수 있으나 고랑은 공간이 협소하다.

안쪽 세로틈새(medial longitudinal fissure)

- 안쪽 세로틈새는 좌우대뇌반구(cerebral hemishperes)로 분리한다.
- 틈새는 정중시상면을 따라간다.

중심고랑 [롤란도 구, central sulcus(also called the sulcus of Rolando)]

- 중심고랑은 이마엽(frontal lobe)과 마루엽(parietal lobe)으로 분리한다.
- 1차 몸감각겉질(primary somatosensory cortex)로부터 1차 운동겉질(primary motor cortex)을 분리한다.

중심앞이랑(precentral gyrus)

- 중심앞이랑은 1차 운동겉질이다. 이는 수의운동움직임(voluntary motor movement)을 조절한다.
- 중심고랑 바로 앞에 놓인다.

중심뒤이랑(postcentral gyrus)

- 중심뒤이랑은 1차 몸감각겉질이다. 이는 중심고랑(중심구) 바로뒤에 있다.
- 신체감각의 감지를 중개하는 뇌영역이다.

가쪽 틈새(실비어스열, lateral fissure or fissure of Sylvius)

- 이마엽과 관자엽을 분리한다.

대뇌엽(CEREBRAL LOBES)

- 대뇌반구(hemisphere)는 4개의 분리된 엽(lobe)을 갖고 있다.

이마엽(frontal lobes)

- 이마엽의 경계는 가쪽 틈새(lateral fissure)와 중심고랑(central sulcus)이다.
- 이마엽은 인지(지능, 문제해결, 단기기억), 표현언어, 운동계획, 수학적 계산 그리고 작동기억을 조정한다.
- 이마앞엽(prefrontal lobe)은 집행기능(조직화, 계획화, 순서화와 동기화), 자기통찰(self – insight)과 정서조절(regulation of emotions)을 조정한다.
- 이마엽은 출생 후에 대부분 발달한다. 발달은 청소년기 후반 또는 초기 성인기까지 지속된다.

마루엽(parietal lobes)

- 이마엽 바로 뒤에 있다
- 중심고랑이 이마엽과 마루엽으로 분리한다.
- 뒤쪽경계는 마루뒤통수고랑(parieto–occipital sulcus)이며, 정중시상면(midsagittal cross–section)에서 볼 수 있다.
- 아래쪽경계는 관자엽과 가쪽 틈새이다.
- 기능은 감각감지(sensory detection), 지각(perception)과 해석(interpretation)이다.

관자엽(temporal lobes)

- 대부분이 아래쪽과 꼬리쪽 엽이다.

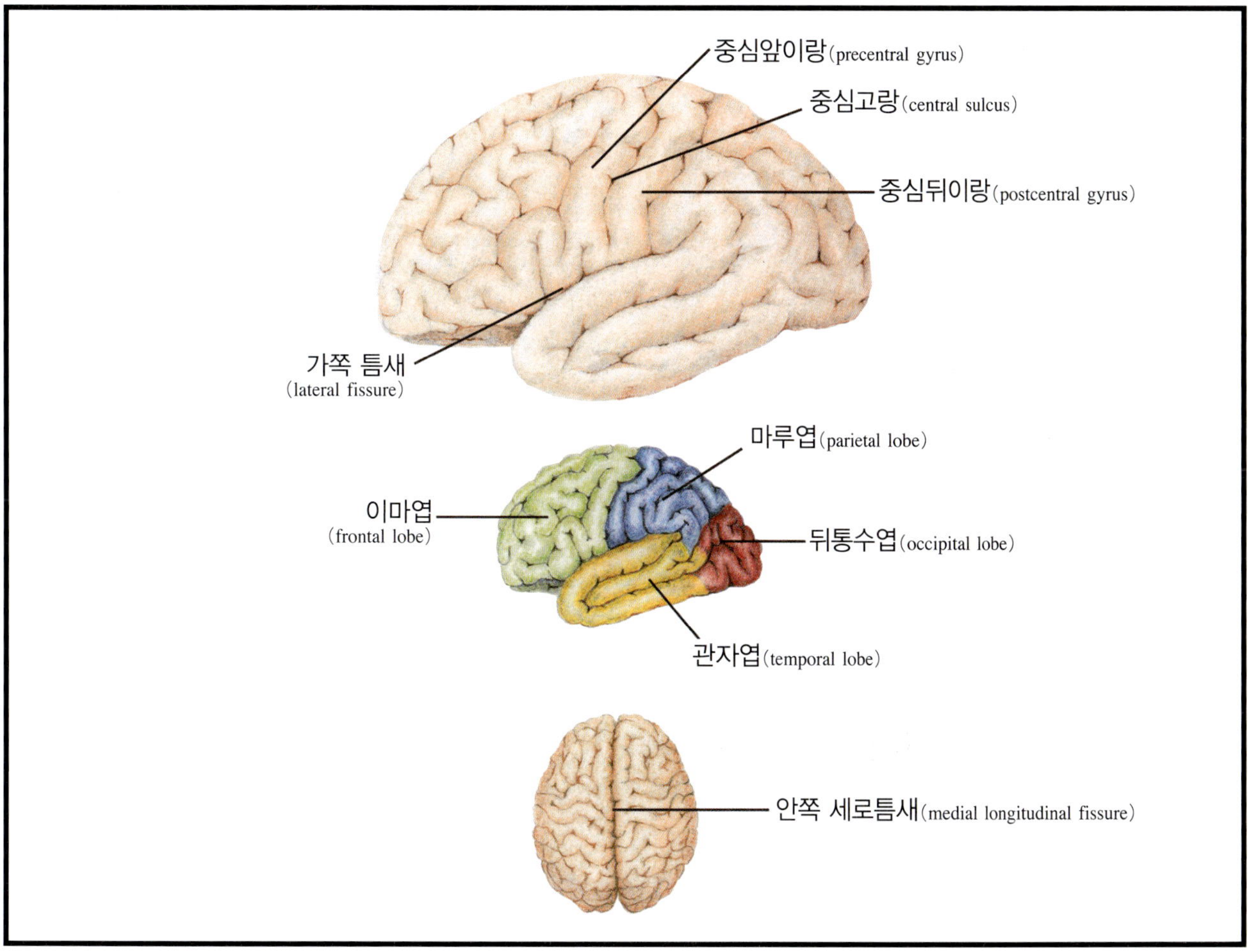

- 뒷 경계와 앞과 뒤통수엽이 잘 구분되어 있지 않다.
- 기능은 청각(듣기), 언어의 이해(comprehension of language)와 장기기억(long-term memory)이다.

뒤통수엽(occipital lobes)

- 대부분이 뒤쪽엽(posterior lobes)이다.
- 시각경로에서 시각적 자극(visual stimuli)의 해석을 담당한다.

섬(Insula)

- 섬은 가쪽틈새 안에 깊숙이 자리하는 대뇌겉질 부분이다.
- 이마엽, 마루엽과 관자엽에 의해 덮여져 있다.
- 어떤 자료에는 섬은 제5엽이라고 명시하거나 다른 자료에는 관자엽과 가장자리조직이 확장된 것이라고 명시하고 있다.
- 섬은 맛(미각), 내장감각과 자동적이고 항상성기능 같은 기본 생존메카니즘(basic survival mechanism)과 관련된 기능을 한다.
- 섬은 가장자리계통과 연결되어 있기에 공감, 자기인식과 감정절제 같은 감정처리기능을 담당한다.
- 섬은 중독과 내장통증을 표현하는 동안 활발하게 나타나기 시작한다.
- 비록 확실하지 않지만, 섬은 관자엽구조와 연관된 언어처리과정에도 역할을 담당하는 것으로 나타난다.

오른쪽, 왼쪽 반구(우측, 좌측반구, RIGHT VS LEFT HEMISPHERES)

오른쪽 반구(right hemisphere)

- 오른쪽 대뇌반구는 지각(perceptual)과 공간정보(spatial information)해석에 큰 역할을 담당한다 (예: 지도를 읽거나 음악이나 예술창조).
- 구체적 사고과정에 반대되는 추상화에 요구되는 정보해석에 역할 담당한다.
- 언어에 음조변화 해석을 담당한다(단어의 구체적 의미에 대한 반대되는).
- 오른쪽 반구는 이야기의 문자적 해석과 추론적 상징과 은유(metaphor)형성에 기여한다.
- 이 반구는 단어의 이론적(구체적) 뜻에 깔려 있는 정서적 정보 해석을 담당한다.
- 오른쪽 반구는 몸의 왼쪽 움직임을 조절한다.
- 몸의 왼쪽 부위에서 감각정보를 받는다.

왼쪽 반구(left hemisphere)

- 오른손잡이에 있어, 왼쪽 반구가 대개 우세반구이다.
- 왼쪽 반구는 인간 언어에 있어 큰 역할을 한다(문서와 구어의 해석과 표현).
- 실어증(언어장애)이 있는 사람은 흔히 왼쪽 반구 손상이다.
- 이 반구는 몸의 오른쪽 움직임을 조절한다.
- 몸의 오른쪽 부위에서 감각정보를 받는다.

회색질 대 백색질(GRAY MATTER VS WHITE MATTER)

- 대뇌반구는 회색질(gary matter)과 백색질(white matter)로 구성되어 있다.

회색질(gray matter)

- 중추신경계통(CNS)를 덮고 있는 회색질부위를 겉질(cortex)이라 부른다.

- 인간은 대뇌겉질과 소뇌겉질을 갖고 있다.
- 회색질은 대뇌와 소뇌표면에 있다.
- 회색질은 CNS 안에 깊숙이 연장되어있고 적색핵과 바닥핵 같은 핵체(nuclei body)를 구성한다.
- 신경세포체(nerve cell bodies, 핵)로 구성되어 있기 때문에 회색 또는 베이지색을 갖는다.
- 회색질은 민말이집(nonmyelinated)이다. 말이집은 신경을 절연시켜 전달 속도를 증가시키는 지방이다.

신경절(ganglia)

- 신경절은 항상 중추신경계통 또는 말초신경계통(PNS) 바깥에 놓여 있는 신경세포체(또는 핵)의 집단이다.
- 예: 뒤뿌리신경설(dorsal root ganglia).
- 뒤뿌리신경절은 척수감각신경(sensory spinal nerves)의 세포체를 갖고 있다.

백색질(white matter)

- 백색질은 회색질밑에 있으며, 소뇌와 대뇌의 안쪽부위에 있다.
- 백색질은 말이집섬유로(myelinated fiber tracts) 또는 신경축삭(neuronal axons)으로 구성되어 있다.

뇌 관상단면(Coronal Cross-Section of The Brain)

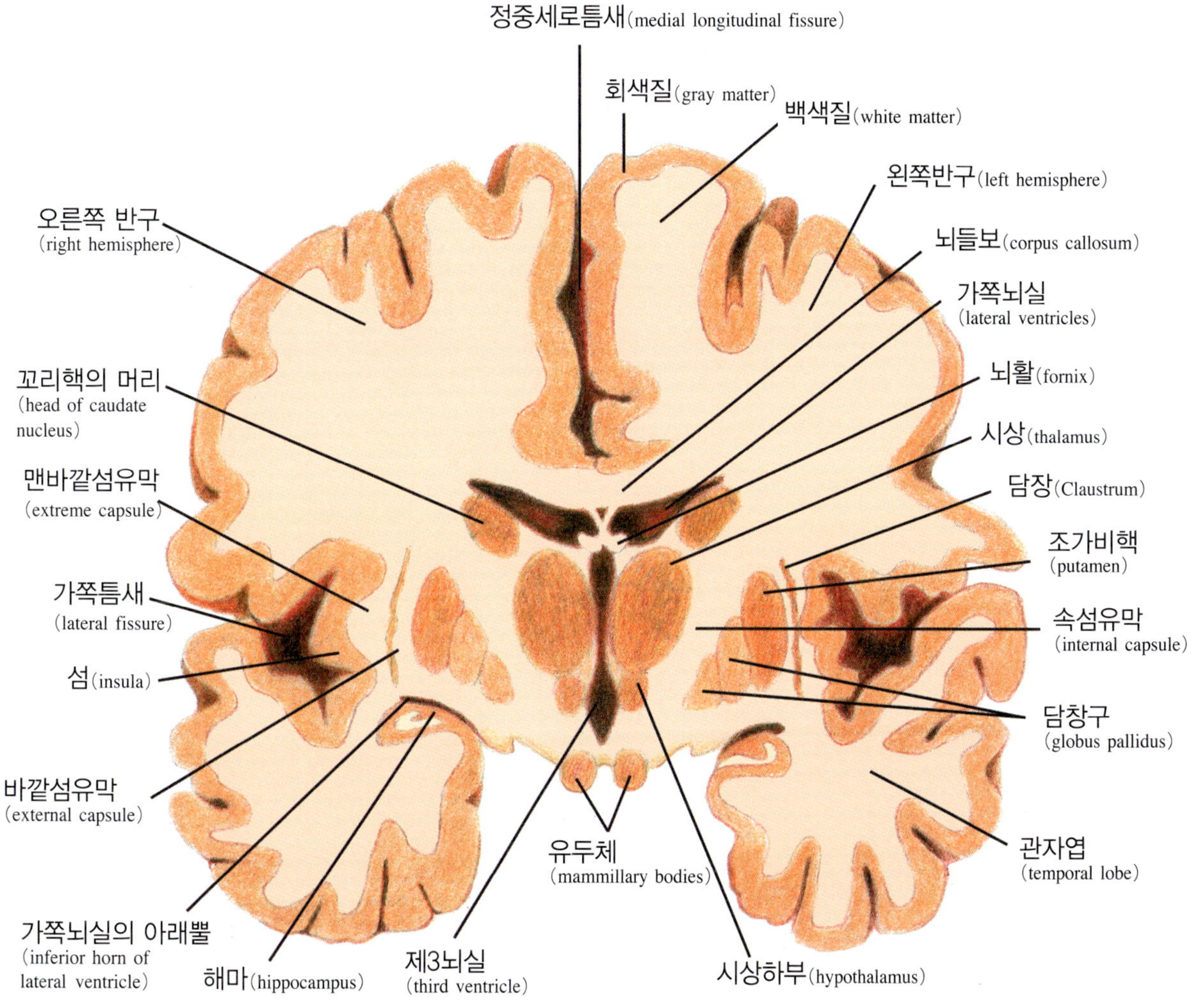

맞교차 · 경계(commissure)

- 맞교차(commissure)는 한쪽 신경계통에서 다른 쪽으로 연결시키는 축삭(백색질)의 총체이다.
- 예: 뇌들보(corpus callosum)와 피라미드교차(pyramidal decussation)

사이뇌(DIENCEPHALON)

- 계통발생(phylogenetic) 용어로 사이뇌(diencephalon)는 뇌의 오래된 부분으로 고려되는 반면 겉질은 새로운 뇌부위로 고려된다.
- 사이뇌는 4가지 구조로 고려된다:
  1. 시상(thalamus)
  2. 시상하부(hypothalamus)
  3. 시상윗부(epithalamus)
  4. 시상밑부(subthalamus)

시상(thalamus)

- 시상은 "계란모양"을 의미한다. 각 반구에 한 개씩 두 개의 시상엽이 있다.
- 시상의 2쪽은 3뇌실의 가쪽벽을 구성한다. 시상사이붙음(interthalamic adhesion)이라 불리는 납작한 회색띠는 시상엽을 연결시킨다.
- 시상은 26쌍의 핵을 갖고 있다. 이는 감각계로부터 감각자료를 받는다. 그 후 시상핵은 감각자료를 대뇌반구의 특정한 부위에로 연결한다.
- 후각을 제외한 모든 감각정보는 겉질에 이르기 전에 시상을 통하고 의식적 해석을 거치게 된다. 시상은 겉질에 이르는 관문으로 간주된다.
- 시상은 감각정보의 수동적인 연계가 아니다. 미리되먹임, 되먹임, 고리순환에 있어 겉질과 공통으로 일하는 역동적인 구조물이다.
- 시상은 대뇌반구로부터 운동정보를 받고 운동수용기로 전달하는데, 즉, 시상과 겉질은 공통적인 역할을 감당하는 역동적 과정을 수행하는 것이다.
- 시상은 수면−깨임(sleep−wake) 주기와 의식(consciousness)/각성(alertness)에 있어 중요한 역할을 한다.
- 그물체와 함께 일하면서 들어오는 중요한 감각정보에 뇌를 각성시키고 몸을 안정화시키는 역할을 한다. 시상은 겉질에 정보를 전달함에 있어 선별역할을 담당하여, 덜 중요한 정보는 겉질아래에서 억제하고 의식적 수준에서 다루어야 하는 중요한 정보는 겉질에서 각성하도록 조절하는 역할을 담당한다.
- 중요한 시상핵은 다음과 같다:
  - 가쪽 무릎핵(lateral geniculate nucleus): 시각과정을 담당
  - 안쪽 무릎핵(medial geniculate nucleus): 청각과정을 담당
  - 배가쪽핵(ventrolateral nucleus): 운동반응의 조직화를 담당
  - 배뒤가쪽핵(ventral posterolateral nucleus): 촉각−감각 과정을 담당
- 이 핵들은 시상으로부터와 시상으로 연결되고 특정 운동감각계부터와 운동감각계까지 연결한다.
- 의식적과 무의식적 수준 양쪽에서 기능(예: 시각과 청각)을 다 조절한다. 예를 들면, 겉질성 맹은 시각적 물체의 존재를 정의할 수는 없지만 물체접촉을 정확하게 피하기 위해 자신의 몸 움직임을 조정한다. 비슷하게 겉질성 청각장애는 쾅 닫힌 문소리는 의식적으로 해석하지 못할지라도 문의 쾅 닫힘에 깜짝 놀라는 반응을 보일지도

모른다.

시상하부(hypothalamus)

- 시상 바로 앞과 밑에 있다.
- 양쪽에 하나씩 두 개의 시상하부엽이 있다.
- 기능은 다음과 같다:
  - 자율신경계통을 조절한다.
  - 뇌하수체샘(pituitary gland), 부신(adrenal glands)과 솔방울샘(pineal gland)으로부터 호르몬을 방출한다.
  - 체온을 조절한다.
  - 배고픔을 조절한다.
  - 수면 깨임(sleep-wake) 주기 [circadian rhythm(하루주기리듬)] 를 조절한다.
  - 정서표현에 있어 가장자리계통(limbic system)과 함께 작용한다

시상윗부(epithalamus)

- 시상의 바로 뒤에 그리고 솔방울샘(송과체, pineal gland) 바로 앞에 있다.
- 고삐(habenula, 시상윗부의 뒤쪽에 있는 핵), 솔방울샘, 섬유줄(stria medullaris, 들섬유를 구성하는 섬유다발), 그리고

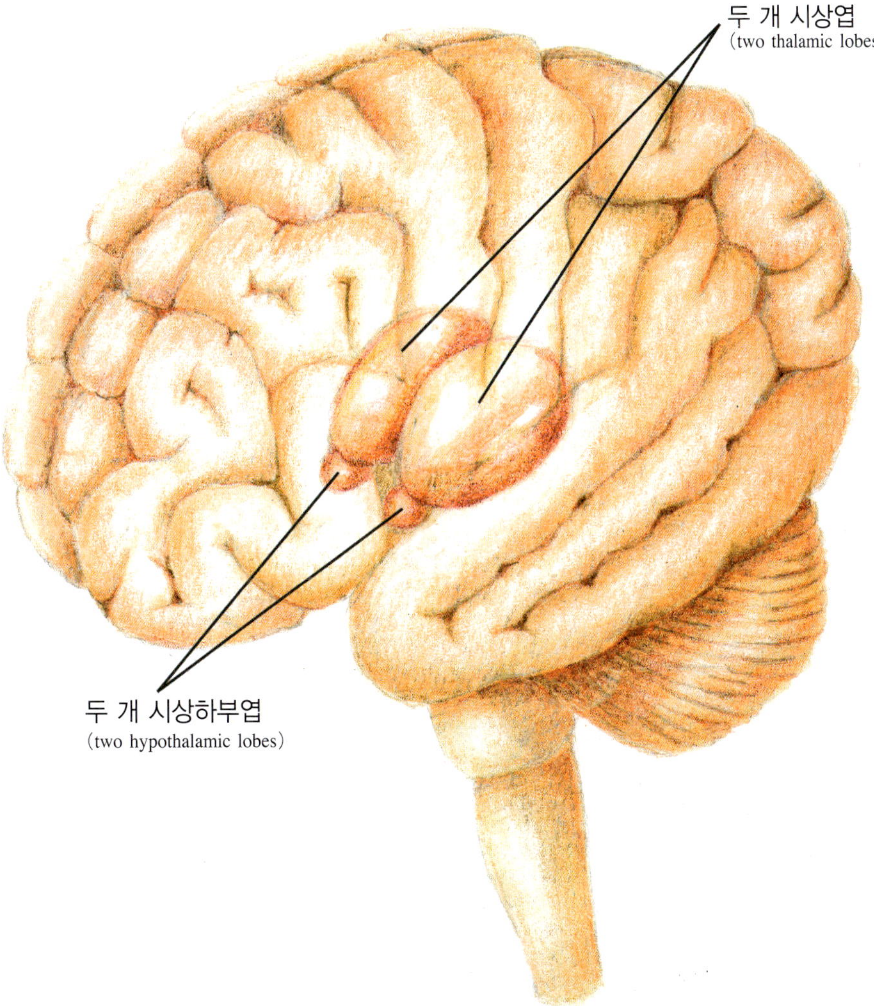

고삐맞교차(각 반구에서 고삐핵과 연결하는 솔방울샘 앞에 위치하는 맞교차)를 구성하는 매우 작은 구조이다.
- 다른 뇌영역인 가장자리계통을 연결하는 뇌부위이다.
- 시상윗부는 하루주기리듬(circadian rhythm)를 조절하는 솔방울샘을 통해 멜라토닌을 분비하게 하는 기능이 있다.

시상밑부(subthalamus)

- 시상밑부는 심부구조물이고 시상의 꼬리부분에 위치하는 시상핵그룹으로 간주된다.
- 시상밑부는 도파민(dopamin)을 사용하는 세포를 포함하고 있다.
- 시상과 바닥핵은 되먹임과 미리되먹임 순환을 연결하는 핵심구조물이다.
- 시상윗부보다 크며, 특정한 관상(coronal) 단면도에서 확인될 수 있다.
- 시상밑부의 기능은 아직 확실하지 않지만 어떤 연구가들은 행동선택기능을 가진 바닥핵의 한 구성요소라고 주장한다.
- 시상밑부핵이 충동조절기능을 가지고 있다는 어떤 근거도 있다.
- 시상상부와 시상밑부는 특정한 경계선이 없다.

사이뇌의 다른 구조물(OTHER STRUCTURES OF THE DIENCEPHALON)

뇌하수체샘(pituitary gland)

- 몸에는 한 개의 뇌하수체샘이 있다.
- 뇌하수체샘은 성장조절, 재생산 활동과 대사과정을 조절하는 호르몬을 분비하는 내분비샘(endocrine gland)이다.
- 다음과 같은 호르몬들을 포함한다:
  - 성장호르몬(GH)
  - 프로락틴(PRL), 젖분비를 위한
  - 황체형성호르몬(luteinizing hormone, LH), 생식을 위한
  - 난포자극호르몬(follicle stimulating hormone, FSH), 생식을 위한
  - 갑상샘 자극호르몬(thyroid stimulating hormone, TSH), 신진대사를 위한
  - 부신겉질 자극호르몬(adreno corticotropic hormone, ACTH), 스트레스 조절을 위한
- 뇌하수체는 시상하부와 함께 공동으로 작용한다. 호르몬의 분비와 합성은 시상하부로부터 유리된 뉴로펩티드에 의해 조절된다.

깔때기(누두, infundibulum)

- 깔때기(누두, infundibulum)는 시상하부에서 나온 줄기(stalk)이며, 뇌하수체샘을 지탱한다.

솔방울샘(pineal gland)

- 솔방울샘(pineal gland)은 시상의 바로 뒤에 있는 중앙선 구조물이다.
- 몸에 하나의 솔방울샘이 있다.
- 솔방울샘은 자율신경계통에 의해 지배받고 내분비샘이다. 하루주기리듬(수면-깸주기)기능인 멜라토닌을 분비한다.
- 솔방울샘은 성적(sexual)호르몬인 난포자극호르몬(FSH)과 황체형성호르몬(LH)을 분비하는 뇌하수체샘 분비에 영향을 미친다.

뒤맞교차(posterior commissure)

- 뒤맞교차는 사이뇌의 오른쪽과 왼쪽 반을 연결시킨다.
- 위둔덕(superior colliculi) 바로 위에 위치한다.
- 뇌들보(corpus callousm)가 상해를 입거나 또는 병리학적으로 제거된다면 반구 사이에 정보전달(communication)을 담당한다.

앞맞교차(anterior commissure)

- 앞맞교차는 후각망울(후구, olfactory bulb)에서 편도(amygdala)까지 연결시키고 후각에 역할을 감당할지도 모르다.
- 앞 시상에 위치하였으며 꼬리핵머리(head of the caudate nucleus)를 관통한다.

뇌의 정중시상면 단면(Midsagittal Cross-Section of the Brain)

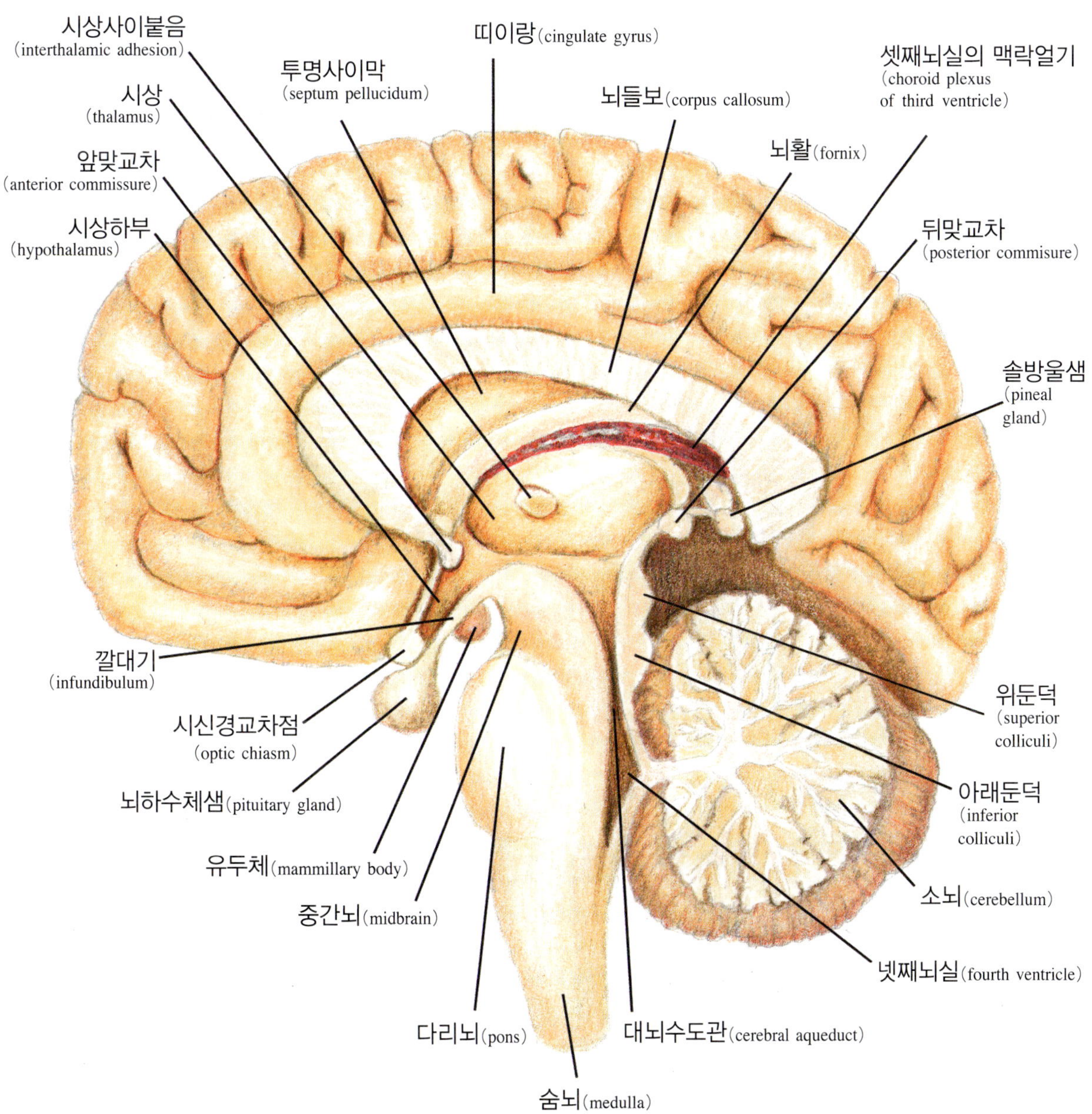

- 뇌들보가 상해를 입으면 반구 사이에 정보 전달을 하게 한다.
- 앞맞교차가 통증지각기능을 가지고 있을지도 모른다는 어떤 증거도 존재한다.

시상사이붙음(interthalamic adhesion)

- 시상사이붙음은 두 시상엽 사이의 정보전달을 허락하는 납작한 섬유띠이다.
- 시상의 중앙에 위치하며 사람의 70–80%에서만 존재한다.

투명사이막(septum pellucidum)

- 투명사이막은 각 가쪽 뇌실의 안쪽 벽을 덮도록 뻗어있는 덮개 같은 커버이다.
- 이 구조의 기능은 아직 알려지지 않았다.

사이뇌에 근접한 구조(사이뇌는 아닌)

STRUCTURES LOCATED NEAR THE DIENCEPHALON (BUT NOT PART OF THE DIENCEPHALON)

뇌들보(corpus callosum)

- 뇌들보는 뇌에 있어 가장 큰 맞교차이다.
- 뇌들보는 좌우대뇌반구를 서로 소통하게 한다.
- 뇌들보는 가쪽 뇌실의 앞뿔(anterior horn) 둘레에 아치(arch)를 형성한다.

시각교차(optic chiasm)

- 교차(chiasm)는 교차하는 점이다.
- 시각교차는 시신경 사이에 위치하며 십자모양으로 연결되어있다.
- 뇌하수체샘 바로 위인 뇌의 바닥에 특별하게 위치한 중앙선 구조물(midline structure)이다.

속섬유막(internal capsule)

- 속섬유막(internal capsule)은 사이뇌와 대뇌겉질을 연결하는 큰섬유다발(bundle)이다.
- 운동겉질로부터의 모든 내림운동 메시지는 속섬유막을 통해 시상, 뇌줄기, 척수와 뼈대근으로 간다.
- 감각수용기로부터의 감각정보는 척수에서 올라가서 뇌줄기, 시상, 속섬유막을 통해 1차 몸감각겉질로 간다.

유두체(mammillary bodies)

- 이 구조물은 중간뇌의 앞쪽에 대뇌다리사이오목(interpeduncular fossa) 안에 있는 두 개의 융기(protrusion)를 형성한다.
- 유두체는 시상하부와 뇌활(fornix)을 연결하는 핵그룹이며, 기억과정에 역할할지도 모른다.

뇌줄기(BRAINSTEM)

- 뇌줄기는 다음의 3개의 기본 구조물로 이루어져 있다:
  1. 중간뇌(midbrain)
  2. 다리뇌(pons)
  3. 숨뇌(medulla)
- 뇌줄기는 다음과 같은 자율기능(vegetative function)을 조절한다:
  - 호흡(respiration)
  - 기침 및 구역질반사(gag reflex)
  - 동공반응(pupillary response)
  - 삼킴반사(swallowing reflex)

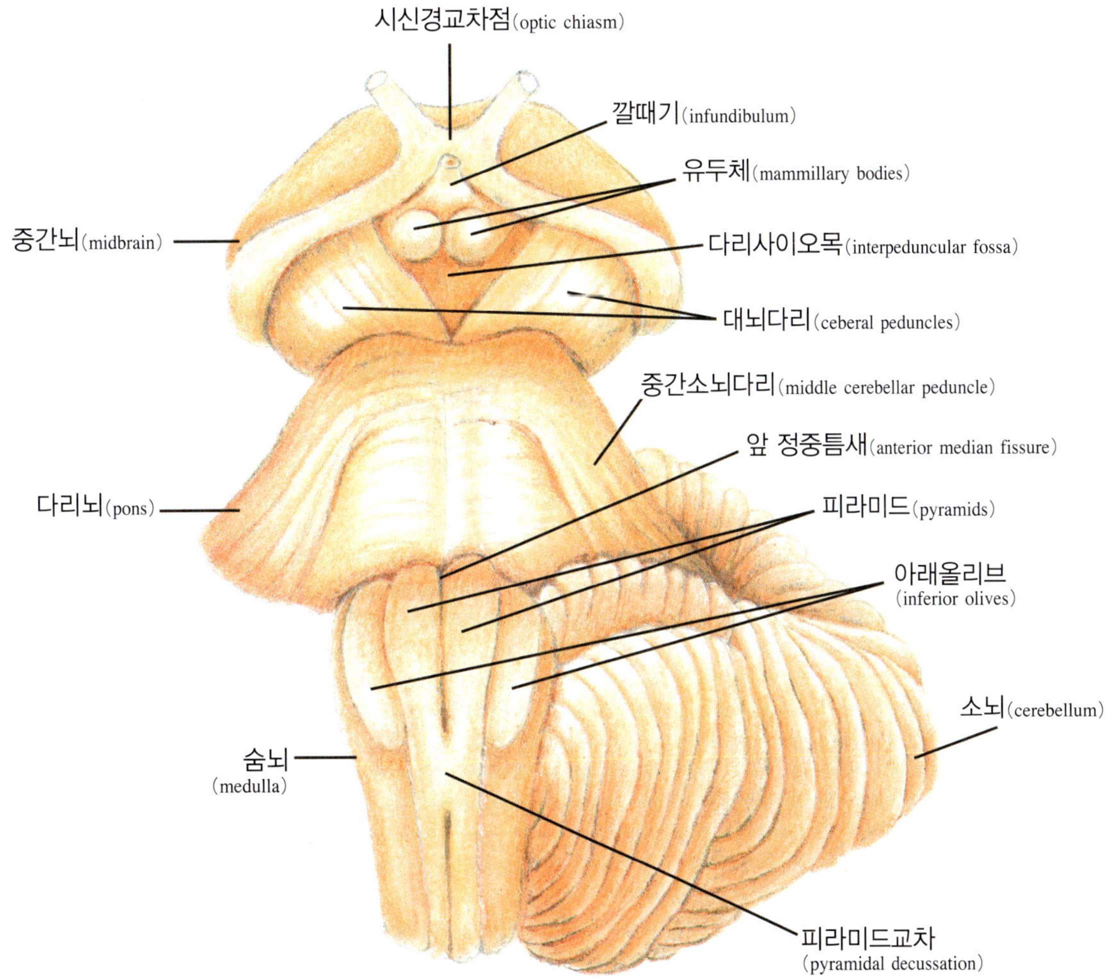

시신경교차점(optic chiasm)
깔때기(infundibulum)
유두체(mammillary bodies)
중간뇌(midbrain)
다리사이오목(interpeduncular fossa)
대뇌다리(ceberal peduncles)
중간소뇌다리(middle cerebellar peduncle)
앞 정중틈새(anterior median fissure)
다리뇌(pons)
피라미드(pyramids)
아래올리브
(inferior olives)
소뇌(cerebellum)
숨뇌
(medulla)
피라미드교차
(pyramidal decussation)

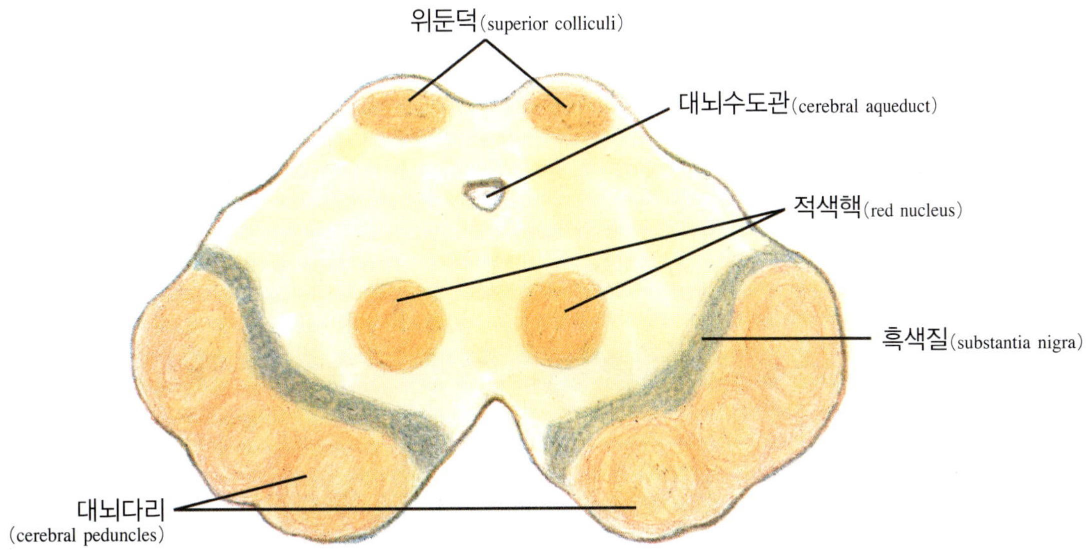

위둔덕(superior colliculi)
대뇌수도관(cerebral aqueduct)
적색핵(red nucleus)
흑색질(substantia nigra)
대뇌다리
(cerebral peduncles)

중간뇌(중뇌, MIDBRAIN)

- 뇌줄기에 있어 가장 입쪽구조물이다.
- 다리뇌의 가장 높은 곳에 있고 시상 바로 밑에 있다.
- 중간뇌는 시각, 청각, 운동조절, 각성, 온도조절 그리고 수면/깸 패턴을 다루는 자율반사 행동에 역할을 담당한다.

중간뇌의 외부구조물(external structures of the midbrain)

대뇌다리(cerebral peduncles)

- 중간뇌의 앞표면에 있는 큰 섬유다발.
- 대뇌에서 뇌줄기까지 내림운동경로(descending motor tracts)를 수행한다.

다리사이오목(interpeduncular fossa)

- 이는 한쌍의 대뇌다리사이의 오목함(indentation)이다.
- 유두체는 중간뇌앞면에 있는 다리사이오목 사이안에 있다.

위둔덕과 아래둔덕(superior and inferior colliculi)

- 위둔덕과 아래둔덕은 중간뇌 뒷표면 뒤맞교차의 바로 밑 중간뇌의 뒷면에 앉아있다.
- 위둔덕은 아래둔덕바로 위에 있다.
- 위둔덕은 시각을 위한 연결중심으로 한 쌍이다. 시각자극을 진행하는 시상핵(가쪽 무릎핵)과 직접 연결한다. 이 연결로는 무의식적 수준에서 처리된 시각 정보를 받아들인다.
- 아래둔덕은 청각을 위한 한쌍의 릴레이 센터이다. 청각자극을 진행하는 시상핵(안쪽 무릎핵)과 직접 연결한다. 이 연결로는 무의식적 수준에서 처리된 청각 정보를 받아들인다.

중간뇌의 내부구조(internal structures of the midbrain) – 단면도에서 볼 수 있다.

대뇌수도관(cerebral aqueduct) 또한 실비우스수도(aqueduct Sylvius)라 부름

- 대뇌수도관은 뇌실계(ventricular system)의 한 부분이다. 이것은 셋째뇌실과 넷째뇌실을 연결한다. 뇌척수액(cerebrospinal fluid, CSF)이 대뇌수도관을 통해 흐른다.

위둔덕과 아래둔덕(superior and inferior colliculi)

- 단면도에서 볼 수 있다.

대뇌다리(cerebral peduncles)

- 바깥과 안쪽에 층(coat)을 가지고 있다.
- 바깥층(outer coat)은 대뇌다리(crus cerebri)로 이루어져 있다.
- 안쪽 층(inner coat)은 적색핵(red nucleus)과 흑색질(substantia nigra)로 이루어져 있다.

뒤판(tegmentum)

- 흑색질과 적색핵을 합쳐서 뒤판(tegmentum)이라 한다.

덮개(tectum)

- 위둔덕과 아래둔덕을 덮개라 한다.

다리뇌(PONS)

- 다리뇌는 중간뇌와 꼬리쪽에 숨뇌의 입쪽에 있다.
- 다리뇌는 척수, 소뇌와 대뇌사이를 연결하는 시스템이다.

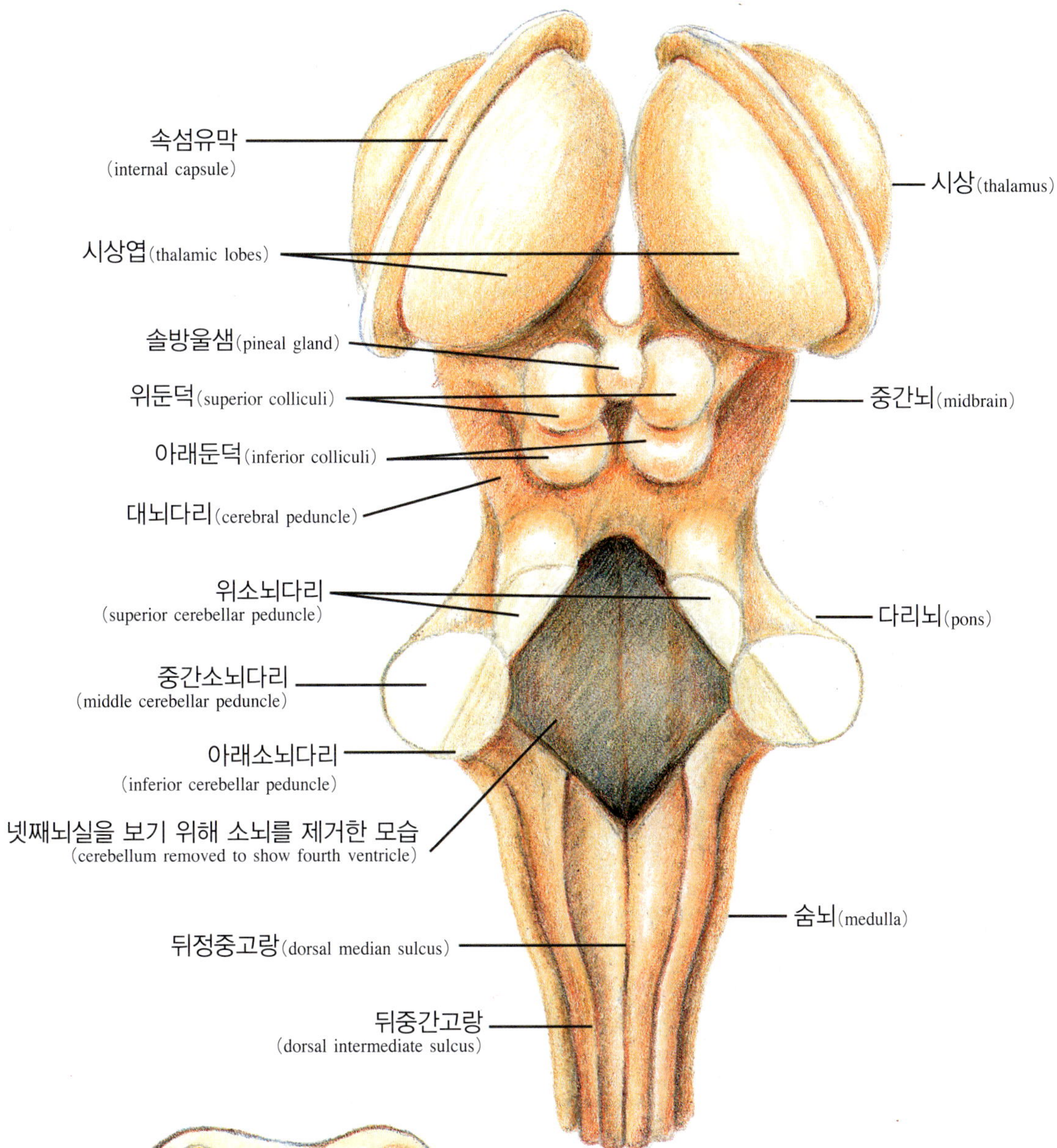
속섬유막
(internal capsule)
시상(thalamus)
시상엽(thalamic lobes)
솔방울샘(pineal gland)
위둔덕(superior colliculi)
중간뇌(midbrain)
아래둔덕(inferior colliculi)
대뇌다리(cerebral peduncle)
위소뇌다리
(superior cerebellar peduncle)
다리뇌(pons)
중간소뇌다리
(middle cerebellar peduncle)
아래소뇌다리
(inferior cerebellar peduncle)
넷째뇌실을 보기 위해 소뇌를 제거한 모습
(cerebellum removed to show fourth ventricle)
숨뇌(medulla)
뒤정중고랑(dorsal median sulcus)
뒤중간고랑
(dorsal intermediate sulcus)

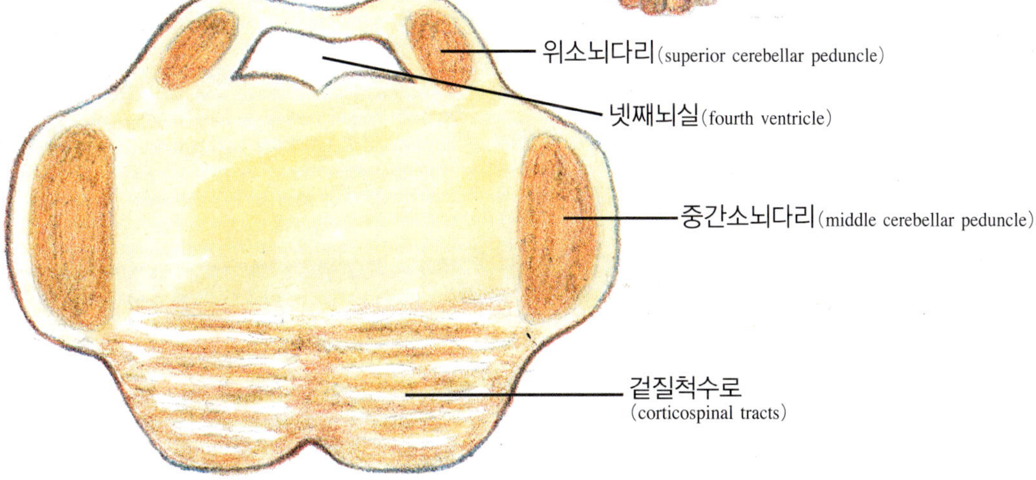
위소뇌다리(superior cerebellar peduncle)
넷째뇌실(fourth ventricle)
중간소뇌다리(middle cerebellar peduncle)
겉질척수로
(corticospinal tracts)

• 무의식적수준의 운동정보를 중재하는데: 예를 들면, 균형을 유지하면서 체중을 이동하고 세밀하게 조절된 사지 움직임을 수행하기 위해 자신의 근육들을 세밀하게 조정한다.

다리뇌의 바깥구조(External Structures of the pons)

소뇌다리(Cerebellar Peduncles)

- 소뇌다리는 공간에서 신체 위치에 대해서 다리뇌에서 소뇌까지 감각 정보를 운반한다.
- 각 소뇌다리는 쌍(pair)를 이룬다. – 한쪽에 한개씩
- 한쪽에 3개의 소뇌다리가 있다:

1. 중간소뇌다리[소뇌 중각 (Middle cerebellar peduncle)]
   - 공간에서 신체 위치에 관한 감각정보를 소뇌로 전달한다.
2. 아래소뇌다리[소뇌 하각 (Inferior cerebellar peduncle)]
   - 다리뇌(교뇌)와 숨뇌(연수)에 위치하고 공간에서 신체위치에 관한 감각정보를 다리뇌에서 소뇌까지 전달한다.
   - 소뇌는 이 감각정보를 분석하고 정확한 움직임과 균형을 위해 어떻게 몸을 재수정할 것인가에 관해 결정을 내린다.
   - 그 다음에 소뇌는 위소뇌다리를 통해 시상으로 정보를 보낸다. 시상은 뇌줄기를 통해 척수와 뼈대근으로 운동정보를 다시 내려 보낸다.
3. 위소뇌다리(Superior cerebellar peduncle)
   - 다리뇌에 위치하고 다리뇌에서 소뇌까지 감각 정보를 전달한다.
   - 또한 소뇌에서 시상까지 감각 운동(sensory motor)정보를 운반한다.

다리뇌의 내부 구조물(Internal Structures of the pons)

넷째뇌실(제4뇌실 4th ventricle)

- 넷째뇌실은 다리뇌 뒤쪽에 위치한다.
- 넷째뇌실은 대뇌수도관의 연속이며 척수의 중앙관에 이르게 한다.

겉질척수로(Corticospinal Tracts)

- 이는 1차 운동겉질(M1)에서 시작되는 내림운동경로이고 속섬유막, 시상, 뇌줄기와 척수로 관통하며 내려간다.
- 겉질척수로는 수의운동을 담당한다.

중간과 위소뇌다리(Middle and superior cerebellar peduncles)

- 다리뇌의 단면에서 볼 수 있다.
- 다리뇌에서 소뇌까지 감각정보를 운반한다.

숨뇌(연수, MEDULLA)

- 숨뇌는 다리뇌의 바로 밑에 있다.
- 숨뇌는 길기 때문에 위와 아래 숨뇌로 나눈다.
- 숨뇌는 대뇌에서 척수까지 내림(descending) 운동정보를 운반한다.
- 또한 척수에서 대뇌까지 오름(ascending) 감각정보를 운반한다.
- 숨뇌안에 혈압, 심박수, 호흡, 혈관수축과 확장, 그리고 구역질, 기침, 재채기와 삼키기의 반사적기능을 위한

입쪽숨뇌의 단면도(Cross-Section of Rostral Medulla)

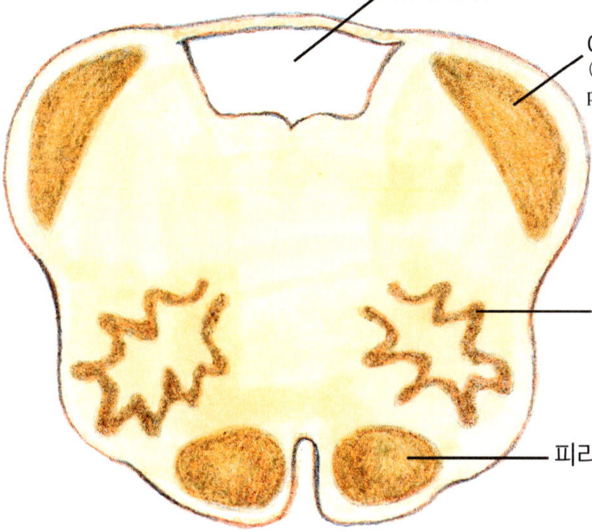

꼬리쪽 숨뇌의 단면도(Cross-Section of Caudal Medulla)

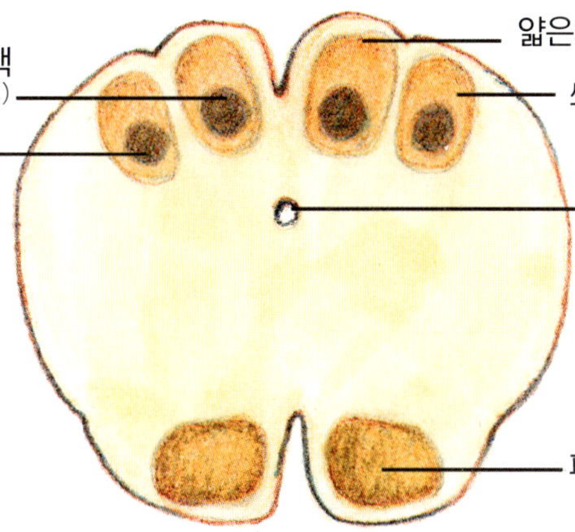

자율신경계통(ANS)센터가 있다.

숨뇌의 바깥 구조물-앞면(External Structures of the Medulla—Anterior Side)

앞정중틈새(anterior median fissure)

- 앞정중틈새는 숨뇌를 똑같이 좌우 반으로 나눈다.
- 이 틈새는 척수까지 지속한다.

피라미드(pyramids)

- 피라미드는 앞정중틈새에 의해 나눠지는 두 개의 큰 구조물이다.

- 겉질에서 척수까지 내림운동 정보를 운반하는 운동경로(겉질척수로) 또는 섬유다발이다.

피라미드교차(pyramidal decussation)

- 왼쪽 겉질로부터 교차되어 오른쪽 척수로 가는 운동섬유가 교차하는 점이다. 오른쪽 겉질로부터 교차되어 왼쪽척수로 가는 운동섬유.
- 이는 오른쪽 대뇌반구가 몸의 왼쪽을 조절하고, 왼쪽 대뇌반구가 몸의 오른쪽을 조절하는 이유이다.

아래올리브(inferior olives)

- 올리브는 각각 피라미드(추체) 바로 가쪽에 있다.
- 올리브는 소뇌로 오름 감각정보를 운반하는 연결핵(relay nuclei)이다. 이 감각정보에는 공간에서 몸의 위치에 대한 감각정보가 존재한다.

숨뇌의 바깥 구조물-뒷면(External Structures of the Medulla—Posterior Side)

뒤정중고랑(dorsal median sulcus)

- 뒤정중고랑은 숨뇌 뒤쪽을 오른쪽 왼쪽으로 동등하게 나누는 중앙선이다.
- 뒤정중고랑은 앞정중틈새처럼 윤곽이 잘 드러나지 않는다.

뒤중간고랑(dorsal intermediate sulcus)

- 이 고랑은 뒤정중고랑의 가쪽에 위치한다.

숨뇌의 안쪽 구조물(단면도를 보라)(Internal Structures of the Medulla)

입쪽 숨뇌(rostral medulla)

- 넷째뇌실(제4뇌실)의 꼬리쪽
- 피라미드
- 아래올리브핵
- 아래소뇌다리

꼬리쪽 숨뇌(caudal medulla)

- 중심관(넷째뇌실의 끝과 척수가 만나는 곳이다.)
- 피라미드
- 얇은다발(fasciculus gracilis)과 쐐기다발(fasciculus cuneatus) (여기는 오름감각경로이다.)
- 얇은다발핵과 쐐기핵(얇은 다발과 쐐기다발이 위치한 세포체 또는 핵이 있다.)

그물체(RETICULAR FORMATION)

그물체(Reticular Formation)

- 뇌줄기(brainstem)에 두루 퍼져있고 겉질에 도달하기 전에 정보를 선별하는 역할을 감당한다. 겉질에 의해 선뜻 알아채지 못하거나 덜 중요한 정보는 익숙해지는 반면 생존기능에 위험한 중요한 정보는 증폭되어 나타난다.
- 두 개의 계통(system)가 있다:
  1. 그물활성계(reticular activating system, RAS)
  2. 그물억제계(reticular inhibiting system, RIS)

그물활성계(reticular activating system)

- RAS는 뇌활동의 전반적 수준을 설정하고 깨어 있는(wakefulness) 것에 관여하는 뇌줄기 중추이다.
- 중요한 감각자극에 주의를 기울이기위해 겉질을 각성시키는 역할을 한다.

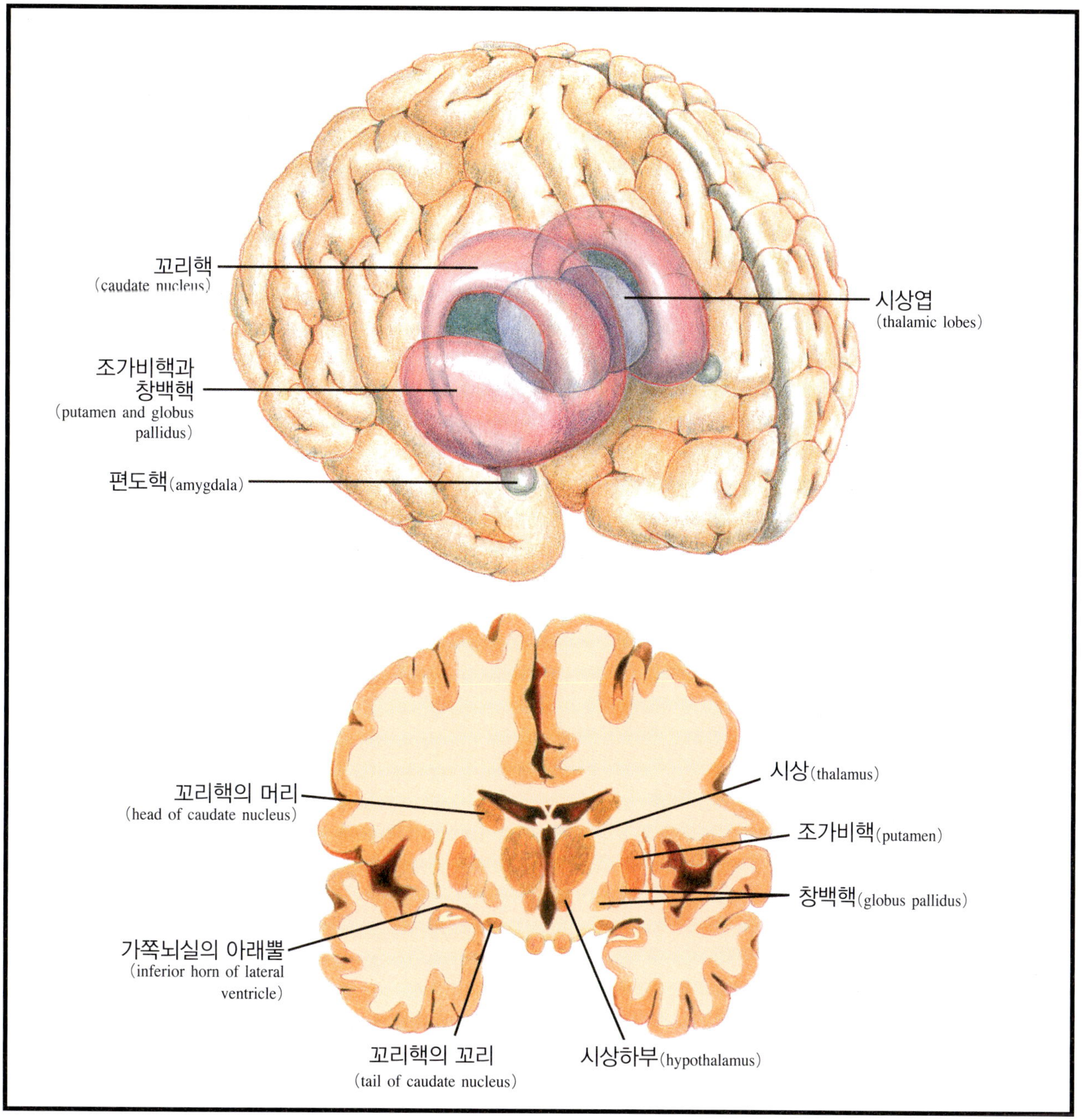

- RAS는 입쪽 중간뇌(rostral midbrain)에 위치한다.

그물억제계(reticular inhibiting system)

- RIS는 수면, 실신 또는 혼수와 같은 무의식의 상태(unconsciousness)에 관련된 뇌줄기센터이다.
- 겉질이 생존적 또는 목표지향적 행동에 관한 위험한 정보에 집중할 수 있도록 중요하지 않은 정보를 선별하거나 습관화 역할을 담당한다.
- 꼬리쪽중간뇌(caudal midbrain)에서부터 꼬리쪽 숨뇌(caudal medulla)까지 퍼져 있다.

기둥(columns)

- 또한 그물체는 3기둥으로 나눈다:

1. 솔기핵(Raphe nucleus): 세로토닌의 신경화학적 생성과 감정조절에 관여한다.
2. 적색핵(red nucleus): 운동협응에 관여한다.
3. 그물핵(reticular nucleus): 날숨호흡에 관여한다.

바닥핵(Basal Ganglia)

- 바닥핵은 겉질아래 수준(subcortical level)에서 작용하는 무의식적 운동계를 형성한다.
- 걷기, 자전거타기, 쓰기와 같은 전형적인 또는 자동운동패턴을 중재한다.
- 이런 활동은 초기에는 겉질을 사용하여 그런 운동 움직임을 어떻게 수행할 것인지에 대해 생각하고 학습하게 된다.
- 한번 학습 후, 이런 운동패턴은 겉질아래(subcortex)에 저장되고 바닥핵에 의해 통합된다.
- 최근 연구에 따르면, 바닥핵은 어떤 요구된 시간에서 인지와 정서적 작용에 공동으로 관여한다고 밝혔다–예를 들면, 그룹 발표할 때 적절한 시간안에 발표분량을 조절하고 심박수를 조절하여 긴장을 줄일 수 있는 능력을 가지고 있다. 몇몇 이론가들은 주의력결핍과잉행동증후군(ADHD)과 자폐스텍트럼장애는 바닥핵에 병변이 있을지도 모른다고 주장한다.
- 바닥핵은 3가지 구조물이 있다:
  1. 꼬리핵(caudate nucleus)
  2. 조가비핵(putamen)
  3. 창백핵(globus pallidus)
- 다른 세 가지 구조물인 사이뇌의 시상밑핵(subthalamic nucleus), 중간뇌의 흑색질(substantia nigra)과 뇌바닥의 기댐핵(accumbens)은 바닥핵으로 간주된다.
- 바닥핵은 대뇌 안에 신경집단(cluster)을 형성한다. 바닥핵은 중추신경계통안에 있는 유일한 신경절(ganglion)이다.

꼬리핵(caudate nucleus)

- 꼬리핵은 가쪽뇌실과 뇌활의 호(arc)를 따라 아치(arch) 모양을 한 구조물이다.
- 꼬리핵은 머리, 몸통 및 꼬리를 갖고 있다. 꼬리는 가장자리계통의 편도(amygdaloid)와 붙어 있다.
- 이 구조물은 자동운동 패턴의 계획과 실행에 관련된다.
- 또한 운동이 적절했는지의 평가에도 관련된다.
- 꼬리핵은 이마엽(frontal lobe)과 강한 관련을 갖고 있고, 운동계획(motor planning)에도 서로 상호작용한다.
- 꼬리핵은 움직임의 제어통제역할(inhibitory control of movement)을 한다; 특정한 운동활동에 대한 제동장치(brake) 역할을 한다.
- 제동장치가 작동하지 않을 때–꼬리핵이 손상받았을 때–관계 없는, 목적 없는 움직임이 나타난다. 예를 들면, 발작(tics), 지연이상운동 [(tardive dyskinesias) (혀돌출, 얼굴 찡그리기(facial grimacing)와 입술내밀기(lip smacking)].
- 지연성은 꼬리핵에 영향을 미치는 특정한 약을 장기간 사용한 후에 발생하는 장애를 뜻한다.

조가비핵과 창백핵(putamen and globus pallidus)

- 조가비핵과 창백핵은 속섬유막의 바로 측면에 있다.
- 이것들은 흥분성과 억제성 특징을 가지고 있다. 만약 꼬리핵과 창백핵은 움직임 억제 제동장치 역할을 한다면, 조가비핵은 활동장치로 작용한다.
- 움직임 억제와 흥분사이에 균형을 유지할 수 있는 바닥핵의 능력은 특별한 행동과 활동의 정교함과 정확한

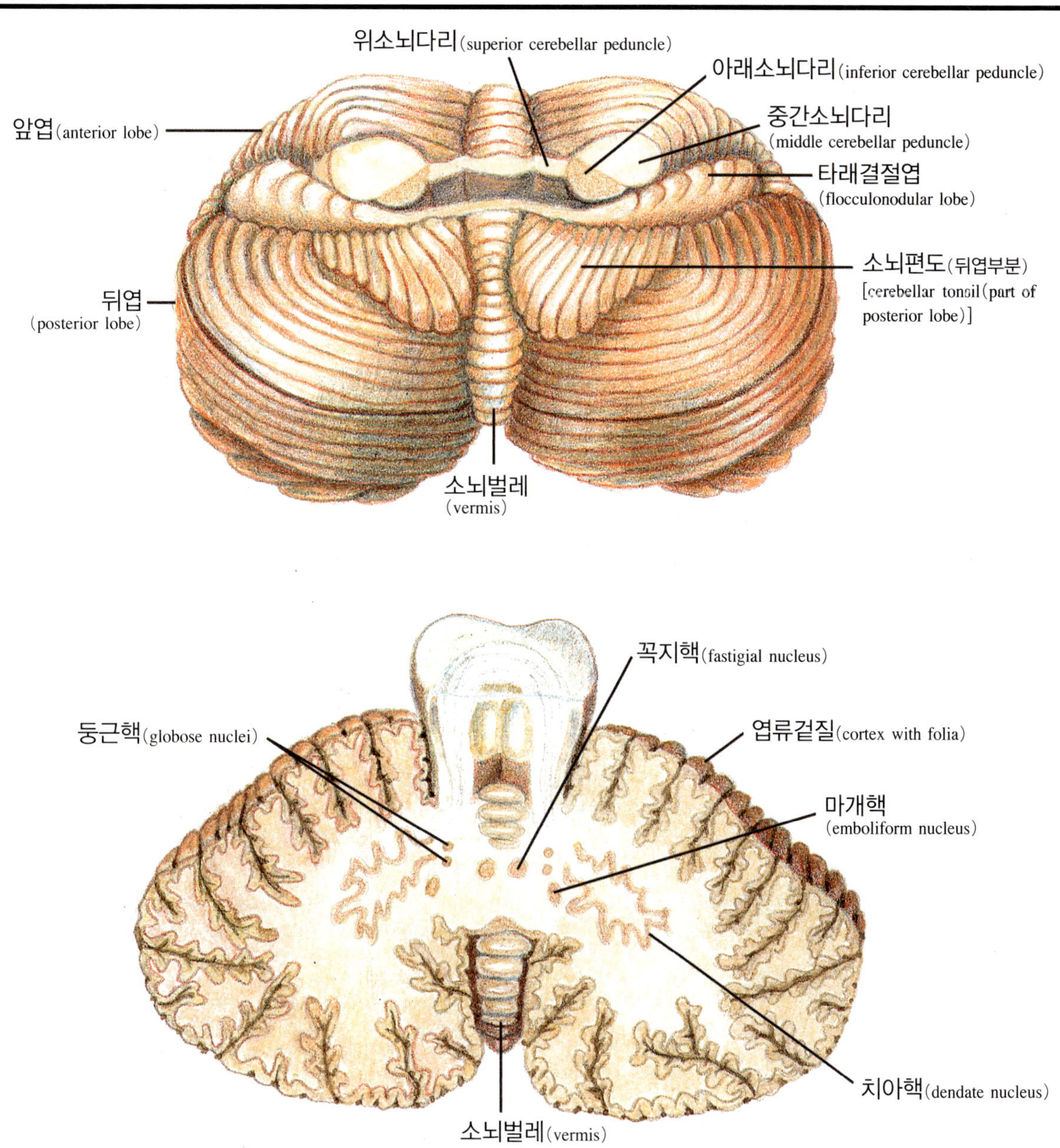

시간에 있어 주요 구성요소가 된다.

시상밑핵(subthalamic nucleus)

- 시상밑핵은 시상의 꼬리쪽(아래)에 위치한 시상핵 그룹(thalamic nuclei group)이다.
- 도파민(dopamine)을 사용하는 세포이고 시상과 바닥핵사이의 되먹임과 미리되먹임 순환을 연결하는

중요한 구조물이다.

- 시상밑핵은 운동조절에서 인지적의사결정의 타이밍과 감정적 정보의 처리과정에 역할을 한다.

흑색질(substantia nigra)

- 흑색질은 중간뇌에 위치한다.

- 중간뇌의 적색핵과 흑색질은 대뇌다리의 안쪽 층을 형성한다.
- 흑색질이 도파민(운동과 정서조절에 작용하는 신경전달물질)을 생성한다.
- 흑색질 축삭(axon)이 흑색질줄무늬경로(nigrostriatal pathway)를 구성한다. 이 경로는 줄무늬체(striatum)에 도파민을 공급하는 도파민경로(dopaminergic pathway)이다.

기댐핵(nucleus accumbens)

- 기댁핵은 시상하부의 시각교차앞구역(preoptic area)에 입쪽인 뇌바닥(basal forebrain)영역에 있다.
- 후각결절(olfactory tubercle)과 같이 바닥핵의 배쪽줄무늬체(ventral striatum)를 형성한다.
- 기댐핵은 보상과 중독과 연관된 인지행동과정에 역할을 한다고 알려져 있다.

바닥핵의 병변(pathology of basal ganglia)

- 바닥핵의 병변 시 사회적 표현과 참여를 적절한 시간 안에 수행하는 능력의 문제를 일으킨다. 예를 들면, ADHD는 언어적 표현과 움직임에서 적절한 시간에 수행하는 것이 어려워 느린 언어와 행동을 보여 충동적인 바닥핵을 보이게 되는데 이는 바닥핵의 병변과 연관된 것이라고 연구가들은 주장한다.
- 바닥핵의 대표적인 것이 파킨슨병이다. 도파민이 퇴화하면 바닥핵에 의해 조절되던 자동적 움직임(걷기나 갑자기 떨어지는 것을 잡기와 같은)이 제한될 것이다.

피라미드바깥계(extrapyramidal system)

- 바닥핵은 피라미드바깥계 또는 뼈대근육으로 운동메세지를 전달하는 피라미드를 사용하지 않는 운동계로 간주된다.

줄무늬체(corpus striatum)

- 줄무늬체는 꼬리핵, 조가비핵, 창백핵의 총체적인 이름이다.

새줄무늬체(neostriatum)

- 새줄무늬체는 꼬리핵과 조가비핵의 총체적인 이름이다.

렌즈핵(lenticular nucleus)

- 렌즈핵은 조가비핵과 창백핵의 총체적인 이름이다.

옛줄무늬체(paleostriatum)

- 옛줄무늬체는 줄무늬 모양 때문에 창백핵에 대한 다른 이름이다.

담장(claustrum)

- 담장은 비록 맨바깥섬유막(extreme capsule)에 바로 바깥쪽에 그리고 섬(insula)의 바로 안쪽에 있을지라도 바닥핵의 한 부분으로는 고려되지 않는다.
- 기능은 잘 알려져 있지 않지만 감각입력의 분리주의집중에 연관되어 있을지도 모른다.

소뇌(CEREBELLUM)

- 소뇌란 "작은 뇌"라는 의미이며 여러면에서 뇌자체와 동일하다.
- 소뇌는 대뇌반구를 연결하는 뇌들보와 같은 소뇌벌레(vermis)로 연결되는 2개 반구를 가지고 있다.
- 소뇌는 회색질의 바깥층(outer coat)과 백색질의 안쪽 층핵(inner core)이 있는 소뇌겉질이 있다.
- 소뇌는 3개의 엽(lobe)이 있다.
- 전통적 관점에서 보면 소뇌는 고유수용감각(proprioception, 공간에서 신체의 위치를 아는 무의식적인 인식)을 감독하는 감각운동계이다. 이 관점에서 소뇌는 신체 위치에 관련된 관절과 근육수용기로부터 감각정보를 받는 감각과 운동계이다. 소뇌는 이 감각정보를 몸의 정확한 움직임과 균형을 어떻게 조정할 것인가를 결정한다. 이런 결정은 무의식 수준(의식적 인식을 위한 겉질에 도달하지 않는 메시지)에서 만들어진다.
- 최근 연구에 따르면 소뇌가 이동주의집중, 실행학습, 공간구성력과 기억력을 포함한 다양한 역할을 한다고 주장하고 있다. 소뇌는 환경적 요구에 대한 기능적 반응을 준비하고 예견하는 겉질근거인지기능(cortically based cognitive function)과 협력적으로 함께 작용한다.
- 소뇌의 또 다른 역할은 말조절(regulation of speech)이다. 소뇌는 말의 속도와 유창성에도 큰 역할을 담당하고 있다.

소뇌의 외부 구조물(external structures of the cerebellum)

- 두 개의 반구(two hemispheres); 각각 3개의 엽(three lobes)이 있다.

타래결절엽(flocculonodular lobe)

- 타래결절엽은 소뇌(계통발생학 용어에서)의 가장 오래된 부위로 간주되기 때문에 원시소뇌(archicerebellum)라고도 불린다.
- 팔다리(limb)없는 생명체(organism)에서 발달해 왔다고 믿고 있다.
- 몸통조절(trunk control), 자세반사(postural reflexes)와 균형에 역할을 맡고 있다.

앞엽(anterior lobe)

- 옛소뇌(paleocerebellum)라고도 불린다.
- 팔다리가 있는 생명체에서 크기가 더 크다.
- 팔다리조절, 자세조정 및 정형화된(stereotypic) 움직임 패턴에 기능한다.

뒤엽(posterior lobe)

- 뒤엽은 새소뇌(neocerebellum, 즉 새뇌)라 불리운다.
- 흔히 겉질을 가진 생명체에 사이즈가 더 크다.
- 운동계획(행동, praxis)과 여러 근육그룹의 정확한 타이밍과 협응에 있어 중요한 역할을 맡고 있다.
- 몇몇 연구가들은 이 엽에서 인지기능의 협응(coordination of cognitive)이 일어난다고 주장한다.

소뇌의 바깥 중간부위(lateral vs intermediate zones)

- 기능학적으로 소뇌는 바깥 그리고 중간부위로 구성할 수 있다.
- 바깥부위(lateral zone)는 운동계획에 큰 역할을 하고 있다.
- 중간부위는 자세와 몸통 과 팔다리 움직임에 기능을 하고 있다고 알려져 있다.

3개의 1차 틈새(three primary fissures)

- 1차 틈새(primary fissure): 앞엽과 뒤엽으로 나뉜다.

- 뒤바깥틈새(posterolateral fissure): 타래결절엽과 뒤엽을 나눈다.
- 수평틈새(horizontal fissure): 뒤엽을 반으로 나눈다.

소뇌다리(cerebellar peduncles)

- 다리는 소뇌와 뇌줄기 사이를 지나가는 축삭 또는 섬유로 구성되어 있다(위와 중간소뇌다리는 다리뇌를 통해 지나가고, 아래소뇌다리는 숨뇌를 통해 지나간다).
- 소뇌의 앞엽에 위치한다.

소뇌벌레(vermis)

- 소뇌벌레는 좌우소뇌반구에 의해 사용된 정보 통합에 역할을 담당하는 중앙 구조물이다.
- 몇몇 연구에서 소뇌벌레는 적절한 정서반응의 타이밍과 감정에 역할을 맡고 있다고 주장한다.

소뇌의 안쪽 구조물(Internal structures of the cerebellum)

엽류겉질(cortex with folia)

- 소뇌의 바깥껍질에는 엽류(folia)라 부르는 많은 주름을 가진 회색질이 붙어있다.

백색질과 회색질(white and gray matter)

- 소뇌의 내부(interior)는 회색질에 의해 둘러싸여 있고, 백색질이 안에 있다.
- 역시 중앙의 백색층(central white core) 안에 작은 단위의 회색질이 있는데 이것이 소뇌핵이다.

4쌍의 핵(four pairs of nuclei)

- 4쌍의 핵이 있다–각 반구에 하나씩 있다:
  1. 치아핵(dentate nuclei, 숨뇌의 아래올리브핵과 비슷한 모양이다)
  2. 둥근핵(globose nuclei)
  3. 마개핵(emboliform nuclei)
  4. 꼭지핵(fastigial nuclei)

소뇌벌레(vermis)

- 소뇌벌레는 소뇌의 안에서도 볼 수 있다.
- 위에서 언급한 바와 같이, 소뇌벌레가 감정처리와 정서적 반응에 적절한 타이밍을 중재한다는 근거가 밝혀지고 있다.

소뇌병변(pathology of the cerebellum)

- 소뇌의 가장 큰 병리는 운동불협응, 고유수용성 감소(decreased proprioception), 실조증(ataxia)과 조음장애(dysarthric speech)이다.
- 신체성장 연구에 따르면 소뇌손상 시 인지기능 손상과 이동주의집중능력(shift attention) 및 사회환경에 적절하게 반응하는 능력이 감소된다고 주장한다.
- 몇몇 연구에서 자폐스펙드럼 장애(autism spectrum disorder)에 있어 신경학적 손상의 위치가 대부분 소뇌라고 밝혔다.
- 사검과 신경학적영상에서 ADHD, 자폐스펙드럼 장애, 우울증(unipolar depression), 양극성장애(bipolar disorder) 그리고 정신분열증(schizophrenia)을 포함하여 다양한 양상에서 소뇌의 비정상적 소견을 보였다고 한다.
- 소뇌병리와 관련된 인지와 행동학적 문제에는 주의산만성, 과활동성, 충동성, 탈억제, 강박행동, 낮은 감정지능과 추상과 계획의 어려움이 포함된다.

소뇌인지정서장애(cerebellar cognitive affective syndrome) CCAS: **슈만증후군**

- CCAS는 소뇌질병 또는 손상으로 야기되고 정서와 인지문제의 집합체이다.
- 다음과 같은 징후와 증상으로 보인다:
  - 탈억제, 둔화정동(blunted affect), 충동성
  - 강박행동
  - 결과의 계획과 예측의 문제
  - 작업기억과 추상에 문제
  - 정서적 조절장애
  - 고집증(perseveration)
  - 주의산만성과 부주의
- CCAS의 인지와 정서문제에서 우리가 이해하기 시작하는 인지와 정서기능에 소뇌가 강력한 역할을 감당하고 있다는 것을 나타낸다.

가장자리계통(Limbic System)

- 계통발생학적으로 가장자리계통은 뇌의 가장 오래된 부분으로 고려된다. 뇌의 중심(core) 안에 깊숙이 위치한다.
- 가장자리계통은 이마엽에 의해 조절되기 전에 정제하지 않은 감정(raw emotions)의 근원으로 나타난다.
- 가장자리계통은 또한 장기기억(특히, 강한 감정의 성분을 가진 기억)을 위한 정보형성 및 검색시스템이다.
- 비록 가장자리계통이 감정에 주된 기능을 하는 분리되고 명확한 신경영역으로 간주되었을지라도 최근에는 감정, 행동, 기억재생과 검색 그리고 후각의 집합체이며 뇌의 많은 영역과 깊이 연관된 시스템이라고 생각되어지고 있다.

띠이랑(cingulate gyrus)

- 띠이랑은 뇌들보 바로 위에 있고 이마엽과 마루엽에서 가장 안쪽과 가장 깊숙한 곳에 자리하는 이랑이다.
- 띠이랑은 뇌의 감정적 가장자리계통 안에 있어 다른 구조물과 방대한 연관을 가지고 있으며 감각정보에 어떻게 반응할지 의사결정하는 역할을 감당한다.

해마곁이랑(parahippocampal gyrus)

- 해마곁이랑은 관자엽에 있는 가장 안쪽이며 가장 깊은 곳에 위치한 이랑이다.
- 이 이랑은 앞쪽 끝으로 주름을 잡아 갈고리이랑(uncus)이 된다.
- 해마와 다른 대뇌영역 사이의 정보를(특히, 이마엽) 중계한다.
- 이 이랑은 우리가 어떻게 현재 상황을 조정할 것인가를 결정하기 위해 장기기억에서 저장된 것과 현재의 것을 비교하는 기능을 한다.

갈고리이랑(uncus)

- 갈고리이랑(uncus)은 해마곁이랑의 앞끝으로 망울(bulb)과 같은 것이다.

뇌활(fornix)

- 뇌활 몸통은 갈고리이랑에서 시작한 아치모양의 쌍(pair) 섬유이며 유두체를 둘러싼다.
- 뇌활은 가장자리계통에 의해 발생된 메시지에 대한 연결시스템(relay system)이다.

편도(amygdala)

- 편도는 각 앞 관자엽에 위치한 아몬드 모양의 핵집단이다.
- 이마앞겉질, 뒤통수이마겉질, 꼬리핵, 해마, 배쪽 뒤판영역(ventral tegmental area), 중격핵(accumbens), 시상하부, 시상, 앞띠이랑과 신경학적 연결하는 양쪽뇌반구 구조물이다.
- 일차적인 역할은 공포(fear), 화냄(anger)과 불안(anxiety)의 중재이다.
- 또한 사회적 공감(feeling of empathy)을 조성하고 사회적 실마리(social cues)를 해석하는 역할을 담당한다.
- 편도의 부가적 역할은 감정을 일으키는 시건을 기억하는 것이다.
- 편도는 사회적 실마리를 지각하여 해석하는 데 문제를 갖는 자폐증(autism) 환자에 있어 유의하게 더 작다. 자폐증 소아 환자는 또한 편도체 내에 비정상적으로 빽빽한 신경세포가 있고 가지돌기는 부족하다. 신경세포에 연결된 신경세포가지는 감소를 보인다.
- 편도체 손상이나 병변을 가진 환자는 감정적으로 괴로운 사회적 실마리를 해석할 수 없다. 예를 들면, 다른 사람의 얼굴에 나타난 공포를 인지하지 못하거나, 흥분된 다른 사람의 목소리 톤을 해석하지 못한다.
- 정상적인 사람의 뇌에 관한 연구들을 보면, 겉질에서 편도로 가는 신경로보다 편도에서 겉질로 가는 신경로가

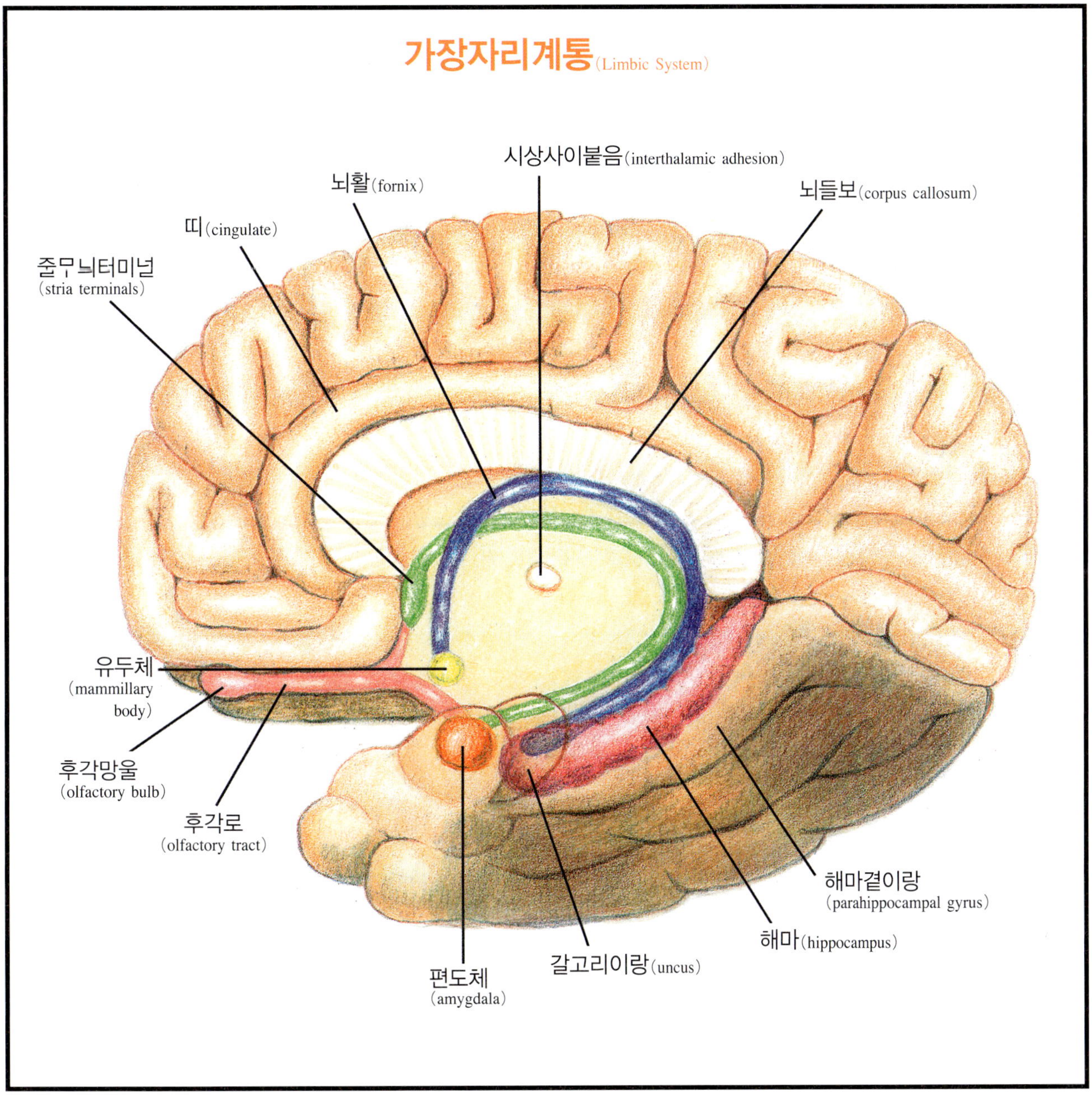

더 많다. 이것은 편도가 불안과 근심을 발생시키는 것을 나타낸다. 이는 위기상황에서 겉질을 각성시키게 된다.

- 겉질로부터 편도로 가는 신경로가 작기 때문에 근심을 가라앉히는 겉질보다 근심을 유발시키는 편도가 더 많이 발생된다고 볼 수 있다.
- 편도는 뇌보상체계(brain reward system)(29장 참조)의 중요한 구성요소이다–쾌락과 혐오의 퇴행 및 중독과정을 담당하는 신경해부학적, 화학적 체계이다.
- 편도의 병리는 사회불안장애(social phobia)와 사회적불안(social anxiety), 자폐증(autism spectrum disorder), 중독(addiction), 강박장애(obsessive–compulsive disorder), 그리고 외상후 스트레스(post–traumatic stress disorder)와 연관된다.

후각망울과 후각로(olfactory bulb and tract)

- 후각방울과 후각로는 뇌신경1로 알려져 있다.
- 후각로는 가장자리계통으로 연결되어, 해마로 직접간다. 이 연결은 감정적 중요성을 유지하는 장기기억과 특정한 냄새사이 깊은 연관을 설명한다.

해마(hippocampus)

- 해마는 해마곁이랑 안에 놓여 있다.
- 관상단면에 있어, 해마는 해마(sea horse)를 닮은 것 같다(라틴어에서, hippocampus는 sea horse를 의미한다).
- 뇌에 있어 장기기억을 위한 중요한 창고 중 하나이다–특히, 외상 또는 감정적 기억을 위한.
- 정신의학적 용어에서 해마는 편도에 의해 제어된 억압된 기억의 저장고로 고려된다.
- 해마는 친근한 지형과 길을 찾는데 필요한 공간기억기능도 있다는 근거가 있다.
- 연구를 보면 해마의 신경발생은 전 생애동안 이루어진다 –신경성숙과 세포발생. 임상적으로 볼 때 뇌외상에서 장기기억은 보존되는 반면, 단기기억은 손상받는 경우가 많다. 장기기억은 해마의 기능으로 여겨지는 반면, 단기기억은 이마엽에서 나타난다. 해마의 신경발생은 뇌손상으로 다른 인지기능은 손상받음에도 불구하고 장기기억은 유지되도록 돕는다.
- 우울증이나 외상 후 스트레스장애 환자는 해마의 부피와 세포증식이 감소되는데–즉, 해마의 신경발생이 감소되는 것이다. 동물 실험에서 보면 만성스트레스는 해마의 세포증식을 감소시킨다고 했다. 연구에 따르면 항우울제(antidepressant drugs)가 실제로 신경발생을 촉진한다 –항우울제의 효과를 입증하는 것이다.
- 해마손상은 알츠하이머병에서 나타나고 이런 질병과 연관된 지남력장애와 기억력손실을 야기한다.

참고문헌 (References)

1. Haines DE. *Neuroanatomy in Clinical Context: An Atlas of Structures, Sections, and Systems.* 9th ed. Philadelphia, PA: Wolters Kluwer, Lippincott, Williams, and Wilkins; 2014.
2. Notle J. *The Human Brain: An Introduction to Its Functional Anatomy.* 6th ed. St. Louis, MO: Mosby; 2008.
3. Woolsey TA, Hanaway J, Gado MH. *The Brain Atlas: A Visual Guide to the Human Central Nervous System.* 3rd ed. New York, NY: Wiley; 2007.
4. Hendelman W. *Atlas of Functional Neuroanatomy.* 3rd ed. Boca Raton, FL: CRC Press; 2015.
5. England M, Wakeley J. *Color Atlas of the Brain and Spinal Cord.* 2nd ed. St. Louis, MO: Mosby; 2005.
6. Felten DL, Shetty A. *Netter's Atlas of Neuroscience.* 2nd ed. Philadelphia, PA: Saunders; 2010.
7. Davatzikos C, Bryan RN. Morphometric analysis of cortical sulci using parametric ribbons: a study of the central sulcus. *J Comput Assist Tomogr.* 2002;(2):298-307.
8. Sun B, Ge H, Tang Y, et al. Asymmetries of the central sulcus in young adults: effects of gender, age and sulcal pattern. *Int J Dev Neurosci.* 2015;44:65-74. doi:10.1016/j.ijdevneu.2015.06.003.
9. Radoš M, Nikić I, Radoš M, Kostović I, Hof PR, Šimić G. Functional reorganization of the primary motor cortex in a patient with a large arteriovenous malformation involving the precentral gyrus. *Transl Neurosci.* 2013;4(2):269-272. doi:10.2478/s13380-013-0122-5.
10. Kato H, Izumiyama M. Impaired motor control due to proprioceptive sensory loss in a patient with cerebral infarction localized to the postcentral gyrus. *J Rehabil Med.* 2015;47(2):187-190. doi:10.2340/16501977-1900.
11. Tanriover N, Rhoton AL Jr, Kawashima M, Ulm AJ, Yasuda A. Microsurgical anatomy of the insula and the Sylvian fissure. *J Neurosurg.* 2004;100(5):891-922.
12. Stuss DT. Functions of the frontal lobes: relation to executive functions. *J Int Neuropsychol Soc.* 2011;17(05):759-765. doi:10.1017/S1355617711000695.
13. Bruner E, Iriki A. Extending mind, visuospatial integration, and the evolution of the parietal lobes in the human genus [published online ahead of print May 2015]. *Quat Int.* doi:10.1016/j.quaint.2015.05.019.
14. Simmons W, Martin A. The anterior temporal lobes and the functional architecture of semantic memory. *J Int Neuropsychol Soc.* 2009;15(05):645-649. doi:10.1017/S1355617709990348.
15. van Lamsweerde A, Johnson J. The role of the occipital cortex in capacity limits and precision of visual working memory. *J Vision.* 2015;15(12):661-661. doi:10.1167/15.12.661.
16. Gasquoine PG. Contributions of the insula to cognition and emotion. *Neuropsychol Rev.* 2014;24(2):77-87. doi:10.1007/s11065-014-9246-9.
17. MacNeilage PF, Rogers LJ, Vallortigara G. Origins of the left and right brain. *Sci Am.* 2009;301(1):60-67. doi:10.1038/scientificamerican0709-60.
18. Pinel P, Dehaene S. Beyond hemispheric dominance: brain regions underlying the joint lateralization of language and arithmetic to the left hemisphere. *J Cog Neurosci.* 2010;22(1):48-66. doi:10.1162/jocn.2009.21184.
19. Martinez-Ferre A, Martinez S. Molecular regionalization of the diencephalon. *Front Neurosci.* 2012;6:73. doi:10.3389/fnins.2012.00073.
20. Constantinople CM, Bruno RM. Deep cortical layers are activated directly by thalamus. *Science.* 2013;340(6140):1591-1594. doi:10.1126/science.1236425.
21. Saper CB, Lowell BB. The hypothalamus. *Curr Biol.* 2014;24(23):R1111-R1116. doi:10.1016/j.cub.2014.10.023.
22. Guilding C, Hughes ATL, Piggins HD. Circadian oscillators in the epithalamus. *Neuroscience.* 2010;169(4):1630-1639. doi:10.1016/j.neuroscience.2010.06.015.
23. Turner DA. Re-engineering the subthalamus. *World Neurosurg.* 2013;80(5):476-478. doi:10.1016/j.wneu.2012.05.014.
24. Perez-Castro C, Renner U, Haedo MR, Stalla GK, Arzt E. Cellular and molecular specificity of pituitary gland physiology. *Physiol Rev.* 2012;92(1):1-38. doi:10.1152/physrev.00003.2011.
25. Tsutsumi S, Hori M, Ono H, Tabuchi T, Aoki S, Yasumoto Y. The infundibular recess passes through the entire pituitary stalk [published online ahead of print April 18, 2015]. *Clin Neuroradiol.* 2015:1-5. doi:10.1007/s00062-015-0391-1.
26. Borjigin J, Zhang LS, Calinescu AA. Circadian regulation of pineal gland rhythmicity. *Mol Cell Endocrinol.* 2012;349(1):13-19. doi:10.1016/j.mce.2011.07.009.
27. Liu Y, Dawant BM. Automatic detection of the anterior and posterior commissures on MRI scans using regression forests. *Engineering in Medicine and Biology Society (EMBC), 2014 36th Annual International Conference of the IEEE,* 1505-1508. doi:10.1109/EMBC.2014.6943887.
28. Peltier J, Verclytte S, Delmaire C, Pruvo JP, Havet E, Le Gars D. Microsurgical anatomy of the anterior commissure: Correlations with diffusion tensor imaging fiber tracking and clinical relevance. *Neurosurgery.* 2011;69:ons241-247. doi:10.1227/NEU.0b013e31821bc822.
29. Cheng S, Tan K, Bilston LE. The effects of the interthalamic adhesion position on cerebrospinal fluid dynamics in the cerebral ventricles. *J Biomech.* 2010;43(3):579-582. doi:10.1016/j.neuroimage.2010.01.110.

30. Sen F, Ulubay H, Ozeksi P, Sargon MF, Tascioglu AB. Morphometric measurements of the thalamus and interthalamic adhesion by MR imaging. *Neuroanatomy*. 2005;4:10-12.
31. Raybaud C. The corpus callosum, the other great forebrain commissures, and the septum pellucidum: anatomy, development, and malformation. *Neuroradiology*. 2010;52(6):447-477. doi:10.1007/s00234-010-0696-3.
32. Luders E, Toga AW, Thompson PM. Why size matters: differences in brain volume account for apparent sex differences in callosal anatomy: the sexual dimorphism of the corpus callosum. *Neuroimage*. 2014;84:820-824. doi:10.1016/j.neuroimage.2013.09.040.
33. Petros TJ, Rebsam A, Mason CA. Retinal axon growth at the optic chiasm: to cross or not to cross. *Ann Rev Neurosci*. 2008;31:295-315. doi:10.1146/annurev.neuro.31.060407.125609.
34. Sullivan EV, Zahr NM, Rohlfing T, Pfefferbaum A. Fiber tracking functionally distinct components of the internal capsule. *Neuropsychologia*. 2010;48(14):4155-4163. doi:10.1016/j.neuropsychologia.2010.10.023.
35. Tagliamonte M, Sestieri C, Romani GL, Gallucci M, Caulo M. MRI anatomical variants of mammillary bodies. *Brain Struct Funct*. 2015;220(1):85-90. doi:10.1007/s00429-013-0639-y.
36. Itoi K, Sugimoto N. The brainstem noradrenergic systems in stress, anxiety and depression. *J Neuroendocrinol*. 2010;22(5):355-361. doi:10.1111/j.1365-2826.2010.01988.x.
37. Chaudhury D, Walsh JJ, Friedman AK, et al. Rapid regulation of depression-related behaviours by control of midbrain dopamine neurons. *Nature*. 2013;493(7433):532-536. doi:10.1038/nature11713.
38. Limbrick-Oldfield EH, Brooks JC, Wise RJ, et al. Identification and characterisation of midbrain nuclei using optimised functional magnetic resonance imaging. *NeuroImage*. 2012;59(2):1230-1238. doi:10.1016/j.neuroimage.2011.08.016.
39. D'Ardenne K, Eshel N, Luka J, Lenartowicz A, Nystrom LE, Cohen JD. Role of prefrontal cortex and the midbrain dopamine system in working memory updating. *Proc Natl Acad Sci USA*. 2012;109(49):19900-19909. doi:10.1073/pnas.1116727109.
40. Oyama K, Prevedello DM, Ditzel Filho LF, et al. Anatomic comparison of the endonasal and transpetrosal approaches for interpeduncular fossa access. *Neurosurg Focus*. 2014;37(4):E12. doi:10.3171/2014.7.FOCUS14329.
41. Fuchs I, Ansorge U. Unconscious cueing via the superior colliculi: evidence from searching for onset and color targets. *Brain Sci*. 2012;2(1):33-60. doi:10.3390/brainsci2010033.
42. Malmierca MS, Young ED. Inferior colliculus microcircuits. *Front Neural Circuits*. 2014;8:113. doi:10.3389/fncir.2014.00113.
43. Abbey P, Singh P, Khandelwal N, Mukherjee KK. Shunt surgery effects on cerebrospinal fluid flow across the aqueduct of Sylvius in patients with communicating hydrocephalus. *J Clin Neurosci*. 2009;16(4):514-518. doi:10.1016/j.jocn.2008.05.009.
44. Lodge DJ, Grace AA. The laterodorsal tegmentum is essential for burst firing of ventral tegmental area dopamine neurons. *Proc Natl Acad Sci U S A*. 2006;103(13):5167-5172. doi:10.1073/pnas.0510715103.
45. Nikolaou N, Lowe AS, Walker AS, et al. Parametric functional maps of visual inputs to the tectum. *Neuron*. 2012;76(2):317-324. doi:10.1523/JNEUROSCI.4990-12.2013.
46. Fuller PM, Saper CB, Lu J. The pontine REM switch: past and present. *J Physiol*. 2007;584(3):735-741. doi:10.1113/jphysiol.2007.140160.
47. Casanova E, Lazzari RE, Lotta S, Mazzucchi A. Locked-in syndrome: improvement in the prognosis after an early intensive multidisciplinary rehabilitation. *Arch Phys Med Rehabil*. 2003;84(6):862-867. doi:10.1016/S0003-9993(03)00008-X.
48. Uchino A, Sawada A, Takase Y, Kudo S. Symmetrical lesions of the middle cerebellar peduncle: MR imaging and differential diagnosis. *Magn Reson Med Sci*. 2004;3(3):133-140. doi:10.2463/mrms.3.133.
49. Lawton MT, Quinones-Hinojosa A, Jun P. The supratonsillar approach to the inferior cerebellar peduncle: anatomy, surgical technique, and clinical application to cavernous malformations. *Neurosurgery*. 2006;59(4):ONS-244. doi:10.1227/01.NEU.0000232767.16809.68.
50. Lea J, Lechner C, Halmagyi GM, Welgampola MS. Not so benign positional vertigo: paroxysmal downbeat nystagmus from a superior cerebellar peduncle neoplasm. *Otol Neurotology*. 2014;35(6):e204-e205. doi:10.1097/MAO.0000000000000359.
51. Sugimoto T, Uranishi R, Yamada T. Gradually progressive symptoms of normal pressure hydrocephalus caused by an arachnoid cyst in the fourth ventricle: a case report. *World Neurosurg*. 2016;85:364.e19-22. doi:10.1016/j.wneu.2015.08.061.
52. Freund P, Weiskopf N, Ashburner J, et al. MRI investigation of the sensorimotor cortex and the corticospinal tract after acute spinal cord injury: a prospective longitudinal study. *Lancet Neurol*. 2013;12(9):873-881. doi:10.1016/S1474-4422(13)70146-7.
53. Kumagai H, Oshima N, Matsuura T, et al. Importance of rostral ventrolateral medulla neurons in determining efferent sympathetic nerve activity and blood pressure. *Hypertens Res*. 2012;35(2):132-141. doi:10.1038/hr.2011.208.
54. Bican O, Minagar A, Pruitt AA. The spinal cord: a review of functional neuroanatomy. *Neurol Clin*. 2013;31(1):1-18. doi:10.1016/j.ncl.2012.09.009.

55. Jacquesson T, Streichenberger N, Sindou M, Mertens P, Simon E. What is the dorsal median sulcus of the spinal cord? Interest for surgical approach of intramedullary tumors. *Surg Radiol Anat.* 2014;36(4):345-351. doi:10.1007/s00276-013-1194-1.
56. Jang SH, Kwon HG. The ascending reticular activating system from pontine reticular formation to the hypothalamus in the human brain: a diffusion tensor imaging study. *Neurosci Lett.* 2015;590:58-61. doi:10.1016/j.neulet.2015.01.071.
57. Jang SH, Do Lee H. Ascending reticular activating system recovery in a patient with brain injury. *Neurology.* 2015;84(19):1997-1999. doi:10.1212/ WNL. 0000000000001563.
58. Vanini G, Nemanis K, Baghdoyan HA, Lydic R. GABAergic transmission in rat pontine reticular formation regulates the induction phase of anesthesia and modulates hyperalgesia caused by sleep deprivation. *Eur J Neurosci.* 2014;40(1): 2264-2273. doi:10.1111/ejn.12571.
59. Commons KG. Two major network domains in the dorsal raphe nucleus. *J Compar Neurol.* 2015;523(10):1488-1504. doi:10.1002/cne.23748.
60. Nelson AB, Kreitzer AC. Reassessing models of basal ganglia function and dysfunction. *Ann Rev Neurosci.* 2014;37:117. doi:10.1146/annurev-neuro-071013-013916.
61. Leisman G, Braun-Benjamin O, Melillo R. Cognitive-motor interactions of the basal ganglia in development. *Front Syst Neurosci.* 2014:8:16. doi:10.3389/fnsys.2014.00016.
62. Kotz SA, Anwander A, Axer H, Knösche TR. Beyond cytoarchitectonics: the internal and external connectivity structure of the caudate nucleus. *PLoS ONE.* 2013;8(7): e70141. doi:10.1371/journal.pone.0070141.
63. Vicente AF, Bermudez MA, del Carmen Romero M, Perez R, Gonzalez F. Putamen neurons process both sensory and motor information during a complex task. *Brain Res.* 2012;1466:70-81. doi:10.1016/j.brainres.2012.05.037.
64. Arimura N, Nakayama Y, Yamagata T, Tanji J, Hoshi, E. Involvement of the globus pallidus in behavioral goal determination and action specification. *J Neurosci.* 2013;33(34):13639-13653. doi:10.1523/JNEUROSCI.1620-13.2013.
65. Buot A, Welter ML, Karachi C, et al. Processing of emotional information in the human subthalamic nucleus. *J Neurol Neurosurg Psychiatry.* 2013;84(12):1331-1339. doi:10.1136/jnnp-2011-302158.
66. Cavanagh JF, Wiecki TV, Cohen MX, et al. Subthalamic nucleus stimulation reverses mediofrontal influence over decision threshold. *Nat Neurosci.* 2011;14(11):1462-1467. doi:10.1038/nn.2925.
67. Antal M, Beneduce BM, Regehr WG. The substantia nigra conveys target-dependent excitatory and inhibitory outputs from the basal ganglia to the thalamus. *J Neurosci.* 2014;34(23):8032-8042. doi:10.1523/JNEUROSCI.0236-14.2014.
68. Stuber GD, Sparta DR, Stamatakis AM, et al. Excitatory transmission from the amygdala to nucleus accumbens facilitates reward seeking. *Nature.* 2011;475(7356):377-380. doi:10.1038/nature10194.
69. Shaw P, De Rossi P, Watson B, et al. Mapping the development of the basal ganglia in children with attention-deficit/hyperactivity disorder. *J Am Acad Child Adolesc Psychiatry.* 2014;53(7):780-789. doi:10.1016/j.jaac.2014.05.003.
70. Rolinski M, Griffanti L, Szewczyk-Krolikowski K, et al. Aberrant functional connectivity within the basal ganglia of patients with Parkinson's disease. *Neuroimage Clin.* 2015;8:126-132. doi:10.1016/j.nicl.2015.04.003.
71. Zhang HY, Tang H, Chen WX, et al. Mapping the functional connectivity of the substantia nigra, red nucleus and dentate nucleus: a network analysis hypothesis associated with the extrapyramidal system. *Neurosci Lett.* 2015;606:36-41. doi:10.1016/j.neulet.2015.08.029.
72. Goll Y, Atlan G, Citri A. Attention: the claustrum. *Trends Neurosci. 2015;*38(8):486-495. doi:10.1016/j.tins.2015.05.006.
73. Stoodley CJ. The cerebellum and cognition: evidence from functional imaging studies. *Cerebellum.* 2012;11(2):352-365. doi:10.1007/s12311-011-0260-7.
74. Stoodley CJ, Valera EM, Schmahmann JD. (2012). Functional topography of the cerebellum for motor and cognitive tasks: an fMRI study. *Neuroimage.* 2012;59(2):1560-1570. doi:10.1016/j.neuroimage.2011.08.065.
75. Roostaei T, Nazeri A, Sahraian MA, Minagar A. The human cerebellum: a review of physiologic neuroanatomy. *Neurol Clin.* 2014;32(4):859-869. doi:10.1016/j.ncl.2014.07.013.
76. Cerebelar V, Variaciones T. Cerebellar vermis: topography and variations. *Int J Morphol.* 2010;28(2):439-443.
77. Schlerf JE, Verstynen TD, Ivry RB, Spencer RM. Evidence of a novel somatopic map in the human neocerebellum during complex actions. *J Neurophysiol.* 2010;103(6):3330-3336. doi:10.1152/jn.01117.2009.
78. Grimaldi G, Manto M. Topography of cerebellar deficits in humans. *Cerebellum.* 2012;11(2):336-351. doi:10.1007/s12311-011-0247-4.
79. Kataoka H, Izumi T, Kinoshita S, Kawahara M, Sugie K, Ueno S. Infarction limited to both middle cerebellar peduncles. *J Neuroimaging.* 2011;21(2):e171-e172. doi:10.1111/j.1552-6569.2010.00503.x.
80. Cavanagh J, Krishnadas R, Batty GD, et al. Socioeconomic status and the cerebellar grey matter volume. Data from a well-characterised population sample. *Cerebellum.* 2013;12(6):882-891. doi:10.1007/s12311-013-0497-4.
81. Diedrichsen J, Maderwald S, Küper M., et al. Imaging the deep cerebellar nuclei: a probabilistic atlas and normalization procedure. *Neuroimage.* 2011;54(3):1786-1794. doi:10.1016/j.neuroimage.2010.10.035.
82. Baumann O, Mattingley JB. Functional topography of primary emotion processing in the human cerebellum. *Neuroimage.* 2012;61(4):805-811. doi:10.1016/j.neuroimage.2012.03.044.

83. Miyai I, Ito M, Hattori N, et al. Cerebellar ataxia rehabilitation trial in degenerative cerebellar diseases. *Neurorehabil Neural Repair*. 2012;26(5):515-522. doi:10.1177/1545968311425918.
84. Fatemi SH, Aldinger KA, Ashwood P. Consensus paper: pathological role of the cerebellum in autism. *Cerebellum*. 2012;11(3):777-807. doi:10.1007/s12311-012-0355-9.
85. Stoodley CJ. The cerebellum and neurodevelopmental disorders. *Cerebellum*. 2016;15(1):34-37. doi:10.1007/s12311-015-0715-3.
86. Wolf U, Rapoport MJ, Schweizer TA. Evaluating the affective component of the cerebellar cognitive affective syndrome. *J Neuropsychiatry*. 2014;21(3):245-253.
87. Rolls ET. Limbic systems for emotion and for memory, but no single limbic system. *Cortex*. 2015;62:119-157. doi:10.1016/j.cortex.2013.12.005.
88. Merkley TL, Larson MJ, Bigler ED, Good DA, Perlstein WM. Structural and functional changes of the cinguålate gyrus following traumatic brain injury: relation to attention and executive skills. *J Int Neuropsychol Soc*. 2013;19(08):899-910. doi:10.1017/S135561771300074X.
89. Ward AM, Schultz AP, Huijbers W, et al. The parahippocampal gyrus links the defaultmode cortical network with the medial temporal lobe memory system. *Hum Brain Mapp*. 2014;35(3):1061-1073. doi:10.1002/hbm.22234.
90. Poppenk J, Evensmoen HR, Moscovitch M, Nadel L. Long-axis specialization of the human hippocampus. *Trends Cogn Sci*. 2013;17(5):230-240. doi:10.1016/j.tics.2013.03.005.
91. Mielke MM, Okonkwo OC, Oishi K, et al. Fornix integrity and hippocampal volume predict memory decline and progression to Alzheimer's disease. *Alzheimers Dement*. 2012;8(2):105-113. doi:10.1016/j.jalz.2011.05.2416.
92. Li H, Penzo MA, Taniguchi H, Kopec CD, Huang ZJ, Li B. Experience-dependent modification of a central amygdala fear circuit. *Nat Neurosci*. 2013;16(3):332-339. doi:10.1038/nn.3322.
93. Goerlich-Dobre KS, Lamm C, Pripfl J, Habel U, Votinov M. The left amygdala: a shared substrate of alexithymia and empathy. *NeuroImage*. 2015;122:20-32. doi:10.1016/j.neuroimage.2015.08.014.
94. Bellani M, Calderoni S, Muratori F, Brambilla P. Brain anatomy of autism spectrum disorders II. Focus on amygdala. *Epidemiol Psychiatr Sci*. 2013;22(04):309-312. doi:10.1017/S2045796013000346.
95. Tye KM, Prakash R, Kim SY, et al. Amygdala circuitry mediating reversible and bidirectional control of anxiety. *Nature*. 2011;471(7338):358-362. doi:10.1038/nature09820.
96. Pauli WM, Hazy TE, O'Reilly RC. Expectancy, ambiguity, and behavioral flexibility: separable and complementary roles of the orbital frontal cortex and amygdala in processing reward expectancies. *J Cogn Neurosci*. 2012;24(2):351-366. doi:10.1162/jocn_a_00155.
97. Czerniawska E, Zegardło E, Wojciechowski J. Memories evoked by odors stimulating the olfactory nerve versus odors stimulating both the olfactory and trigeminal nerves: possible qualitative differences? *Percept Mot Skills*. 2013;117(1): 248-256. doi:10.2466/24.27.PMS.117x15z5.
98. Edelson M, Sharot T, Dolan RJ, Dudai Y. Following the crowd: brain substrates of long-term memory conformity. *Science*. 2011;333(6038):108-111. doi:10.1126/science.1203557.
99. Jadhav SP, Kemere C, German PW, Frank LM. Awake hippocampal sharp-wave ripples support spatial memory. *Science*. 2012;336(6087):1454-1458. doi:10.1126/science.1217230.
100. Spalding KL, Bergmann O, Alkass K. Dynamics of hippocampal neurogenesis in adult humans. *Cell*. 2013;153(6): 1219-1227. doi:10.1016/j.cell.2013.05.002.
101. Mahar I, Bambico FR, Mechawar N, Nobrega JN. Stress, serotonin, and hippocampal neurogenesis in relation to depression and antidepressant effects. *Neurosci Biobehav Rev*. 2014;38:173-192. doi:10.1016/j.neubiorev.2013.11.009.
102. Fjell AM, McEvoy L, Holland D, Dale AM, Walhovd KB. What is normal in normal aging? Effects of aging, amyloid and Alzheimer's disease on the cerebral cortex and the hippocampus. *Prog Neurobiol*. 2014;117:20-40. doi:10.1016/j.pneurobio.2014.02.004.

임상검사문제(CLINICAL TEST QUESTIONS)

1장에서 3장까지

1. 뇌졸중 후 5일, 피터씨는 그의 오른팔과 다리를 움직일 수 없었고 휠체어에 앉을 때 오른쪽으로 기울일 수 없었다. 피터씨의 뇌졸중은 어느 뇌반구에 해당하는가?

a. 왼쪽 뇌반구
b. 오른쪽 뇌반구

2. 1년전 자동차 사고 후 짐의 인격과 행동은 유의하게 변했다. 그는 지금 심한 단기기억손상과 비조직적이고, 입이 더럽고(상스럽고) 충독적이다. 짐은 그의 행동의 연속성을 생각할 수 없고 행동을 통찰할 수도 없다. 이런 문제들의 원인이 되는 대뇌엽 중에 어디를 손상받은 것인가?

a. 뒤통수엽
b. 관자엽
c. 이마엽
d. 마루엽

3. 뇌손상후 잭은 온도를 조절할 수 없고 호르몬 불균형으로 여드름이 생겼고 정상적인 수면리듬을 유지할 수 없다. 이런 기능을 일차적으로 원인이되는 신경학적 구조물은 어디인가?

a. 시상하부
b. 시상
c. 소뇌
d. 뇌줄기

4. 머리에 총상을 당한 후 요세는 식물인간 상태이다. 비록 그는 언어적 명령에 반응하지 못해도 기침과 구역반사, 삼킴반사와 동공반사 모두 정상이다. 이런 반사적 기능의 원인이 되는 신경학적 구조물은?

a. 시상
b. 뇌줄기
c. 이마엽
d. 바닥핵

5. 프랑시스는 어렸을 때부터 틱과 조절되지 못한 움직임(에, 혀내밀기와 목 딱딱소리내기)을 보였다. 나이가 들어감에 따라 이런 운동이상증이 좋아졌지만 여전히 중등도정도로 여전히 남아 있다. 이 움직임 장애의 원인이 되는 신경학적 구조물은?

a. 뒤통수엽
b. 뇌줄기
c. 해마
d. 바닥핵

6. 존스씨는 파킨슨병으로 진단받았고 이 질병과 연관된 질질끄는 보행, 의도적 떨림그리고 무표정한 얼굴이 나타난다. 이런 증상과 약물 및 수술적 치료의 원인이 되는 신경학적 구조물은 어디인가?

a. 해마
b. 뇌줄기
c. 바닥핵
d. 시상

7. 엘리스는 감소된 고유수용성 감각을 경험하고 있다: 공간에서 또는 서로 관계속에서 그녀의 팔다리 위치를 알기 어렵다. 그녀는 아주 어색하거나 협응되지 못한 걸음을 걷고 운동조화못함증을 보인다. 자기공명영상에서 어느 신경학적 구조물에 종양이 발견되었을까?

a. 소뇌
b. 시상하부
c. 대뇌다리
d. 마루엽

8. 조쉬는 7살 초등학생이고, 얼굴표정, 억양과 몸짓을 통해 타인의 감정을 이해하는 것을 어려워한다. 그는 또한 학급동료에게 그 나이에 맞게 공감하는 것도 어려워한다. 조쉬는 의사로부터 자폐스펙트럼장애(ASD)로 진단받았고, ASD에 손상된 신경학적 구조물은 아래에서 하나 찾으시오.

a. 안쪽세로틈새
b. 편도체
c. 피라밋교차
d. 앞정중틈새

9. 앤더슨씨는 새로 태어난 손자를 만나기 위해 병원을 방문했을 때 병원의 냄새를 맡는 순간 5년전 그녀의 남편이 심장마비로 병원에 입원했을 때가 연상되었다. 특정 냄새와 연관된 감정적사건의 장기기억을 일차적으로 담당하는 2개의 구조물은?

a. 해마와 시신경교차
b. 그물체와 시신경교차
c. 그물체 그리고 후각망울과 경로
d. 해마 그리고 후각망울과 경로

10. 로드리게스씨는 뇌졸중후 실어증(다른 사람의 말을 해석하거나 말하는 것에 어려움을 보이는 언어장애)이 나타났다. 실어증과 같은 언어장애는 다음 어느 뇌반구에서 담당을 하는가?

a. 왼쪽
b. 오른쪽

정답

1. a
2. c
3. a
4. b
5. d
6. c
7. a
8. b
9. d
10. a

4장

뇌실계통

Ventricular System

뇌실계통(VENTRICULAR SYSTEM)

- 뇌는 튜브(tube)로 융합된 평평한 판(flat plate)으로 시작한다.
- 튜브 안에서의 공간이 뇌실계통(ventricular system)로 된다.
- 튜브의 벽 자체가 뇌가 된다. 뇌실은 뇌척수액(cerebrospinal fluid, CSF)을 포함한 좁은 공간이다.

뇌에 있어 4개의 뇌실이 있다(there are four ventricles in the brain)

- 한쌍의 가쪽 뇌실(각 반구에 하나씩)
- 셋째뇌실(제3뇌실)
- 넷째뇌실(제4뇌실)

두 개의 가쪽 뇌실(two lateral ventricles)

- 각 반구에 하나의 가쪽 뇌실이 있다.
- 가쪽 뇌실은 투명사이막(septum pellucidum)에 의해 나뉜다–각 가쪽 뇌실의 중앙 벽을 덮는 얇은 칸막이다.
- 각각 가쪽 뇌실은3개의 뿔(horn)을 갖는다:
  1. 앞뿔(anterior horn): 이마엽으로 투사
  2. 아래뿔(inferior horn): 관자엽으로 투사
  3. 뒤뿔(posterior horn): 뒤통수엽으로 투사

하나의 셋째뇌실(one third ventricle)

- 셋째뇌실은 사이뇌에 둘러싸여 있다.
- 시상엽(thalamic lobe)은 셋째뇌실의 벽을 형성한다.
- 시상하부엽(hypothalamic lobe)으로 셋째뇌실의 바닥을 형성한다.

하나의 넷째뇌실(4뇌실, one fourth ventricle)

- 넷째뇌실은 다리뇌, 입쪽 숨뇌, 소뇌 안에 위치한다.

맥락얼기(choroid plexus)

- 맥락얼기는 뇌실로 뻗어 뇌척수액을 생산하는 뇌의 혈관구조물이다.
- 모든 뇌실은 맥락얼기를 갖고 있으나 가쪽 뇌실이 거의 모든 것을 갖고 있다.

대뇌수도관(또는 실비어스수도, cerebral aqueduct or aqueduct of Sylvius)

- 대뇌수도관은 중간뇌로 내려가는 좁은 관이다.
- 이것은 셋째뇌실과 넷째뇌실을 연결하고 막힘(blockage)이 많은 곳

뇌실계통(Ventricular System)

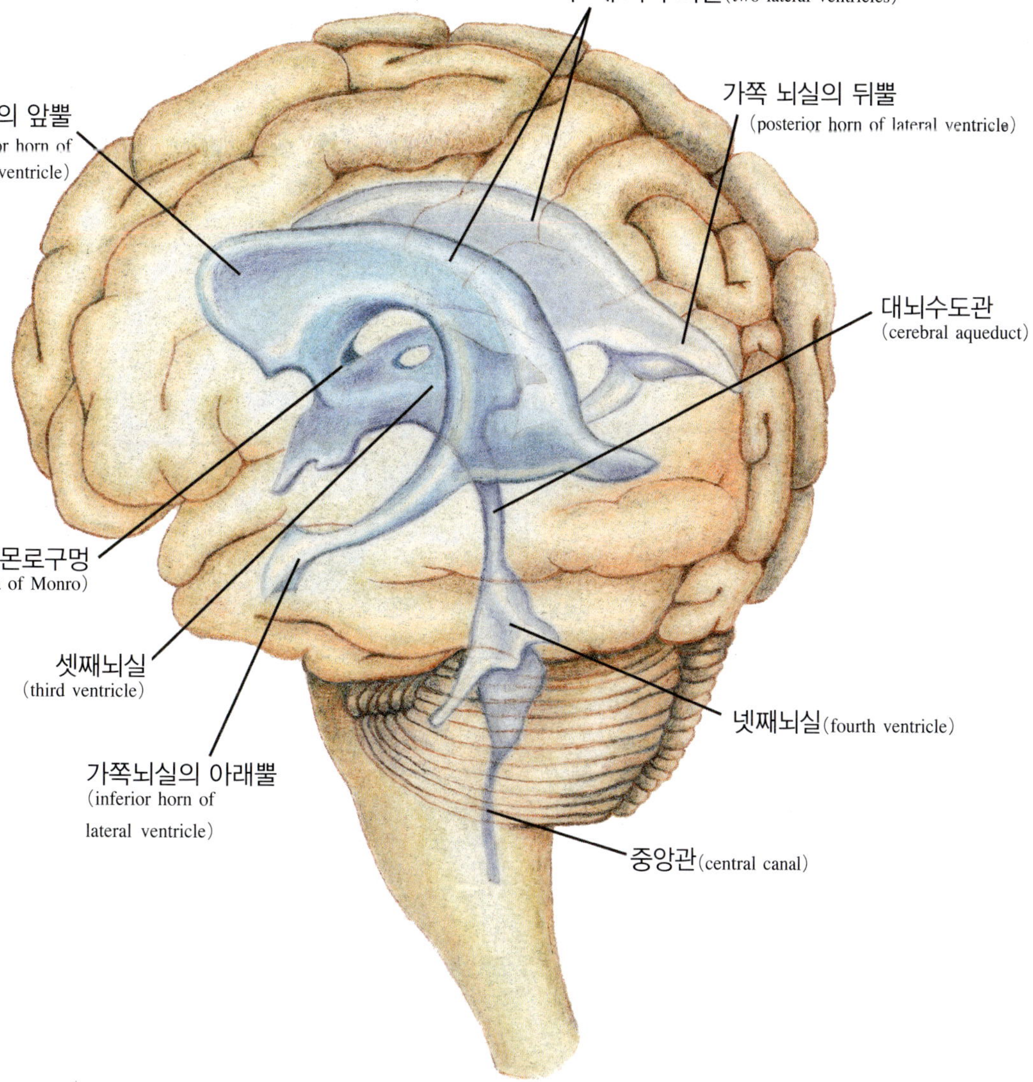

중앙관(central canal)

- 꼬리숨뇌에서 시작하며 척수끝까지 내려간다.
- 중앙관은 뇌실계통와 척수(spinal cord)를 연결하고 뇌척수액을 함유하고 있다.

몬로구멍(foramina of Monro)

- 두 개의 몬로구멍이 있다(각 반구에 하나씩) .
- 가쪽 뇌실과 셋째뇌실을 연결하는 좁은 관이 있다.

마장디구멍(foramen of Magendie or median aperture)

- 한 개의 마장디구멍이 있다. 이것은 넷째뇌실(입쪽 숨뇌)에서 열린다.
- 마장디구멍은 소뇌 밑의 거미막밑공간(subarachnoid space)으로 열린다. 이 공간은 뇌 위에 그리고 머리뼈(두개골, skull)밑에 위치한다.
- 거미막밑공간은 거미막(arachnoid membrane)과 연막(pia matter) 사이의 공간이다.
- 이 구멍은 역시 뇌척수액 차단(blockage)이 가능한 곳이다.

루시카구멍(foramina of Luschka or lateral apertures)

- 두 개의 루시카구멍이 있다. 이곳은 CSF가 거기막공간으로 나가는 넷째뇌실(다리뇌 안에)에서 열린다.
- 이 구멍은 CSF 차단이 가능한 곳이다.

뇌척수액 (CEREBROSPINAL FLUID)

• 뇌척수액(CSF)은 뇌와 척수사이에 영양분을 공급하는 맑고 색깔이 없는 액체이다.

거미막융모(arachnoid villi)

• CSF는 거미막융모에서 재흡수되고 정맥동굴을 통하여 혈액순환(blood circulation)이 된다.

• 거미막융모는 경질막(dura mater)으로 거미막(arachoid mater)의 돌출이다.

뇌척수액 압력(cerebrospinal fluid pressure)

• CSF는 문제가 일어나지 않는 한 일정한 순환입력(constant circulatory pressure)을 유지한다.

• CSF의 형성은 압력에 의존하지 않고 독립적이다.

• 이는 물뇌증(hydrocephalus, CSF 압력과 액이 커지는)과 많이 관련된다.

• CSF 압력이 증가할지라도 CSF는 계속 생산될 것이다.

• CSF가 너무 많은지를 감지하고 압력과 생산을 조절하는 신경학적 메커니즘이 없다.

뇌척수액의 구성(composition of cerebrospinal fluid)

• 뇌척수액의 구성과 흐름비율은 질병과정을 확인하기 위한 진단목적으로 사용된다.

• 예: 척추천자 또는 허리천자 (spinal tap or lumbar puncture)는 척추강의 진단목적을 위해 뇌척수액에 바늘로 구멍을 뚫는 것이다.

뇌척수액의 흐름(flow of cerebrospinal fluid)

• CSF는 맥락얼기(맥락총)에서 생산되어 뇌실, 거미막밑공간 그리고 척수로 가며 거미막융모에서 재흡수된다.

뇌척수액의 기능(function of the cerebrospinal fluid)

• 뇌의 보호-액은 완충장치(shock absorber) 작용을 한다.

• 다른 기능은 영양분과 노폐물의 교환-CSF는 피와 신경조직 사이의 물질전달 역할을 한다.

• 진단에 도움-CSF는 압력비율과 액체구성비에 대해 검사된다.

• 호르몬의 전달-CSF는 중추신경계통을 통해 약간의 호르몬을 전달하는 역할을 한다.

뇌실계통(Ventricular System)

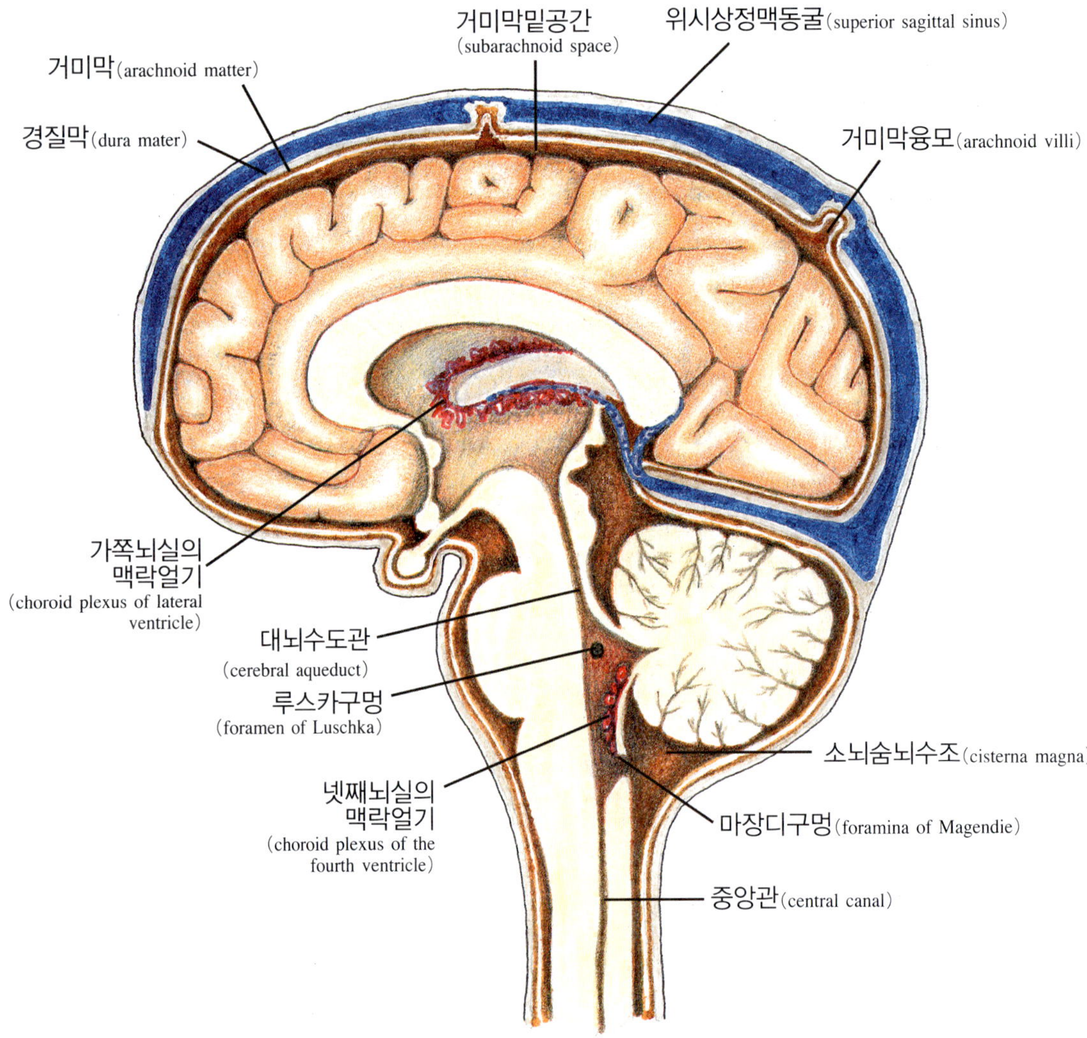

물뇌증(뇌수종, HYDROCEPHALUS)

• 물뇌증은 신경조직의 압박(compression)과 뇌실의 확대를 유도한 압(pressure)과 액(fluid)이 비정상적으로 축적되는 것이다.

• 이 상태가 고쳐지지 않으면 유아시기에는 머릿속 압력과 머리의 점진적 확대가 야기될 것이다. 만약 성인에서 처치되지 않으면 치명적일 것이다.

비교통 물뇌증(noncommunicating hydrocephalus)

• 비교통 물뇌증은 CSF가 거미막융모를 재흡수하는 것을 방해함으로써 뇌실계통기 막히는 것이다.

• 이 상태는 구멍 또는 대뇌수도관이 막혔을 때 일어난다.

• 대부분 막히는 위치는 대뇌수도관이다.

교통 물뇌증(communicating hydrocephalus)

• 교통물뇌증은 구멍이 막혀서가 아니라 뇌척수액의 재흡수장애로 기인하는 것이다.

• 교통물뇌증일 경우 수막염이나 출혈로 인해 거미막밑공간은 점차 좁아지게 되거나 막히게 된다.

• 정상 압력물뇌증일 경우 교통 물뇌증의 형성은 성인에게서 나타나는데 머릿속 압력증가가 동반되지 않고 CSF흐름공간이 점차 확장되는 것이다. 치매, 실금과 보행장애를 야기한다.

유아의 선천성 물뇌증(congenital hydrocephalus in infants)

원인(etiology)

• 막힘(특히, 루시카와 마장디구멍에서)

• 알려지지 않는 이유로 CSF가 너무 많이 생산

• 수막염(유착이 원인이며, 결과적으로 거미막밑공간에서 막힘의 원인이 됨)

• 맥락얼기의 종양 (심한CSF 생산이 원인이 됨)

• 출혈 또는 감염−뇌실막(ependyma, 뇌실의 내벽)은 배아발달동안 바이러스 감염에 민감하다.

막힘이 많은 곳(common sites of blockage)

• 대뇌수도관(cerebral aqueduct)

• 루시카구멍(foramen of Luschka)

• 마장디구멍(foramen of Magendie)

병리학적 영향(pathological effects)

• 유아의 머리뼈가 증가한 액을 수용하기 위해 커진다. 뇌 봉합이 분리되어 있음.

• 머리 확장과 숫구멍(fontanel)이 불거져 나왔다.

• 신경조직 압박

• 증가된 머릿속 압이 항상 나타나지 않는 것은 머리뼈가 확장될 수 있기 때문이다; 지능은 남아있다.

치료(treatment)

• 물뇌증이 막힘에 의한 것이라면 치료는 션트(shunt) 또는 튜브로 막힘을 우회하는 것이다.

• CSF가 과생산된다면, 치료는 과한 CSF를 배출하기 위해 넷째뇌실에서 복부까지 션트(shunt)를 받게 한다.

• 만약 물뇌증으로 진단되면 자궁쪽에서 성공적으로 치료를 할 수 있다.

성인 물뇌증 (adult onset hydrocephalus)

원인(etiology)

- 종양(tumors)
- 수막염(meningitis)
- 출혈과 감염(hemorrhage and inflammation)
- 알려지지 않은 원인(unknown causes)

병리학적 영향(pathological effects)

- 커진 뇌실과 신경조직의 빠른 위축–액이 갈 곳이 없다.
- 증가된 머릿속 압
- 두통(headache)과 구토(vomiting)
- 인지저하(cognitive deterioration)
- 이 상황은 빨리 치료가 행해지지 않으면 생명을 위협하는 상태이다.

치료(treatment)

- 성인의 경우 CSF의 과생산이 있다면, 과도한 액을 빼내기 위해 션트수술[surgical shunt placement (복부까지)]을 해야 한다.
- 비교통 물뇌증일 경우, 션트수술로 막힘 부위를 우회해야 한다.
- 교통 물뇌증일 경우, 거미막융모 삼출물을 깨끗하게 하는 것이 우선이다. 이것이 안 되면 션트수술이 이루어진다.

정상압 물뇌증(Normal Pressure Hydrocephalus)

- 청소년기에 발생되는 물뇌증의 한 형태로 15, 16 또는 17세에 흔하다.
- 거미막융모에서 뇌척수액을 흡수하지 못하기 때문에 발생한다. 뇌척수압은 항상 정상이다.
- 다음의 특징을 가지고 있다:
  - 불안정한 보행
  - 진행성 치매
  - 요실금
- 치료는 션트수술을 해야 한다.

참고문헌 (References)

1. Lowery LA, Sive H. Totally tubular: the mystery behind function and origin of the brain ventricular system. *Bioessays.* 2009;31(4):446-458. doi:10.1002/bies.200800207.
2. Haines DE. *Neuroanatomy in Clinical Context: An Atlas of Structures, Sections, and Systems.* 9th ed. Philadephia, PA: Wolters Kluwer, Lippincott, Williams, and Wilkins; 2014.
3. Zhu DC, Xenos M, Linninger AA, Penn RD. Dynamics of lateral ventricle and cerebrospinal fluid in normal and hydrocephalic brains. *J Magn Reson Imaging.* 2006;24(4):756-770. doi:10.1002/jmri.20679.
4. Kurtcuoglu V, Soellinger M, Summers P, et al. Computational investigation of subject-specific cerebrospinal fluid flow in the third ventricle and aqueduct of Sylvius. *J Biomech.* 2007;40(6):1235-1245. doi:10.1016/j.jbiomech.2006.05.031.
5. Longatti P, Fiorindi A, Feletti A, Baratto V. Endoscopic opening of the foramen of Magendie using transaqueductal navigation for membrane obstruction of the fourth ventricle outlets: technical note. *J Neurosurg.* 2006;105(6):924-927.
6. Wolburg H, Paulus W. Choroid plexus: Biology and pathology. *Acta Neuropathol.* 2010;119(1):75-88. doi:10.1007/s00401-009-0627-8.
7. Longatti P, Fiorindi A, Perin A, Martinuzzi A. Endoscopic anatomy of the cerebral aqueduct. *Neurosurgery.* 2007;61(3): 1-7. doi:10.1227/01.neu.0000289705.64931.0c.
8. Woolsey TA, Hanaway J, Gado MH. *The Brain Atlas: A Visual Guide to the Human Central Nervous System.* 3rd ed. New York, NY: Wiley; 2007.
9. Tubbs RS, Oakes P, Maran IS, Salib C, Loukas, M. The foramen of Monro: a review of its anatomy, history, pathology, and surgery. *Childs Nerv Syst.* 2014;30(10):1645-1649. doi:10.1007/s00381-014-2512-6.
10. Ciołkowski M, Sharifi M, Tarka S, Ciszek B. Median aperture of the fourth ventricle revisited. *Folia Morphol.* 2011;70(2):84-90.
11. Takami H, Shin M, Kuroiwa M, Isoo A, Takahashi K, Saito N. Hydrocephalus associated with cystic dilation of the foramina of Magendie and Luschka: case report. *J Neurosurg Pediatr.* 2010;5(4):415-418.
12. Engelhardt B, Sorokin L. The blood-brain and the blood-cerebrospinal fluid barriers: function and dysfunction. *Sem Immunopathol.* 2009;31(4):497-511. doi:10.1007/s00281-009-0177-0.
13. Ohnishi YI, Iwatsuki K, Morii E, et al. Histopathological study of spinal meningioma originating from the arachnoid villi. *Brain Tumor Pathol.* 2011;28(1):77-81. doi:10.1007/s10014-010-0003-3.
14. Sakka L, Coll G, Chazal J. Anatomy and physiology of cerebrospinal fluid. *Eur Ann Otorhinolaryngol Head Neck Dis.* 2011;128(6):309-316. doi:10.1016/j.anorl.2011.03.002
15. Bunck AC, Kröger JR, Jüttner A, et al. Magnetic resonance 4D flow characteristics of cerebrospinal fluid at the craniocervical junction and the cervical spinal canal. *Eur Radiol.* 2011;21(8):1788-1796. doi:10.1007/s00330-011-2105-7.
16. Lorenzo AV, Page LK, Watters GV. Relationship between cerebrospinal fluid formation, absorption and pressure in human hydrocephalus. *Brain.* 2015;93(4):679-692. doi.org/10.1093/brain/93.4.679.
17. Sæhle T, Eide PK. Association between ventricular volume measures and pulsatile and static intracranial pressure scores in non-communicating hydrocephalus. *J Neurol Sci.* 2015;350(1):33-39. doi:10.1016/j.jns.2015.02.003.
18. Abbey P, Singh P, Khandelwal N, Mukherjee KK. Shunt surgery effects on cerebrospinal fluid flow across the aqueduct of Sylvius in patients with communicating hydrocephalus. *J Clin Neurosci.* 2009;16(4):514-518. doi:10.1016/j.jocn.2008.05.009.
19. Munch TN, Rasmussen MLH, Wohlfahrt J, Juhler M, Melbye M. Risk factors for congenital hydrocephalus: a nationwide, register-based, cohort study. *J Neurol Neurosurg Psychiatry.* 2014;85(11):1253-1259. doi:10.1136/jnnp-2013-306941.
20. Tully HM, Dobyns WB. Infantile hydrocephalus: a review of epidemiology, classification and causes. *Eur J Med Genet.* 2014;57(8):359-368. doi:10.1016/j.ejmg.2014.06.002.
21. Jernigan SC, Berry JG, Graham DA, Goumnerova L. The comparative effectiveness of ventricular shunt placement versus endoscopic third ventriculostomy for initial treatment of hydrocephalus in infants. *J Neurosurg Pediatrics.* 2014;13(3):
295-300. doi:10.3171/2013.11.PEDS13138.
22. Kasanmoentalib ES, Brouwer MC, van der Ende A, van de Beek D. Hydrocephalus in adults with community-acquired bacterial meningitis. *Neurology.* 2010;75(10):918-923. doi:10.1212/ WNL.0b013e3181f11e10.
23. Siraj S. An overview of normal pressure hydrocephalus and its importance: how much do we really know? *J Am Med Dir Assoc.* 2011;12(1):19-21. doi:10.1016/j.jamda.2010.05.005.

5장

머리뼈

The Cranium

머리뼈(두개골, Skull)

• 머리뼈(두개골, skull)는 머리의 뼈구조물이고 뇌를 지지, 부착과 보호한다.

• 얼굴에 14개의 뼈, 28개의 치아, 8개 머리뼈로 이루어져 있다.

머리뼈(cranium)

• 두뇌는 뇌를 감싸는 머리뼈부위이다.

• 8개의 각각 융합된 뼈로 이루어져 있다. 이마뼈(frontal bone), 뒤통수뼈(occipital bone), 쐐기뼈(sphenoid bone), 벌집뼈(ethmoid bone), 두 개의 관자뼈(temporal bone)와 두 개의 마루뼈(parietal bone).

봉합선(suture lines)

• 봉합선은 두개골 사이의 융합부위이다. 이는 뼈들이 융합된 곳이다.

• 봉합선은 2개월에 융합하기 시작하며 18개월에 끝난다.

• 3개의 봉합선이 있는데: 관상봉합(coronal), 시상봉합(sagittal), 시옷봉합(lambdoid)이다.

관상봉합(coronal suture)

• 관상면을 따라가고 이마뼈(frontal bone)와 마루뼈(parietal bone)를 연결한다.

시상봉합(sagittal suture)

• 중앙시상면을 따라 가고 두 개의 마루뼈를 연결시킨다.

시옷봉합(인자봉합, lambdoid suture)

• 뒤통수뼈(occipital bone)에 두 개의 마루뼈를 연결시킨다.

숫구멍(천문, fontanels)

• 숫구멍은 태아(fetus)와 신생아의 머리뼈사이에 위치한 골화되지 않은 공간 또는 부드러운 부위이다.

• 이는 성장하는 뇌를 수반하기 위해 머리뼈를 확장시킨다.

- 앞숫구멍(대천문, anterior fontanel)
- 뒤숫구멍(후천문, 소천문, posterior fontanel)
- 나비천문(설상천문, sphenoid fontanel)
- 꼭지돌기천문(유양돌기천문, mastoid fontanel)

머리 안의 바닥(floor of the cranial cavity)

• 뇌의 밑면은 머리 안의 바닥 안에 있다.

• 머리안 공간은 이마엽의 앞아래면, 관자엽의 아래면과 소뇌의 아래면을 지탱한다.

오목(와, fossa)

- 뇌의 밑면은 3개의 머리뼈부위 또는 오목(와, fossa)에 놓인다:
  1. 앞머리뼈오목: 주로 이마엽(frontal lobe)을 지탱
  2. 중간머리뼈오목: 앞아래 관자엽과 사이뇌(diencephalon)를 지탱
  3. 뒷머리뼈오목: 소뇌(cerebellum)를 지탱

오목의 날카로운 부위(sharp edges of the fossa)

- 오목은 자동차 사고(MVA)로 인한 뇌손상(brain injuries)에서 문제가 생긴다.
- 오목의 날카로운 부위는 자동차 사고에서 뇌조직, 혈관을 전단시켜 뇌손상을 유발한다.

구멍(foramina)

- 구멍(공, foramina)은 혈관과 신경경로를 위한 머리뼈(두개골)의 통로이다.

큰구멍(대공, foramen magnum)

- 큰구멍(foramen magnum)은 머리뼈에서 가장 큰 구멍이다.
- 뇌줄기로 부터 척수로 연결하는 통로이고 뒤통수뼈에 위치한다.

머리뼈의 기능(function of the cranial bones)

- 머리뼈는 뇌를 보호한다.

머리뼈 골절(skull fractures)

- 머리뼈의 가장 약한 봉합선은 관자놀이점(pterion) 꿰맴 선이다–이마, 마루, 관자 및 쐐기뼈와 만나는 부위
- 관자놀이점(pterion)은 종종 강한 충돌에 의해 골절되어 뼛조각이 뇌로 들어가게 되고, 이 결과로 대뇌동맥이 쉽게 터진다.
- 이마와 마루뼈 골절은 자동차 사고에서 자주 볼 수 있다.

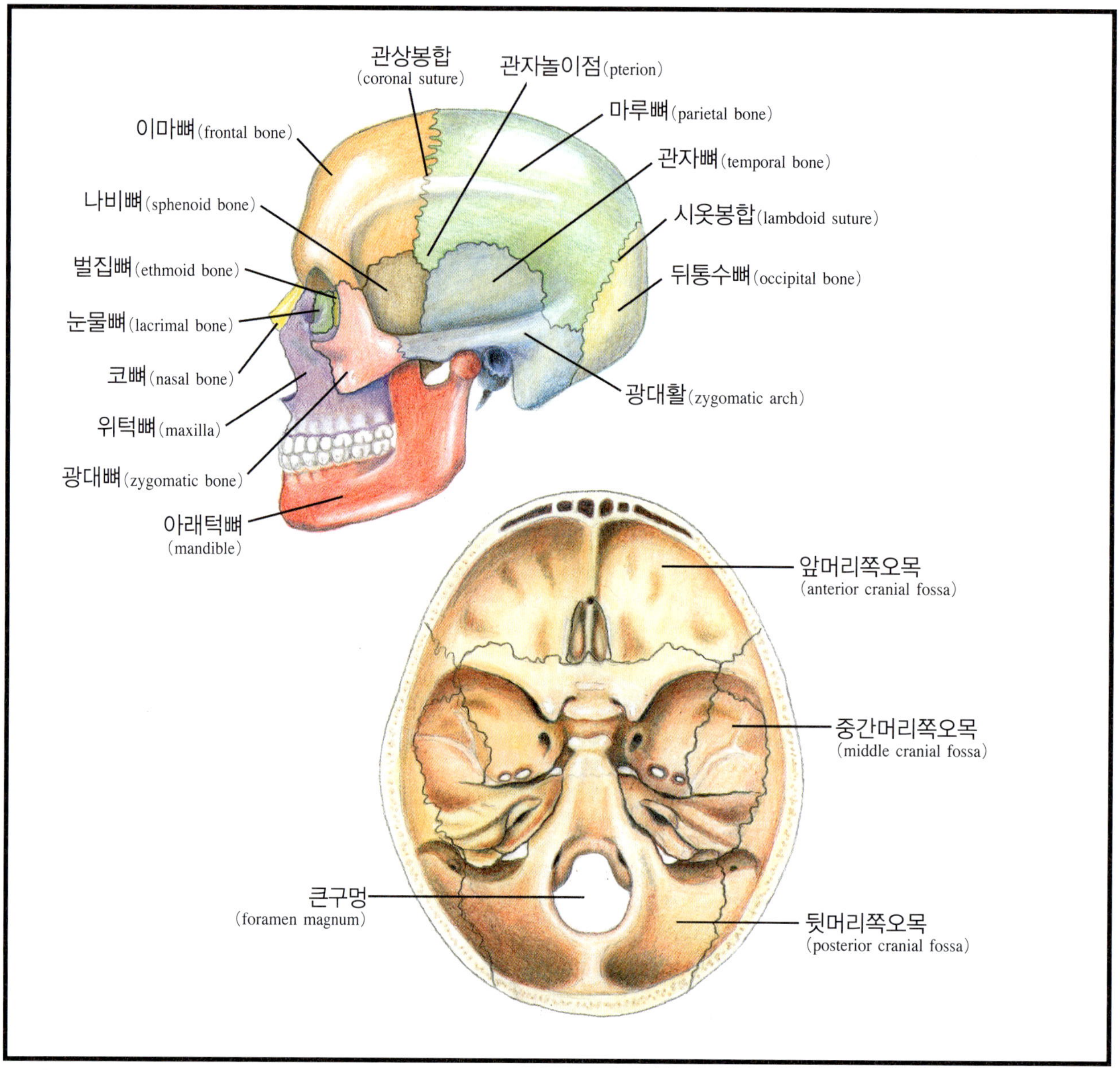
관상봉합
(coronal suture)
관자놀이점(pterion)
마루뼈(parietal bone)
이마뼈(frontal bone)
관자뼈(temporal bone)
나비뼈(sphenoid bone)
시옷봉합(lambdoid suture)
벌집뼈(ethmoid bone)
뒤통수뼈(occipital bone)
눈물뼈(lacrimal bone)
코뼈(nasal bone)
광대활(zygomatic arch)
위턱뼈(maxilla)
광대뼈(zygomatic bone)
아래턱뼈
(mandible)
앞머리쪽오목
(anterior cranial fossa)
중간머리쪽오목
(middle cranial fossa)
큰구멍
(foramen magnum)
뒷머리쪽오목
(posterior cranial fossa)

참고문헌(References)

1. Marieb EN, Wilhelm PB, Mallatt JB. *Human Anatomy.* 7th ed. New York, NY: Pearson; 2013.
2. Martini FH, Timmons MJ, Tallitsch RB. *Human Anatomy.* 8th ed. New York, NY: Pearson; 2014.
3. Hansen JT. *Netter's Clinical Anatomy.* 3rd ed. Philadelphia, PA: Elsevier Saunders; 2014.
4. Sanchez T, Stewart D, Walvick M, Swischuk L. Skull fracture vs. accessory sutures: how can we tell the difference? *Emerg Radiol.* 2010;17(5):413-418. doi:10.1007/s10140-010-0877-8.
5. Slater BJ, Lenton KA, Kwan MD, Gupta DM, Wan DC, Longaker MT. Cranial sutures: a brief review. *Plast Reconstr Surg.* 2008;121(4):170e-178e. doi:10.1097/01.prs.0000304441.99483.97.
6. Pindrik J, Ye X, Ji BG, Pendleton C, Ahn ES. (2014). Anterior fontanelle closure and size in full-term children based on head computed tomography. *Clin Pediatr.* 2014;53(12):1149-57. doi:10.1177/0009922814538492.
7. Lieberman DE, McBratney BM, Krovitz G. The evolution and development of cranial form in Homo sapiens. *Proc Natl Acad Sci U S A.* 2002;99(3):1134-1139. doi:10.1073/pnas.022440799.
8. Bigler ED. Anterior and middle cranial fossa in traumatic brain injury: relevant neuroanatomy and neuropathology in the study of neuropsychological outcome. *Neuropsychology.* 2007;21(5):515. doi:10.1037/0894-4105.21.5.515.
9. Berge JK, Bergman RA. Variations in size and in symmetry of foramina of the human skull. *Clin Anat.* 2001;14(6): 406-413. doi:10.1002/ca.1075.
10. Rhoton AL Jr. The foramen magnum. *Neurosurgery.* 2000;47(3):S155-S193.
11. Hussain Saheb S, Haseena S, Prasanna LC. Unusual Wormian bones at Pterion—three case reports. *J Biomed Sci Res.* 2010;2(2);116-118.
12. Mulligan RP, Mahabir RC. The prevalence of cervical spine injury, head injury, or both with isolated and multiple cranio-maxillofacial fractures. *Plast Reconstr Surg.* 2010;126(5):1647-1651. doi:10.1097/PRS.0b013e3181ef90e4.

6장

뇌막

The Meninges

위치 (LOCATION)

- 뇌막(meninges)은 머리뼈(두개골, skull)와 뇌 사이에 있으며, 척수를 덮고 있다. 뇌막은 중추신경계통 둘레를 밀폐한다.
- 뇌막에는 3개의 층(layer)이 있다: 경질막(dura mater), 거미막(arachnoid mater) 및 연질막(pia mater)
- 두개골과 뇌 사이에는 다음과 같은 구조층이 있다:
  - 머리뼈(skull)
  - 경질막바깥공간(,epidural space)
  - 경질막(dura mater)
  - 경질막밑공간(subdural space)
  - 거미막(arachnoid mater)
  - 거미막밑공간(subarachnoid space)
  - 연질막(pia mater)
  - 뇌

경질막 (DURA MATER)

- 경질막은 가장 바깥의 뇌막층이다.
- 머리의 안쪽 표면에 붙어 있는 단단하고 두꺼운 막이다.
- 경질막에는 뇌로 가는 두 개의 투사(projection)가 있다:
  1. 대뇌낫(falx cerebri): 안쪽세로틈새(medial longitudinal fissure)로 뻗쳐나감.
  2. 천막(tentorium): 뒤통수엽(occipital lobe)과 소뇌 사이에 놓이는 경질막의 수평막이다.
- 대뇌낫(falx cerebri)과 천막(tentorium)은 뇌에 대한 직선과 회전력을 감소시킨다.

경동굴(dural sinuses)

- 경동굴은 큰정맥(large veins)과 같은 기능이고 이마엽과 마루엽 위에 놓여 있다.
- 동굴(sinuses)은 순환계로 기능을 하고, 뇌정맥은 동굴을 비운다.
- 뇌정맥은 거미막융모와 나란히 거미막밑공간으로부터 뇌척수액(CSF)을 받는다.
- 그리고 나서 이 액은 다시 일반적 순환계통까지 환원된다.

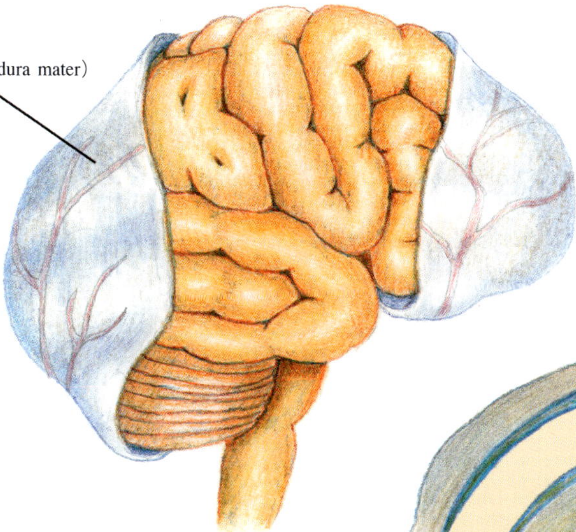
경질막(dura mater)

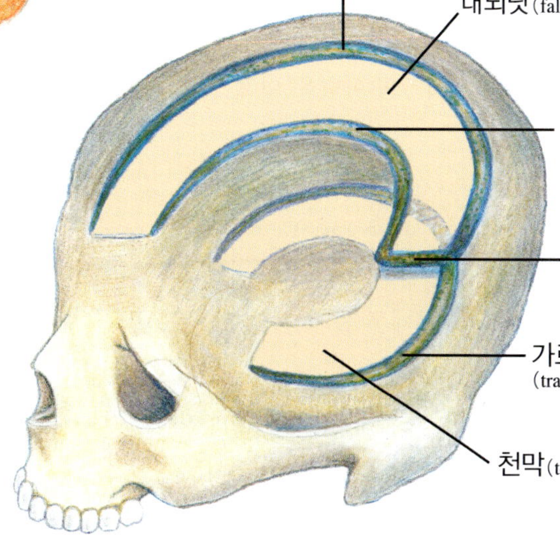
위시상정맥동굴(superior sagittal sinus)
대뇌낫(falx cerebri)
아래
시상정맥동굴
(inferior sagittal
sinus)
곧은정맥동굴
(straight sinus)
가로정맥동굴
(transverse sinus)
천막(tentorium)

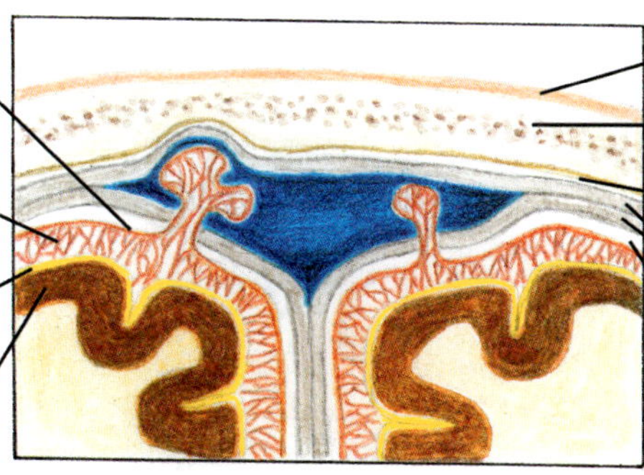
거미막
(arachnoid mater)
거미막밑공간
(subarachnoid space)
연질막(pia mater)
대뇌겉질의 회색질
(gray matter of cortex)
피부(skin)
뼈(bone)
경질막바깥공간(epidural space)
경질막(dura mater)
경질막밑공간(subdural space)

경질막의 혈액공급(blood supply of the dura)

- 경질막의 혈액공급은 중앙뇌막동맥(middle meningeal artery)에서 온다.
- 이 동맥은 머리손상 동안 터지게 되는데 이는 경빌막밑공간에 출혈이나 경막밑 혈종을 발생시킨다.
- 경질막밑혈종(subdural hematomas)은 뇌혈관사고(cerebrovascular accident) 또는 뇌졸중을 일으킬 수 있다.
- 경질막밑출혈은 증가된 머릿속 압력이 신경조직을 억압하게 되는데 이를 빨리 치료하지 않으면 치명적이게 된다.

경질막의 신경지배(dural neuronal innervation)

- 경질막은 신경계통의 지배를 받으며, 신체적 감각을 경험할 수 있다.
- 뇌는 통증을 감지할 수 없고, 자체통증 수용체가 없다.
- 어떤 두통(headache)은 뇌막의 압박에 의해 일어난다.

거미막(ARACHNOID MATER)

- 거미막은 중간뇌막층(middle meningeal layer)이고 경질막아래공간 바로 밑에 위치한다.
- 거미막은 거미집처럼 보인다[거미막의 의미는 거미를 뜻한다(arachnoid means spider)].
- 뇌를 보호하며, 중추신경계통 둘레를 밀폐하는 작용을 한다.

거미막밑공간(subarachnoid space)

- 거미막밑은 거미막밑공간(subarachnoid space)이며, 뇌척수액을 갖고 있다.

수조(cisterns)

- 수조는 거미막밑공간에 있는 통로 또는 큰 공간이다.

소뇌숨뇌수조(대조, cisterna magna or cerebellar medullary cistern)

- 이것은 가장 큰 거미막밑수조(subarachnoid cistern)이고 소뇌와 숨뇌(연수, medulla) 사이에 위치한다.
- 가끔 물뇌증에 션트(shunt) 위치로서 사용된다.

연질막(연막, PIA MATER)

- 연질막은 가장 깊은 뇌막층이고 뇌의 이랑(gyrus)과 고랑(sulci) 그리고 척수에 위치한다.
- 연질막은 2부분으로 세분된다: 뇌연질막과 척수연질막이다.

뇌연질막(Cranial Pia Mater)

- 뇌연질막은 아교세포에 의해 뇌에 고정되어 있다.

척수연질막(Spinal Pia Mater)

- 척수연질막은 척수를 감싸고 있고 21쌍의 치아인대를 통해 경질막에 붙어있다.
- 이 인대들은 척수를 고정하고 안정성을 제공한다.

혈액–뇌장벽(BLOOD–BRAIN BARRIER)

- 혈액–뇌장벽은 뇌막(meninges), 보호성 신경아교세포(protective glial cell) 및 모세혈관계(capillary beds)로 이루어진 가장 효과적인 방어벽이다.
- 혈액–뇌장벽은 신경모세혈관과 같이 발생하고 내피사포사이에 강하게 연결시키며 중추신경계통과 혈관계 사이의 영양분 교환을 책임지고 중추신경계통에 들어갈 수 있는 혈류에서 분자조절하는 벽으로서 역할을

감당한다.

- 대부분 다른 화합물은 들어가지 못하는 반면 산소, 당분과 아미노산은 들어갈 수 있다.
- 이 보호기전은 뇌가 독성에 노출되지 않고 자체 기능이 손상되지 않도록 하는 것이다. 아무튼 혈액-뇌장벽의 효능때문에 치료약의 약 98%가 뇌에 접근할 수 없다. 제약(pharmaceutical)은 수막염, 광견병, 종양, 알츠하이머와 다발경화증같은 질병과 연관된 뇌영역에는 다다르지 못하고 있다.

참고문헌(References)

1. Mack J, Squier W, Eastman JT. Anatomy and development of the meninges: implications for subdural collections and CSF circulation. *Pediatr Radiol.* 2009;39(3):200-210. doi:10.1007/s00247-008-1084-6.
2. Erdogan S, Zorludemir S, Erman T, et al. Chondromas of the falx cerebri and dural convexity: report of two cases and review of the literature. *J Neuro-Oncol.* 2006;80(1):21-25. doi:10.1007/s11060-005-9082-0.
3. Kurucz P, Baksa G, Patonay L, Hopf NJ. Endoscopic anatomical study of the arachnoid architecture on the base of the skull. Part II: level of the tentorium, posterior fossa and the craniovertebral junction. *Innovative Neurosurgery.* 2013;1(2): 91-108. doi:10.1515/ins-2013-0008.
4. Davidson JR, Mack J, Gutnikova A, Varatharaj A, Darby S, Squier W. Developmental changes in human dural innervation. *Childs Nerv Syst.* 2012;28(5):665-671. doi:10.1007/s00381-012-1727-7.
5. Jussen D, Wiener E, Vajkoczy P, Horn P. Traumatic middle meningeal artery pseudoaneurysms. *Neuroradiology.* 2012;54(10):1133-1136. doi:10.1007/s00234-011-1003-7.
6. Kemp WJ, Tubbs RS, Cohen-Gadol AA. The innervation of the cranial dura mater: neurosurgical case correlates and a review of the literature. *World Neurosurg.* 2012;78(5):505-510. doi:10.1016/j.wneu.2011.10.045.
7. Adeeb N, Deep A, Griessenauer CJ, et al. The intracranial arachnoid mater. *Childs Nerv Syst.* 2013;29(1):17-33. doi:10.1007/s00381-012-1910-x.
8. Gupta S, Soellinger M, Boesiger P, Poulikakos D, Kurtcuoglu V. Three-dimensional computational modeling of subject-specific cerebrospinal fluid flow in the subarachnoid space. *J Biomech Eng.* 2009;131(2):021010. doi:10.1115/1.3005171.
9. Inoue K, Seker A, Osawa S, Alencastro LF, Matsushima T, Rhoton AL Jr. Microsurgical and endoscopic anatomy of the supratentorial arachnoidal membranes and cisterns. *Neurosurgery.* 2009;65(4):644-665. doi:10.1227/01.NEU.0000351774.81674.32.
10. Whitney N, Sun H, Pollock JM, Ross DA. The human foramen magnum—normal anatomy of the cisterna magna in adults. *Neuroradiology.* 2013;55(11):1333-1339. doi:10.1007/s00234-013-1269-z.
11. Ozawa H, Matsumoto T, Ohashi T, Sato M, Kokubun S. Mechanical properties and function of the spinal pia mater. *J Neurosurg Spine.* 2004;1(1):122-127.
12. Aimedieu P, Grebe R. Tensile strength of cranial pia mater: preliminary results. *J Neurosurg.* 2004;100(1):111-114.
13. Adeeb N, Mortazavi MM, Deep A, et al. The pia mater: a comprehensive review of literature. *Childs Nerv Syst.* 2013;29(10):1803-1810. doi:10.1007/s00381-013-2044-5.
14. Nam MH, Baek M, Lim J, et al. Discovery of a novel fibrous tissue in the spinal pia mater by polarized light microscopy. *Connect Tissue Res.* 2014;55(2):147-155. doi:10.3109/03008207.2013.879864.
15. Lawther BK, Kumar S, Krovvidi H. Blood-brain barrier. *Cont Ed Anaesth Crit Care Pain.* 2011;11(4):128-132. doi:10.1093/bjaceaccp/mkr018.

7장

척수해부학

Spinal Cord Anatomy

척수해부학(Spinal Cord Anatomy)

척수영역(boundaries of the spinal cord)

- 척수의 영역은 큰구멍(대공, foramen magnum)에서 척수원뿔(conus medullarus)까지이다.
- 척수원뿔(conus medullaris)은 척수의 끝으로 척추뼈 L1–L2 부위에서 끝난다. 그리고 나서 척수는 말총(말꼬리란 뜻, cauda equina)이 된다.
- 말총은 아직 척주(vertebral column)에서 나가지 않는 척수신경(spinal nerve)이다.

척수의 확대(enlargements of the spinal cord)

- 척수는 모래시계모양이며 팽대(enlargements)는 목뼈(cervical)와 허리뼈(lumbar)부위에서 발생한다.
- 목팽대(cervical enlargement)는 목뼈에서 위팔까지 뻗어나가는 C5–T1 척수신경의 상호연결(network) 되는 팔신경얼기(brachial plexus) 때문이다.
- 팔신경얼기의 척수신경이 척수(SC)에 들어갈 때(척수로와 연접) 목척수에 큰 백색기둥을 차지한다.
- 허리팽대는 허리뼈에서 다리까지 뻗어나가는 L1 – L3 척수신경의 상호연결 되는 허리신경얼기(lumbar plexus) 때문이다.
- 허리신경얼기의 척수신경이 척수로 들어갈 때(척수신경로와 시냅스하고) 허리뼈척수(lumbar SC)의 큰 백색기둥을 차지한다.

앞정중틈새(anterior median fissure)

- 숨뇌의 앞면에서 척수의 끝까지 지속.

등쪽정중고랑(dorsal median sulcus)

- 숨뇌의 뒷면에서 척수의 끝까지 지속.

등쪽중간고랑(dorsal intermediate sulcus)

- 숨뇌의 뒷면에서 지속하여 척수의 등뼈(thoracic)까지 지속적으로 뻗어있다.
- 등쪽중간고랑은 두 개의 오름감각신경로를 분리한다–뒤기둥(dorsal column) 얇은다발과 쐐기.

중앙관(central canal)

- 뇌척수액(CSF)을 함유하고 있다.

척수해부학: 말초신경계통 대 중추신경계통(PNS vs CNS)

척수신경(spinal nerves)

- 척수신경은 말초신경(PNS)에 위치한다.
- 척수신경은 (a)오름감각로와 (b)내림운동로로 구성된다.
- 오름감각척수신경(ascending sensory spinal nerve)은 감각수용기부터 뒤잔뿌리까지 뻗어 있다.

- 내림운동척수신경(descending motor spinal nerve)은 척수의 배쪽뿔(ventral horn)로 부터 뼈대근까지 뻗어있다.
- 31쌍의 척수신경이 있다: 목신경8, 가슴신경12, 허리신경5와 꼬리신경1.

뒤뿌리신경절(dorsal root ganglion)

- 몸 말초신경계통의 일부분인 감각신경세포체(cell bodies of sensory nerves)를 갖고 있다.
- 제각기 감각신경은 각자의 뒤뿌리신경절(dorsal root ganglion)을 갖고 있다.
- 뒤뿌리(dorsal root)는 뒤뿌리신경절에서 나온다.

뒤뿌리와 뒤잔뿌리(dorsal root & rootlets)

- 뒤뿌리는 감각수용기(말초신경계통)에서 척수의 뒤뿔까지 감각정보를 전달하는 오름성 척수신경이다.
- 뒤뿌리는 척수신경에서 시작하는 축삭(axon)의 다발이다.
- 뒤뿌리는 이는 뒤뿌리에서 시작하는 얇은 줄모양 축삭으로 척수의 뒤뿔에서 시냅스하는 뒤잔뿌리가 된다.
- 뒤뿌리와 잔뿌리(rootlets)는 말단신경계통(PNS)로 간주한다.

뒤뿔(dorsal horn)

- 뒤뿔(dorsal horn)은 중추신경계통(CNS)로 간주된다.
- 뒤뿔은 많은 감각척수로의 세포체를 갖고 있다.
- 뒤뿔에서 뒤잔뿌리는 사이신경세포(interneurons)에 시냅스하고, 사이신경세포는 척수로와 시냅스할 것이다. 또는 잔뿌리가 직접 척수로의 세포체와 시냅스할 것이다.
- 척수신경이 척수로와 시냅스할 때, 척수로는 척수와 뇌줄기(brainstem)를 통해 올라가며, 곁질로 이동한다.

앞뿔, 앞뿌리 및 앞잔뿌리(ventral horn, root and rootlets)

- 내림운동 척수경로는 대뇌에서 뇌줄기과 척수를 통해 이동한다.

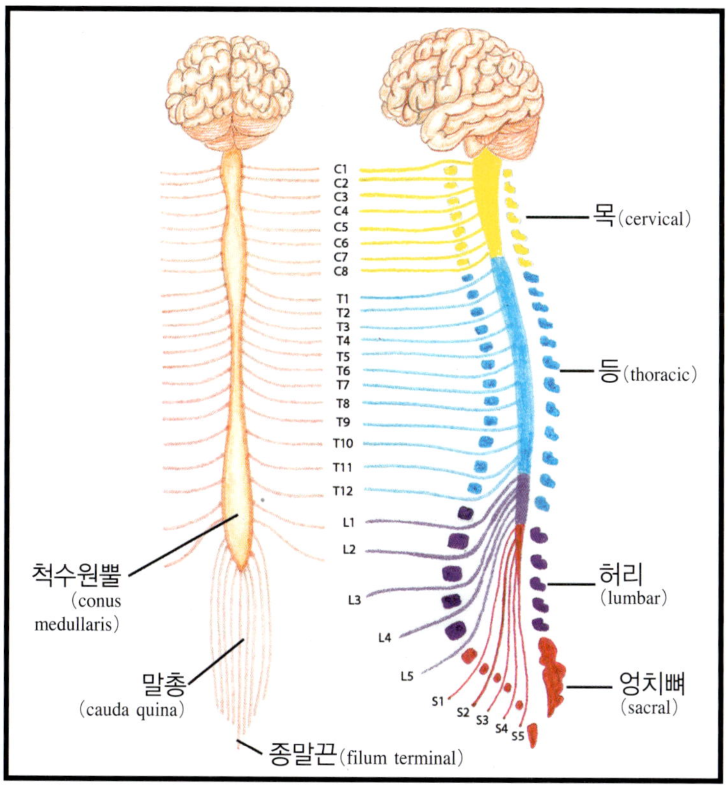

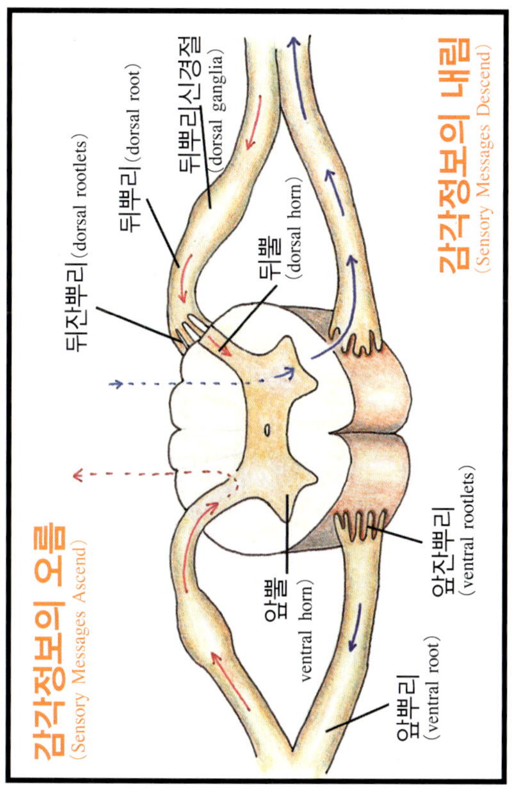

- 운동척수경로는 앞뿔(ventral horn)에서 사이신경세포(interneuron)에 시냅스할 것이다.
- 그리고 나서 사이신경세포는 운동척수신경과 시냅스하여 앞잔뿌리를 통해 앞뿔로 나간다.
- 앞잔뿌리는 앞뿌리로 합병하여, 뼈대근으로 뻗어나간다.
- 앞뿔, 앞뿌리 및 앞잔뿌리는 모두 말초신경계통(PNS)로 고려된다.

척수신경과 피부분절(Spinal Nerves and the Dermatomes)

피부분절 분포(dermatome distribution)

- 피부분절(dermatome distribution)은 특정 척수신경으로부터 지배를 받는 피부분절(skin segment)이다.
- 각 척수신경은 일차 몸감각영역에 해당하는 특수피부영역의 감각에 관한 메시지를 전달한다.

연관통(referred pain)

- 연관통은 척수신경지배로 피부분절을 나눈 인체의 특정한 부위에서 일어난다.

피부분절(Dermatomes)

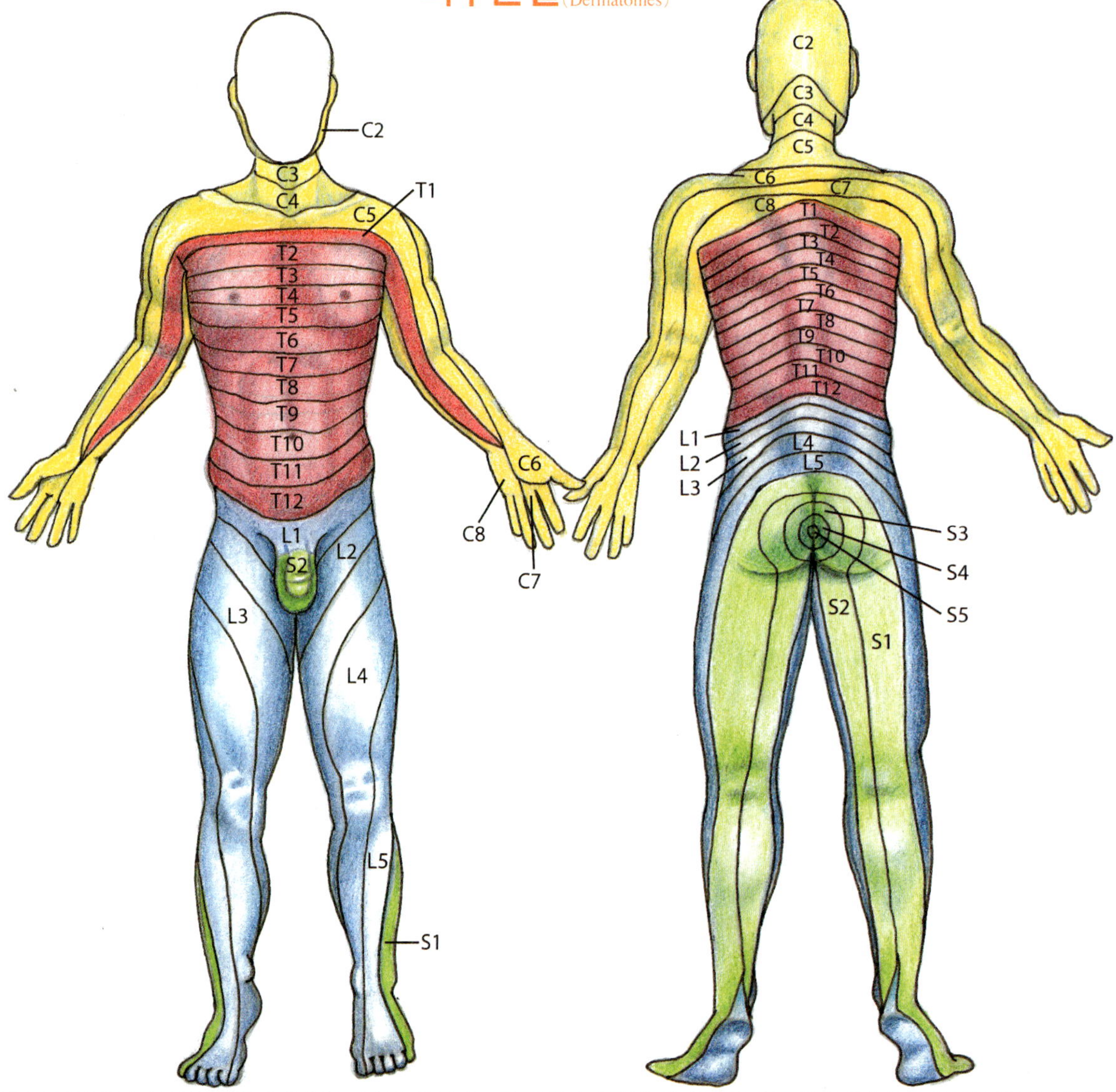

- 신체부위에서 체험된 통증은 겉질(cortex)이 분리한 피부분절로부터 통증이 오는 것으로 오판된다.
- 예: 심장마비(heart attack)에 있어서의 연관통.
- 심장을 지배하는 척수신경은 왼팔의 피부레벨을 지배하는(T1) 사이신경세포와 서로 공유한다.
- 심장이 통증을 경험할 때, 겉질(cortex)은 왼팔의 안쪽에서 통증이 야기한 것으로 판단된다.
- 겉질에 의한 오판은 겉질이 심장에서부터 발생한 통증을 판단하는 경험이 없기 때문에 발생한다. 겉질은 내장으로부터 통증을 해석할 때 과거의 경험에 의존한다. 내장에서 발생하는 통증 감각이 일반적이지 않기 때문에, 겉질은 초기에 통증이 왼팔(T1 피부분절)에서 오는 것으로 판단한다.
- 통증이 증가함에 따라 겉질은 심장이 통증의 원천이란 것을 확인할 수 있다.

피부분절 분포의 임상학적 용도(clinical use of the dermatomal distribution)

- 치료사가 감각 평가를 행하여 신체의 특정부위가 감각이 형성되지 않을 때 치료사는 병변부위를 구분할 수 있다.
- 예를 들면, 환자가 아래팔(forearm)의 뒷부분에 감각을 느끼지 못할 때, 치료사는 C6에 약간의 손상이 있다고 결정할 수 있다.

경피신경전기자극치료기(transcutaneous electrical nerve stimulation unit)

- 경피신경전기자극치료기(TENS)의 사용은 피부분절에 근거를 둔 것이다.
- 치료사는 경피신경 전기자극 치료기를 확인된 피부분절부위에 신경재생을 자극하기 위해 또는 말초신경 손상에서의 통증을 감소하기 위해 사용한다.
- TENS를 이용한 신경성장재생에 관한 근거는 제한적이다.

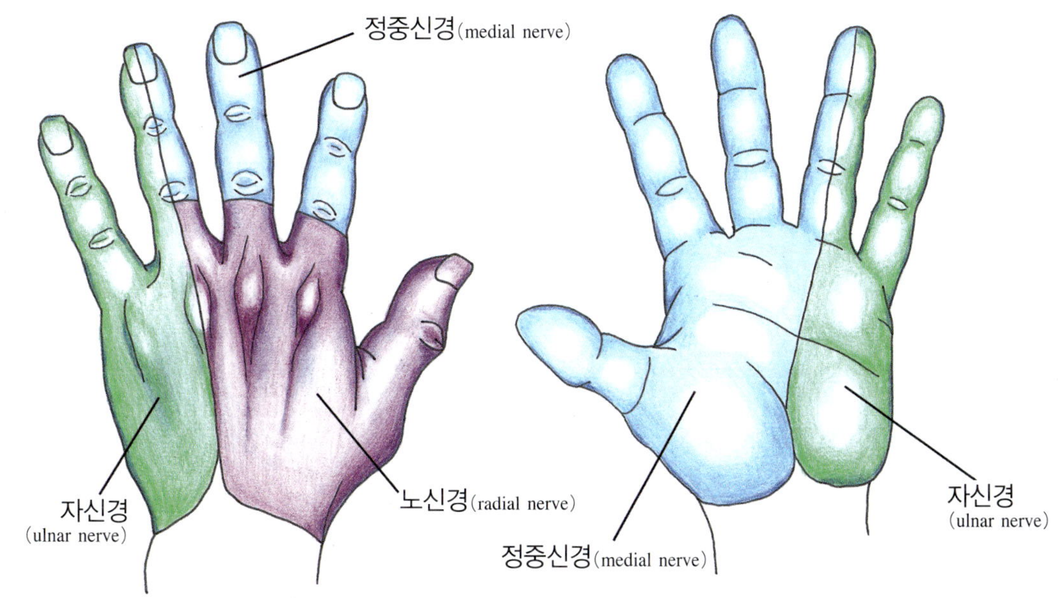

척추신경과 척추(Spinal Nerves and the Vertebral Column)

척주에 대한 척수의 관련(relationship of the spinal cord to the vertebral column)

개체발생론적(ontogenetic) 발달

- 척수(SC)는 자궁에서 척주(vertebral column)와 같은 길이(length)이다.
- 그러나 척주는 출산 후 성장을 지속한다. 척수는 더 이상 성장하지 않는다.
- 성인의 척수는 L1–L2 척주부위에서 끝난다.
- 척수신경의 나머지(말총)는 척주를 통해 척추사이 구멍으로 빠져나가기 위해 내려가야 한다.

척수신경의 수는 척추뼈 수보다 1쌍이 더 많다

- C1–C7 척수신경까지 그 척추뼈에 대응하는 신경이 위로 빠져나간다.
- 한쌍의 C8 척수신경이 있으나 C8 척추뼈는 없다.
- 이 뜻은 C8 척수신경은 C7 척추뼈 밑에 그리고T1 척추뼈 위로 빠져나가야 한다는 뜻이다.
- T1 척수신경은 T1 척추뼈 밑과 T2 척추뼈 위로 빠져나간다.
- C8 이후로 척수신경은 해당하는 척추뼈 밑으로 빠져나간다.

척추사이원반(intervertebral discs)

- 속질핵(nucleus pulposus)은 척추사이원반의 중앙에 있는 부드럽고 과육모양이며 꽤 탄성적인 조직으로 충격을 흡수한다. 나이가 들어감에 따라 속질핵은 수분이 감소하고 줄어들기 시작해서 압력 흡수를 제대로 하지 못한다.
- 섬유테(annulus fibrosus)는 섬유연골의 몇 개의 층을 구성하는 원반의 바깥을 덮고 있는 섬유이다. 나이가 들어감에 따라 섬유테는 약해지고 쉽게 찢어진다.

원반파열(ruptured disc)

- 속질핵은 원반(디스크)에서 가장 많이 파열되는 부위이다.
- 원반이 찢어졌을 때, 가장 저항이 적은 쪽으로(척추사이 구멍) 옮겨간다.
- 원반탈출(disc herniatation) 신경이 척추사이 구멍을 통해 척주를 빠져나가기 때문에 척수신경을 누르게 된다.

목뼈원반파열(cervical rupture)

- 목신경(cervical nerve)은 일치하는 목뼈 위쪽(above)의 구멍(foramina)을 통해 빠져나간다.
- 목뼈원반(cervical disc)이 파열 또는 탈출하였을 때, 파열 위쪽으로 신경이 충돌(impinged)되게 된다.
- 예: 파열된 C5 디스크는 C5 척수신경을 누를(impinging) 것이다.

허리원반파열(lumbar rupture)

- 허리뼈(lumbar)와 엉치신경(sacral nerve)은 일치하는 척추밑(below)의 구멍을 통해 빠져나간다.
- 말총은 허리신경얼기(lumbar plexus)를 형성하기 때문에, 파열된 허리뼈 또는 엉치원반(sacral disc)는 가끔 몇 개의 척수신경을 누를 것이다.
- 예를 들면, 궁둥통증(sciatica)이다: 허리뼈 또는 엉치뼈 부위에서 파열된 원반 때문에 다리밑으로 통증이 방사한다. 허리엉치부위에서 파열된 원반은 다리를 지배하는 몇 개의 척수신경을 누를 것이다.

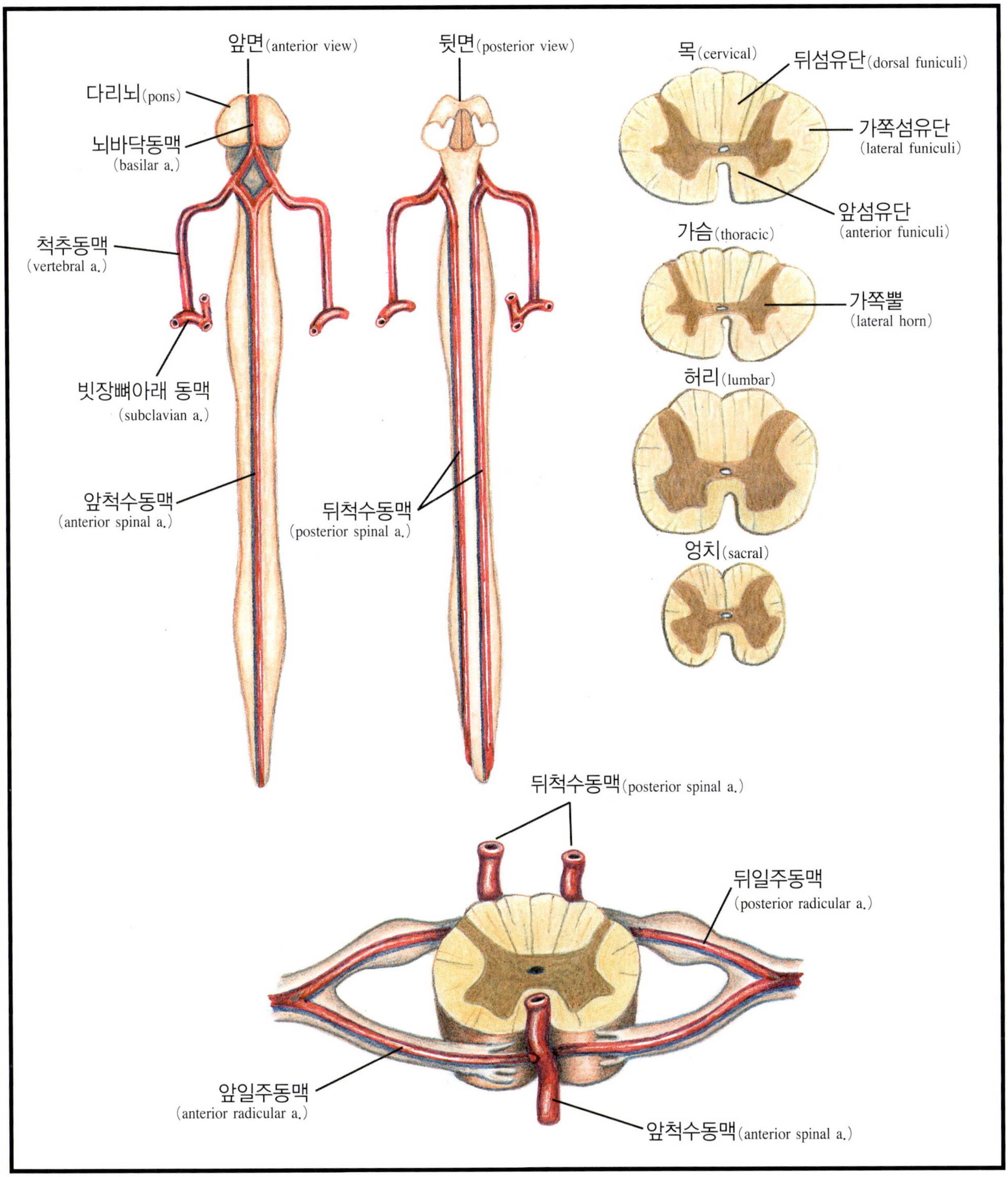

앞면(anterior view)
뒷면(posterior view)
다리뇌(pons)
뇌바닥동맥
(basilar a.)
척추동맥
(vertebral a.)
빗장뼈아래 동맥
(subclavian a.)
앞척수동맥
(anterior spinal a.)
뒤척수동맥
(posterior spinal a.)
목(cervical)
뒤섬유단(dorsal funiculi)
가쪽섬유단
(lateral funiculi)
앞섬유단
(anterior funiculi)
가슴(thoracic)
가쪽뿔
(lateral horn)
허리(lumbar)
엉치(sacral)
뒤척수동맥(posterior spinal a.)
뒤일주동맥
(posterior radicular a.)
앞일주동맥
(anterior radicular a.)
앞척수동맥(anterior spinal a.)

척수 단면(CROSS-SECTIONS OF THE SPINAL CORD)

목 수준(경수, cervical levels)

- 목부위는 크고 타원형 모양이다.
- 많은 양의 백색질(white matter)로 이루어져 있다. 이는 감각과 운동로의 축삭이다.
- 목 수준에서 내림 운동로는 아직 척수를 빠져나가지는 않고 있고 대부분의 오름성 감각로는 이미 척수에 들어가 있다. 척수로가 많기에 목 척수(SC)를 크고 타원형으로 보이게 한다.
- 회색질(gray matter)의 양은 매우 적다.

가슴 수준(흉수, thoracic levels)

- 역시 타원형이나 목 수준보다는 작다.
- 가슴 수준에는 자율신경의 일부분인 가쪽뿔(lateral horn)을 갖고 있다(또는 중간가쪽뿔이라 불린다).
- 가쪽뿔은 교감신경계통의 세포체가 위치하는 곳이다.

허리 수준(요수, lumbar levels)

- 모양에 있어 더 둥글며 크다.
- 허리 수준은 허리척수 수준에 있는 세포체와 시냅스하는 다리로부터 다리까지 감각과 운동메시지를 전달하는 말초신경이 많이 있기 때문에 가장 많은 회색질(세포체)을 갖고 있다.
- 말초척수신경은 다리로부터 감각정보를 허리척수 부위로 들어가고 뒤뿔에 있는 세포체와 시냅스한다.
- 말초척수신경은 운동정보를 앞뿔에 있는 세포체와 연접하고 다리척수로 빠져나가게 한다.

엉치 수준(천수, sacral levels)

- 허리와 비슷하나 더 작다.
- 대부분의 내림 운동로는 벌써 척수를 빠져나갔다.
- 많은 오름 감각로는 척수에 들어와 있지 않는다.

척수내의 조직(ORGANIZATION OF THE INTERNAL SPINAL CORD)

백색질(white matter)

- 말이집축삭(myelinated axons)으로 이루어져 있다.
- 백색질은 3쌍의 섬유단(삭, funiculi)으로 나누어져 있다:
  1. 앞(anterior)
  2. 가쪽(lateral)
  3. 등쪽(dorsal)
- 척수로(SC tract)는 섬유단에 놓여 있다.

회색질(회질, gray matter)

- 회색질은 감각척수경로(뒤뿔에 있는)의 세포체가 있고 운동신경세포체(앞뿔에 있는)를 갖고 있다.
- 운동척수신경(뼈대근을 지배하는) 세포체는 앞뿔에 있어 정확한 패턴을 갖고 있다:
  - 몸쪽(proximal) 근육그룹을 지배하는 척수운동 신경세포체는 안쪽 앞뿔(medial ventral horn)에 있다.
  - 먼쪽 부위 그룹을 지배하는 척수운동 신경세포체는 가쪽 앞뿔(lateral ventral horn)에 위치한다.

척수의 뇌막(Meninges of the spinal Cord)

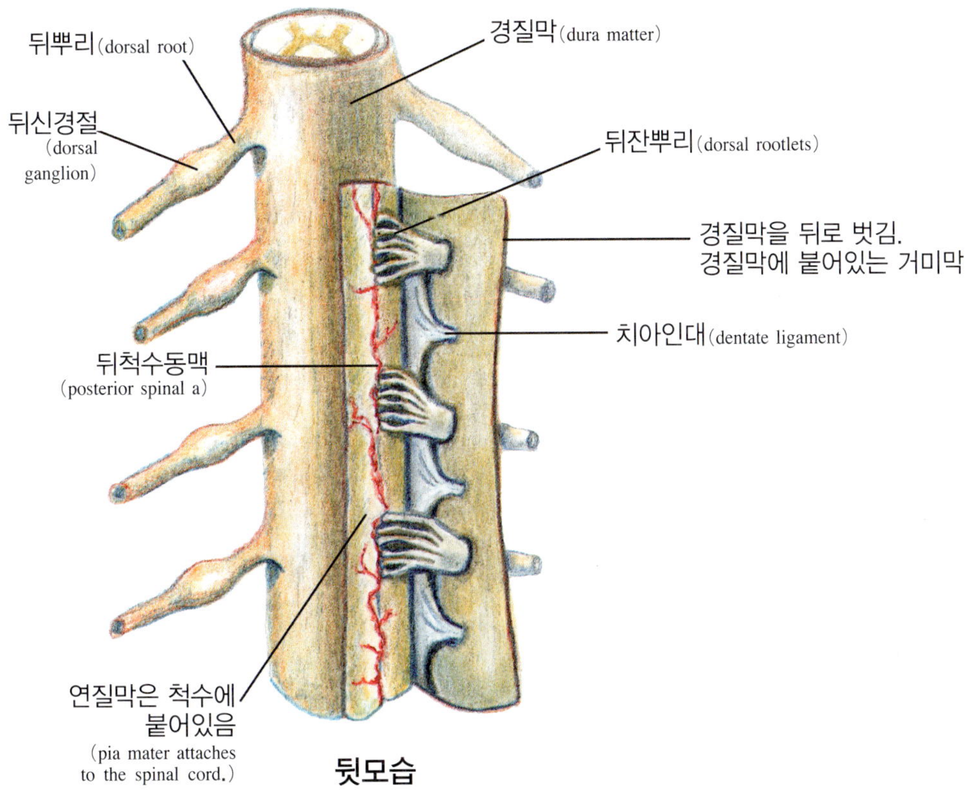

뒷모습

척수반사활(Spinal Reflex Arc)

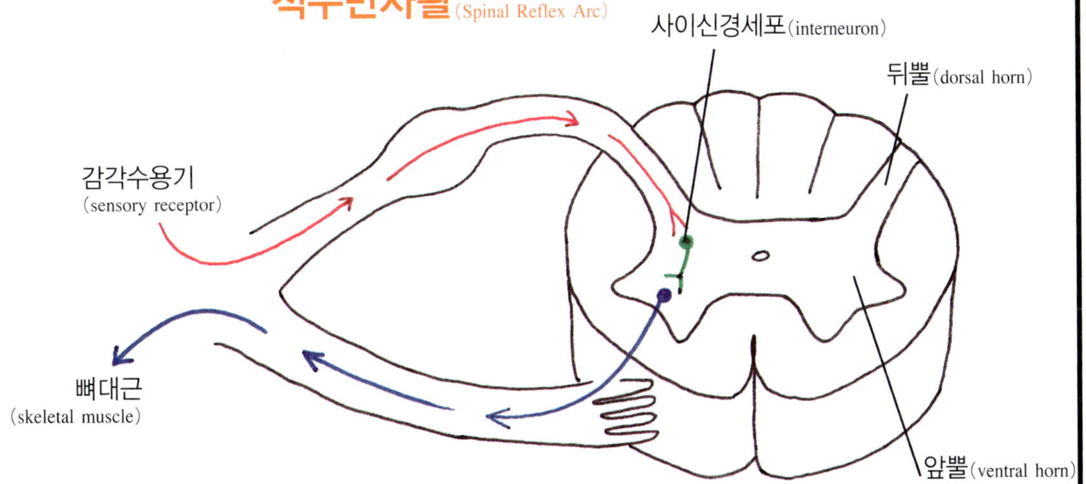

척수의 혈액공급(Blood Supply of the Spinal Cord)

- 척수의 혈액공급은 척추동맥(vertebral arteries)에서이다.
- 척추동맥은 하나의 앞척수동맥과 두 개의 뒤척수동맥으로 이루어지는 두 개의 가지(branch)를 갖는다.

앞척수동맥(1)(anterior spinal artery)

- 척추동맥은 숨뇌(medulla)에서 시작하며 앞척수동맥으로 보내진다.
- 앞척수동맥(anterior spinal artery)은 숨뇌와 척수 앞면으로 내려간다.
- 앞정중틈새(anterior median fissure)를 따라가며 척수의 뒷면을 공급한다.

뒤척수동맥(2)(posterior spinal arteries)

- 두 개의 뒤척수동맥(posterior spinal arteries)이 있다.
- 척수 뒷면의 등쪽중간고랑(dorsal intermediate sulci)을 따라 내려간다.
- 척수의 뒷면을 공급한다.

뿌리동맥(radicular arteries)

- 뿌리동맥(radicular arteries)은 척수 모든 부위를 둘러싼다.
- 뿌리동맥은 앞척수동맥과 뒤척수동맥을 만나 혈액을 공급한다.

척수의 뇌막(Meninges of the Spinal Cord)

- 척수의 뇌막은 뇌에서와 같다.
- 기능은 척수보호와 고정(anchor)이다.
- 뇌막에는 3개의 층이있다:
  1. 경질막(dura mater)
  2. 거미막(arachnoid mater)
  3. 연질막(pia mater)

경질막(dura mater)

- 경질막은 가장 겉부분이며 가장 두꺼운 막이다.

거미막(arachnoid mater)

- 거미막은 중간에 있는 뇌막이다.
- 뇌척수액은 거미막밑공간에서 척수를 담고 있다.

연질막(pia mater)

- 연질막은 가장 깊고 얇은 막이다.
- 척수에 붙어 있고 두 개의 투사를 전송한다(send off): 치아인대(dentate ligament)와 종말끈(filum terminal).

종말끈[filum terminal, 연질막의 투사(projetion of the pia)]

- 종말끈은 원뿔 수질이 꼬리뼈에 붙어 있는 가느다란 중간 섬유실이다.
- 척수의 끝을 척주에 고정시킨다.

치아인대[dentate ligament, 연질막의 투사(projection of the pia)]

- 치아인대는 척수를 고정하는 21개의 삼각형체(triangular bodies)이다.

척수반사활 (Spinal Reflex Arc)

- 척수반사활은 척수에서 중재되는 반사이다. 겉질과 관련 없이 무의식적인 의사결정을 한다.
- 척수반사활은 비록 겉질이 처리된 반사를 알려준다 할지라도 감각정보를 겉질처리과정 없이 빠르게 활동하고 처리한다.

척수반사활 경로(pathway of a spinal reflex arc)

- 말초신경계통에 있어 감각수용기는 오름성 감각척수신경을 따라 정보로 보낸다.
- 척수감각신경은 사이신경세포를 시냅스하는 뒤뿔로 간나.
- 사이신경세포는 앞뿔에 위치한 운동세포체에 시냅스한다.
- 앞뿔에 있는 운동세포체는 말초신경계통의 운동척수신경에 정보를 전달한다.
- 정보는 초기의 감각자극에 대한 반응으로 뼈대근 그룹으로 전달된다.

깊은힘줄반사(심부건반사, Deep Tendon Reflexes)

- 힘줄이 타진(percuss)될 때 근이 수축하는 반사활(reflex arc).
- 근신전반사(myotatic reflex), 단일시냅스반사(monosynaptic reflex) 및 근신장반사(muscle stretch reflex)라 부른다.
- 깊은힘줄반사에는 척수반사활의 원리에 따른다.
- 일반적 깊은힘줄반사에는 두갈래근(biceps), 세갈래근(triceps), 위팔노근(brachioradialis), 무릎(patella)과 아킬레스건이다.
- 위운동신경손상에 있어 깊은힘줄반사는 과반사(hyper−reflexive)적이다.
- 아래운동신경손상에 있어 깊은힘줄반사는 저반사(hyporeflexive)적이다.

회피반사(Withdrawal Reflex)

- 회피반사는 척수수준에서 척수반사활(spinal reflex arc)과 같이 나타난다.
- 이 반사는 불균형을 피하기 위해 적절한 자세를 취하는 동안 신체 위험으로부터 신체를 반사적으로 회피시키는 보호기전이다. 회피반사의 예로는 뜨거운 주전자에서 손을 급하게 당기는 것이다. 주전자에서 손을 당기기 전에 겉질이 의식적으로 통증을 인식한다.
- 회피반사는 다중시냅스반사(polysynaptic)이다 – 즉, 신호(팔다리의 회피)는 반대쪽 척수의 사이신경세포에서 시냅스한다. 예를 들면, 오른손이 회피하면 왼쪽 팔다리는 균형을 유지하려 할 것이다.
- 신체한쪽의 통증자극은 같은 쪽에 굽힘근(flexor)은 촉진하고 폄근(extensor)은 억제할 것이다.
- 동시에 신체의 반대쪽에서는 굽힘근이 억제되고 폄근이 활성화될 것이다.
- 이것은 균형을 유지하는 동안 팔다리의 빠른 회피를 유도한다.

위 대 아래 운동신경세포(UPPER VS LOWER MOTOR NEURONS)

- 운동신경세포(motor neurons)는 신경계통의 다른 부위로부터 운동정보를 전달한다.
- 운동신경세포는 두 범주로 나뉜다: 위와 아래운동신경세포.

위운동신경세포(upper motor neurons)

- 위운동신경세포(UMN)은 1차 운동겉질로부터 운동정보를 다음으로 전달한다:
  - 뇌신경핵(뇌줄기, cranial nerve nuclei에 위치).
  - 앞뿔(ventral horn)에 사이신경세포가 있다. 위운동신경세포는 앞뿔까지 이동하고 앞뿔에 위치한 운동세포체와 연관된 사이신경세포와 시냅스한다.
- 위운동신경세포는 중추신경계통으로 간주된다.

아래운동신경세포(lower motor neurons)

- LMN은 앞뿔의 운동세포체에서 말단의 뼈대근까지 운동정보 전달.
- 아래운동신경세포는 말초신경의 일부분으로 간주된다.
- 아래운동신경세포는 뇌신경, 척수신경, 말총 및 앞뿔이다.

위운동신경세포 손상(upper motor neurons lesion)

- 위운동신경세포 손상에 있어, 경직(spasticity)은 병변부위 아래에서 발생한다.
  - 경직(spasticity)은 병변부위 밑의 척수반사활이 남아 있기 때문에 발생한다.
  - 척수반사활은 겉질의 수정 없이도 작동한다.
  - 그러므로 증가된 근육긴장(또는 경직)이 발생한다.
- 위운동신경세포 손상에 있어, 이완이 병변수준(lesion level)에서 발생한다.
  - 이완(flaccidity)은 병변수준(lesion level)에서 척수반사활이 상실되기 때문에 발생한다.
  - 그래서 근육을 지배하는 것이 없다.
  - 근육(병변수준에서)은 모든 긴장을 잃고 이완하게 된다.
- 사실상, 양쪽 위운동신경세포와 아래운동신경세포 손상받은 유형이다. 앞뿔(ventral horn)에 있는 운동세포체가 더 이상 지배할수 없기 때문에 손상유형은 아래운동신경손상으로 간주되기도 한다.

아래운동신경세포 손상(lower motor neurons lesion)

- 아래운동신경세포에 있어, 이완은 병변수준과 아래에서 발생한다.
- 이완은 아래운동신경세포가 어떠한 척수반사활에 관여하지 않으므로 모든 아래운동신경세포 손상시에 발생한다.
- 척수반사활은 아래운동신경세포 병변의 한 부분이 아니기 때문에 근육지배를 지속하지 못한다.

척수의 선천성기형(Congenital Anomilies of the Spinal Cord)

척추뼈갈림증[이분척추(Spinal Bifida)]

- 척추뼈갈림증은 뼈의 기형이다: 태아발달동안 척주의 불완전한 막힘이다. 척수부위가 중앙선에 합치지 못한다. 항상 뚫림(Opening)이 척수의 아래 가슴뼈와 허리뼈에서 발생한다.
- 수막탈출증(Meningocele)
  - 수막탈출증은 뇌막과 뇌척수액이 척주의 오프닝(Opening)을 통해 돌출하는 척추뼈갈림증의 한 유형이다
  - 이는 척수와 몇 개의 신경근의 압박을 유발한다.
  - 유아의 등에 뇌척수액과 신경조직으로 차있는 물혹[낭포(cyst)] 이 있다.
  - 유발될 수 있는 문제점은 다리약화 또는 마비, 실금과 정형외과적손상 [orthopedic impairment(예, 휜발 club foot, 엉굽음증)]
- 수막척수탈출증(Meningomyelocele)
  - 이는 뇌막, 척수 및 척수신경 모두가 돌출하였을 때 발생하는 척추뼈갈림증의 심한형태이다.
  - 물혹(낭포) 밑의 모든 운동과 감각 정보가 상실된다.

아놀드키아리 기형(Arnold Chiari Malformation)

- 아놀드키아리 기형은 소뇌 벌레, 뇌줄기 및 넷째뇌실의 이동(Displacement)을 포함한다.
- 소뇌 편도(Cerebellar Tonsil)가 뒷목뼈 통로의 밑쪽으로 이동한다.
- 아놀드키아리 기형은 자주 수막척수탈출증과 관련된다.
- 이 기형이 있는 환자는 물뇌증(뇌수종) 및 소뇌와 아래 뇌신경 징후를 나타낼 것이다.

척추뼈갈림증(Spina Bifida)

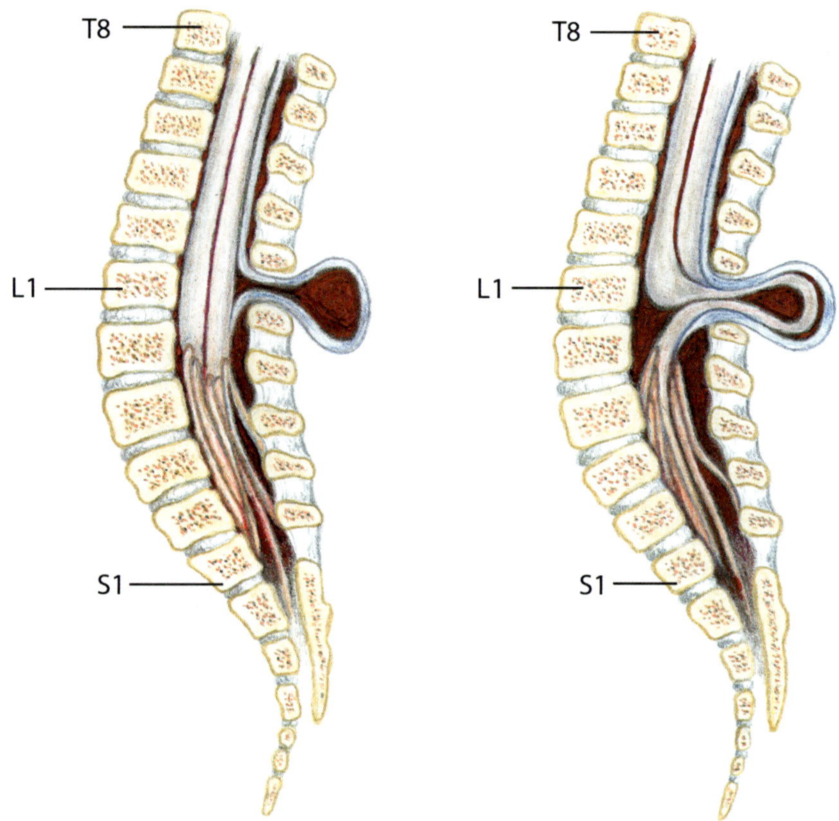

수막탈출증(meningocele) 수막척수탈출증(meningomyelocele)

참고문헌(REFERENCES)

1. Harrop JS, Naroji S, Maltenfort MG, et al. Neurologic improvement after thoracic, thoracolumbar, and lumbar spinal cord (conus medullaris) injuries. *Spine.* 2011;36(1):21-25. doi:10.1097/BRS.0b013e3181fd6b36.
2. Podnar S. Epidemiology of cauda equina and conus medullaris lesions. *Muscle Nerve.* 2007;35(4):529-531. doi:10.1002/mus.20696.
3. Ogikubo O, Forsberg L, Hansson T. The relationship between the cross-sectional area of the cauda equina and the preoperative symptoms in central lumbar spinal stenosis. *Spine.* 2007;32(13):1423-1428. doi:10.1097/BRS.0b013e318060a5f5.
4. Johnson EO, Vekris M, Demesticha T, Soucacos PN. Neuroanatomy of the brachial plexus: normal and variant anatomy of its formation. *Surg Radiol Anat.* 2010;32(3):291-297. doi:10.1007/s00276-010-0646-0.
5. Matejčík V. Anatomical variations of lumbosacral plexus. *Surg Radiol Anat.* 2010;32(4):409-414. doi:10.1007/s00276-009-0546-3.
6. Haines DE. *Neuroanatomy in Clinical Context: An Atlas of Structures, Sections, and Systems.* 9th ed. Philadelphia, PA: Wolters Kluwer, Lippincott, Williams, and Wilkins; 2014.
7. England M, Wakley J. *Color Atlas of the Brain and Spinal Cord.* 2nd ed. St. Louis, MO: Mosby; 2005.
8. Jacquesson T, Streichenberger N, Sindou M, Mertens P, Simon E. What is the dorsal median sulcus of the spinal cord? Interest for surgical approach of intramedullary tumors. *Surg Radiol Anat.* 2014;36(4):345-351. doi:10.1007/s00276-013-1194-1.
9. Petit-Lacour MC, Lasjaunias P, Iffenecker C, et al. Visibility of the central canal on MRI. *Neuroradiology.* 2000;42(10):756-761. doi:10.1007/s002340000373.
10. Felten DL, Shetty A. *Netter's Atlas of Neuroscience.* 2nd ed. Philadelphia, PA: Saunders; 2010.
11. Sapunar D, Kostic S, Banozic A, Puljak L. Dorsal root ganglion—a potential new therapeutic target for neuropathic pain. *J Pain Res.* 2012;5:31-38. doi:10.2147/JPR.S26603.
12. Peirs C, Williams SPG, Zhao X, et al. Dorsal horn circuits for persistent mechanical pain. *Neuron.* 2015;87(4):797-812. doi:10.1016/j.neuron.2015.07.029.
13. Ruven C, Chan TK, Wu W. Spinal root avulsion: an excellent model for studying motoneuron degeneration and regeneration after severe axonal injury. *Neural Regen Res.* 2014;9(2):117-118. doi:10.4103/1673-5374.125338.
14. Haas S, Marovich L, Young C, Voissem P, Jablonski S, Thill S. Standardizing nursing assessments of dermatome levels of postoperative patients with spinal blocks, epidural analgesia. *J Perianesth Nurs.* 2015;30(4):e17-e18. doi:10.1016/j.jopan.2015.05.049.
15. Alonso-Blanco C, Fernández-de-las-Peñas C, Fernández-Mayoralas DM, de-la-Llave-Rincón AI, Pareja JA, Svensson P. Prevalence and anatomical localization of muscle referred pain from active trigger points in head and neck musculature in adults and children with chronic tension-type headache. *Pain Med.* 2011;12(10):1453-1463. doi:10.1111/j.1526-4637.2011.01204.x.
16. Graven-Nielsen T, Arendt-Nielsen L. Induction and assessment of muscle pain, referred pain, and muscular hyperalgesia. *Curr Pain Headache Rep.* 2003;7(6):443-451. doi:10.1007/s11916-003-0060-y.
17. Lynch PJ, McJunkin T, Eross E, Gooch S, Maloney J. Case report: successful epiradicular peripheral nerve stimulation of the C2 dorsal root ganglion for postherpetic neuralgia. *Neuromodulation.* 2011;14(1):58-61.
18. Jessell TM. Neuronal specification in the spinal cord: inductive signals and transcriptional codes. *Nat Rev Genet.* 2000;1(1):20-29. doi:10.1038/35049541.
19. Nolte J. *The Human Brain: An Introduction to Its Functional Anatomy.* 6th ed. St. Louis, MO: Mosby; 2008.
20. Walter BA, Purmessur D, Likhitpanichkul M, et al. Inflammatory kinetics and efficacy of anti-inflammatory treatments on human nucleus pulposus cells. *Spine.* 2015;40(13):955-963. doi:10.1097/BRS.0000000000000932.
21. Jin L, Liu Q, Scott P, et al. Annulus fibrosus cell characteristics are a potential source of intervertebral disc pathogenesis. *PLoS ONE.* 2014;9(5):e96519. doi:10.1371/journal.pone.0096519.
22. Kamper SJ, Ostelo RW, Rubinstein SM, et al. Minimally invasive surgery for lumbar disc herniation: a systematic review and meta-analysis. *Eur Spine J.* 2014;23(5):1021-1043. doi:10.1007/s00586-013-3161-2.
23. Wong JJ, Côté P, Quesnele JJ, Stern PJ, Mior SA. The course and prognostic factors of symptomatic cervical disc herniation with radiculopathy: a systematic review of the literature. *Spine J.* 2014;14(8):1781-1789. doi:10.1016/j.spinee.2014.02.032.
24. Lurie JD, Tosteson TD, Tosteson AN, et al. Surgical versus non-operative treatment for lumbar disc herniation: Eight-year results for the Spine Patient Outcomes Research Trial (SPORT). *Spine.* 2014;39(1):3-16. doi:10.1097/BRS.0000000000000088.
25. Biglioli P, Spirito R, Roberto M, et al. The anterior spinal artery: the main arterial supply of the human spinal cord—a preliminary anatomic study. *J Thorac Cardiovasc Surg.* 2000;119(2):376-379. doi:10.1016/S0022-5223(00)70194-2.

26. Martirosyan NL, Feuerstein JS, Theodore N, Cavalcanti DD, Spetzler RF, Preul MC. Blood supply and vascular reactivity of the spinal cord under normal and pathological conditions: a review. *J Neurosurg Spine*. 2011;15(3):238-251. doi:10.3171/2011.4.SPINE10543.
27. Simon JI, McAuliffe M, Smoger D. Location of radicular spinal arteries in the lumbar spine from analysis of CT angiograms of the abdomen and pelvis [published online ahead of print September 1, 2015]. *Pain Med*. doi:10.1111/pme.12891.
28. Decimo I, Fumagalli G, Berton V, Krampera M, Bifari F. Meninges: from protective membrane to stem cell niche. *Am J Stem Cells*. 2012;1(2):92-105.
29. Reina MI, Lopez A, Dittman M, De Andres JA. Ultrastructure of spinal dura mater. In: Reina MA, De Andres JA, Hadzic A, Prats-Galino A, Sala-Branch X, van Zundert AAJ, eds. *Atlas of Functional Anatomy for Regional Anesthesia and Pain Medicine*. New York, NY: Springer; 2015:411-434. doi:10.1007/978-3-319-09522-6_20.
30. Adeeb N, Deep A, Griessenauer CJ, et al. The intracranial arachnoid mater. *Childs Nerv Syst*. 2013;29(1):17-33. doi:10.1007/s00381-012-1910-x.
31. Machés F, Reina MA, Casasola ODL. Ultrastructure of spinal pia mater. In: Reina MA, De Andres JA, Hadzic A, Prats-Galino A, Sala-Branch X, van Zundert AAJ, eds. *Atlas of Functional Anatomy for Regional Anesthesia and Pain Medicine*. New York, NY: Springer; 2015:499-522. doi:10.1007/978-3-319-09522-6_25.
32. Fontes RB, Saad F, Soares MS, de Oliveira F, Pinto FC, Liberti EA. Ultrastructural study of the filum terminale and its elastic fibers. *Neurosurgery*. 2006;58(5):978-984. doi:10.1227/01.NEU.0000210224.54816.40.
33. Ceylan D, Tatarlı N, Abdullaev T, et al. The denticulate ligament: anatomical properties, functional and clinical significance. *Acta Neurochir*. 2012;154(7):1229-1234. doi:10.1007/s00701-012-1361-x.
34. Ghosh A, Haggard P. The spinal reflex cannot be perceptually separated from voluntary movements. *J Physiol*. 2014;592(1):141-152.
35. Chardon MK, Rymer WZ, Suresh NL. Quantifying the deep tendon reflex using varying tendon indentation depths: Applications to spasticity. *IEEE Transactions on Neural Systems and Rehabilitation Engineering*. 2014;22(2):280-289. doi:10.1109/TNSRE.2014.2299753.
36. Neziri AY, Andersen OK, Petersen-Felix S, et al. The nociceptive withdrawal reflex: normative values of thresholds and reflex receptive fields. *Eur J Pain*. 2010;14(2):134-141. doi:10.1016/j.ejpain.2009.04.010.
37. Ivanhoe CB, Reistetter TA. Spasticity: the misunderstood part of the upper motor neuron syndrome. *Am J Phys Med Rehabil*. 2004;83(10):S3-S9.
38. Barnes MP. An overview of the clinical management of spasticity. In: Barnes MP, Johnson GR, eds. *Upper Motor Neurone Syndrome and Spasticity: Clinical Management and Neurophysiology*. 2nd ed. Cambridge, United Kingdom: Cambridge University Press; 2008:1-9.
39. Paul P, Tiwari M, Kumar H. Anterior sacral meningocele presenting with purulent rectal discharge and altered mental status. *Neurol Clin Pract*. 2015;5(1):89-90.
40. Valenca MP, de Menezes TA, Calado AA, de Aguiar Cavalcanti G. Burden and quality of life among caregivers of children and adolescents with meningomyelocele: measuring the relationship to anxiety and depression. *Spinal Cord*. 2012;50(7):553-557. doi:10.1038/sc.2012.10.
41. Parfitt SE, Roth CK. Chiari malformation in pregnancy. *Nurs Womens Health*. 2015;19(2):177-181. doi:10.1111/1751-486X.12189.

임상검사문제(Clinical Test Questions)

4장에서 7장까지

1. 신생아는 머리봉합분리와 신경조직압박과 함께 머리확장이 증가된다. 이 상태를 ______________________라 하고 ______________________으로부터 야기된다.

a. 선천성 물뇌증: 구멍막힘, 뇌척수액의 과도한 생산, 맥락얼기종양
b. 정상 압력 물뇌증: 거미막 융모에 의한 뇌척수액의 재흡수 감소
c. 선천성 물뇌증: 거미막 융모에 의한 뇌척수액의 재흡수 감소
d. 정상 압력 물뇌증: 구멍 막힘

2. 윌슨씨는 정상압력 물뇌증을 진단받았다. 물뇌증의 한 유형은 ______________에 의해 야기되고 ______________를 초래한다.

1. 루스카구멍의 막힘
2. 구멍 막힘 없이 뇌척수액의 재흡수 손상
3. 숫구멍 팽창과 증가된 뇌팽창
4. 치매, 실금과 보행장애

a. 1, 3
b. 2, 4
c. 1, 4
d. 2, 3

3. 여호수아는 승객으로 심한 자동차 사고후 응급실에 내원되었다. 그는 경질막아래로 출혈되어 신경 조직이 압박되고 증가된 머릿속압력을 진단받았다. 외상성 뇌손상은 다음을 유발한다:

a. 마장디구멍 막힘은 물뇌증을 야기
b. 중간수막동맥의 파열은 출혈을 야기한다.

4. 그린리 여사는 파킨슨병을 진단받았다. 그녀의 의사는 가족에게 몇몇 약물선택이 가능하지만 높은 효과를 보이지 못하는데 이는 그런 약물이 뇌에 미치지 못하기 때문이라고 설명했다. 독성분자에 의한 신경학적 조직이 뇌에 도달하지 못하도록 막는 것을 무어라고 부르는가?

a. 경질막
b. 대뇌수도
c. 혈액뇌장벽
d. 거미막융모

5. 척수손상후에, 앤드류는 그의 젖꼭지위에 감각이 없다. 어느 부위의 척수가 손상입은 것인가?

a. C4–C2
b. S1–L4
c. S5–S1
d. T3–T5

6. 아담씨는 왼쪽 턱에 통증이 왼쪽 팔까지 방사되는 경험을 하고 병원에 내원하였다. 이런 종류의 통증을 ________라 하고 ____________의 결과로 일어난다.

1. 신경성 통증
2. 연관통
3. 양쪽 특수 피부 수준과 내장기관을 지배하는 척수신경의 자극
4. 인접한 감각과 운동척수신경의 자극

a. 1, 3
b. 2, 4
c. 1, 4
d. 2, 3

7. 핸더슨씨는 허리 엉치신경얼기의 층돌을 야기하는 L4 에 허리디스크 파열을 진단받았다. 그 결과로, 그녀는 다리로 내려가는 방사통인 허리에 심한 통증을 호소한다. 이런 통증의 종류를 뭐라고 하는가?

a. 궁둥뼈 통증 또는 궁둥신경통
b. 팔신경얼기 통증
c. 연관통
d. 협심증

8. 추씨는 1년전 T6 에 척수손상을 당했다 그는 T7아래로 모든 근육그룹에 경직이 나타난다. 추씨의 척수손상이 고려되는 것은?

a. 아래운동신경세포 손상
b. 위운동신경세포 손상

9. 고등학교 축구경기를 할 때 타일러는 다른 선수와 부딪칠 때 팔신경얼기에 말초신경손상을 경험했다. 그 결과, 신경뿌리 박리 또는 심하게 째졌다. 이 손상은 타일러의 오른팔과 손에 무딘감각과 약화를 나타냈다. 이런 손상의 유형은?

a. 아래운동신경세포 손상
b. 위운동신경세포 손상

10. 애나의 신생아애기는 신경관이 완전히 융합되지 못하고 척수가 아직 통합되지 못한 선천성 장애로 태어났다. 수막과 뇌척수액이 척주로 돌출했고 뇌척수액과 신경조직이 채워진 가시적 낭종이 등에 보인다. 이 질병은 무엇이라 부르는가?

a. 아놀드키아리 기형(Arnold Chiari Malformation)
b. 수막척수탈출증(Meningomyelocele)
c. 수막탈출증(Meningocele)

정답

1. a
2. b
3. b
4. c
5. d
6. d
7. a
8. b
9. a
10. c

뇌신경

The Cranial Nerves

뇌신경(THE CRANIAL NERVES)

뇌신경 해부학(cranial nerve anatomy)

- 12쌍의 뇌신경(CN)이 있다.
- 뇌신경은 말초신경계통(peripheral nervous system, PNS)의 일부분으로 고려된다.
- 핵(세포체)은 뇌줄기(brainstem)에 위치한다.
- 뇌신경핵(CN nuclei)은 중추신경계통의 일부분으로 고려된다.
- 뇌신경은 중간뇌(midbrain) 높이에서 시작하여 숨뇌(medulla)까지 간다.
- 뇌신경은 로마 숫자를 사용한다(그러나 여기서는 아라비아 숫자를 사용한다).

뇌신경 리스트(list of cranial nerves)

- 후각신경(olfactory nerve)
- 시각신경(optic nerve)
- 눈돌림신경(oculomotor nerve)
- 도르래신경(trochlear nerve)
- 삼차신경(trigeminal nerve)
- 갓돌림신경(abducens nerve)
- 얼굴신경(facial nerve)
- 속귀신경(vestibulocochlear nerve)
- 혀인두신경(glossopharyngeal nerve)
- 미주신경(vagus nerve)
- 더부신경(accessory nerve)
- 혀밑신경(hypoglossal nerve)

기능(function)

- 뇌신경은 머리, 얼굴 및 목의 아래의 수용기로부터 감각과 운동정보를 운반한다:
  - 특정한 감각수용기(시각, 청각, 후각, 감각, 미각과 평형을 위해)
  - 몸감각수용기(somatosensory receptors)
  - 고유수용기(proprioceptors)

손상, 증상(lesion)

- 대부분의 뇌신경 손상은 같은 쪽(ipsilateral) 징후(sign)와 증상(symptoms)을 보인다.

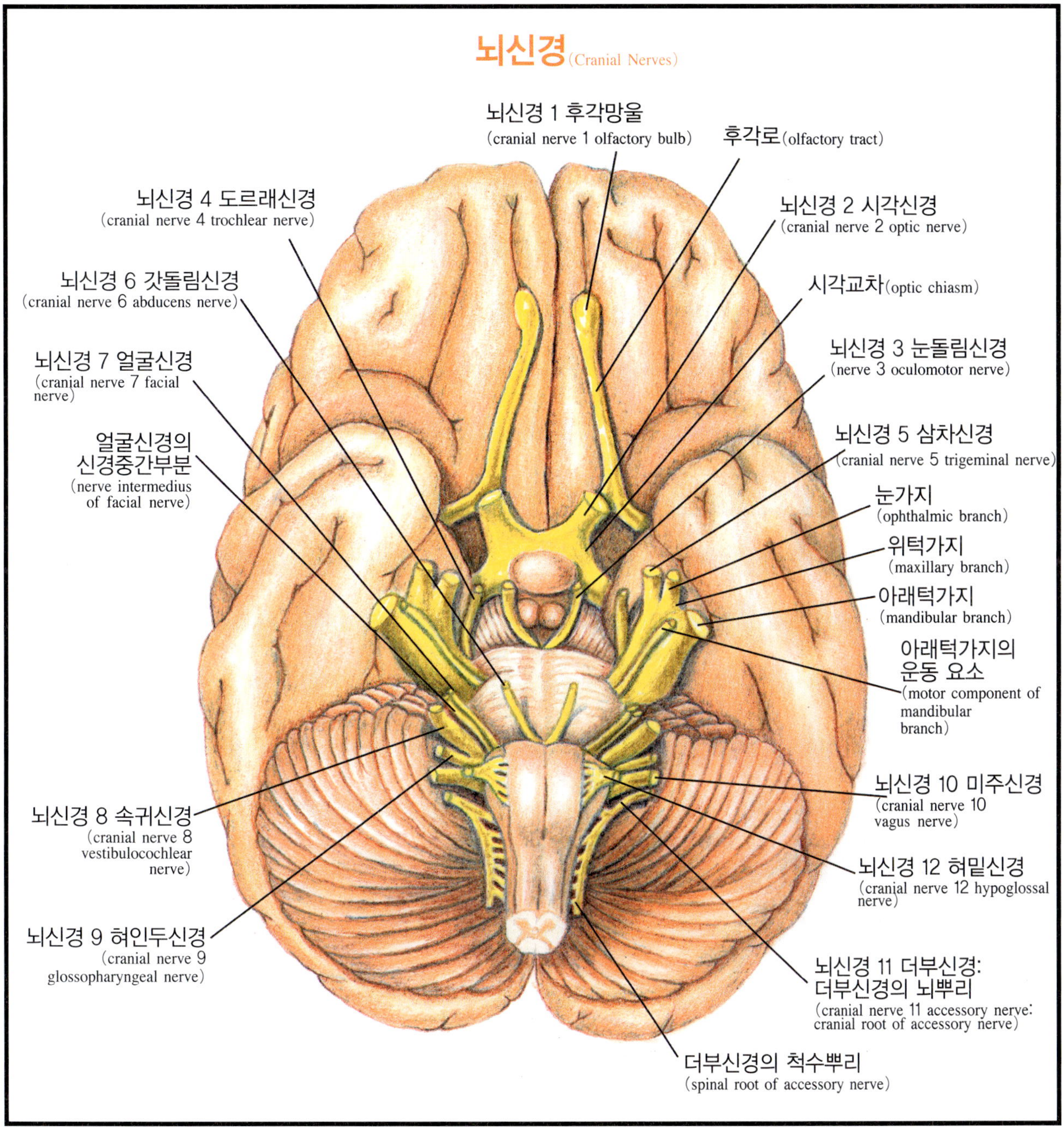
뇌신경(Cranial Nerves)
뇌신경 1 후각망울
(cranial nerve 1 olfactory bulb)
후각로(olfactory tract)
뇌신경 4 도르래신경
(cranial nerve 4 trochlear nerve)
뇌신경 2 시각신경
(cranial nerve 2 optic nerve)
뇌신경 6 갓돌림신경
(cranial nerve 6 abducens nerve)
시각교차(optic chiasm)
뇌신경 3 눈돌림신경
(nerve 3 oculomotor nerve)
뇌신경 7 얼굴신경
(cranial nerve 7 facial nerve)
얼굴신경의 신경중간부분
(nerve intermedius of facial nerve)
뇌신경 5 삼차신경
(cranial nerve 5 trigeminal nerve)
눈가지
(ophthalmic branch)
위턱가지
(maxillary branch)
아래턱가지
(mandibular branch)
아래턱가지의 운동 요소
(motor component of mandibular branch)
뇌신경 10 미주신경
(cranial nerve 10 vagus nerve)
뇌신경 8 속귀신경
(cranial nerve 8 vestibulocochlear nerve)
뇌신경 12 혀밑신경
(cranial nerve 12 hypoglossal nerve)
뇌신경 9 혀인두신경
(cranial nerve 9 glossopharyngeal nerve)
뇌신경 11 더부신경: 더부신경의 뇌뿌리
(cranial nerve 11 accessory nerve: cranial root of accessory nerve)
더부신경의 척수뿌리
(spinal root of accessory nerve)

뇌신경 1: 후각신경(후신경, CN 1: OLFACTORY NERVE)

전달(carries)

- 감각정보

핵위치(nuclei location)

- 코속의 코수용기

기능(function)

- 후각(냄새)

경로(pathway)

- 코에서의 코수용기는 후각정보를 아래 이마엽(후각망울이 위치하고 있는)으로 보낸다.
- 후각정보는 다음에 후각망울로부터 관자엽의 해마체까지 간다.
- 해마는 냄새기억의 장기기억저장을 책임진다. 이것은 냄새가 왜 다른 그 어떤 자극보다 더 큰 효능을 가지고 오랜 기억을 유발할 수 있는지를 보여준다.
- 후각 메세지는 그 다음에 시상하부, 시상 그리고 최종적으로 미각정보와 통합시키고 해석하는 눈확이마겉질(orbitofrontal cortex)에 보낸다.

병변증상(lesion symptoms)

- 병변이 한쪽(한쪽 후각신경에서만 발생)이라면:
  - 증상이 없다. 왜냐하면 반대의 신경이 한쪽의 잃은 냄새를 보상하기 때문이다.
- 병변이 양쪽이라면:
  - 후각감각을 잃는다–후각상실증(anosmia)
  - 머리손상의 결과로 자주 후각상실증 발생.
  - 또한 후각기능의 결핍이 발생한다.

검사(Test)

- 한 개의 후각신경 검사는 한 번에 한다.
- 시각을 폐색(occlude)한다.
- 검사하는 반대 콧구멍을 막는다.
- 한번에 한 냄새씩 맡게 한다.
- 냄새를 확인하기 힘들어하면 특정한 냄새를 환자가 선택할 수 있도록 제공하지만 쉽게 냄새를 맡거나 또는 환자가 말로 찾는 것을 어려워할 수도 있다.

뇌신경 1: 후각신경(Cranial Nerve 1: Olfactory nerve)

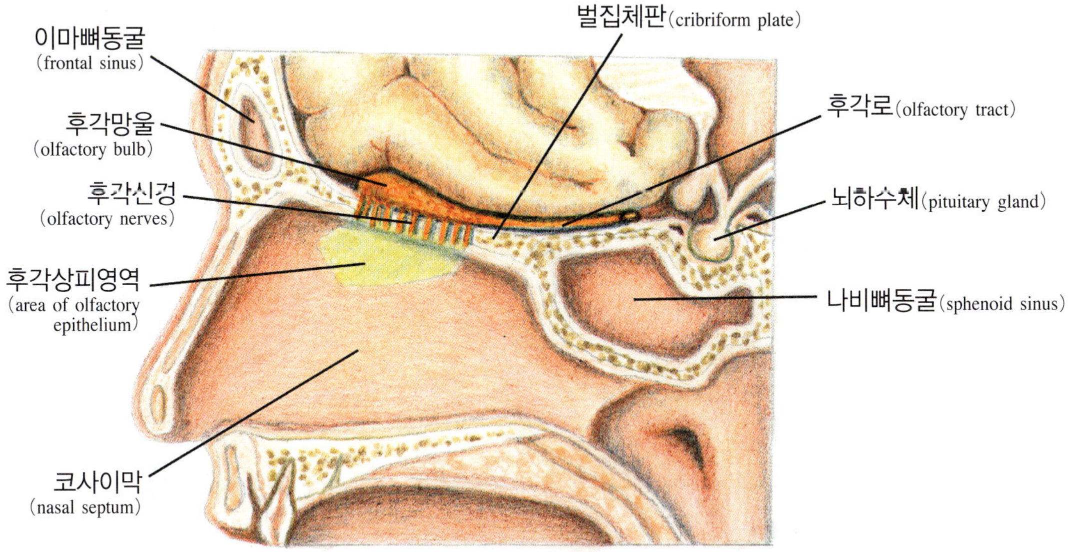

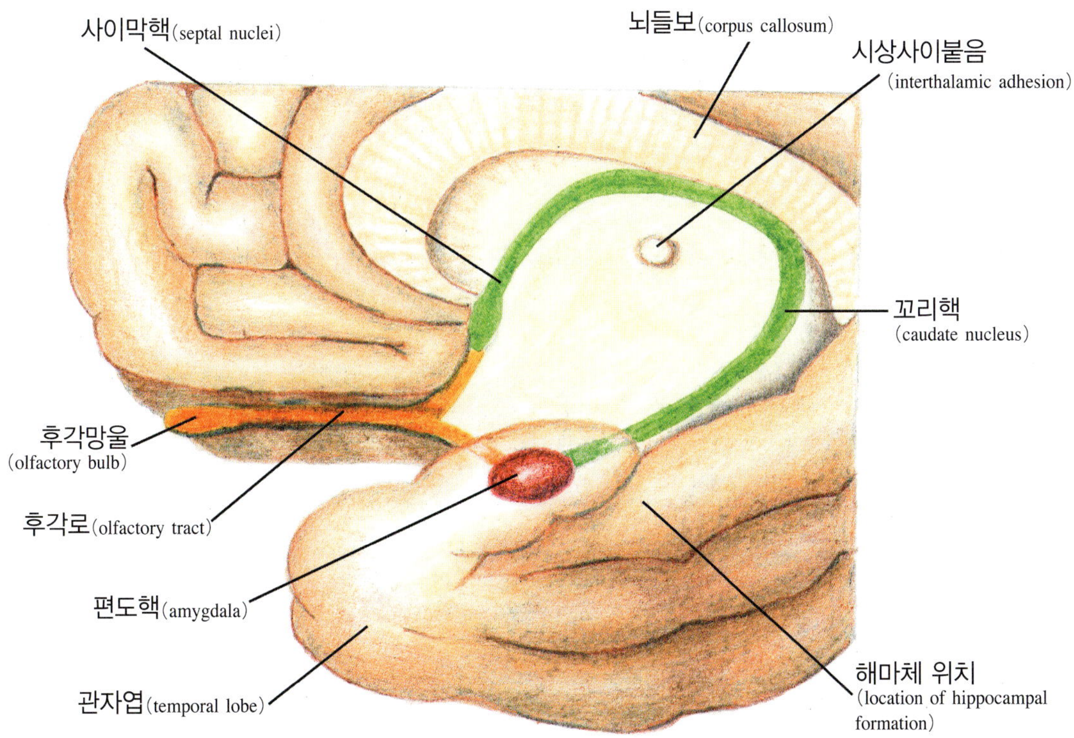

뇌신경 2: 시각신경(CN 2: Optic Nerve)

전달(carries)

- 감각정보

핵위치(nuclei location)

- 망막(retina)의 시각수용체(막대와 원뿔, rods & cones)

기능(function)

- 시각명료도(visual acuity)(시각정확성: 시각정보의 해석이 아님).
- 시상에서 위둔덕(superior colliculi)까지 가는 시각정보는 다음과 관련이 있다:
  - 동공(pupillary)반사
  - 빛과 암흑의 지각
  - 머리와 눈 움직임의 지남력(orientation)

경로(pathway)

- 망막의 막대와 원뿔은 시각정보를 시각신경에서 시각교차까지 보낸다.
- 시각정보는 시각교차에서 시각로(optic tract)까지 간다.
- 시각정보는 시각로에서 시상의 가쪽무릎체(lateral geniculate bodies)까지 간다.
- 한 가지가 시상의 가쪽 무릎핵에서 중간뇌의 위둔덕까지 시각정보를 운반한다(이 정보는 그리고 나서 시상을 통해 처리된다). 이 경로는 무의식적 수준에서 판별할 수 있는 어떤 시각적 정보를 보낸다(심지어 시각적 해부학적 구조는 정상이지만 뇌가 시각적 정보를 해석하지 못하는 겉질성 맹의 경우에도).
- 시각정보는 그리고 나서 시각간파(detection)와 해석을 위해 뒤통수엽(occipital lobe)으로 간다.

병변증상(lesion symptoms)

- 한쪽 병변(단지한 개의 시신경)은 한쪽 맹인이 된다.
- 양쪽 병변(양쪽 시각신경)은 양쪽 맹인이 된다.

검사(Test)

- 시각신경 기능을 검사할 때 3가지 종류의 자료를 수집하여야 한다(또는 검사가 완벽하지 않거나):
  1. 즉, 시각명료도 검사[스넬렌 아이차트(snellen eye chart)].
  2. 시야검사(visual field test).
  3. 펀도스코픽 검사(funduscopic exam)이다.
- 일반적으로 치료사는 시각명료도 검사와 시야검사를, 안과 의사는 펀도스코픽 검사를 한다.

시각명료도 검사(스넬렌 아이차트)[visual acuity test (snellen eye chart)]

- 한쪽 눈씩 하고 나서 두 눈을 함께 한다.
- 환자가 안경을 끼었다면 낀 채로 한다.

시야검사(visual field test)

- 한쪽 눈씩 한다. 반대 눈을 가린다.
- 환자에게 머리를 움직이지 말고 똑바로 앞으로 보라고 한다.
- 검사자는 4시각 방향에서 시각적 자극을 준다: 오른쪽 왼쪽 위와 아래
- 시각적 자극은 각 방향에서 한번씩만 움직인다.

뇌신경 2: 시각신경(Cranial Nerve 2: Optic Nerve)

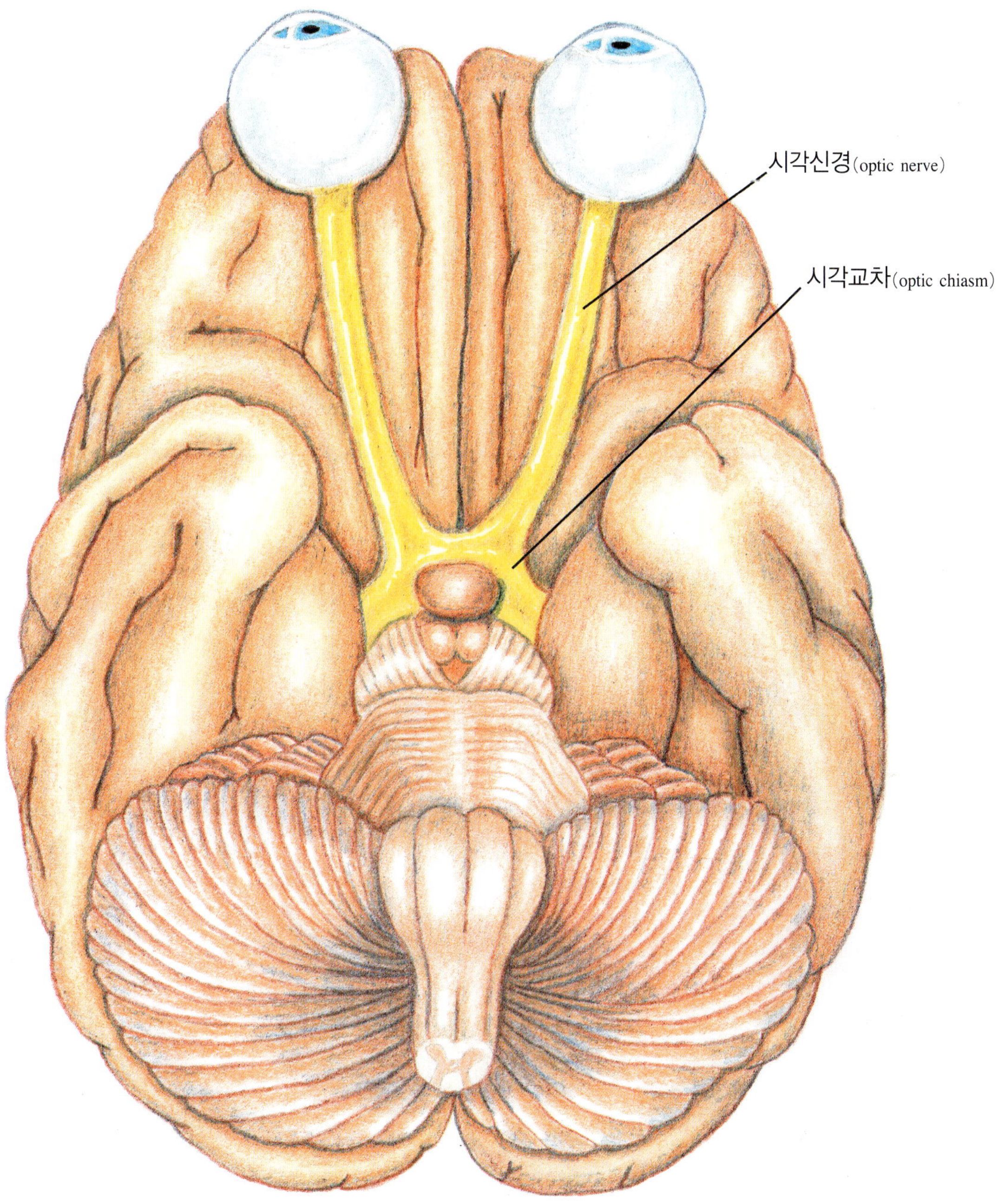

- 검사자는 각 방향의 90°에서 시작하여 환자의 앞에서 0°에 해당하는 방향으로 천천히 움직인다. 환자에게 환자의 시각범위로 자극줄 때 검사자의 지시에 집중할 것을 요구하라.
- 수직(위와 아래)과 관자(오른쪽과 왼쪽) 말초 시각을 검사한다.
- 정상적인 수직 시각은 45° 이다.
- 정상적인 관자 시각은 85° 이다.

뇌신경 3: 눈돌림신경(CN 3: Oculomotor Nerve)

전달(carries)

- 운동정보

핵위치(nuclei location)

- 위둔덕 높이에서의 중간뇌

기능(function)

- 눈바깥의 움직임.
- CN 3은 안구의 위, 밑, 안, 가쪽 움직임에 책임을 진다.
- 눈돌림신경(oculomotor nerve)은 이런 움직임을 조절하는 눈근육을 지배한다.
- 눈돌림신경은 도르래신경(trochlear nerve)과 갓돌림신경(abducens)과 더불어 하나의 바깥눈돌림신경(extraocular motor nerve)으로 고려된다.
- 3개의 바깥눈돌림신경은 서로 안뜰계(vestibular system)와 정보를 교환하기 위해 안쪽세로다발(medial longitudinal fasciculus)을 사용한다.
- 안쪽세로다발은 안뜰신경핵(vestibular nerve nuclei), 바깥눈돌림신경 및 뇌줄기에서의 더부신경핵(accessory nerve nuclei) 가운데 양쪽 연결을 제공함으로 머리와 눈 움직임을 조성하는 뇌줄기 경로이다.

눈돌림신경 지배(The Oculomotor Nerve Innervation)

• 눈꺼풀올림근	눈꺼풀(안검 [Eyelid])을 올리는 것에 관련
• 위곧은근	위와 안쪽 안구 움직임에 관련
• 아래빗근	위와 가쪽 안구 움직임에 관련
• 아래곧은근	밑과 안쪽 안구 움직임에 관련
• 안쪽곧은근	안쪽 안구 움직임에 관련

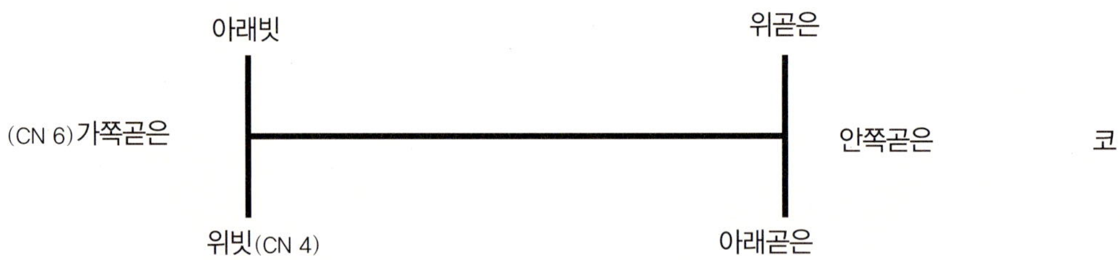

눈돌림신경 반사(Oculomotor Nerve Reflex)

• 동공반사	동공에 빛을 비출때 수축한다.
• 조절	눈의 렌즈가 망막에 빛 초점을 맞추는 것을 조절한다.
• 눈모음(Convergence)	동공이 가까운 거리에서 물체를 볼때 안쪽으로 움직인다.

뇌신경 3: 눈돌림신경(Cranial Nerves 3: Oculomotor Nerve)

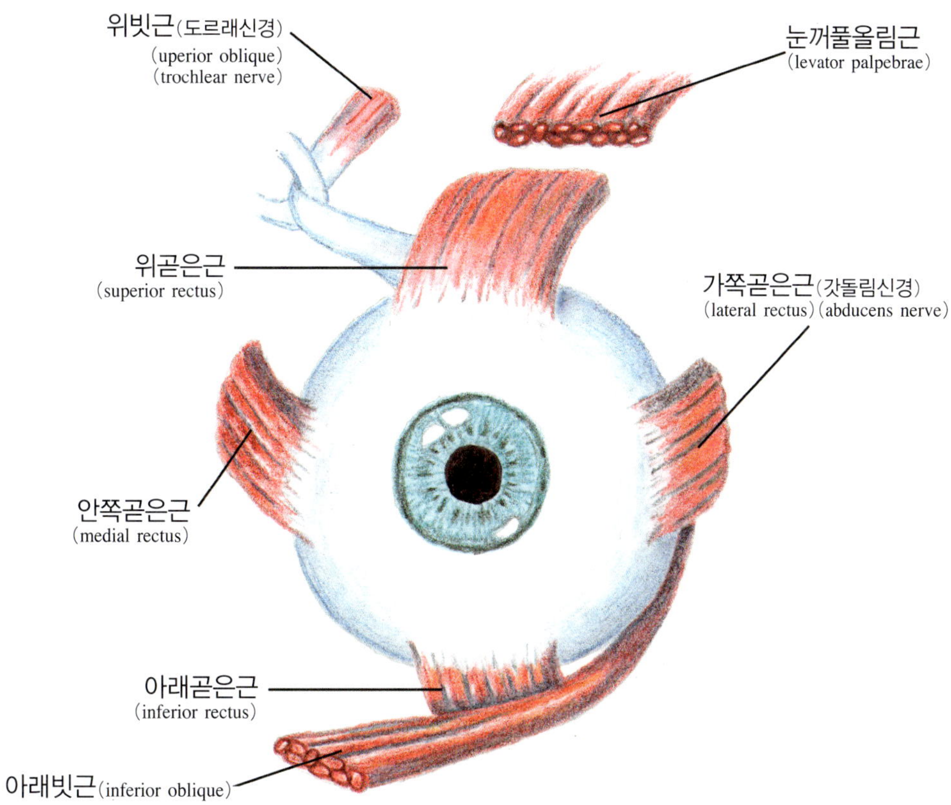

병변증상(lesion symptoms)

- 가쪽 사시(lateral strabismus) [외사시(external strabismus) 또는 외사시(exotropia)]
- 안쪽곧은근(medial rectus)을 상실하여 가쪽곧은근(lateral rectus)이 저항 없이 작용하기 때문에 안구(eyeball)가 바깥으로 벗어난다.
- 겹보임(diplopia 또는 double vision)의 원인이 될 수 있다.

눈꺼풀처짐증(ptosis)

- 눈꺼풀처짐증(ptosis)은 같은쪽 눈꺼풀(eyelid droops)이 떨어지는 것이다.

눈떨림증(nystagmus)

- 눈떨림증은 가쪽 또는 몸쪽(관자 또는 코끝)으로 눈이 움직이려할 때 빠르게, 경련적, 진동양상이 불수의적으로 나타난다.
- 눈떨림증은 반고리뼈관(semicircular canal)의 온도 또는 회전자극을 이용하여 정상 중추신경계통에서 정상적으로 끌어낼 수 있다.
- 병리학적 눈떨림증은 중추신경계통의 비정상적인 신호이며, 외부자극이 있거나 또는 없이도 발생할 수 있다.

검사(test)

- 치료사는 동시에 바깥눈돌림신경(눈돌림신경, 도르래신경 및 갓돌림신경)을 검사한다.
- 한쪽 눈씩 한다. 검사하지 않는 눈은 감는다.
- 시각적으로 자극을 스캔하는 동안 환자는 머리를 고정된 위치로 유지해야 한다.
- 움직이는 자극은 끝을 컬러화할 수 있다.
- 치료사는 시각자극을 위에서 언급한 것처럼 “H”모양으로 움직인다(p. 80의 글상자에 있는 눈돌림신경지배 참조). 이는 치료사가 눈근육이 적절하게 기능하는지를 결정할 수 있게 한다.
- 동공 크기의 대칭성을 관찰한다.
- 비교(bridge of the nose)에 펜라이트(pen light)를 비쳐 대칭적인 빛반사(light reflex)를 관찰한다. 만약 빛반사가 비대칭이라면 사시(strabismus)가 된다.
- 2초동안 한쪽 눈에 빛을 비춘다. 눈에 수축이 있는지 체크한다.

눈돌림신경(뇌신경 3)손상의 증상

[Symptoms of oculomotor nerve(Cranial Nerve 3) damage]

가쪽사시(lateral strabismus)

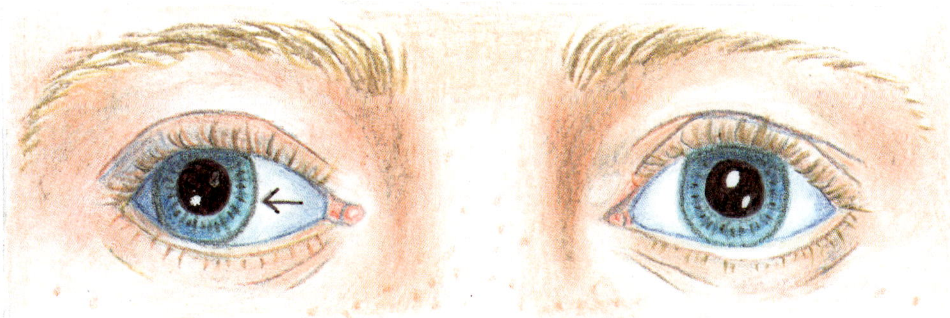

눈꺼풀 처짐증(ptosis)

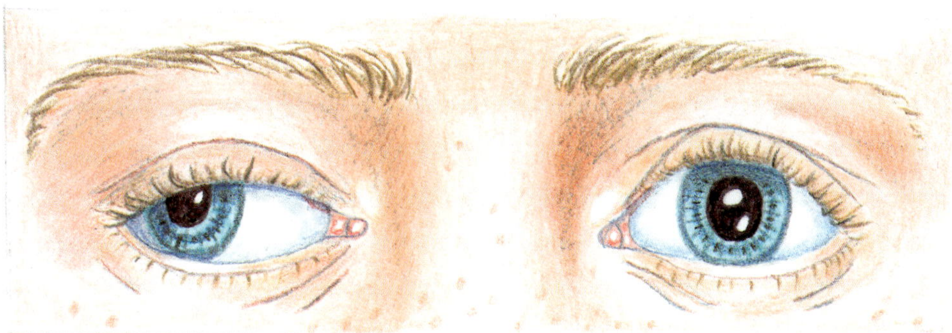

눈떨림증(nystagmus)

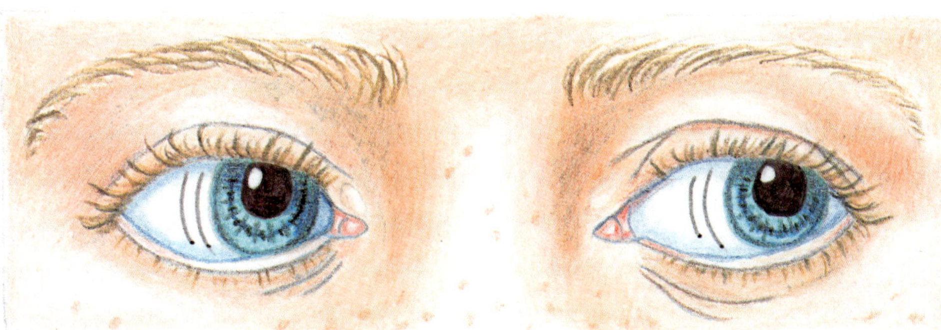

뇌신경 4: 도르래신경(CN 4: TROCHLEAR NERVE)

전달(carries)

- 운동정보

핵위치(nuclei location)

- 아래둔덕(inferior colliculi) 높이에서의 중간뇌.

기능(function)

- 바깥눈(extraocular) 움직임
- 도르래신경은 아래와 가쪽 안구(eyeball) 움직임을 담당한다.
- 바깥눈돌림신경의 하나로 고려한다.

신경지배(innervates)

- 위빗근(superior oblique muscle)을 지배.

병변증상(lesion symptoms)

- 환자가 안구를 아래와 가쪽으로 움직이는 데 어려움을 겪는다.
- 이는 위빗근이 손상되었기 때문에 발생한다. 안쪽 곧은근과 위곧은근은 동공을 위와 안쪽으로 잡아당기기 위한 저항이 없다.
- 이는 수직, 안쪽 사시의 원인이 된다.
- 이 환자는 눈이 밑으로 내려가는 것에 어려움을 느낄것이다.
- 수직 겹보임(vertical diplopia)이 자주 근시와 원시에서 발견된다.
- 눈떨림증(nystagmus)

검사(test)

- 눈돌림신경과 동시에 갓돌림신경과 도르래신경 기능을 검사한다(p. 76에 있는 눈돌림신경 검사 참조)

눈돌림신경(CN 4)손상의 증상
[Symptoms of oculomotor nerve(Cranial Nerve 4) damage]

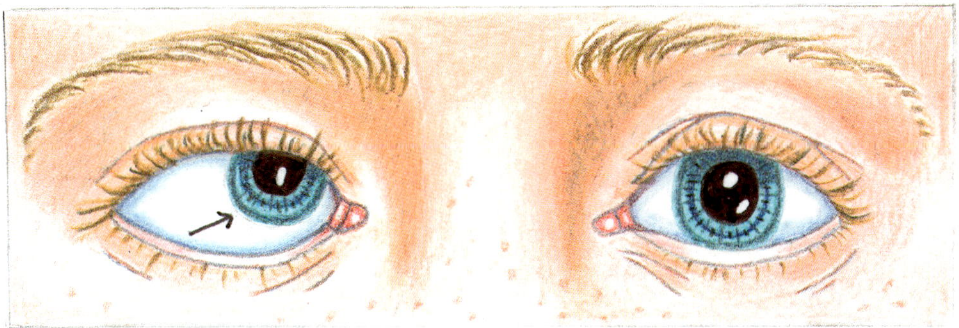

수직 안쪽 눈떨림증(vertical, medial strabismus)

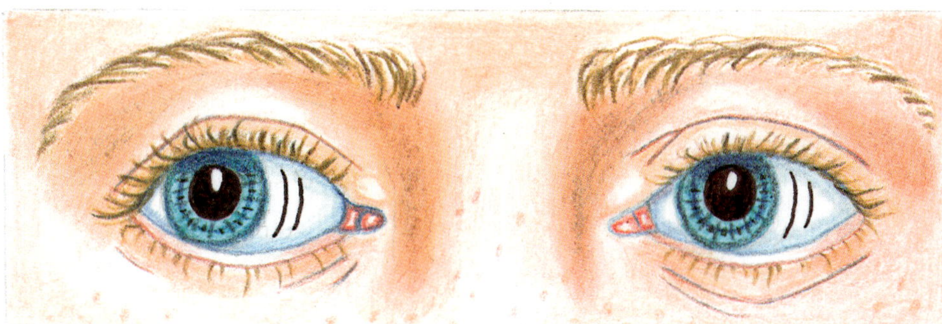

눈떨림증(nystagmus)

뇌신경 5: 삼차신경(CN 5: TRIGEMINAL NERVE)

전달(carries)

- 감각과 운동정보

핵위치(nuclei location)

- 중간다리뇌(mid pons)

기능(function)

감각(sensory)

- 삼차신경의 절반인 감각신경은 얼굴, 머리, 눈의 각막 및 입안(inner oral cavity)의 감각을 중재한다(눈, 위턱과

아래턱영역).

- 감각은 통증, 체온 및 판별접촉(discriminative touch)이다.

운동(motor)

- 삼차신경의 절반인 운동신경은 씹기(chewing)[또는 씹기(mastication)]를 조절하는 턱근육을 지배한다.

병변증상(lesion symptoms)

감각(sensory)

- 삼차신경 절반의 감각손상은 같은 쪽의 머리 얼굴 및 입안에 대한 감각상실의 원인이 된다.
- 삼차신경통은 얼굴의 반쪽이 감각을 잃었을 때 발생한다.

운동(motor)

- 삼차신경 절반의 운동에 대한 손상은 씹기가 약해지는 원인이 된다.
- 턱은 손상된 쪽으로 편위된다.

검사(test)

삼차신경의 감각반응을 검사하기 위해

- 얼굴, 머리, 구강안쪽에 환자의 감각능력을 평가한다.
- 시각은 차단한다.
- 면봉으로 구강 안쪽을 쓰다듬는다. 정상쪽부터 검사한다. 그리고 나서 침범된 쪽을 평가한다.
- 면봉으로 환자의 이마, 뺨(jaw) 그리고 턱끝(chin)을 쓰다듬는다. 비침범된 쪽부터 먼저 적용하고 그리고 나서 침범된 쪽을 시행한다.
- 각막반사(corneal reflex)를 검사하기 위해 면봉으로 가볍게 각막을 건드린다–눈꺼풀은 감아야 한다.

삼차신경의 운동부분을 검사하기 위해

- 시각을 차단한다.
- 환자에게 "입을 벌리세요"라고 한다. 침범된 쪽에 턱의 편위를 점검한다.
- 입벌리기 크기의 비대칭을 체크한다–환자는 침범된 쪽에 입을 벌리는 능력의 감소를 보일지도 모른다.
- 환자에게 턱을 옆으로 움직여보라고 한다. 턱움직임의 비대칭을 체크한다.
- 설압자(tongue depressor)를 꽉 물어보라고 지시한다. 환자에게 치료사가 설압자를 당기려고 하는 것에 저항을 주라고 요구한다. 오른쪽과 왼쪽 턱근력 사이의 비대칭을 체크한다.

삼차신경통

- 삼차신경통은 갑자기 침범되는데 삼차신경의 두 번째(위턱부위)와 세 번째(아래턱부위)를 따라 짧은 기간동안 참기 어려운 통증을 유발한다.
- 혈관이나 종양이 삼차신경을 만성적으로 압박함으로 인해 발생한다. 이는 탈수초화(말이집 탈락)와 신경전달손상을 야기한다.
- 삼차신경통 환자들은 날카롭고 욱신거리는 통증을 호소한다.
- 무통증을 증상 사이사이에서 경험하거나 또는 둔한 두통이 손상부위에 지속적으로 느껴진다.
- 약물적 치료는 항경기약(antiseizure)을 적용한다(예로, 테그레톨, 딜란틴 또는 뉴로틴).
- 수술적 중재는 약물적 치료가 실패했을 때 적용한다. 삼차신경의 압박제거 수술을 한다.

뇌신경 5: 삼차신경(Cranial Nerves 5: Trigeminal nerve)

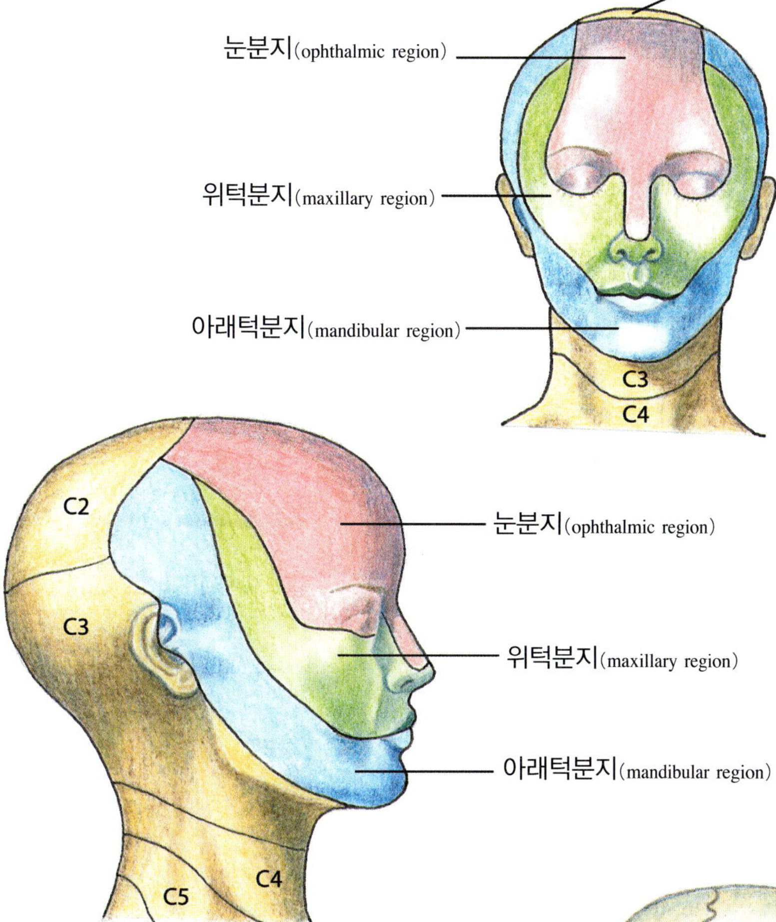

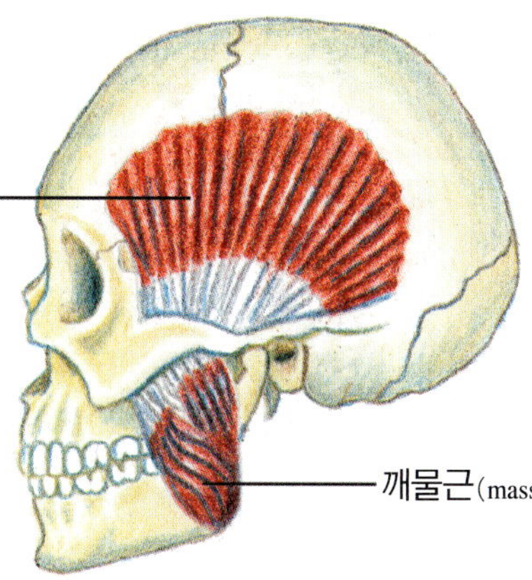

씹기근육(muscles of mastication)

삼차신경반사(Trigeminal Nerve Reflexes)

깨물근반사(Masseter Reflex)

- 깨물근의 반사용 망치(reflex hammer)로 가볍게 두드렸을 때 깨물근이 수축한다.

각막반사(Corneal Reflex)

- 각막을 터치했을 때 눈꺼풀을 닫는다.

뇌신경 6: 갓돌림신경(CN 6: ABDUCENS NERVE)

전달(carries)

- 운동정보

핵위치(nuclei location)

- 아래다리뇌(low pons)

기능(function)

- 바깥눈(extraocular eye)의 움직임
- 안구의 가쪽 움직임(가쪽으로 보기)을 담당한다.

신경지배(innervates)

- 가쪽곧은근

병변증상(lesion symptoms)

안쪽 사시(medial strabismus)[**내사시**(internal strabismus, esotropia)]

- 안구가 안쪽으로 회전된다.
- 이는 가쪽곧은근(lateral rectus muscle)이 기능을 상실했기 때문에 발생한다. 안쪽곧은근이 동공을 안쪽으로 잡아당긴다.
- 겹보임(double vision) 또는 겹보임(diplopia)의 원인이 될 수 있다.
- 눈떨림증(안구진탕증)

검사(test)

- 갓돌림신경은 눈돌림신경과 도르래신경을 동시에 검사한다(p. 82에 있는 눈돌림신경 검사참조) .

갓돌림신경손상의 증상(뇌신경 6)

[Symptoms of abducens nerve damage(CN 6)]

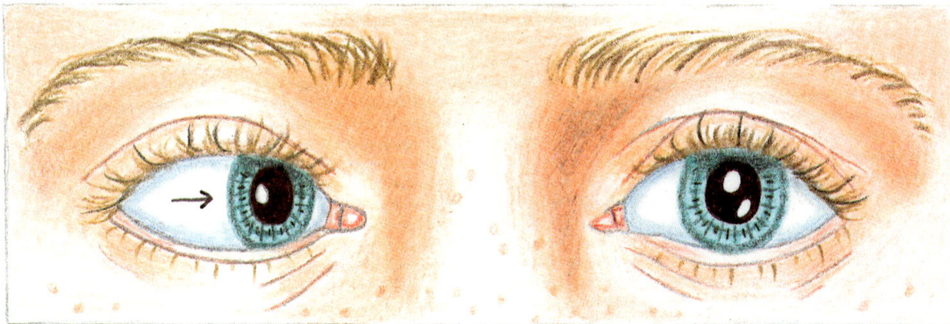

안쪽사시(medial strabismus)

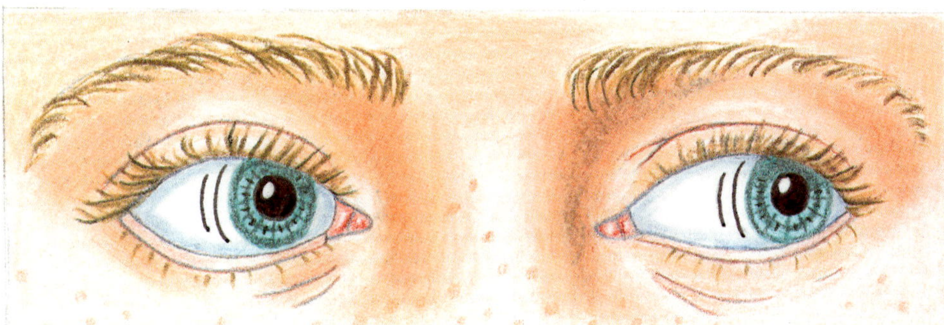

눈떨림증(nystagmus)

뇌신경 7: 얼굴신경(CN 7: Facial Nerve)

전달(carries)

- 감각과 운동정보

핵위치(nuclei location)

- 다리뇌의 중간에서 아래(mid to low pons)

기능(function)

감각(sensory)

- 얼굴신경의 감각부위는 중간신경(nervous intermedius)이라 부르는 얼굴신경에서 분리되는 가지에서 이루어진다.
- 혀 앞의 미각수용기를 지배.

운동(motor)

- 얼굴신경의 운동부위는:
  - 얼굴표정근(muscle of facial expression)
  - 눈꺼풀을 닫는 근(muscle for eyelid closing)
  - 등자근(stapedius muscle: 중간귀의 등자뼈를 조절)을 지배

병변증상(lesion symptoms)

- 혀 앞의 미각 감소
- 각막반사(corneal reflex) 감소

검사(test)

얼굴신경의 감각부위

- 혀앞의 미각을 검사한다.
- 눈을 감게 한다.
- 혀 앞의 바깥과 측면부위에 단맛, 짠맛과 신맛을 준다.
- 제각기 맛을 하나씩 준다. 단맛인지, 짠맛인지, 신맛인지 환자에게 확인시킨다.

얼굴신경의 운동부위

- 얼굴근의 근력과 대칭을 검사한다.
- 눈썹과 이마를 올리라고 한다.
- 이마에 주름을 만드는 능력은 위운동신경병변과 아래운동신경병변을 식별하는 데 쓰인다:
  - 위운동신경병변에 있어, 이마의 근은 움직이지 않으나, 안면 아래부분의 경우는 반대이다.
  - 얼굴신경마비(Bell's palsy)는 아래운동신경병변(얼굴신경에 손상이 있음)이다. 이마와 얼굴 밑에 마비가 일어난다.
- 환자에게 웃거나, 눈살을 찌푸리거나 또는 입을 오므리게 한다. 얼굴 좌우의 비대칭을 체크한다.
- 환자에게 볼에 공기를 불어보라고 한다. 환자가 하는 동안 볼은 가볍게 밀린다. 얼굴 근력의 비대칭을 체크한다.

얼굴신경반사(Facial Nerve Reflex)

- 각막 또는 깜박거림 반사: 각막을 터치했을 때 눈꺼풀이 닫는다.

얼굴신경마비(Bell's Palsy)

- 얼굴신경이 붓거나 압박될 때 관자뼈의 추체부위(petrous)를 찌르는 것처럼 나타난다.
- 60에서 70%는 단순포진바이러스와 연관된다.
- 얼굴신경마비를 일으키는 다른 바이러스는 거대세포바이러스(cytomegalovirus), 엡스타인바 바이러스(Epstein- Barr), 유행성이하선염(mumps)이 있다.
- 얼굴신경 외상 또한 마찬가지이다.
- 얼굴신경은 다음의 특징을 가지고 있다:
  - 동측얼굴의 침흘림
  - 눈썹 늘어짐
  - 손상쪽 눈을 완전히 감을 수 없다.
  - 손상쪽으로 입이 아래로 일그러진다.
  - 손상쪽 귀가 소음에 과민반응을 보인다.
- 급성은 얼굴신경에 대해 긴장이 원인이 되어 부기(부종)가 나타난다.
- 감염과정이 시작: 부기과정이 시작하며, 2차적 혈관부기가 일어날 것이다.
- 부기와 혈관문제는 얼굴신경에 저산소증(산소결핍 증세)의 원인이 된다.
- 저산소증(산소결핍증)은 혈관 확장, 삼출물(모공에 삼출물) 과 압박을 야기하여 얼굴신경 경로를 제한한다.
- 당뇨환자는 얼굴신경마비가 되는 비율이 4배나 많다. 3개월 조산되고 후천성면역결핍(AIDS 같은) 사람에게 흔하다.

얼굴신경마비의 청각과민(Hyperacusis in bell's palsy)

- 얼굴신경이 내이도([Internal Auditory Meatus)를 지나서 등자근(등골근)에 가지를 내기 때문에 얼굴신경마비 환자는 같은 쪽에 청각과민을 호소할 것이다.

뇌신경 8: 속귀신경(CN 8: VESTIBULOCOCHLEAR NERVE)

전달(carries)

- 두 개의 감각가지(two sensory branches)

핵위치(nuclei location)

- 다리뇌와 숨뇌접합부(pons-medulla junction)

기능(function)

청각가지(auditory branch)

- 속귀신경의 청각가지는 속귀(vestibulocochlear)의 액체 진동으로 감각자극을 전달한다.
- 청각가지의 기능은 듣는(청각, audition) 것이다.

안뜰가지(vestibular branch)

- 안뜰가지는 속귀의 반고리뼈관(반규관, semicircular canal)에서 감각자극을 받는다.
- 균형(balance)과 현기증(vertigo)에 관련.
- 안뜰가지의 기능은 균형, 평형(equilibrium) 및 공간에서의 머리위치이다.

경로(pathway)

청각가지(auditory branch)

- 속귀신경의 청각가지는 겉질기관(속귀에서)의 머리카락세포(hair cell: 또는 수용체)에서 뇌줄기에서의 안뜰핵까지를 관리한다.

안뜰가지(vestibular branch)

- 안뜰가지는 반고리뼈관, 타원주머니, 둥근주머니(속귀의) 및 뇌줄기의 안뜰핵을 관리한다.
- 반고리관, 타원주머니(utricles) 및 둥근주머니(saccules)는 머리위치 변화를 인지한다.

병변증상(lesion symptoms)

청각가지 손상(auditory branch lesions)

- 귀먹음 또는 귀울림(이명, tinnitus)

안뜰가지 손상(vestibular branch lesions)

- 눈떨림증(nystagmus) (눈바깥운동신경핵으로 연결되기 때문에)
- 현기증(vertigo)
- 감소된 균형
- 감소된 보호 반응
- 폄근 긴장(tone)의 변화(안뜰척수로가 폄근긴장을 담당하기 때문이다).

검사(Test)

속귀신경의 청각가지

- 청각학자는 청각손상의 가능한 2 유형을 구별할 수 있어야 한다:
  - 감각신경(sensorineural): 속귀, 속귀신경과 뇌가 포함.
  - 뇌전도성(conductive): 바깥귀와 중간귀 구조가 포함.

속귀신경의 안뜰가지

- 눈떨림증을 위한 검사이다.

안뜰신경염(Vestibular Neuritis)

- 안뜰신경염은 급성으로 불균형, 눈떨림증, 메스꺼움, 현기증 그리고 안구진탕증이 나타나는 것이 특징이다.
- 1–2주안에 대개 호전된다; 어떤 환자는 재발될 수 있다.
- 대부분의 환자들은 증상 시작 1–2주 전에 상부 호흡기계 감염으로 발생된 것이라고 보고된다. 이것은 바이러스성으로 발병된다(orgin).
- 어떤 환자는 몇 개월이나 몇 년 후에 재발한다. 이는 재발에 의한 것인지 첫 번째 발생에 의한 것인지를 결정할 방법은 없다.
- 약물치료제는 항콜린성약(예를 들면, 스코포라민(scopolamine),, 아트로핀), 모노아미너직 약(예, 암페타민, 에페드린), 그리고 항히스타민(예, 안티버트, 마레자인, 드래마인, 그리고 페너간)을 사용한다.
- 안뜰재활은 균형훈련과 현기증이 유도된 움직임에 대한 뇌의 반응을 재훈련하는 습관성 운동이 포함된다.

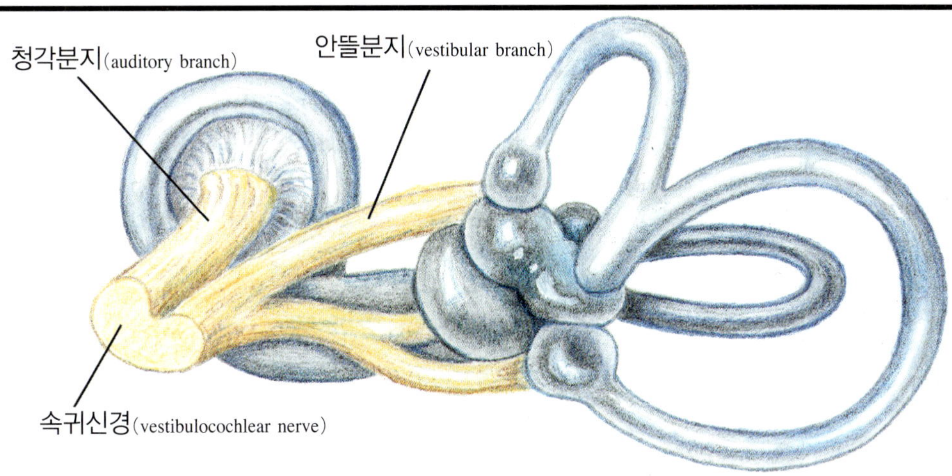

뼈미로와 한자리에 앉아있는 막미로

(Membranous labyrinth that Sits with the bony labyrinth)

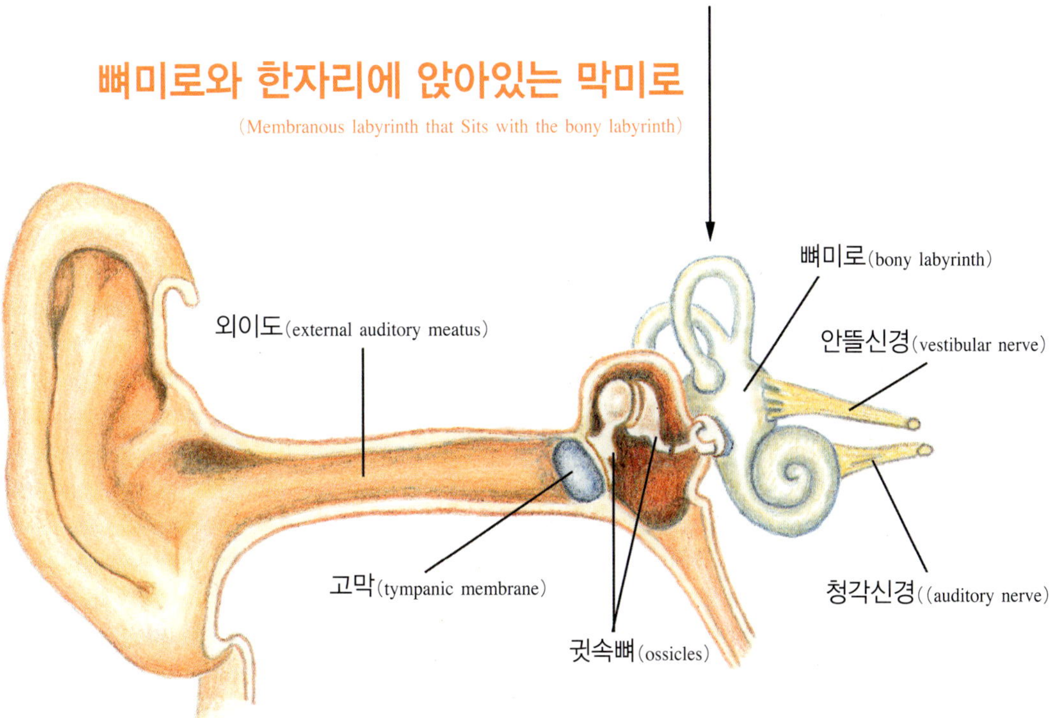

- 환자는 앉는자세를 취할 수 있어야 한다.
- 움직이는 물체(15인치 거리에서)로 H와 X 패턴을 그리면서 환자가 따라가게 한다.
- 시야 안쪽과 끝부위에서 눈떨림증을 검사한다.
- 균형과 보호반응(protective responses)의 실제 검사 [롬버그 검사(Romberg test)]
- 눈을 뜬 채로 서게 한 후 눈을 감는다:
  - 증가된 동요(sway)와 균형상실을 체크.
  - 부드럽게 환자의 균형을 바꾸어 놓는다. 보호반응을 체크.
  - 다리에서 폄근긴장이 존재하는지 검사.

뇌신경 9: 혀인두신경(CN 9: Glossopharyngeal Nerve)

전달(carries)

- 감각과 운동정보

핵위치(nuclei location)

- 숨뇌(medulla)의 의문핵(nucleus ambiguous)

기능(function)

감각(sensory)

- 혀의 뒷면 감각

운동(motor)

- 삼킴

병변증상(lesion symptoms)

감각(sensory)

- 혀의 뒷면 맛감각 상실(쓴맛)

운동(motor)

- 구역반사(gag reflex)와 삼킴반사(swallowing reflex)의 상실.
- 삼킴곤란(dysphagia)—삼키기 어려움, 숨막힘 또는 음식흡인(aspiration)을 야기.

검사(test)

- 같은 기능을 중재하기 때문에 혀인두신경과 미주신경(vagus nerve)을 동시에 검사한다.

감각(sensory)

- 얼굴신경의 감각에 서술한 동일한 검사과정을 하나, 혀 뒷면(쓴맛을 감지하는 부위)에만 한다.
- 환자가 쓴맛을 감지할 수 있는지 레몬껍질을 씹어보게 한다.

운동(motor)

- 목구멍 뒤쪽에 면봉 또는 설압자(tongue depressor)를 넣어 구역질반사를 하게 한다.
- 여러 가지 음식을 삼키는 능력을 관찰한다.
- 농도가 다른 음식을 한 번에 하나씩 준다(단단한 음식, 진한 음식, 진한 액체, 묽은 액체).
- 각 음식유형을 먹게하여 물어본다. 음식흡출, 기침, 목구멍 넘기기 또는 적신(wet) 목소리인지를(음식이 후두에 저장되어 있다는 뜻) 확인한다.
- 만약 흡인문제가 있다면 위의 과정을 수정한다.

혀인두신경반사(Glossopharyngeal Nerve Reflexes)

구역반사(Gag reflex)

- 인두의 접촉은 인두근의 수축을 뜻함

삼킴반사(Swallowing Reflex)

- 음식이 인두를 접촉함으로 물렁입천장(연구개)의 움직임과 인두근육의 수축을 야기한다.

뇌신경 10: 미주신경(CN 10: VAGUS NERVE)

전달(carries)

- 감각과 운동정보

핵위치(nuclei location)

- 숨뇌의 등쪽 미주핵(dorsal vagal nuclei)
- 숨뇌의 의문핵(nucleus ambiguous)

기능(function)

내장가지(visceral branches)

- 감각과 운동정보를 수반. 입천장(palate)과 후두덮개(epiglottis)로부터 미각정보(tast information)를 운반한다.
- 심장(heart), 폐계통(pulmonary system), 식도(esophagus) 및 위장경로(gastrointestinal tract)에 부교감 정보를 주고받는다.

뼈대근가지(skeletal muscle branches)

- 후두(larynx), 인두(pharynx) 및 위 식도(upper esophagus)에 운동 정보를 수반.
- 이 근육은 삼키기와 말하기에 관련.

병변증상(lesion symptoms)

내장가지병변(visceral branch lesions)

- 순간적인 빠른 맥(빈맥, tachycardia)(불규칙하고 빠른 심박동)
- 호흡곤란(dyspnea, 호흡곤란)

양쪽 내장가지병변(bilateral visceral branch lesions)

- 질식(asphyxia) (질식, suffocation)

뼈대근가지병변(skeletal muscle branch lesions)

- 발성곤란(dysphonia, 쉰 목소리)
- 삼킴곤란(dysphagia, 삼킴어려움)
- 조음장애(dysarthria) – 단어를 청명하게 발음하기 어려움: 불분명단어

검사(Test)

- 혀인두신경과 미주신경을 동시에 검사한다. p. 95에 있는 혀인두신경에서의 검사과정을 보시오.
- 불분명한 단어 없이(머뭇거림 없이) 명확하게 말을 하는지를 관찰한다.
- 목소리크기(phonal volume)의 감소와 쉰목소리(hoarse voice)를 체크한다.

미주신경반사(Vagus Nerve Reflexes)

구역반사(Gag Reflex)

- 인두의 접촉은 인두근의 수축을 뜻함

삼킴반사(Swallowing Reflex)

- 음식이 인두를 접촉함으로 물렁입천장(연구개)의 움직임과 인두근의 수축을 야기한다.

뇌신경 11: 더부신경(부신경, CN 11: Accessory Nerve)

전달(carries)

- 운동정보

더부뿌리(부근, accessory root)는 두 개의 신경뿌리를 갖고 있다.

뇌신경뿌리(cranial nerve root)

- 의문핵과 미주신경이 만나는 곳에서 시작.
- 후두(larynx)의 내재근을 지배.

척수신경뿌리(spinal nerve root)

- 위목뼈 척수의 앞뿔(ventral horn)에서 시작.
- 목빗근(sternocleidomastoid)과 위등세모근(upper trapezius muscles)을 지배.

핵위치(nucleus location)

뇌신경뿌리(cranial nerve root)

- 숨뇌

척수신경뿌리(spinal nerve root)

- C1–C5 척수수준의 앞뿔(ventral horn)

기능(function)

뇌신경뿌리(cranial nerve root)

- 삼키는 동안 후두의 들어 올림을 조절.

척수신경근뿌리(spinal nerve root)

- 목빗근(sternocleidomastoid)의 지배로 다음과 같은:
  - 반대쪽 머리 회전
  - 머리 굽힘/폄
- 위등세모근(upper trapezius muscle) 지배에 의해:
  - 어깨관절 상승과 90°위로 어깨관절 굽힘.
- 더부신경과 미주신경은 유일하게 머리아래의 기관(organ)과 샘(선, gland)을 지배하는 뇌신경이다.

병변증상(lesion symptoms)

뇌신경뿌리병변(cranial nerve root lesions)

- 삼킴곤란(dysphagia)으로 인해 2차적으로 감소된 후두올림(laryngeal elevation).

척수신경뿌리병변(spinal nerve root lesions)

- 반대쪽으로 머리를 돌리는 것이 약해짐(같은 쪽 SCM 근육은 머리를 반대쪽으로 회전하는 기능이 있기 때문이다.
- 가쪽과 앞으로 머리를 굽히는 것이 약해짐(SCM).
- 머리 폄이 약해짐(SCM).
- 같은 쪽에 어깨를 올리는 것(위등세모근)이 약해짐.
- 같은 쪽에 90° 위로 팔을 구부리는 것(위등세모근)이 약해짐.

검사(test)

뇌신경뿌리를 검사(cranial nerve root)

- 환자의 아담애플 [Adam's Apple(후두근, laryngeal muscles)] 위에 둘째와 셋째 손가락을 놓는다.
- 환자에게 삼키도록 요구한다.
- 후두(larynx)의 정상적인 오르내림을 체크한다.
- 혀인두신경(p. 76)에서 서술한 것처럼 삼킴곤란이 있는지 체크한다.

척수신경뿌리를 검사(spinal nerve root)

- 다음과 같이 목빗근을 검사한다:
  - 머리를 앞과 측면으로 구부리며 반대쪽을 돌리게 한다. 치료사는 손으로 환자의 동작(구부림과 돌림)을 하는 것에 대해 반대에서 힘을 가하며, 환자는 이 반대힘에 힘을 가한다.
  - 운동과 근력의 대칭성이 몸의 양쪽에 있는지 비교한다.
  - 침범된 목빗근에서 위축(atrophy)이 있는지 체크한다.
- 위등세모근을 검사하기 위해서:
  - 환자에게 귀쪽으로 어깨를 올리라고 한다. 치료사는 올린 어깨를 내리려고 하며 환자는 이것에 저항하도록 지시한다.
  - 어깨움직임과 근력의 대칭성을 체크한다.
  - 관련된 위등세모근의 위축을 체크한다.

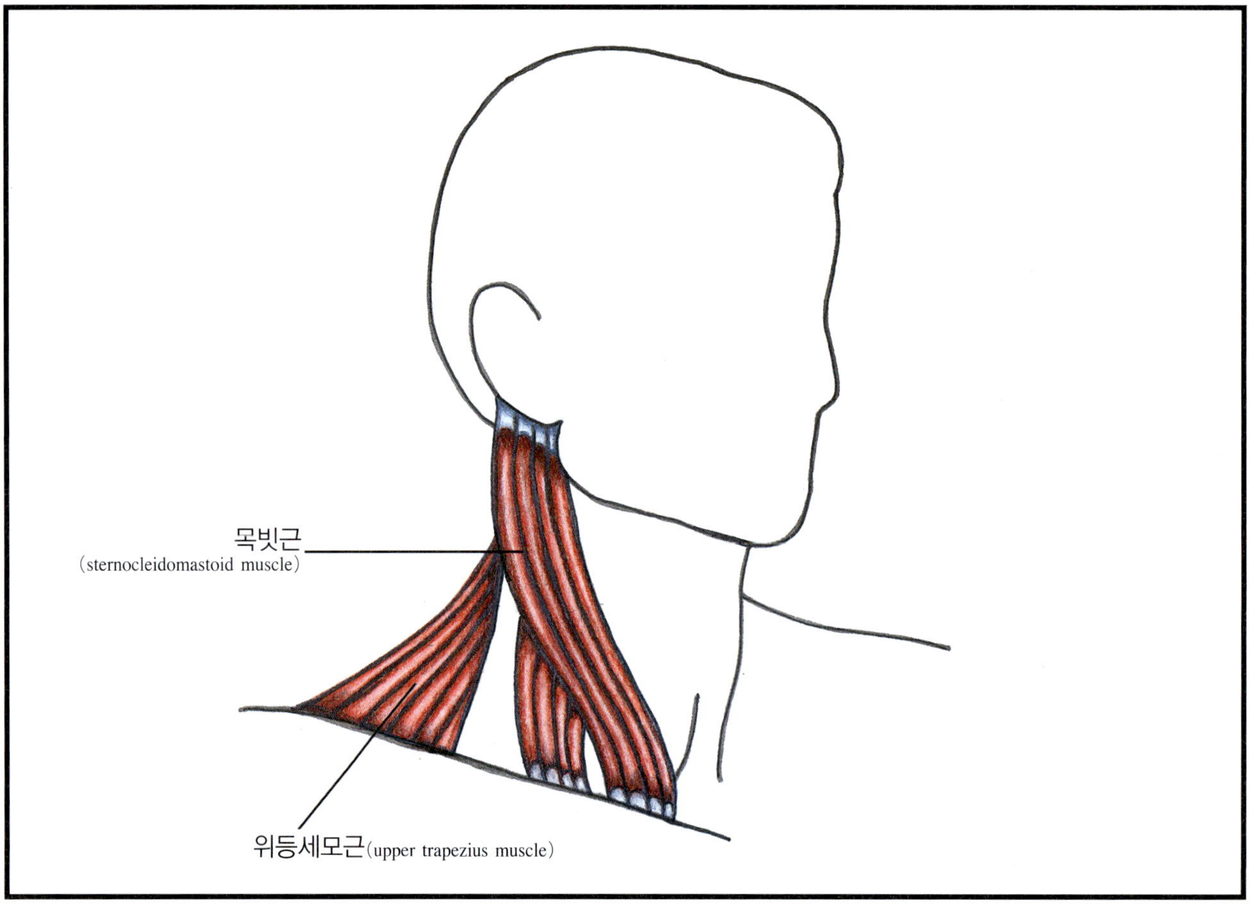

뇌신경 12: 혀밑신경(CN 12: Hypoglossal Nerve)

전달(carries)

- 운동신경

핵위치(nuclei location)

- 숨뇌

기능(function)

- 혀의 근육을 지배, 혀밑신경은 혀 움직임에 관련.

병변증상(lesion symptoms)

- 혀근육이 손상되어 이차적으로 조음장애가 유발된다 – 소리와 말 형성을 위해 필요한 움직임이 어려움.
- 혀가 같은 쪽으로 편위.
- 삼킴곤란(혀근육은 입에 음식 덩어리를 넣고 음식을 조작하고 덩어리를 인두로 밀어 나가게 한다).
- 혀의 같은 쪽 위축과 혀의 같은쪽 마비.

검사(Test)

- 환자에게 혀를 내밀도록 한다.
- 혀가 병변쪽으로 벗어났는지 관찰한다.
- 혀근육의 한쪽 또는 양쪽에 위축이 있는지 관찰.
- 혀떨림(혀진전, tonque tremor) 또는 무의식적인 혀 움직임을 체크하라.
- 환자가 혀를 측면으로 움직이도록 한다.
- 움직임에서의 비대칭과 약증이 있는지 체크하라.
- 양볼을 향해 혀를 밀라고 한다.
- 환자가 바깥으로 볼을 밀려고 할 때 치료사는 이를 말리려고 하며, 환자는 이것에 저항한다.
- 혀 근력이 비대칭(asymmetry)이 있는지를 주의하라.

삼키기의 단계: 삼키기의 기능을 중재하는 뇌신경

(The Stages of Swallowing: Cranial Nerves that Mediate the Function of Swallowing)

삼키기의 3단계

- 입안(구강, oral)
- 인두/후두(pharyngeal/laryngeal)
- 식도(esophageal)

삼키기에 관련된 뇌신경

- CN 5 삼차신경
- CN 7 얼굴신경
- CN 9 혀인두신경
- CN 10 미주신경
- CN 11 더부신경
- CN 12 혀밑신경

삼키기의 단계(Stages of Swallowing)

단계	기능	뇌신경
입안	1. 음식이 입으로 보내진다. 입술을 닫는다.	CN 7
	2. 턱, 볼, 혀 움직임이 음식을 둥근덩어리(Bolus)로 한다.	CN 5, 7, 12
	3. 혀가 음식을 후두로 보낸다.	CN 12
	4. 인두를 닫는다.	CN 10
	5. 입천장 반사가 시작한다.	CN 9
후두/인두	1. 음식을 후두로 움직인다.	CN 9
	2. 물렁입천장은 코안 [비강(Nasal Cavity)]으로 음식이 들어가는 것을 막기 위해 올린다.	CN 10
	3. 후두덮개(Epiglottis)가 허파로 음식이 들어가는 것을 막기위해 기관(Trachea)을 막는다.	CN 10
	4. 후두를 삼키는 동안 올렸다가 내린다.	CN 11
	5. 꿈틀운동 [연동운동(Peristalsis)이 식도입구로 음식을 옮기며 조임근(괄약근, Sphincter)] 이 열려 음식을 식도로 움직인다.	CN 10
식도	꿈틀운동이 음식을 위로 움직인다.	CN 10

참고문헌 (References)

1. Nowinski WL, Thaung TSL, Chua BC, et al. Three-dimensional stereotactic atlas of the adult human skull correlated with the brain, cranial nerves, and intracranial vasculature. *J Neurosci Methods.* 2015;246:65-74. doi:10.1016/j.jneumeth.2015.02.012.
2. Wilson-Pauwels L, Stewart PA, Akesson EJ, Spacey SD. *Cranial Nerves: Function and Dysfunction.* 3rd ed. Shelton, CT: People's Medical; 2010.
3. Damodaran O, Rizk E, Rodriguez J, Lee G. Cranial nerve assessment: a concise guide to clinical examination. *Clin Anat.* 2014;27(1):25-30. doi:10.1002/ca.22336.
4. Binder DK, Sonne C, Fischbein NJ. *Cranial Nerves: Anatomy, Pathology, Imaging.* New York, NY: Theime Medical; 2010.
5. Abolmaali N, Gudziol V, Hummel T. Pathology of the olfactory nerve. *Neuroimaging Clin N Am.* 2008;18(2):233-242. doi:10.1016/j.nic.2007.10.002.
6. Coello AF, Canals AG, Gonzalez JM, Martín JJA. Cranial nerve injury after minor head trauma: clinical article. *J Neurosurg.* 2010;113(3):547-555. doi:10.3171/2010.6.JNS091620.
7. Nordin S, Brämerson A. Complaints of olfactory disorders: epidemiology, assessment and clinical implications. *Curr Opin Allerg Clin Immunol.* 2008;8(1):10-15. doi:10.1097/ACI.0b013e3282f3f473.
8. Allen KF, Gaier ED, Wiggs JL. Genetics of primary inherited disorders of the optic nerve: clinical applications. *Cold Spring Harb Perspect Med.* 2015;5(7):a017277. doi:10.1101/cshperspect.a017277.
9. Sadagopan KA, Wasserman BN Managing the patient with oculomotor nerve palsy. *Curr Opin Ophthalmol.* 2013;24(5):438-447. doi:10.1097/ICU.0b013e3283645a9b.
10. Engel JM. Treatment and diagnosis of congenital fourth nerve palsies: an update. *Curr Opin Ophthalmol.* 2015;26(5):353-356. doi:10.1097/ICU.0000000000000179.
11. Heir GM, Nasri-Heir C, Thomas D, et al. Complex regional pain syndrome following trigeminal nerve injury: report of 2 cases. *Oral Surg Oral Med Oral Pathol Oral Radiol.* 2012;114(6):733-739. doi:10.1016/j.oooo.2012.06.001.
12. Zakrzewska JM, Linskey ME. Trigeminal neuralgia. *BMJ.* 2014;348:474. doi:10.1136/bmj.g474.
13. Quoc EB, Milleret C. Origins of strabismus and loss of binocular vision. *Front Integr Neurosci.* 2014;8:71. doi:10.3389/fnint.2014.00071.
14. Baricich A, Cabrio C, Paggio R, Cisari C, Aluffi P. Peripheral facial nerve palsy: how effective is rehabilitation? *Otol Neurotol.* 2012;33(7):1118-1126. doi:10.1097/MAO.0b013e318264270e.
15. Hohman MH, Hadlock TA. Etiology, diagnosis, and management of facial palsy: 2000 patients at a facial nerve center. *Laryngoscope.* 2014;124(7):E283-E293. doi:10.1002/lary.24542.
16. Pearce JMS. Observations on the blink reflex. *Eur Neurol.* 2008;59(3-4):221-223. doi:10.1159/000114053.
17. Patel DK, Levin KH. Bell palsy: clinical examination and management. *Cleve Clin J Med.* 2015;82(7):419-426.
18. Gilchrist JM. Seventh cranial neuropathy. *Sem Neurol.* 2009;29(1):5-13. doi:10.1055/s-0028-1124018.
19. Borghei-Razavi H, Darvish O, Schick U. Disabling vertigo and tinnitus caused by intrameatal compression of the anterior inferior cerebellar artery on the vestibulocochlear nerve: a case report, surgical considerations, and review of the literature. *J Neurol Surg Rep.* 2014;75(1):e47-e51. doi:10.1055/s-0033-1359299.
20. De Foer B, Kenis C, Van Melkebeke D, et al. Pathology of the vestibulocochlear nerve. *Eur J Radiol.* 2010;74(2):349-358. doi:10.1016/j.ejrad.2009.06.033.
21. Vermiglio AJ, Soli SD, Freed DJ, Fisher LM. The relationship between high-frequency pure-tone hearing loss, hearing in noise test (HINT) thresholds, and the articulation index. *J Am Acad Audiol.* 2012;23(10):779-788. doi:10.3766/jaaa.23.10.4.
22. Dumas G, Karkas A, Perrin P, Chahine K, Schmerber S. High-frequency skull vibration-induced nystagmus test in partial vestibular lesions. *Otol Neurotol.* 2011;32(8):1291-1301. doi:10.1097/MAO.0b013e31822f0b6b.
23. Roberts H, McGuigan S, Infeld B, Sultana R, Gerraty R. A video-oculographic study of acute vestibular neuritis. *J Clin Neurosci.* 2014;21(11):2035. doi:10.1016/j.jocn.2014.06.020.
24. Bartoshuk LM, Snyder DJ, Grushka M, Berger AM, Duffy VB, Kveton JF. Taste damage: previously unsuspected consequences. *Chem Senses.* 2005;30(Suppl 1):i218-i219. doi:10.1093/chemse/bjh192.
25. Steele CM, Miller AJ. Sensory input pathways and mechanisms in swallowing: a review. *Dysphagia.* 2010;25(4):323-333. doi:10.1007/s00455-010-9301-5.
26. Burki NK, Lee LY. Mechanisms of dyspnea. *CHEST Journal.* 2010;138(5):1196-1201. doi:10.1378/chest.10-0534.
27. Damodaran O, Rizk E, Rodriguez J, Lee G. Cranial nerve assessment: a concise guide to clinical examination. *Clin Anat.* 2014;27(1):25-30. doi:10.1002/ca.22336.

28. Cohen SM, Kim J, Roy N, Asche C, Courey M. Prevalence and causes of dysphonia in a large treatment-seeking population. *Laryngoscope*. 2012;122(2):343-348. doi:10.1002/lary.22426.
29. Umay EK, Unlu E, Saylam GK, Cakci A, Korkmaz H. Evaluation of dysphagia in early stroke patients by bedside, endoscopic, and electrophysiological methods. *Dysphagia*. 2013;28(3):395-403. doi:10.1007/s00455-013-9447-z.
30. Jordan LC, Hillis AE. Disorders of speech and language: aphasia, apraxia and dysarthria. *Curr Opin Neurol*. 2006;19(6):580-585. doi:10.1097/WCO.0b013e3280109260.
31. Umeda M, Shigeta T, Takahashi H, et al. Shoulder mobility after spinal accessory nerve–sparing modified radical neck dissection in oral cancer patients. *Oral Surg Oral Med Oral Pathol Oral Radiol Endodontol*. 2010;109(6):820-824. doi:10.1016/j.tripleo.2009.11.027.

임상검사문제(Clinical Test Questions)

8장

1. 외상성뇌손상 후 자든씨는 후각과 미각을 잃었다. 이 두 감각의 상실은 어떤 뇌신경에 손상으로부터 기인된 것인가?

1. 후각신경(CN1)
2. 안면신경(CN7)
3. 혀인두신경(CN9)
4. 미주신경(CN10)
5. 혀밑신경(CN12)

a. 1, 2
b. 1, 2, 3
c. 1, 2, 3, 4
d. 1, 2, 3, 4, 5

2. 후각상실의 임상적 용어는:

a. 이름못대기증(anomia)
b. 후각상실증(aonossssm)
c. 실인증(agnosia)
d. 실어증

3. 치료사가 눈바깥 눈움직임을 검사할 때 어느 뇌신경을 평가해야 할까?

a. 시각신경(CN2), 눈돌림신경(CN3), 도르래신경(CN4)
b. 시각신경(CN2), 눈돌림신경(CN3), 갓돌림신경(CN6)
c. 눈돌림신경(CN3), 도르래신경(CN4), 삼차신경(CN5)
d. 눈돌림신경(CN3), 도르래신경(CN4), 갓돌림신경(CN6)

4. 메리는 눈꺼풀처짐(눈을 내리깐)와 두눈 눈떨림이 동반된 그녀의 왼쪽눈에 외사시(또는 바깥 편위)를 가지고 있다. 그녀의 치료사는 어느 뇌신경이 침범되었고 추적할까?

a. 시각신경(CN2)
b. 눈돌림신경(CN3)
c. 도르래신경(CN4)
d. 갓돌림신경(CN6)

5. 첸씨는 왼쪽편 머리, 얼굴과 입안에 대한 감각상실 때문에 작업치료사와 마주하고 있다. 그녀의 턱은 왼쪽으로 편위되어 있고 한쪽으로 씹기가 어렵다. 그녀의 치료사는 어느 뇌신경이 손상입은 것으로 추적할까?

a. 얼굴신경(CN7)
b. 갓돌림신경(CN6)
c. 삼차신경(CN5)
d. 혀인두신경(CN9)

6. 뮤라카미씨는 그의 오른쪽 얼굴처짐, 오른쪽 눈꺼풀처짐, 오른쪽 눈꺼풀을 완전하게 닫지못하고 오른쪽으로 입이 편위되어있다. 부가적으로 그는 오른쪽 귀에서 소리에 엄청 예민해진다고 말했다. 이런 상태를 _______라 부르고 뇌신경 _________손상으로 기인된 것이다.

a. 안면신경마비: 뇌신경 CN7 안면신경
b. 삼차신경통: 뇌신경 CN5 삼차신경
c. 안면신경마비: 뇌신경 CN5 삼차신경
d. 삼차신경통; 뇌신경 CN8 속귀신경

7. 위 호흡로의 바이러스 감염이후, 슈마쳐씨는 현기증, 구역질, 균형문제 그리고 눈떨림증을 겪기 시작했다. 그녀의 의사는 _____________로 진단했고 어디에 손상받으면 발생하는 것인지:

a. 삼차신경통: 뇌신경 CN5 삼차신경
b. 안뜰신경염: 뇌신경 CN8 속귀신경
c. 안뜰신경염: 뇌신경 CN10 미주신경
d. 얼굴신경마비: 뇌신경 CN7 안면신경

8. 낙상으로 인해 뇌손상을 입은 마죠타여사는 양쪽 구역반사와 삼킴반사를 소실했다. 그녀는 또한 발성장애(쉰소리), 삼킴곤란(삼킴어려움)과 조음장애(청명한 말하기가 어려움)를 보인다. 이런 증상은 어느 2개의 뇌신경이 손상 받아야 일어날까?

a. 뇌신경 CN11 더부신경: 뇌신경 CN12 혀밑신경
b. 뇌신경 CN9 혀인두신경, 뇌신경 CN12 혀밑신경
c. 뇌신경 CN10 미주신경, 뇌신경 CN8 속귀신경
d. 뇌신경 CN9 혀인두신경 뇌신경 CN10 미주신경

9. 하워드는 오른쪽으로 고개돌리기 약화, 그의 머리를 가쪽과 앞으로 굽히는 것도 약화, 그의 왼쪽 어깨를 들어올리는 것도 약화되고 그의 왼쪽팔을 90° 이상 굽히는 것도 약화를 보였다. 그의 의사는 어느 뇌신경이 손상받았다고 추측할 수 있나?

a. 뇌신경 CN12 혀밑신경
b. 뇌신경 CN11 더부신경
c. 뇌신경 CN10 미주신경
d. 뇌신경 CN9 혀인두신경

10. 에밀랴는 오른쪽으로 혀가 편위, 혀의 위축과 마비 그리고 손상된 혀근육 때문에 2차적으로 발생한 삼킴장애를 보였다. 그녀의 치료사는 어느 뇌신경이 손상받았다고 추측할까?

a. 뇌신경 CN9 혀인두신경
b. 뇌신셩 CN11 더부신경
c. 뇌신경 CN12 혀밑신경
d. 뇌신경 CN7 안면신경

정답

1. c
2. b
3. d
4. b
5. c
6. a
7. b
8. d
9. b
10. c

9장

감각수용기

Sensory Receptors

- 감각수용기는 특정감각 자극(예, 촉각, 압력, 통증, 온도 빛, 소리, 공간에서의 위치)에 대해 반응하도록 고안된 특수신경세포이다.
- 감각수용기는 단지 보완적인(complimentary) 수용부위 조직을 갖고 있는 분자(molecule)만 받아들인다. 병적상태에서는 예외이다.

감각수용기의 세 가지 형태(THREE TYPES OF SENSORY RECEPTORS)

외수용기(exteroceptors)

- 외부세계로부터의 자극을 수용하는 감각수용기
- 예: 시각, 청각, 촉각, 후각 및 미각수용기

내수용기(interoceptors)

- 신체내부에서 감각정보를 받음(예: 내장, 속빈장기와 샘으로부터).
- 내수용기는-위통증, 눌린 척수신경(pinched spinal nerve) 및 피부의 깊은 층에서의 부종과정과 같은 신체내부감각을 감지한다.

고유수용기(proprioceptors)

- 고유수용기는 신체의 근육, 힘줄 및 관절 그리고 타원주머니(utricle)에 위치한 감각수용기이다.
- 이는 신체 위치와 움직임을 감지한다.

감각수용기의 발달학적 분류(DEVELOPMENTAL CLASSIFICATION OF SENSORY RECEPTORS)

원발성(protopathic)

- 계통발생론적으로 오래된 것으로 고려된다.
- 원발성 수용기는 특정 감각 영역보다는 전체 몸감각을 확인하는 것에 사용된다. 그래서 원발성 수용기는 통증근원을 정확하게 지적할 수 없다.
- 원발성 수용기는 판별적인 접촉과 날카로운 통증보다는 오히려 둔탁한 통증(dull pain)과 부위를 잘 알지 못하는 접촉(crude touch)을 감지한다.
- 진화적인 기능: 기관이 환경에 대한 가능한 위험을 감지할 수 있게 한다.

식별성(epicritic)

- 식별성 수용기는 원발성계보다 계통발생론적으로 더 새로운 것으로 고려된다.
- 식별성 수용기능은 정밀, 정확 그리고 급성(acute) 감각을 감지할 수 있다. 식별촉각, 날카로운 통증, 정확한 관절자세 그리고 자극의 정확한 위치를 감지하는 것이 식별성 수용기의 기능이다.
- 진화적인 기능으로 기관이 세밀하게 환경을 이용할 수 있도록 하게 된다.

감각과정에서 문제가 있는 아동 (Children with Sensory Processing Problems)

- 감각과정에서 문제가 있는 아동은 원발성과 식별성 감각계에 기능장애가 있다.

원발성계가 우세한 아동(A Chid with a Dominant Protopathic System)

- 환경으로부터 적절한 자극을 받지 못한다; 또는 감각정보의 입력이 무디다. 이는 아동이 환경으로부터, 아동의 직접적인 자극을 감소시키는 장갑, 방한용 귀가리개, 두꺼운 겨울코트와 같이 걸러진 모든 감각자료로 인하여 장애를 받는 것과 비슷하다.
- 자기자극을 보이는 어떤 아동(예, 흔들기, 자기자신물기, 계속 흥얼거림)은 원발성계가 강할 지도 모른다. 그들은 환경으로부터의 적절한 감각자극을 받는 것이 무능력한 것에 대한 보상을 받기 위해서라도 강한 감각자극을 찾을 것이다.
- 그런 감각 자극은 중추신경계통의 발달을 위해 필요한 것이다.

식별성계가 우세한 아동(A Chid with a Dominant Epicritic Sensory System)

- 이런 아동은 환경으로부터 강화된 감각을 경험한다. 어떤 감각은 아프거나 또는 수용할 수 없는 것으로 경험될 것이다.
- 이것을 촉각(Tactile) 방어라 부른다. 예를 들면, 아동은 자기 몸에 물이 있는 것을 고통이라고 여겨, 샤워를 하는 것을 거부한다. 다른 아동은 겨울에 그들의 몸에 옷을 입는 것을 수용할 수 없기 때문에 짧은 바지조차 입는 것도 싫어한다.
- 고유수용성 자극에 예민한 아동은 중력적 배치로 야기된 움직임을 견뎌낼 수 없다. 중력불안은 중력적으로 유도된 움직임을 두려워하는 것이다. 예를 들면, 시이소, 그네, 미끄럼판, 또는 정글짐 같은 학교 운동장 기구를 사용하는 것을 두려워한다. 운동장 놀이는 대개 많은 아이들에게는 유쾌한 감각자극을 제공한지만 중력불안이 있는 아동은 그런 자극이 무서운 자극이 된다.

해부학적 위치에 의해 분류한 감각수용기
(Sensory Receptors Classified by Anatomical Location)

피부수용기(cutaneous receptors)

- 통증(pain), 온도(temperature), 압력(pressure), 진동(vibration) 및 식별적 접촉에 반응.
- 피부의 표면과 깊은 층에서 발견.
- 피부수용기를 외수용기(외부 물체에서 옴)와 내수용기(피부의 깊은 층에서의 부종과정)로 분류한다.

근육, 힘줄 및 관절수용기(muscle, tendon and joint receptors)

- 이런 감각수용기는 몸의 근육, 힘줄 및 관절에 위치한다.
- 근길이, 근긴장, 관절위치, 심부근육과 관절 통증 및 힘줄염(tendonitis)을 감지한다.
- 이런 감각수용기를 고유수용기로 분류한다.

내장수용기(visceral receptors)

- 내부기관으로부터의 압력과 통증에 반응한다.
- 내수용기로 고려된다.

특수한 감각수용기(special sense receptors)

시각수용기

- 시각수용기는 망막의 막대(간상체)와 원뿔(추체)이다. 특수감각수용기라 불리우며 외부환경으로부터 빛 자극에 반응하기 때문에 외수용기로 고려된다.

후각수용기

- 후각수용기는 코안(비강)의 점막선에 놓인 머리카락세포이다. 외부환경으로부터 냄새와 향기자극에 반응하기 때문에 외수용기로 간주된다.

청각수용기

- 청각수용기는 달팽이(와우)의 머리카락세포이다. 외부환경으로부터 소리자극에 반응하기 때문에 외수용기로 간주된다.

미각수용기

- 미각수용기는 혀의 미각 돌기이다. 외부환경으로부터 맛자극에 반응하기 때문에 외수용기로 고려된다.

평형

- 내이의 반고리뼈관(반규관), 타원주머니 및 작은주머니이다. 몸에 관련된 머리자세에 대한 정보를 제공하기 때문에 고유수용기로 고려된다.

구조적 디자인에 의해 분류한 감각수용기
(SENSORY RECEPTORS CLASSIFIED BY STRUCTURAL DESIGN)

기계수용기(Mecanoceptor)

- 기계수용기는 기계적 압력 또는 변형에 반응하기 위해 자극된다
- 예: 미로(Labyrinth)계의 머리카락 세포(Hair Cells), 피부의 약간의 수용기 및 뼈대근의 신장 수용기
- 기계수용기는 촉각, 압력, 진동, 고유수용감각, 평행 및 청각을 감지한다.
- 기계수용기의 여러 가지 유형은 다음과 같다:
  - 파시니소체(빠른 진동감각 감지)
  - 마이스너소체(가벼운 촉각과 질감변화 감지)
  - 메켈디스크(지속적 압력 감지)
  - 루피니종말(깊은 피부 층과 근막에 압력과 긴장 감지)
  - 자유신경종말(촉각, 압력과 신장 감지)
  - 압수용기(혈관의 신장감지)
  - 인대수용기(인대 신장과 고유수용감각 감지)

열수용기(Thermal Receptor)

- 열수용기는 체온 변화에 반응하기 위해 자극된다.
- 분리된 감각수용기는 온과 냉감각을 감지한다.
- 비록 열수용기가 신체의 외부와 내부전체에 위치한다 할지라도 얼굴피부, 혀, 방광과 각막(bladder, and cornea)에서 냉수용기가 고밀도로 발견된다.
- 특수한 통증수용기(유해수용기)는 유해한 온도(예를 들면, 화상을 일으키는 열)에 변화를 감지할 수 있다고 확인되었다.

화학수용기(chemoreceptor)

- 화학수용기 또는 화학감각은 환경으로부터 화학적 자극을 감지한다.
- 화학수용기의 2가지 주요 유형: 직접과 거리(direct and distance)
  1. 직접화학수용기는 환경으로부터 화학적으로 접촉에 즉시 반응하기위해 자극되어간다. 예를 들면, 혀에 있는 음식 또는 액체 분자에 의한 직접적으로 자극 받을 때 미각계통의 맛봉우리.
  2. 거리화학수용기는 직접냄새(진짜쿠키)로 부터 나오는 가스형태(예, 구워진 쿠키의 향기) 에 있는 분자에 반응하기 위해 자극된다. 예를 들면, 코안의 점막내층안에 있는 솜털에 접촉되 가스화학수용기에 의해 자극받기 시작할 때 후각수용기가 반응한다.

광수용기(Photoreceptor)

- 광수용기는 환경으로부터 빛을 감지하는 망막에 위치한 특수화된 감각수용기이다.
- 광수용기의 2가지 주요 유형은: 막대와 원뿔이다.
  1. 막대는 밤 불빛(nighttime lighting) 시력을 허용하고 흑백시력을 담당한다. 막대는 망막의 말초에 주로 위치한다.
  2. 원뿔은 낮에 기능하고 색각 (color vision)을 담당한다. 원뿔의 다수는 눈의 중심영역에 있는 오목(fovea)에 위치한다.
- 막대가 낮은 밝기 수준에 활동하기 때문에 매우 어둑하고 어두운 빛에 색각을 잃게 된다.

수용기 범위(RECEPTOR FIELDS)

- 수용기 범위는 감각수용기 세포에 있어 특정한 형태를 갖고 있는 신체의 부위이다.
- 자극되었을 때, 특정 수용기 범위의 수용기가 활성화된다.

작고, 큰 수용기 범위의 위치(location of small and large receptor field)

작은 수용기 범위(small receptor field)

- 작은 수용기 범위는 입, 손, 얼굴, 발바닥 같은 가장 많은 감각이 있는 신체부위에 위치한다.

큰 수용기 범위(large receptor field)

- 큰 수용기 범위는 다리, 배, 팔 같은 덜 예민한 신체부위에 위치한다.

작고 VS 큰 수용기 범위의 기능(function of small vs large receptor fields)

작은 수용기 범위(small receptor field)

- 작은 수용기 범위 기능은 미세한 식별(fine discrimination) 이고 환경의 탐구를 위해 필요하다.

큰 수용기 범위(large receptor field)

- 큰 수용기 범위 기능은 전체적인 식별(gross discrimination)이다.

수용기 범위의 겉질 표시(인체모형)
[CORTICAL REPRESENTATION OF RECEPTOR FIELD (THE HOMUNCULUS)]

- 작은 수용기 범위(입, 혀, 손, 발)은 감각과 운동이 겉질에 있는 인체모형에 커다랗게 표시된다.
- 큰 수용기 범위(다리, 복부, 팔 등)는 겉질에 있는 인체모형에 작게 표시된다.

참고문헌 (References)

1. Price DD, Greenspan JD, Dubner R. Neurons involved in the exteroceptive function of pain. *Pain*. 2003;106(3):215-219. doi:10.1016/j.pain.2003.10.016.
2. Craig AD. How do you feel? Interoception: the sense of the physiological condition of the body. *Nat Rev Neurosci*. 2002;3(8):655-666. doi:10.1016/S0959-4388(03)00090-4.
3. Proske U. The role of muscle proprioceptors in human limb position sense: a hypothesis. *J Anat*. 2015;227(2):178-183. doi:10.1111/joa.12289.
4. Donnelly K. Protopathic Pain. In: Kreutzer J, DeLuca J, Caplan B, eds. *Encyclopedia of Clinical Neuropsychology*. New York, NY: Springer; 2011:2061-2061. doi:10.1007/978-0-387-79948-3_777.
5. Velstra IM, Bolliger M, Baumberger M, Rietman JS, Curt A. Epicritic sensation in cervical spinal cord injury: diagnostic gains beyond testing light touch. *J Neurotrauma*. 2013;30(15):1342-1348. doi:10.1089/neu.2012.2828.
6. May-Benson TA, Koomar JA. Identifying gravitational insecurity in children: a pilot study. *Am J Occup Ther*. 2007;61(2):142-147. doi:10.5014/ajot.2015.694001.
7. Collins DF, Refshauge KM, Todd G, Gandevia SC. Cutaneous receptors contribute to kinesthesia at the index finger, elbow, and knee. *J Neurophysiol*. 2005;94(3):1699-1706. doi:10.1152/jn.00191.2005.
8. Smith JL, Crawford M, Proske U, Taylor JL, Gandevia SC. Signals of motor command bias joint position sense in the presence of feedback from proprioceptors. *J Appl Physiol*. 2009;106(3):950-958. doi:10.1152/japplphysiol.91365.2008.
9. Gebhart GF. Visceral pain—peripheral sensitisation. *Gut*. 2000;47(Suppl 4):iv54-iv55. doi:10.1136/gut.47.suppl_4.iv54.
10. Merzendorfer H. A new view of photoreceptors. *J Exper Biol*. 2013;216(3):iv-iv. doi:10.1242/ jeb.077727.
11. Jones B. Evolution: evolution of olfactory receptors in mammals. *Nat Rev Genet*. 2014;15(9):575-575. doi:10.1038/ nrg3809.
12. Fettiplace R, Hackney CM. The sensory and motor roles of auditory hair cells. *Nat Rev Neurosci*. 2006;7(1):19-29. doi:10.1038/nrn1828.
13. Chaudhari N, Roper SD. The cell biology of taste. *J Cell Biol*. 2010;190(3):285-296. doi:10.1083/jcb.201003144.
14. Curthoys I. Vestibular otoliths, response to vibration and sound. In: Jaeger D, Jung R, eds. *Encyclopedia of Computational Neuroscience*. New York, NY: Springer; 2014:1-8. doi:10.1007/978-1-4614-7320-6_155-2.
15. Macefield VG. Physiological characteristics of low-threshold mechanoreceptors in joints, muscle and skin in human subjects. *Clin Exper Pharmacol Physiol*. 2005;32(1-2):135-144. doi:10.1111/j.1440-1681.2005.04143.x.
16. Schepers RJ, Ringkamp M. Thermoreceptors and thermosensitive afferents. *Neurosci Biobehav Rev*. 2010;34(2):177-184. doi:10.1016/j.neubiorev.2009.10.003.
17. Underbakke ES, Kiessling LL. Classifying chemoreceptors: quantity versus quality. *Eur Mol Biol Org J*. 2010;29(20): 3435-3436. doi:10.1038/emboj.2010.246.
18. Haggard P, Christakou A, Serino A. Viewing the body modulates tactile receptive fields. *Exper Brain Res*. 2007;180(1): 187-193. doi:10.1007/s00221-007-0971-7.
19. Haggard P, Iannetti GD, Longo MR. Spatial sensory organization and body representation in pain perception. *Curr Biol*. 2013;23(4):R164-R176. doi:10.1016/j.cub.2013.01.047.
20. Eickhoff SB, Grefkes C, Fink GR, Zilles K. Functional lateralization of face, hand, and trunk representation in anatomically defined human somatosensory areas. *Cerebral Cortex*. 2008;18(12):2820-2830. doi:10.1093/cercor/bhn039.
21. Fabri M, Polonara G, Salvolini U, Manzoni T. Bilateral cortical representation of the trunk midline in human first somatic sensory area. *Hum Brain Mapp*. 2005;25(3):287-296. doi:10.1002/hbm.20099.

10장

신경세포와 활동전위

Neurons and Action Potentials

신경세포(neuron)

- 신경세포는 전기적으로 흥분 가능한 신경세포이며 신경계통의 섬유이다.
- 신경세포는 다음과 같이 구성되어 있다:
  - 세포체 [Cell body, 세포체(soma)], 핵들, 가지돌기, 주요 축삭가지(가능한 축삭곁가지를 가진)와 종말.

세포체(cell body)

- 생명체의 유전자적 코드를 저장하고 있는 신경세포의 핵이 포함된 세포체

가지돌기(dendrites)

- 가지돌기는 세포체에 붙는 나무와 같은 돌기(process).
- 시냅스이전(presynaptic) 신경세포의 종말단추로부터 정보를 받는다.
- 가지돌기는 두 갈래로 나누어지거나 추가적인 가지돌기 가지를 뻗는다.
- 두 갈래는 신경세포의 수용부위를 증가한다.

축삭언덕(axon hillock)

- 세포체와 축삭이 만나는 축삭언덕영역이다.
- 축삭언덕은 2개의 세포(또는 침투저지용 방벽 impermeable barrier)사이에 타이트하게 접합시키는 기능을 한다.

축삭(axon)

- 축삭은 축삭언덕에서 시작하여 종말단추로 뻗어나가는 섬유이다.
- 축삭은 활동전위(action potential) 또는 신경신호를 종말단추까지 전달한다.

말이집(myelin)

- 축삭은 말이집(myelin)이라 불리는 세포집(cellular sheath)에 의해 덮여 있다.
- 말이집은 지방과 단백질로 구성되어 있고 축삭의 절연(insulate) 물질로 활동한다. 말이집은 신생 세포체로부터 멀리 축삭을 따라 내려가면서 신경신호를 전달한다.
- 말이집을 많이 갖은 축삭일수록 전달속도가 빠르다.
- 말이집의 두 주요 형태는:
  1. 슈반세포(Schwann cell): 슈반세포는 말초신경계통에 위치하고 만약 손상입으면 재생될 수 있다.
  2. 희소돌기아교세포(oligodendrites): 희소돌기아교세포는 중추신경계통에 위치하고 손상되면 재생되지 못한다.

신경섬유마디(랑비에결절, nodes of Ranvier)

- 신경섬유마디는 신경신호가 전달과정에서 한 결절에서 다음결절까지 도약하는 곳으로 말이집 사이의 공간을 말한다.
- 신경섬유마디에서는 축삭은 민말이집이고(unmyelinated) 신경전달을 위해 필요한 전기활동을 생성할 수 있다.

다발성경화증: 말이집 감소

- 다발성경화증은 중추신경계통의 무작위한 말이집탈락이 수반된다.
- 이 질병은 수년 이상 동안 악화와 완화의 기간을 거치는 것이 특징이다.
- MS의 초기에는 악화사이에 정상 또는 거의 정상의 신경학적 기능을 보인다. 질병이 진행함으로써 증상 완화기간이 점점 짧아지고 장애가 커진다.
- 증상과 증후군이 다양한데 이는 중추신경계통의 말이집탈락이 넓게 산재되어 있기 때문이다.
- 감각증상:
  - 무감각, 감각이상, 그리고 레미떼 징후(목굽힘으로 인한 등과 다리로 내려가며 방사되는 작열통)
- 운동징후:
  - 비정상적 보행, 방광과 성기능 장애, 현기증, 눈떨림증, 피로, 그리고 말장애
  - 척수의 다발성 경화에서 발생한 이차적인 플라그는 내림운동로를 방해하여 비대칭적 약증을 야기한다.
  - 뒤기둥에 신경신호 전달의 방해로 팔다리의 실조증(ataxia)을 야기한다.
  - 다발성 경화증은 위운동신경세포에 침범되는 질병으로 간주된다.
- 침범된 영역들:
  - 시각신경 ⟶ 시야 영역
  - 거질척수로 ⟶ 근력
  - 겉질숨뇌로 ⟶ 언어(말)와 삼킴기능
  - 소뇌로 ⟶ 보행과 협응
  - 척수소뇌로 ⟶ 균형
  - 안쪽세로다발(medial longitudinal fasciculus) ⟶ 바깥눈근육의 수렴작용
  - 뒤기둥 ⟶ 식별촉각, 압박, 진동, 고유수용성감각, 운동감각

근육위축가쪽경화증(Amyotrophic Lateral Sclerosis): 위와 아래 운동신경세포의 사멸

- 근육위축가쪽경화증은 운동기능에 영향을 미치는 심한 퇴행성 신경학적 장애이다.
- ALS는 중추신경계통CNS와 말초신경계통PNS의 둘다 질병이다. 겉질의 위운동신경세포와 척수의 앞뿔의 아래운동신경세포 둘다 손상 받은 것이다.
- 감각과 인지기능은 정상으로 남아있다.
- 위운동신경세포와 아래운동신경세포의 사멸은 탈신경지배를 야기하여 근육 위축과 경직(spasticity)을 유발한다.
- 위운동신경세포의 손상으로 야기된 것은:
  - 근약화
  - 경직
  - 미세 운동조절의 상실
- 위와 아래운동신경세포의 손상으로 나타나는 것은:
  - 삼킴장애(삼킴곤란)
  - 조음장애(명확한 단어조음에 어려움)
  - 발성장애(목소리를 크게 내는 것에 어려움)
- 아래운동신경세포의 손상으로 야기되는 것은:
  - 근유섬유다발수축(fasciculations)

근육위축가쪽경화증(Amyotrophic Lateral Sclerosis): 위와 아래 운동신경세포의 사멸(계속)

- 근약증
- 근위축
- 저반사

• 일반적 조기 증상은:
  - 먼쪽 다리에 근 경련(cramp, 쥐)이 남.
  - 팔의 먼쪽 근육그룹의 느린 진행성 위축이나 약증.
• 위의 조기 증상 다음에는 신체 영역에 넓은 범위의 근육 약화가 뒤 따른다.
• 결국 다발 팔다리와 머리를 지배하는 위와 아래 운동신경세포가 침범된다.
• 질병이 진행되면 구개, 인두, 혀, 목 그리고 어깨의 근육이 침범된다.
• 호흡근육의 탈신경으로 인해 사망하게 된다.

중증근무력증(Myasthenia Gravis): 신경근 접합부의 장애

• 중증근무력증은 수의근(맘대로근)의 신경근 접합부에 침범된 만성 자가면역성 질환이다.
• 신경근 접합부에 아세틸콜린수용기를 파괴하는 아세틸콜린수용기 항체가 생성되는 것이 이 질병의 특징이다. 본래 아세틸콜린수용기 항체가 신경근 접합부에서 아세틸콜린 전이를 차단한다. 아세틸콜린수용기 항체의 생성은 자가면역 반응이다.
• 심한 근력약화와 피로를 야기한다.
• 전형적으로, 처음에 눈과 머리근육이 침범된다. 팔다리와 때때로 호흡근에 점차적으로 진행된다.
• 항콜린에스테라아제는 신경근 접합부에 파괴된 아세틸콜린을 재생성시키기 위해 사용한다.
• 접합부에 아세틸콜린의 가용성증대는 근육 수축을 향상시킨다.
• 항콜린에스테라아제가 효과가 없으면 코르티코스테로이드제제를 사용하여 면역반응을 억제한다.

축삭 축지(axon collaterals)

• 주요 축삭구조물에서 돌출한다.
• 동시에 신경계통의 여러 부위로 신경신호를 전달하는데 역할을 담당한다.

종말단추[terminal boutons, 시냅스 버튼(synaptic boutons)]

• 축삭의 가지끝에서 시작하며 신경전달물질을 갖고 있다.

시냅스틈새(synaptic cleft)

• 시냅스이전신경세포의 종말단추와 시냅스이후신경세포의 가지돌기 사이의 공간이다.
• 종말단추(terminal bouton)는 시냅스틈새로 신경전달물질을 방출한다.

신경전달물질(neurotransmitter)

• 종말단추에서 저장된 화학물이다.
• 다른 신경세포로 메시지를 전달하기 위해 시냅스틈새로 방출된다.

시냅스이전 신경세포(presynaptic neuron)

- 시냅스이전 신경세포는 신경전달물질을 시냅스틈새로 방출하는 첫 번째 신경세포이다.

시냅스이후 신경세포(postsynaptic neuron)

- 시냅스이후 신경세포는 두 번째 신경세포이다.
- 시냅스틈새에서 시냅스이전 신경세포의 신경전달물질을 받으나 신경전달물질이 시냅스이후 신경세포 수용기부위에 결합할 수 있는(blind) 특정한 분자를 갖고 있을 때만 주어진다.

종말에서 신경전달물질 활동(Neurotransmitter Activity Termination)

- 신경전달물질은 계속되는 신호전달를 막기위해 시냅스이후세포에 도달한 후 완전히 망가지거나 사라져야 하고 신경전달물질 해제와 신호의 거슬러 올라가는 사이클을 허락한다.
- 신경전달물질이 종결되는데는 세 개의 주요방법이 있다.

확산(Diffusion)

- 시냅스이후 수용기로부터 분리되는 신경전달물질, 시냅스틈새의 떠내려감과 아교세포에 의한 흡수된다.

효소분해(Enzymatic Degradation)

- 효소는 시냅스이후 신경세포가 다시 점화하기위해 재분극(repolarize)할 수 있기 때문에 신경전달물질을 파괴하는 화학적 물질이다.
- 효소는 시냅스틈새에 위치하고 시냅스이후 신경세포의 반응을 종결한다.
- 예: 아세틸콜린에스테라제(acetylcholinesterase, AChE)는 아세틸콜린(acetylcholine, ACh)을 위한 효소적 항전달물질이다. ACh는 신경근 - 관절움직임을 활동시키는 데 있어 중요한 신경전달물질이다.

재흡수 과정(re-uptake process)

- 신경전달물질이 시냅스이전 신경의 종말단추로 재흡수되는 과정.

내림조절(down regulation)

- 내림조절은 시냅스이후 신경세포(특별한 신경전달물질)에 수용기 수가 감소하고, 신경전달물질에 장기간 노출되기 때문이다.
- 너무 많은 신경전달물질 반응은 두 번째 신경세포에 있는 수용기가 감소하게 될 것이다.

시냅스연장(synaptic delay)

- 시냅스연장은 신경전달물질이 시냅스이후 신경세포막을 가로질러 방산하기 위해 요구된 시간이다.
- 평균적으로 시냅스연장은 1~2/1000msec이다.

강직후 근수축증강(post-tetanic potentiation)

- 강직후 근수축증강은 시냅스(synapse)에서 자주 발생한다.
- 시냅스이전 종말이 흥분될 때, 많은 양의 신경전달물질을 방출한다.
- 시냅스이후 신경세포는 너무 많은 신경전달물질이 방출되거나 너무 느린 효소분해 작용으로 인해 지속적이며 반복적인 방전(repetitive discharge)을 하게 된다.

시냅스 전이의 감소(Decreases in Synaptic Transmission)

무산소(Anoxia)

- 산소부족
- 시냅스 전이가 무산소로 인해서 45초 안에 시작이 실패한다.

독으로 인한 마비(Paralysis Due to Posion)

- 독으로 인한 마비 [뱀 또는 큐라레 아트로핀(Curare atropine)] 은 독이 신경근 시냅스부위에서 ACh과 대항하기 때문에 발생한다.
- 근세포막에 있어 감소된 시냅스이후 전위(Potential)의 원인이 된다.
- 예: 보툴리누스 중독(Botulism)은 시냅스이전 단추에서의 ACh의 방사가 막혀졌을때의 상태이다. 이는 신경근 접합부에 있어 신경전달물질의 피로의 원인이 되며 마비를 야기한다.

콜린성약으로 인한 경련(Spasms Due to Cholinergic Drug)

- 콜린성약(Cholinergic Drug)은 ACh와 같은 수용기를 묶어 활성화시키는 화학물이다.
- 이 약은 신경근 시냅스이후 전위에 있어 ACh의 영향을 증가시키며 근경련(spasm)을 가져온다.
- 지연성운동이상증(Tardive Dyskinesia)은 콜린성약에 의한 원인이다. 환자는 전체 몸경련, 입술이 떨리는 것(lip Smacking)과 혀돌출(tongue protrusion)을 경험할 것이다.

신경세포(Neurons)

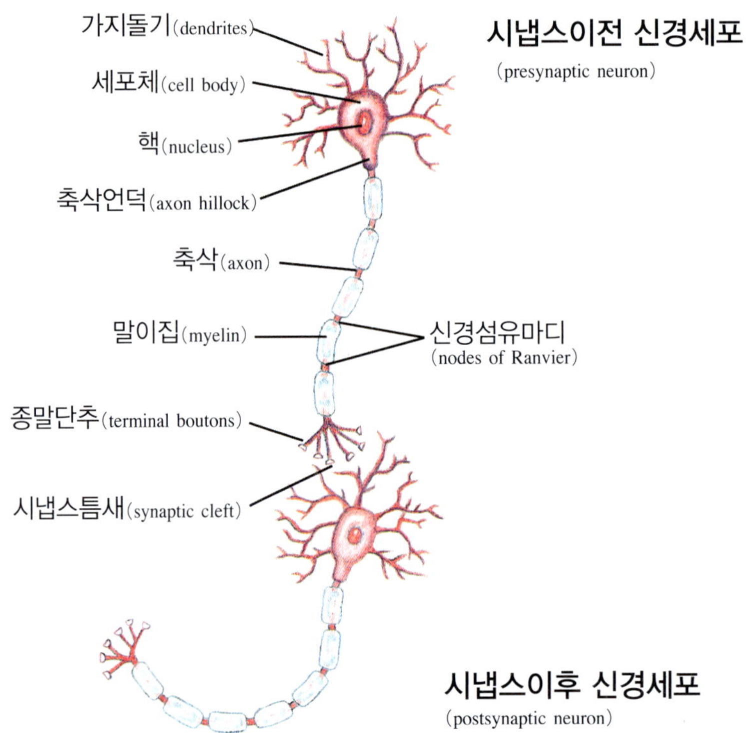

시냅스 피로(synaptic fatigue)

- 시냅스이전 신경세포의 반복적 자극으로 인한 신경전달물질의 고갈로 발생한다.
- 시냅스피로는 중독 과정의 기저가 된다. 매번 개인이 중독 물질을 사용할 때, 중추신경계통은 비정상적으로 신경전달물질 도파민(dopamine)으로 넘쳐나게 된다. 이는 뇌 자체적으로 도파민 생산을 감소시키게 되어 중독물질을 갈구하게 한다.

시냅스에서의 전기적 전위(electrical potentials at synapses)

- 시냅스틈새로의 신경전달물질의 방사는 시냅스이후 신경세포막 수용기에 자극을 야기한다.
- 이런 수용기의 화학적 자극은 막이온채널(membrane ion channel)이 열리는 원인이 된다.
- 시냅스이후 막을 가로지르는 이온의 흐름은 시냅스이후 전위(postsynaptic potential)를 일으킨다.

시냅스이후 전위(postsynaptic potentials)

- 시냅스이후 전위는 시냅스이후 막에 이온집중으로 인한 변화이다.
- 신경전달물질이 시냅스이후 막의 수용기 부위에 연결하였을 때 결과는 시냅스이후 막의 탈분극(depolarization) 또는 과분극(hyperpolarization)이 일어나게 된다.
- 세포막의 탈분극은 신경세포가 흥분하게 하는 원인이 된다. 흥분성 시냅스이후 전위(excit atory postsynaptic potential, EPSP)가 생긴다.
- 세포막의 과분극은 신경의 차단 원인이 된다. 억제성 시냅스이후 전위(inhibitory postsynaptic potentia, IPSP)가 생긴다.

막전위(membrane potentials)

- 막전위는 세포막을 가로지르는 전기적 차이이다.
- 이는 세포안과 밖의 화학적 구성분자 사이의 차이이다. 즉, 세포 안과 밖의 나트륨 – 칼륨(sodium – potassium) 균형이다.
- 만약 막전위가 충분히 강하다면, 활동전위를 일으키게 된다.

활동전위(action potentials)

- 활동전위는 축삭을 따라 신경신호 전달의 기저를 제공하는 간단한 전기적 충동(impulse)이다.
- 나트륨과 칼륨이온에 대한 세포막 투과성에 있어 변화 결과이다. 강한 활동전위는 신경세포가 흥분되는데 원인이 되며 전도과정(conduction process)을 시작한다.

시냅스 전이에 대한 순서(Sequence of Events of Synaptic Transmission)

- 활동전위가 시냅스이전 종말단추에 도착한다.
- 시냅스이전 종말단추막이 탈분극하며 Ca^{2+} 채널이 열린다.
- Ca^{2+}의 유입(종말 단추에 있다)은 시냅스틈새로 신경전달물질의 방출을 야기한다.
- 신경전달물질이 호환성(Compatible) 분자라면 시냅스이후 신경세포 수용기 부위에 붙을 것이다.

흥분성 시냅스이후 전위(Events of Excitatory Postsynaptic Potentials)의 일

- Na+ 채널이 안정막(Resting Membrane) 상태 동안 닫혀있다.
- Na+ 채널은 시냅스틈새로 방사된 신경전달물질이 시냅스 이후 세포막의 수용기와 연결될 때 열린다.
- Na+의 유입은 막을 탈분극하며 시냅스이후 신경세포의 흥분의 원인이 된다.

억제성 시냅스이후 전위(Events of Inhibitory Postsynaptic Potentials)의 일

- Cl– 채널이 안정막 상태동안 닫혀있다.
- Cl– 채널은 신경전달물질이 시냅스틈새로 방출되어 시냅스이후 세포막 수용기와 연결할 때 열린다.
- Cl–의 유입은 막을 과분극하여 시냅스 이후 신경세포의 억제를 유발한다.

참고문헌 (References)

1. Levitan IB, Kaczmarek LK. *The Neuron: Cell and Molecular Biology.* 4th ed. New York, NY: Oxford University Press; 2015.
2. Nicholls JG, Martin AR, Wallace BG, Fuchs PA. *From Neuron to Brain.* 5th ed. Sunderland, MA: Sinauer; 2011.
3. Price DJ, Jarman AP, Mason JO, Kind PC. *Building Brains: An Introduction to Neural Development.* Oxford, UK: Wiley-Blackwell; 2011.
4. Tzvetanova ID, Nave KA. Axons hooked to Schwann cell metabolism. *Nat Neurosci.* 2014;17(10):1293-1295. doi:10.1038/nn.3825.
5. Sulaiman OA, Gordon T. Effects of short-and long-term Schwann cell denervation on peripheral nerve regeneration, myelination, and size. *Glia.* 2000;32(3):234-246. doi:10.1002/1098-1136(200012).
6. Jessen KR, Mirsky R, Lloyd AC. Schwann cells: development and role in nerve repair. *Cold Spring Harb Perspect Biol.* 2015;7(7):a020487. doi:10.1101/cshperspect.a020487.
7. Silver J, Schwab ME, Popovich PG. Central nervous system regenerative failure: role of oligodendrocytes, astrocytes, and microglia. *Cold Spring Harb Perspect Biol.* 2015;7(3):a020602. doi:10.1101/cshperspect.a020602.
8. Arancibia-Carcamo IL, Attwell D. The node of Ranvier in CNS pathology. *Acta Neuropathol.* 2014;128(2):161-175. doi:10.1007/s00401-014-1305-z.
9. Frischer JM, Weigand SD, Guo Y, et al. Clinical and pathological insights into the dynamic nature of the white matter multiple sclerosis plaque. *Ann Neurol.* 2015;78(5):710-721. doi:10.1002/ana.24497.
10. Kiernan MC, Vucic S, Cheah BC, et al. Amyotrophic lateral sclerosis. *Lancet.* 2011;377(9769):942-955. doi:10.1016/S0140-6736(10)61156-7.
11. Kumar V, Kaminski HJ. Treatment of myasthenia gravis. *Curr Neurol Neurosci Rep.* 2011;11(1):89-96. doi:10.1007/s11910-010-0151-1.
12. von Bohlen und Halbach O, Dermietzel H. *Neurotransmitters and Neuromodulators: Handbook of Receptors and Biological Effects.* 2nd ed. Weinheim, Germany: Wiley; 2006.
13. Petrini EM, Barberis A. Probing the lateral diffusion of individual neurotransmitter receptors. In: Benfenati F, Fabrizio ED, Torre V, eds. *Novel Approaches for Single Molecule Activation and Detection.* New York, NY: Springer; 2014:203-219. doi:10.1007/978-3-662-43367-6_11.
14. Amara SG, Kuhar MJ. Neurotransmitter transporters: recent progress. *Annu Rev Neurosci.* 1993;16(1):73-93. doi:10.1146/annurev.ne.16.030193.000445.
15. Taylor C, Fricker AD, Devi LA, Gomes I. Mechanisms of action of antidepressants: from neurotransmitter systems to signaling pathways. *Cell Signal.* 2005;17(5):549-557. doi:10.1016/j.cellsig.2004.12.007.
16. Steuber V, Willshaw D. A biophysical model of synaptic delay learning and temporal pattern recognition in a cerebellar Purkinje cell. *J Comput Neurosci.* 2004;17(2):149-164. doi:10.1023/B:JCNS.0000037678.26155.b5.
17. Xue L, Wu LG. Post-tetanic potentiation is caused by two signalling mechanisms affecting quantal size and quantal content. *J Physiol.* 2010;588(24):4987-4994. doi:10.1113/jphysiol.2010.196964.
18. Brown GC, Neher JJ. Inflammatory neurodegeneration and mechanisms of microglial killing of neurons. *Mol Neurobiol.* 2010;41(2-3):242-247. doi:10.1007/s12035-010-8105-9.
19. Cherington M. Botulism: update and review. *Sem Neurol.* 2004;24(2):155-163. doi:10.1055/s-2004-830901.
20. Kim J, MacMaster E, Schwartz TL. Tardive dyskinesia in patients treated with atypical antipsychotics: case series and brief review of etiologic and treatment considerations. *Drugs Context.* 2014;3:212259. doi:10.7573/dic.212259.
21. Koob GF, Volkow ND. Neurocircuitry of addiction. *Neuropsychopharmacology.* 2010;35(1):217-238. doi:10.1038/npp.2009.110.
22. Barnett MW, Larkman PM. The action potential. *Pract Neurol.* 2007;7(3):192-197.
23. Greengard P. The neurobiology of slow synaptic transmission. *Science.* 2001;294(5544):1024-1030. doi:10.1126/science.294.5544.1024.
24. Catterall WA. From ionic currents to molecular mechanisms: the structure and function of voltage-gated sodium channels. *Neuron.* 2000;26(1):13-25. doi:10.1016/S0896-6273(00)81133-2.
25. Nilius B, Droogmans G. Amazing chloride channels: an overview. *Acta Physiol Scand.* 2003;177(2):119-147. doi:10.1046/j.1365-201X.2003.01060.x.

11장

특수감각수용기

Special Sense Receptors

- 특수감각수용기는 후각, 미각, 시각, 청각과 균형을 위한 감각정보를 전달하도록 설계되었다.

후각(OLFACTION)

후각수용기(olfactory receptor)

- 후각수용기는 콧구멍(nostril)과 코막에 위치한 섬모(cilia) 또는 머리카락세포(hair cell)이다.

생리(physiology)

- 약간의 화학적 자극(냄새)이 머리카락수용기에 받아들여진다.
- 냄새 분자가 섬모의 수용기에 있는 점막에 용해된다.
- 막의 용해가 수용기 말단에서 막전위(membrane potential)의 원인이 된다.
- 막전위가 강하여 활동전위(action potential)가 발생한다.
- 그리고 나서 활동전위는 뇌신경1, 후각신경으로 전달된다.

후각경로(olfactory pathway)

- 후각경로는 코안막에서 후구와 후각로로 가고 후각겉질 [관자엽안에 있는 조롱박겉질(pyriform cortex)]로 간다.
- 후각겉질은 편도와 해마와 더불어 가장자리계통(limbic system)의 일부분이다.
- 편도와 해마는 장기기억 저장에 있어 중요한 역할을 한다.
- 후각겉질은 해마에서 정보를 받아 시상하부로 보낸다.
- 시상하부에서 후각정보는 등안쪽시상(dorsomedial thalamus)으로 투사되며 마지막으로 전에 저장된 정보가 있는 냄새의 의식적 분류를 하는 눈확이마겉질(orbitofrontal cortex)로 간다.
- 후각로와 해마의 연결은 계통발생학적(phylogenetically)으로 오래된 것이다. 이 연결은 냄새에 대한 과거기억을 회상하는 계기가 된다. 예를 들면, 자신의 할머니에 대한 기억은 그녀가 구웠던 쿠키종류의 냄새에 의해 떠오르거나 어린시절 소프트볼 게임에 대한 기억은 여름날 잔디를 깎을 때 떠오를지도 모른다.
- 후각로와 해마 사이의 관련결과로 일어난 정보는 강한 정서적 구성분자를 갖고 있다. 이는 가장자리계가 뇌의 정서적 중추이기 때문이다.

치료적 중요성(therapeutic significance)

- 후각 자극은 중추신경계통의 각성과 활동을 촉진하기 위해 코마상태(comatose) 환자들에게 사용한다.
- 아로마 치료는 냄새가 가장자리-후각연결의 결과로서 감정을 유발할 수 있다는 원리에 근거를 두고 있다.

후각병변(olfactory lesion)

후각신경의 양쪽 병변(a bilateral lesion of the olfactory nerve)

- 후각상실(anosmia)을 야기할 것이다. 이 손상유형은 뇌줄기와 관련된 외상성뇌손상(TBI) 환자에게 자주 발생한다.

• 후각신경의 한쪽 병변은 한쪽면에 냄새상실을 야기하지만 반대편에 의해 계속 냄새를 맡기 때문에 환자는 후각신경이 손상되었는지 감지하지 못한다.

후각겉질의(조랑박겉질)**병변**[a lesion of the olfactory cortex(pyriform cortex)]

• 후각겉질의 손상은 경기를 야기하는데 이 영역은 발작활동의 근원지이기 때문이다. 대개 냄새지각은 존재하지 않지만(냄새환각, olfactory hallucinations) 선행발작(antecede seizure)활동을 유발한다. 임상적 현상은 발작조짐(seizure aura)과 연관된다.

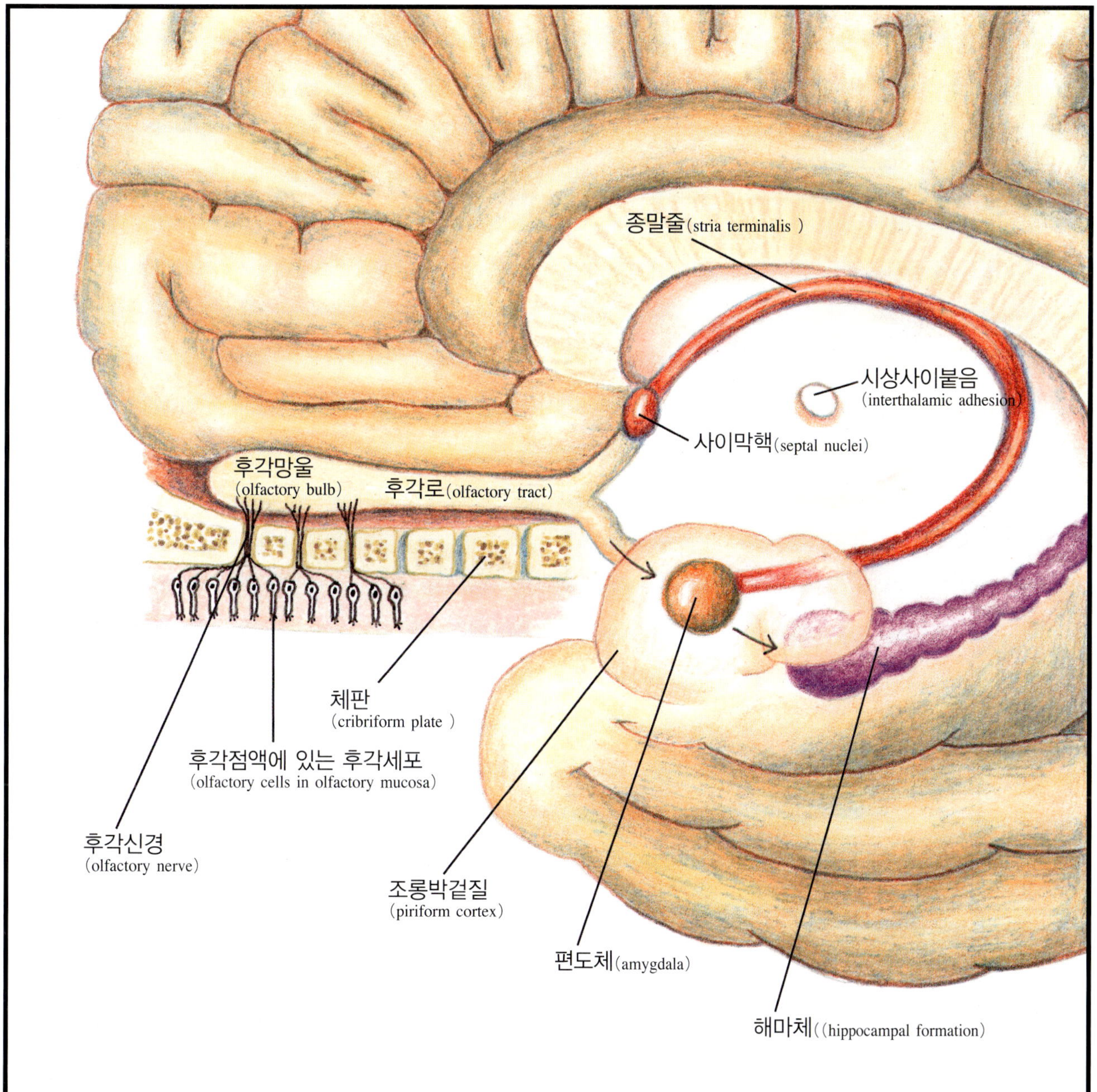

후각(Olfaction)

미각(GUSTATION)

미각수용기(gustatory receptor)

- 미각수용기는 혀 표면에 유두 주름에서 발견되는 맛봉오리(taste bud)이다.
- 유두(papillae)는 맛봉오리에 놓인 작은 돌출물이다.
- 맛봉오리는 뇌로 미각정보를 전달하는 감각신경세포와 더불어 시냅스를 형성한다.

생리(physiology)

- 침(saliva)은 입에 있는 음식을 분해한다.
- 분해한 이온은 유두와 맛봉오리 구멍으로 들어간다.
- 이는 막전위(membrane potential)의 원인이 된다.
- 만약 막전위가 충분히 강하다면 활동전위(action potential)를 일으키게 될 것이다.

미각경로(gustatory pathway)

- 미각경로는 미뢰수용기(taste bud receptors)에서, 숨뇌(medulla)의 고립핵(solitary nucleus)까지 전달된다.
- 그리고 나서 미각정보는 편도, 시상하부 및 시상으로 전달된다.
- 시상에서 미각정보는 1차 미각겉질(이마섬 frontal insular에 위치한)로 전달된다.

냄새와 미각 사이의 관련(the connection between taste and smell)

- 냄새감각은 미각기능에 있어서 매우 중요하다.
- 만약 후각이 상실되면 미각도 또한 상실될 것이다.
- 눈확이마겉질(orbitofrontal cortex)은 후각과 미각정보를 연합하는 뇌부위이다.
- 눈확이마겉질이 후각과 미각정보를 연합하지 못할 때 미각이 상실된다.
- 예: 미각은 호흡성 울혈(respiratory congestion) 때문에 후각이 심하게 감소될 때 미각은 장기(common colds)동안 상실된다.
- 눈확이마부위에 대한 손상은 TBI(외상성뇌손상)에서 많고 외상성뇌손상을 경험하는 많은 사람들은 냄새와 맛감각을 상실할지도 모른다.

치료적 중요성(therapeutic significance)

- 미각적 자극은 무의식 환자의 감각자극치료에 있어 사용된다.
- 역시 구강근육의 기능장애가 있는 아동과 성인에 있어 구강운동 기능을 촉진하는 데 쓰인다.

미각정보는 뇌신경 7,9 및 10번에서 받는다.

- 혀 앞의 미각수용기는 뇌신경 7번에 의해 중재된다.
- 혀 뒤의 미각수용기는 뇌신경 9번에 의해 중재된다.
- 구개와 후두덮개의 미각수용기는 뇌신경 10번에 의해 중재된다.

입맛에 예민한 사람과 무미각자(미맹)

- 미각자의 분류는 적어도 세가지 주요 부류로 나눌 수 있다. – 초미각자, 중간미각자와 무미각자
- 초미각자는 합성된 자극성 물질을 감식하는 페닐티오카르바미드를 구별할 수 있지만 반면에 무미각자는 물질을 구별할 수 없고 중간미각자는 물질 구별을 부분적으로 할 수 있다.
- 고조된 미각 예민함은 맛경로 유전자의 유전변이(TAS2R38 gene)의 발현과 관련될 지도 모른다.
- 초미각자는 4가지 기본 미각보다 더 예민하다– 단맛, 신맛, 짠맛, 그리고 쓴맛. 그들은 또한 우아미로 불리는 다섯 번째 미각을 구별할 수 있다; 우아미는 일본어로 맛이 좋다 또는 영양가 있다라는 의미로 불리운다.
- 평방 센티미터 안에 100에서 200개의 유두(맛봉우리)가 있는 반면 입맛에 예민한 사람은 두 배 이상 많이 가지고 있다. 무미각자는 정상 맛봉우리 수의 반만 가지고 있지만 각 맛봉우리는 더 큰 것 같다.
- 다른 연구에 따르면 입맛에 예민한 사람은 무미각자에 비해 쓴맛을 더 느끼는 경향이 있다. 무미각자보다 더 정확하게 빨리 구분가능하기 때문에 무미각자보다 더 빨리 느껴 더 적게 먹게 된다.
- 인구의 25%가 초미각자로 추정되고 25%는 무미각자 그리고 50%는 중간미각자이다.

혀의 특정 미각부위

- 혀의 끝은 모든 맛을 볼 수 있으나 주로 단맛을 볼 수 있다.
- 짠맛은 혀의 측면에서 볼 수 있다.
- 쓴맛과 신맛은 혀의 뒤에서 볼 수 있다.
- 비록 맛봉오리(taste buds)가 혀에 가장 많지만 입천장(palate), 인두(pharynx)와 식도(epiglottis)에서도 볼 수 있다.

미각(Gustation)

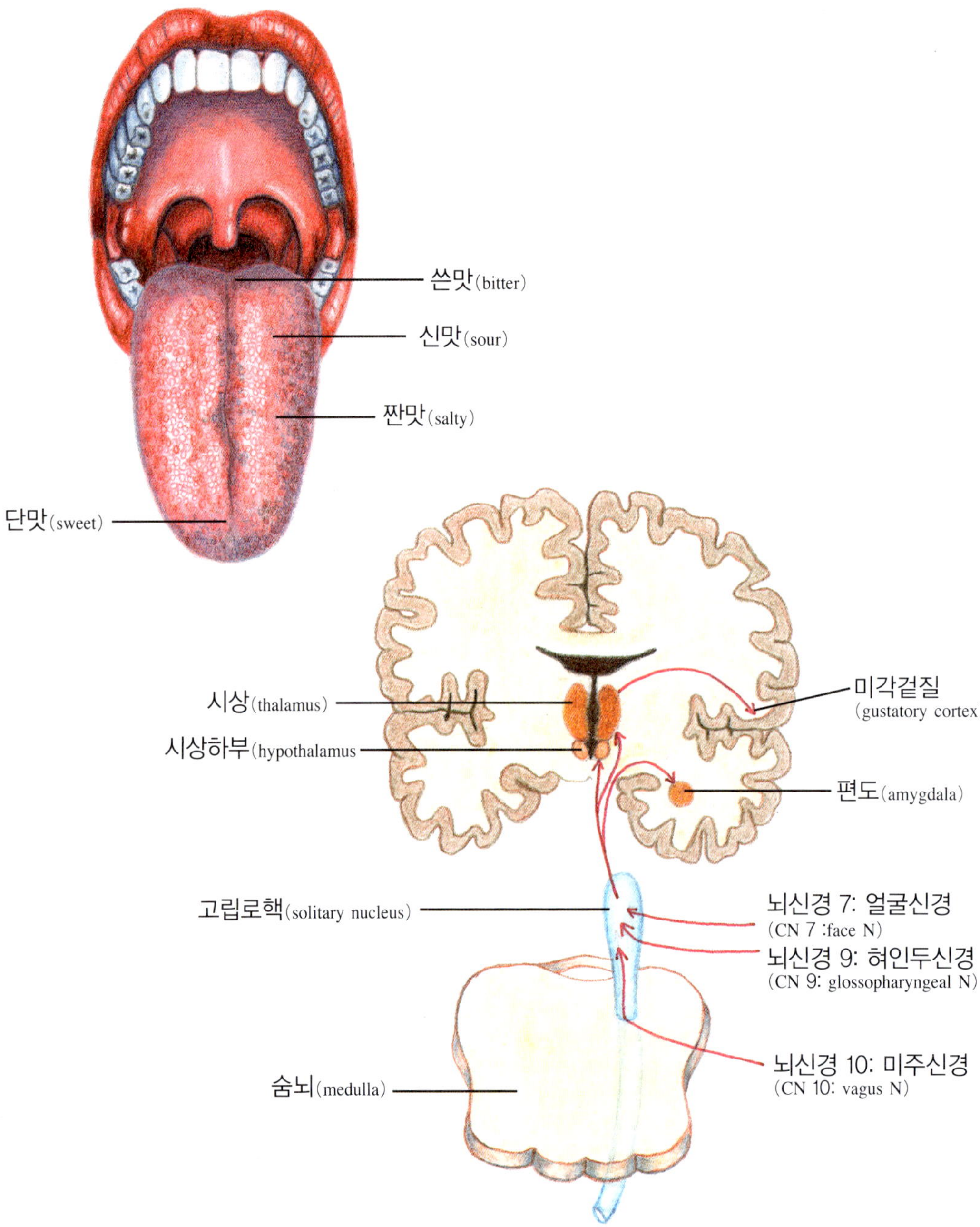

시각(시력) [Vision(Acuity)]

안구의 해부학(anatomy of the eyeball)

공막(sclera)

- 공막은 안구의 바깥층에 있다.

각막(cornea)

- 공막의 투명한 앞 부위를 각막이라 부름.
- 각막은 홍채(iris)와 동공(pupil) 앞에 놓인다.

맥락막(choroid)

- 맥락막은 안구의 중층이다.
- 홍채와 렌즈(수정체)(iris and lens)가 포함되고 망막 뒤에 뻗어 있다.
  - 홍채(iris)
    - ◆ 눈의 컬러부위를 형성하는 원형구조이다.
    - ◆ 동공이 열리는 크기를 조절한다.
  - 렌즈(수정체, lens)
    - ◆ 수정체는 망막에 빛 광선을 조정시키는 구조물이다.

앞방(anterior chamber)

- 앞방은 각막과 수정체사이에 눈방수(aqueous humor)라 부르는 아교액(gelatinous fluid)을 함유하고 있다.

뒷방(posterior chamber)

- 뒷방은 수정체 바로 뒤에 있으며 망막까지 뻗어있다.
- 눈방수와 유리체액(vitreous humor)을 갖고 있다.

동공(pupil)

- 동공은 홍채 중앙의 검정색 원형모양의 열린 부분(opening)이다.
- 빛은 동공을 통해 들어간다.
- 투과되는 빛의 양은 동공 수축에 의해 조절된다.

중심오목(중심와, fovea centralis)

- 오목(와)은 망막(retina)의 중심부위이다.
- 주로 원뿔(추체, cone) 수용기를 갖고 있다.
- 오목(와)은 들어오는 시각 이미지에 초점을 맞추는 부위이다.

망막(retina)

- 망막은 안구 뒤의 빛에 민감한 층이다.
- 막대(간상체)와 원뿔(추체)을 함유하고 있다–광수용기(photoreceptors).
- 막대(rods)
  - 말단시각(peripheral)을 위해 특정화된 수용기이고 어두운 빛에 적절하게 기능.
- 원뿔(추체)
  - 컬러시각과 명료도를 위해 특정화된 수용기이다.
  - 이 시각수용기는 밝은 빛에 적절하게 기능한다.
  - 어두운 빛에 인간은 명료도가 떨어지며, 색맹이 된다.

시각(Vision)

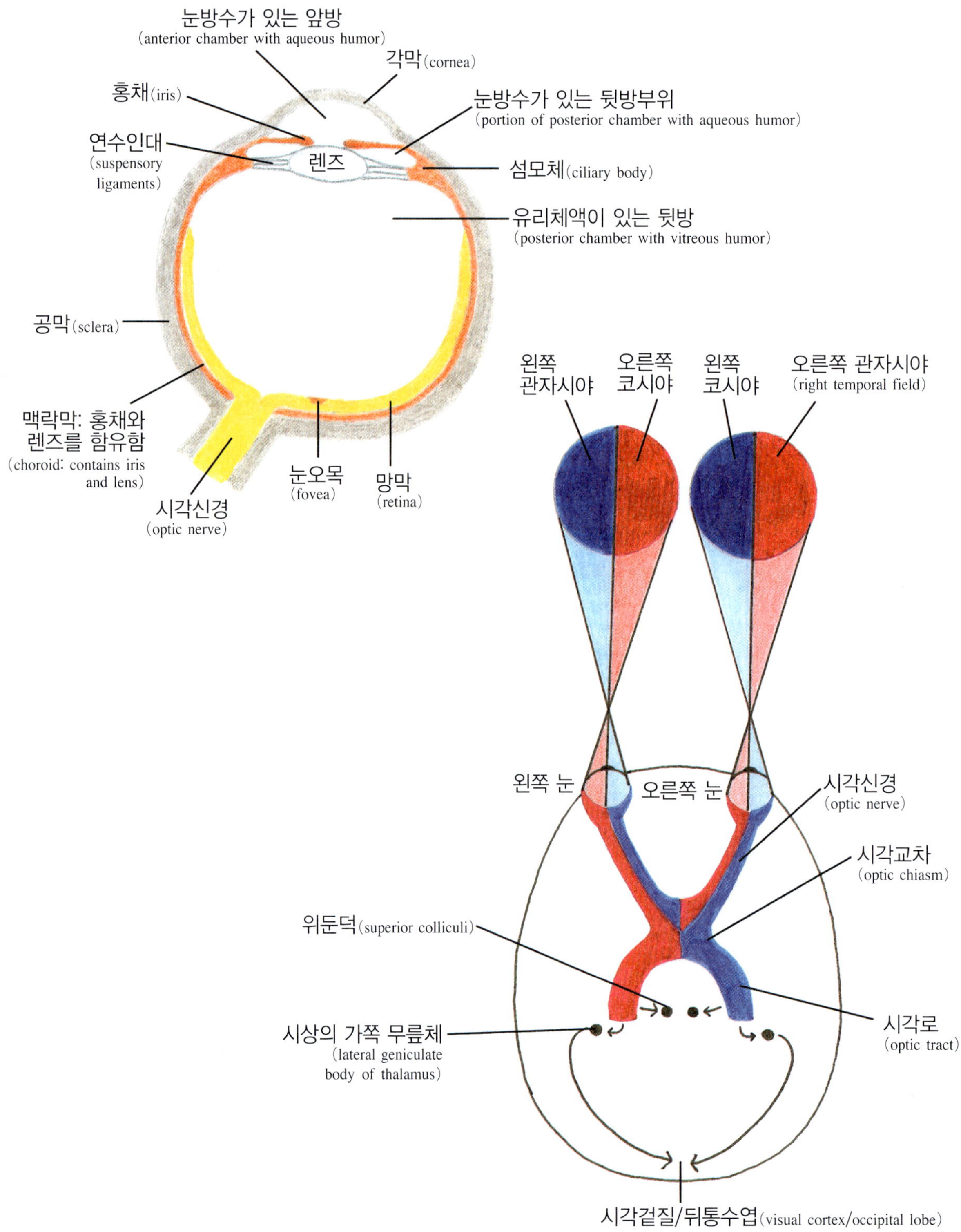
눈방수가 있는 앞방
(anterior chamber with aqueous humor)
각막(cornea)
홍채(iris)
눈방수가 있는 뒷방부위
(portion of posterior chamber with aqueous humor)
연수인대
(suspensory ligaments)
렌즈
섬모체(ciliary body)
유리체액이 있는 뒷방
(posterior chamber with vitreous humor)
공막(sclera)
맥락막: 홍채와 렌즈를 함유함
(choroid: contains iris and lens)
시각신경
(optic nerve)
눈오목
(fovea)
망막
(retina)
왼쪽 관자시야
오른쪽 코시야
왼쪽 코시야
오른쪽 관자시야
(right temporal field)
왼쪽 눈
오른쪽 눈
시각신경
(optic nerve)
시각교차
(optic chiasm)
위둔덕(superior colliculi)
시상의 가쪽 무릎체
(lateral geniculate body of thalamus)
시각로
(optic tract)
시각겉질/뒤통수엽(visual cortex/occipital lobe)

눈에 빛 – 감각수용기: 시차(생체 시계)의 역할

- 수용기세포의 세번째 유형은 망막에서 발견되고 광학수용기 신경절세포 (photoreceptive ganglion cells)로 구성되어 있다.
- 빛 감각에 포함된 이 세포를 멜라놉신이라 부른다– 빛을 전기적 신호로 전화하여 솔방울샘과 시상하부에 보내는 것을 도운다.
- 시상하부와 솔방울샘은 몸의 순환 리듬과 생체시계(시차)를 조절한다.
- 멜라토닌은 솔방울샘에 의해 생산되고 잠이 들게 하면 수면을 지속할 수 있게 하는 역할이 있다. 눈에서 광학수용기 신경절세포가 빛을 구별할 때 멜라토닌 생성이 멈추게 된다.
- 광학수용기에 대한 연구들을 보면 생체순환리듬을 조절한다고 제안한다. 빛을 감지하는 능력이 없으면 생체시계는 장애가 시작된다. 이것은 계절정동장애와 수면장애의 근원이 된다.
- 연구가들은 건강획득과 인지 자극을 위한 여러 가지 빛의 유형을 이용하여 기능적적용을 한 실험 을 시작했다. 예를 들면, 어떤 병원에서는 환자 방에 안정효과를 위해 따뜻하고 불그스레한 빛을 사용하기 시작했다. 비슷하게 사무실에서는 긴시간동안 경계수준을 높이고 유지하기 위해 청색계열을 이용하여 각성할 수 있는 빛을 사용하였다.

시각수용기 경로(visual receptor pathway)

- 빛 파장(light wave)이 눈에 들어와 망막과 수정체에 의해 반사된다.
- 빛 파장은 오목(원뿔이 놓이는 곳) 또는 말단망막(막대가 놓이는 곳)에 초점이 맞춰진다.
- 화학적 작용이 원뿔과 막대에서 발생하며 막전위(membrane potential)가 발생된다.
- 만약 막전위가 충분하게 강하다면 활동전위가 뇌신경2(시각신경)에 전달된다.
- 시각신호는 시각신경이 뻗어가 시각교차에 전달된다.
- 시각교차는 뇌바닥에서 신경이 서로 교차하는 곳이다. 시각교차는 중앙구조물이다. 시각교차는 시각로(optic tracts)와 만난다.
- 시각신호는 시각로에서 2개의 위치까지 투사된다; 중간뇌의 위둔덕(superior colliculi)과 시상의 가쪽무릎핵
- 위둔덕쪽으로 투사한 섬유는 시상 뒤까지 안쪽세로다발(medial longitudinal fasciculus)을 따라간다.
- 시상을 통해 간 모든 시각섬유는 뒤통수엽(occipital lobe)까지 간다.
- 뒤통수엽에는 시각신호는 1차 시각겉질(V1)로 간다. V1은 시각자극의 인지를 담당한다.
- 시각신호는 시각자극의 해석을 위해 V1에서 시각관련 겉질까지 간다.

시야경로(visual field pathway)

- 코시야(nasal field)로부터의 시각정보는 렌즈(수정체)에 의해 굴절된다. 그 결과 코시야로부터의 시각정보는 시각신경과 시각로의 가쪽면을 따라간다.
- 관자에서의 시각정보는 렌즈(수정체)에 의해 굴절된다. 그 결과 관자시야의 정보는 시각신경과 시각로의 안쪽면을 따라간다.
- 관자쪽의 시각정보는 시각교차에서 교차한다.
- 렌즈(수정체)는 망막에 시상 이미지를 거꾸로 한다. 그 결과 오른쪽 시야로부터의 시각정보는 망막의 왼쪽 부위에 초점이 맞춰진다.
- 왼쪽 시야로부터의 시각정보는 망막의 오른쪽 부위에 초점이 맞춰진다.

- 각각의 대뇌반구는 반대쪽 시야로부터 시각정보를 받는다.
  - 오른쪽 대뇌반구는 왼쪽 시야로부터 시각정보를 받는다.
  - 왼쪽 대뇌반구는 오른쪽 시야로부터 시각정보를 받는다.
  - 그래서 왼쪽 시야를 잃으면, 오른쪽 시각로 또는 오른쪽 대뇌반구에서의 상해로 인한 것이다. 오른쪽 시야를 잃으면, 왼쪽 시각로 또는 왼쪽 대뇌반구에서의 상해로 인한다.

원시시각계통 (Primitive Visual System)

시각경로는 시각로에서 위둔덕(중간뇌의)와 가쪽무릎핵(시상의)까지 무의식적(무겉질적)수준에 시각적 정보를 해석하고 처리하는 뇌의 과정을 진행한다.

이 경로들은 원시시각계통으로부터 의식적 해석없이 시각자극을 빠르게 반응하도록 한다. 예를 들면, 겉질맹을 가진 환자는– 시각자극을 처리하는 외부 시각 구조가 정상이더라도 뒤통수엽이 시각자료를 해석할 수 없다– 우연보다 더 큰 정확성으로 영상을 구별할 수 있다. 위험에 반응할 수 있는 이 경로의 발달적 중요성은 시각적 자료를 의식적으로 해석하고 구분하여 의사결정을 하기 위해 이마엽으로 정보를 보내는 시간보다 더 빨리 반응할 수 있을 것이다.

시각 경로의 병리(Pathology of the Visual Pathways)

반대쪽 같은쪽 반맹(contralateral homonymous hemianopsia)

- 반대쪽 같은쪽 반맹은 손상된 반대쪽 시야의 상실이다.
- 왼쪽 시야 절단 또는 왼쪽 반대쪽 같은쪽 반맹은 오른쪽 시각로 병변으로부터 원인이 된다.
- 오른쪽 시야 절단 또는 오른쪽 반대쪽 같은쪽 반맹은 왼쪽 시각로 병변으로부터 원인이 된다.

양 관자쪽 반맹(bitemporal hemianopsia)

- 양 관자쪽 반맹은 양쪽 눈의 관자부분이 상실할 때 발생한다.
- 중앙시각교차의 병변 결과이다.
- 터널시각(시야가 좁음, tunnel vision)을 야기한다.

시각경로 손상결과로 인한 시각상실(blindness)

- 한쪽 시각상실은 같은쪽 시각신경의 병변 결과이다.
- 양쪽 시각상실은 전체 시각교차를 녹아웃(knock out)시키는 병변을 야기할 수 있다.

시야에서의 맹점(blind spot)

- 시야 안의 맹점은 망막손상(시각신경 또는 시각로 손상이 아님)을 뜻한다.

시각 경로(Visual Pathways)

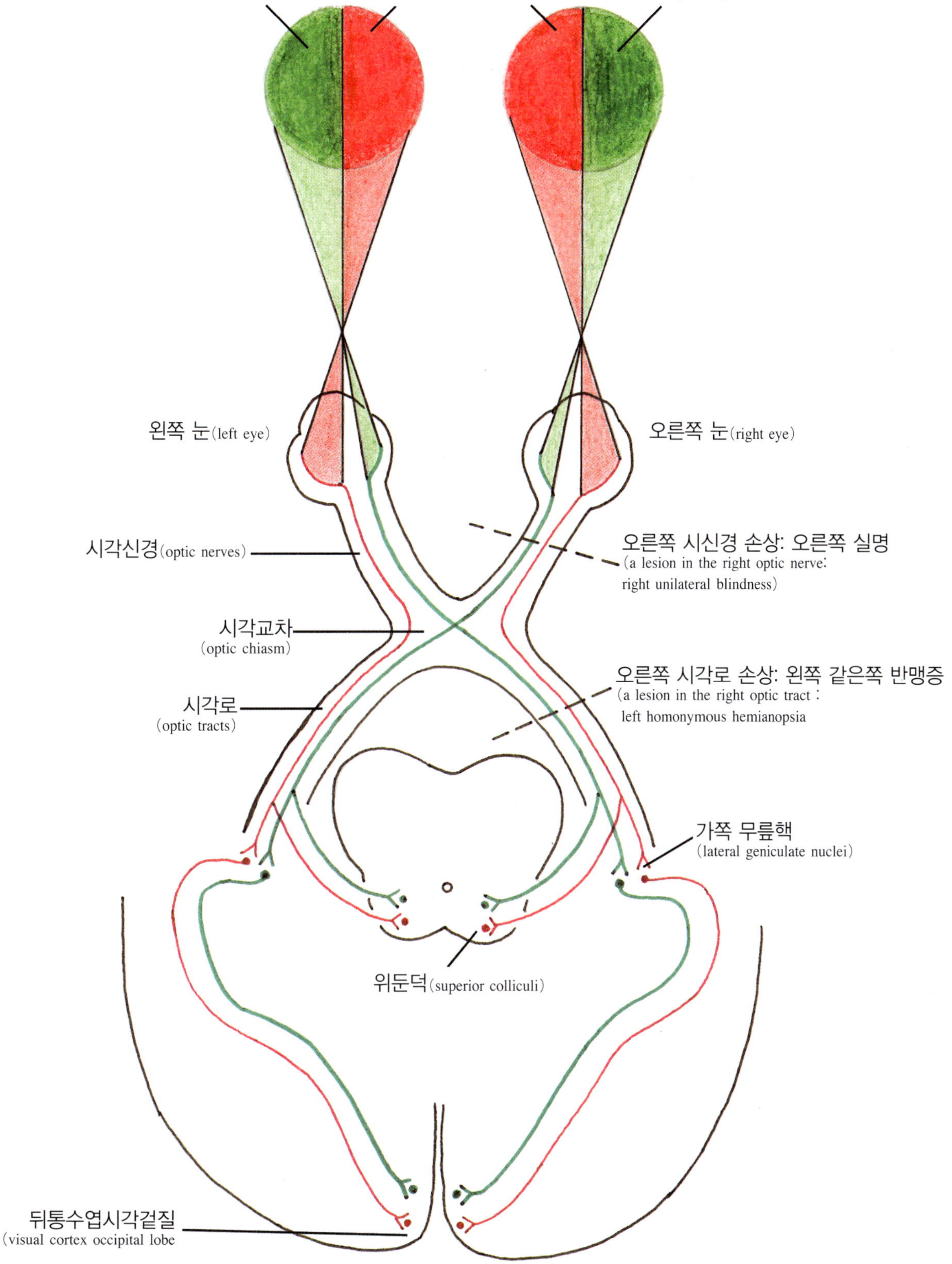

청각(Audition)

청각수용기 해부학(auditory receptor anatomy)

달팽이(cochlea)

- 달팽이는 속귀(inner ear)에 위치한 액체가 찬 구조물(fluid filled structure)이다.
- 코르티기관(organ of Corti)이라 부르는 구조물을 갖고 있다.

코르티기관(organ of Corti)

- 코르티기관은 청각수용기를 갖고 있다–코르티기관의 바닥막에 붙어 있는 머리카락세포(hair cell).

청각경로(auditory pathway)

- 청각 또는 진동은 코르티기관에 대한 자극이다.
- 청각파장은 바깥귀길[external auditory meatus(귀관 the ear canal)] 을 통해 귀청[고막, tympanic membrane(고막, eardrum)]으로 간다.
- 소리 파장이 고막에 도달했을 때–막이 진동하면, 작은뼈(소골)가 진동하는 원인이 된다.
- 작은뼈(ossicle)는 가운데귀의 망치뼈(malleus, hammer), 모루뼈(incus, anvil), 등자뼈(stapes, stirrup)의 뼈(bone)이다.
- 등자뼈는 안뜰창(oval window)이 진동하게끔 안뜰창을 누른다.
- 달팽이진동은 바닥막(basilar membrane)이 앞뒤로 굽혀지는 원인이 된다.
- 달팽이핵의 압력 변화는 원창(round window)에 전해진다.
- 원창은 안뜰창의 움직임에 반대로 앞뒤로 구부린다.
- 바닥막의 머리카락세포는 막전위가 생기도록 구부린다.
- 만약 막전위가 충분히 강화(strong enough)되면, 활동전위가 CN 8(속귀신경)에 전달된다.
- 청각정보는 숨뇌의 달팽이핵에 전해진다. 여기서부터 섬유는 위올리브핵(숨뇌 높이), 아래둔덕(중간뇌 높이)과 시상 안쪽무릎핵까지 간다.
- 시상에서 청각섬유는 관자엽의 1차 청각겉질(A1)로 투사한다. A1은 청각자극을 탐지한다.
- 청각정보는 해석을 위해 청각관련 부위(A2+)로 간다.

청각손상(hearing impairment)

감각신경(Sensorineural)

- 감각신경 청각손상은 속귀(inner ear), 속귀신경(vestibulocochlear N)과/또는 뇌에 대한 손상이 포함된다.

전도성

- 전도성 청각손상은 바깥귀와/또는 가운데귀 구조물에 대한 손상이 포함된다.

속귀신경의 청각부위병변

- 귀먹음 또는 귀울림(이명)을 유발한다.

1차 청각겉질병변

- 겉질의 귀먹음을 유발한다: 청각경로의 구조가 정상적이라 할지라도 A1은 들어오는 청각자극을 감지할 수 없다.

청각관련 겉질에 대한 병변

- 청각 인지불능(agnosia)을 야기한다 –소리해석에 무능력

청각수용기 해부학과 청각 경로

(Auditory Receptor Anatomy and Pathway)

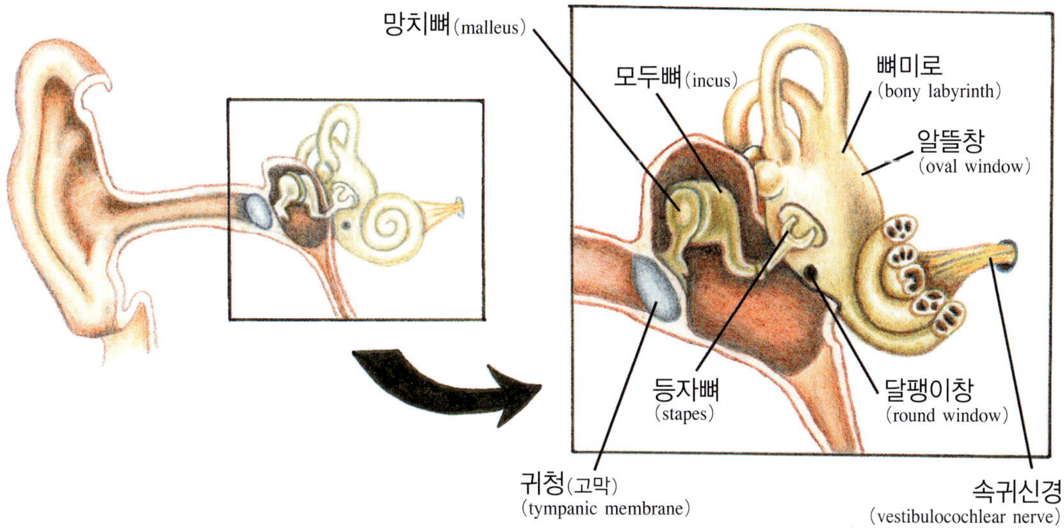

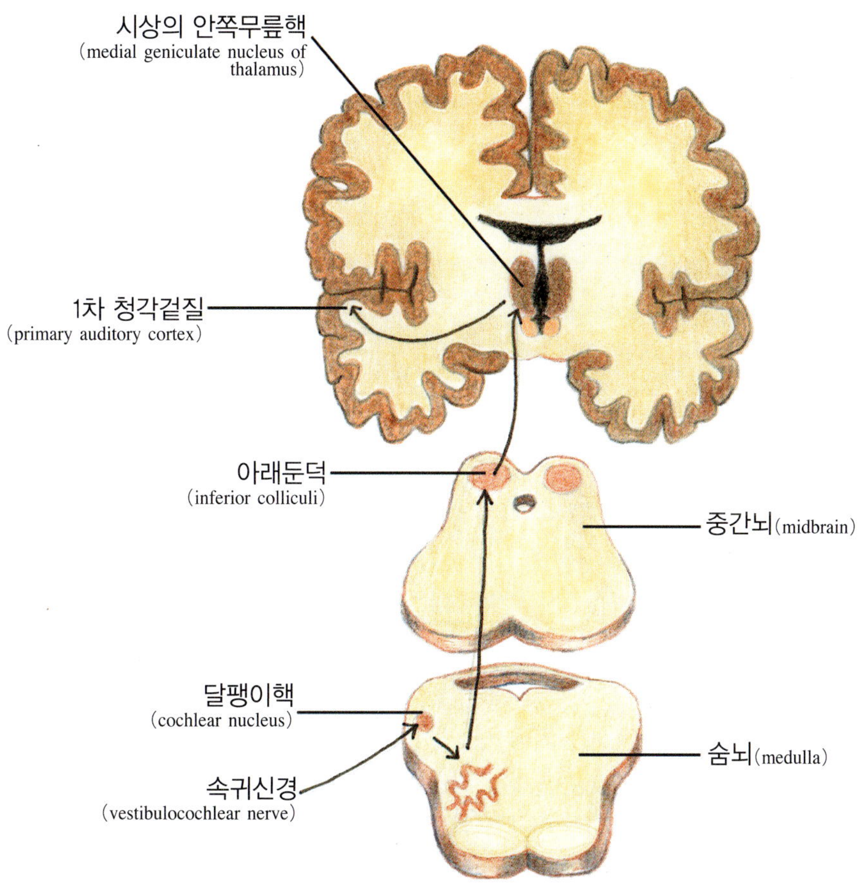

평형(EQUILIBRIUM)

평형수용기 해부학(equilibrium receptor anatomy)

- 평형수용기는 속귀에 위치한 반고리뼈관, 타원주머니 및 작은주머니의 머리카락세포이다.

3개의 반고리뼈관(three semicircular canals)

- 3개의 반고리뼈관은 다음과 같다:
  1. 위반고리뼈관(superior semicircular canal)
  2. 뒤반고리뼈관(posterior semicircular canal)
  3. 수평반고리뼈관(horizontal semicircular canal)
- 반고리뼈관 뼈미로(bony labyrinth)라 부르는 관 계통(system of canal)이고 머리의 움직임에 반응을 한다.
- 뼈미로 안에 막미로(membranous labyrinth)가 있다.
- 두 개의 미로는 액체(fluid)를 갖고 있다.
- 바깥림프(perilymph)는 뼈미로 안에 위치한 액이다.
- 속림프(endolymph)는 막미로 안에 위치한 액이다.

팽대부(ampulla)

- 제각기 반고리뼈관 끝에 팽대부(ampulla)라 불리는 작은 확장이 있다.
- 제각기 팽대부는 머리카락 세포를 갖고 있다.

타원주머니(utricle)

- 타원주머니는 반고리뼈관 안쪽에 위치한다.

둥근주머니(saccule)

- 둥근주머니는 타원주머니 안과 밑에 위치한다.

타원주머니와 둥근주머니는 함께 다음에 반응한다:

- 중력
- 머리위치 변화

반고리뼈관은 다음에 반응한다:

- 각(Angular)의 가속과 감속(회전)
- 직선의 가속과 감속(자전거 또는 차로의 앞쪽으로 감)에 반응

회전 후 눈떨림증(Postrotary Nystagmus)

- 눈떨림증은 수평, 수직 또는 회전 방향에서의 안구의 무의식적인 빠르고, 반복적이며 경련적인 회전 운동이다.
- 눈떨림증은 다음 반응에서 병리적 결함이 발견될 수 있다:
  - 회전(rotation)
  - 시력운동눈떨림증(optokinetic nystagmus): 시야를 벗어나 움직이는 물체를 따라가는 것: 물체가 시야를 벗어날 때 눈은 새로운 움직이는 타겟을 고정하기 위해 반사적으로 빠르게 되돌릴 수 있다. 예를 들면, 기차 안에서 연속적으로 전봇대를 볼 때
  - 칼로릭 검사(caloric testing): 바깥청각관에 따뜻하거나 찬물을 주입하면 반고리뼈관속림프의 유동이 유발하도록 함.
- 눈떨림증은 또한 다음 병리적 결과로써 발생할 수 있다:
  - 속귀의 뼈미로 손상
  - 다리뇌-숨뇌융합부의 안뜰핵(vestibular nuclei)손상
  - 속귀신경손상
  - 중간뇌와 다리뇌에서의 바깥눈핵손상
  - 바깥눈 뇌신경손상
  - 소뇌손상
- 회전후 눈떨림증은 정상적으로 회전후에 발생한다. 신경학적 결여가 있는 환자는 회전이 끝난 후에도 오랜 기간 동안 회전후 눈떨림증을 경험한다.
- 사람이 회전보드(rotation board)에서 오른쪽으로 회전하였다.
- 뼈미로 안의 액체는 오른쪽으로 갑작스런 머리 회전으로 인해 왼쪽으로 간다.
- 이 힘으로 머리세포가 구부러져 흥분하게 된다.
- 활동전위(action potential)가 발생하여 속귀신경(vestibulocochlear nerve)의 안뜰부위를 따라간다.
- 사람이 오른쪽으로 회전하는 동안, 뼈미로의 액체는 결국 뼈미로를 잡아 뼈미로와 같은 비율로 움직이기 시작한다.
- 이 힘으로 머리카락 세포가 발사하는 것을 정지한다–구부려짐이 더 이상 없다.
- 회전보드가 정지하였다.
- 머리는 멈췄으나, 뼈미로의 액체는 아직 멈추어지지 않았기 때문에 오른쪽으로 움직인다.
- 이것이 다시 머리세포를 구부리게 하여 흥분하게 된다.
- 활동전위가 발생하여 속귀신경의 안뜰부위로 간다.
- 사람은 오른쪽으로 눈떨림증을 경험하며, 오른쪽으로 방이 도는 감각을 갖는다.
- 고정된 물체에 점을 찍으라고 하면, 환자는 오른쪽으로 많이 벗어난 곳에 점을 찍을 것이다.
- 사람은 역시 오른쪽으로 넘어지는 경향을 경험한다.

눈떨림증검사 (Nystagmus Testing)

- 눈떨림증이 병리학적인지 또는 정상적인지를 평가하는 몇 가지의 표준화한 검사가 있다.
- 모든 안뜰계와 미주신경사이 연결 때문에 구토를 유발할 수 있기 때문에 주의해서 시행되어야 한다.

회전후 눈떨림증검사[감각연합과 실행(praxis)검사]

- 이는 아동과 성인에 있어 표준화한 검사이다.
- 환자는 회전 보드에 앉는다. 회전이 끝나고 임상의는 눈떨림증의 길이를 시험한다.
- 회전이 끝난 후의 8~14초의 눈떨림증은 정상적이다.
- 이 방법의 단점 중 하나는 양쪽 안뜰기관을 반드시 동시에 검사해야 한다는 것이다.

칼로릭검사(caloric testing)

- 칼로릭검사는 항상 의사에 의해 수행된다.
- 환자의 머리는 30°정도 들어올린다.
- 눈떨림증을 유도하기 위해 30~50° 온수나 찬물을 바깥청각관(external auditory canal)에 주입해야 한다.
- 이 과정은 각 가속도 효과를 흉내 내는 시각액체에 대류를 만들어내는 것이다.
- 칼로릭검사의 장점은 각 안뜰기관(vestibular apparatus)을 분리해서 검사할 수 있다는 것이다.

시력운동검사(optokinetic testing)

- 바깥눈신경의 지속적이고 반복적인 자극에서 발생할 수도 있다.
- 머리가 고정될 때 인간의 눈은 일정거리(시야의 범위를 벗어나서 움직이는 물체에 초점)를 따라 움직이는 물체를 추적할 수 있다.
- 그리고 나서 눈은 빠르게 반사적으로 다시 돌려서 새로운 움직이는 목표물에 고정할 수 있다.
- 예: 검정색과 흰색의 드럼을 회전하기, 기차에 앉아 있는 동안 전봇대가 지나가는 것을 주시하기.

전기눈떨림증(electronystagmograph)

- ENG는 안구진탕을 사정하는 정확하고 객관적인 방법이다.
- 검사는 의사에 의해 행해진다.
- 전극을 각 눈의 눈구석(각)에 놓고 각 눈 위아래에 둔다. 접지 전극은 이마에 둔다. 이 전극위치는 바깥눈근에 놓는다.
- 환자를 회전시키고: 회전을 멈춘다.
- ENG가 종이에 눈떨림증을 기록한다(마치 EMG처럼) .
- 눈떨림증의 속도, 횟수와 진폭을 측정한다.
- ENG의 장점은 쉽게 측정되고 비침습적이고 시각을 방해하지 않는다는 것이다.

비디오 눈떨림증검사(Videonystagmography)

- 비디오 눈떨림증검사(Videonystagmography, VNG)는 ENG와 동일하지만 머리 마스크 안에 장착된 작은 카메라를 이용해 눈떨림증을 평가하고 측정할 수 있는 비디오이다.
- VNG의 잇점은 쉽게 관리가능하고, 비침습적이고 시야의 간섭을 받지 않는다.

평형수용기 해부학(Equilibrium Receptor Anatomy)

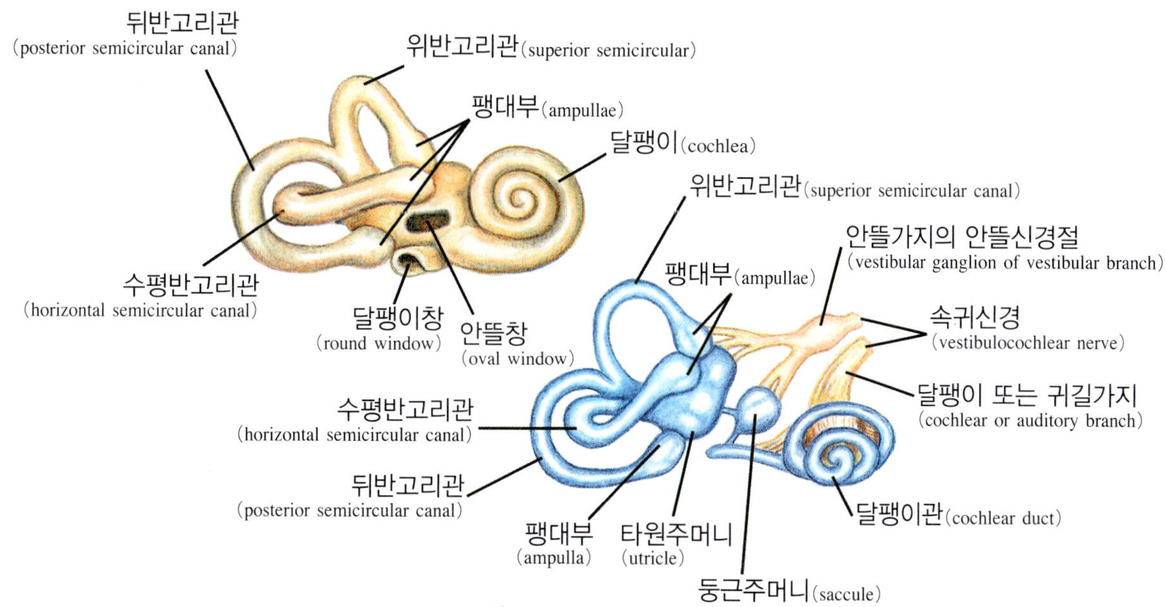

참고문헌(REFERENCES)

1. Fleischer J, Breer H, Strotman J. Mammalian olfactory receptors. *Front Cell Neurosci.* 2009;3:45-54. doi:10.3389/neuro.03.009.2009.
2. Stevenson RJ. An initial evaluation of the functions of human olfaction. *Chem Senses.* 2010;35(1):3-20. doi:10.1093/chemse/bjp083.
3. Behrens M, Meyerhof W. Gustatory and extragustatory functions of mammalian taste receptors. *Physiol Behav.* 2011;105(1):4-13. doi:10.1016/j.physbeh.2011.02.010.
4. Small DM. Taste representation in the human insula. *Brain Struct Funct.* 2010;214(5-6):551-561. doi:10.1007/s00429-010-0266-9.
5. Toepel U, Murray MM. Human gustation: when the brain has taste. *Curr Biol.* 2015;25(9):R381-R383. doi:10.1016/j.cub.2015.03.002.
6. Reed DR. Birth of a new breed of supertaster. *Chem Senses.* 2008;33(6):489-491. doi:10.1093/chemse/bjn031.
7. Hayes JE, Keast RS. Two decades of supertasting: where do we stand? *Physiol Behav.* 2011;104(5):1072-1074. doi:10.1016/
j.physbeh.2011.08.003.
8. Remington LA. *Clinical Anatomy and Physiology of the Visual System.* 3rd ed. St. Louis, MO: Butterworth-Heinemann; 2012.
9. Schiller PH, Tehovnik EJ. *Vision and the Visual System.* New York, NY: Oxford University Press; 2015.
10. Gooley JJ, Chamberlain K, Smith KA, et al. Exposure to room light before bedtime suppresses melatonin onset and shortens melatonin duration in humans. *J Clin Endocrinol Metab.* 2010;96(3):E463-E472. doi:10.1210/jc.2010-2098.
11. Lucas RJ, Peirson SN, Berson DM, et al. Measuring and using light in the melanopsin age. *Trends Neurosci.* 2014;37(1):1-9. doi:10.1016/j.tins.2013.10.004.
12. Kravitz DJ, Saleem KS, Baker CI, Ungerleider LG, Mishkin M. The ventral visual pathway: an expanded neural framework for the processing of object quality. *Trends Cogn Sci.* 2013;17(1):26-49. doi:10.1016/j.tics.2012.10.011.
13. Hall N, Colby C. S-cone visual stimuli activate superior colliculus neurons in old world monkeys: implications for understanding blindsight. *J Cogn Neurosci.* 2014;26(6):1234-1256. doi:doi:10.1162/jocn_a_00555.
14. Perez C, Chokron S. Rehabilitation of homonymous hemianopia: insight into blindsight. *Front Integr Neurosci.* 2014;8:82. doi:10.3389/fnint.2014.00082.

15. Peli E, Satgunam P. Bitemporal hemianopia; its unique binocular complexities and a novel remedy. *Ophthalmic Physiol Opt.* 2014;34(2):233-242. doi:10.1111/opo.12118.
16. Shofty B, Constantini S, Bokstein F, et al. Optic pathway gliomas in adults. *Neurosurgery.* 2014;74(3):273-280. doi:10.1227/NEU.0000000000000257.
17. Spaide RF, Koizumi H, Freund KB. Photoreceptor outer segment abnormalities as a cause of blind spot enlargement in acute zonal occult outer retinopathy–complex diseases. *Am J Ophthalmol.* 2008;146(1):111-120. doi:10.1016/j.ajo.2008.02.027.
18. Moller AR. *Hearing: Anatomy, Physiology, and Disorders of the Auditory System.* 3rd ed. San Diego, CA: Plural; 2012.
19. Fritzsch B, Knipper M, Friauf E. Auditory system: development, genetics, function, aging, and diseases. *Cell Tissue Res.* 2015;361(1):1-6. doi:10.1007/s00441-015-2218-4.
20. Schreiber BE, Agrup C, Haskard DO, Luxon LM. Sudden sensorineural hearing loss. *Lancet.* 2010;375(9721):1203-1211. doi:10.1016/S0140-6736(09)62071-7.
21. Grant JR, Arganbright J, Friedland DR. Outcomes for conservative management of traumatic conductive hearing loss. *Otol Neurotol.* 2008;29(3):344-349. doi:10.1097/MAO.0b013e3181690792.
22. Eggermont JJ, Roberts LE. The neuroscience of tinnitus: understanding abnormal and normal auditory perception. *Front Syst Neurosci.* 2012;6:53. doi:10.3389/fnsys.2012.00053.
23. Brody RM, Nicholas BD, Wolf MJ, Marcinkevich PB, Artz GJ. Cortical deafness: a case report and review of the literature. *Otol Neurotol.* 2013;34(7):1226-1229. doi:10.1097/MAO.0b013e31829763c4.
24. Suh H, Shin YI, Kim SY, et al. A case of generalized auditory agnosia with unilateral subcortical brain lesion. *Ann Rehabil Med.* 2012;36(6):866-870. doi:10.5535/arm.2012.36.6.866.
25. Goldberg JM, Wilson VJ, Cullen KE, et al. *The Vestibular System: A Sixth Sense.* New York, NY: Oxford University Press; 2012.
26. Agrawal Y, Zuniga MG, Davalos-Bichara M, et al. Decline in semicircular canal and otolith function with age. *Otol Neurotol.* 2012;33(5):832-839. doi:10.1097/MAO.0b013e3182545061.
27. Tribukait A, Rosenhall U, Österdahl B. Morphological characteristics of the human macula sacculi. *Audiol Neurotol.* 2005;10(2):90-96. doi:10.1159/000083364.
28. Strupp M, Kremmyda O, Brandt T. Pharmacotherapy of vestibular disorders and nystagmus. *Sem Neurol.* 2013;33(3): 286-296. doi:10.1055/s-0033-1354594.
29. Mulligan S. Validity of the postrotary nystagmus test for measuring vestibular function. *OTJR.* 2011;31(2):97-104. doi:10.3928/15394492-20100823-02.
30. Ayres AJ. *Sensory Integration and Praxis Test (SIPT).* Los Angeles, CA: Western Psychological Services; 1989.
31. Rohrmeier C, Richter O, Schneider M, et al. Triple test as predictive screen for unilateral weakness on caloric testing in routine practice. *Otol Neurotol.* 2013;34(2):297-303. doi:10.1097/MAO.0b013e31827d0901.
32. Papanagnu E, Brodsky MC. Is there a role for optokinetic nystagmus testing in contemporary orthoptic practice? Old tricks and new perspectives. *Am Orthopt J.* 2014;64(1):1-10. doi:10.3368/aoj.64.1.1.
33. Szirmai A, Keller B. Electronystagmographic analysis of caloric test parameters in vestibular disorders. *Eur Arch Otorhinolaryngol.* 2013;270(1):87-91. doi:10.1007/s00405-012-1939-1.
34. Miłoński J, Pietkiewicz P, Bielińska M, Kuśmierczyk K, Olszewski J. The use of videonystagmography head impulse test (VHIT) in the diagnostics of semicircular canal injuries in patients with vertigo. *Int J Occup Med Environ Health.* 2014;27(4):583-590. doi:10.2478/s13382-014-0278-4.

임상검사문제(CLINICAL TEST QUESTIONS)

9장에서 11장

1. 웨인홀츠씨는 위기도감염 때문에 의사를 만났다. 그는 점점 서있을 때 어지러워지고 걸으려고 시도할 때 오른쪽으로 기울어진다. 어느 감각수용기가 영향을 끼쳤는가?

1. 시각수용기(망막의 막대와 원뿔)
2. 청각수용기(달팽이의 털세포)
3. 평형수용기(속귀의 반고리뼈관, 타원주머니와 둥근주머니)
4. 피부수용기
5. 고유수용기
6. 내장수용기

a. 1, 4 b. 2, 5
c. 3, 5 d. 3, 6

2. 샤하리씨는 중추신경계통에 신경세포의 탈말이집으로 유발된 신경학적 손상을 가졌다. 질병의 진행은 몇 년에 걸쳐 악화와 회복기간이 특정이다. 감각증상에는 무딘감각, 감각이상과 작열통이 포함된다. 운동증상은 비정상적인 보행, 방광과 성기능장애, 현기증과 피로이다. 이 질병은 무엇으로 알려져 있는가?

a. 근육위축가쪽경화증(amyotrophic lateral sclerosis)
b. 다발성경화증
c. 근무력증
d. 근육 디스트로피(muscular dystrophy)

3. 린스판씨는 중추와 말초신경계통 양쪽이 다 침범된 심한 퇴행성 신경학적 장애로 진단을 받았다. 위와 아래운동신경세포가 탈신경되어 근육위축, 경직(위운동신경세포의)과 이완(아래운동신경세포)이 야기된다. 질병의 특징은 목구멍, 목, 머리와 어깨에 근육약화가 광범위하게 퍼져있다. 호흡근육의 탈신경으로 사망하게 된다. 이 질병은 무엇인가?

a. 근육위축가쪽경화증 b. 다발성경화증
c. 중증근무력증 d. 근육 디스트로피

4. 이양은 수의근의 신경근육접합부가 손상된 만성 자가면역질환을 진단받았다. 이 질병의 신경근접합부에 있는 아세틸콜린수용기에 아세틸콜린 항체수용기가 파괴되어 근육약화와 피로를 야기한다. 이 질병은 눈과 머리근육에 먼저 침범하고 그리고 나서 점차적으로 팔다리와 호흡근육에 침범한다. 이 질병은 무엇인가?

a. 근육위축가쪽경화증 b. 다발성경화증
c. 중증근무력증 d. 근육 디스트로피

5. 정신분열증상을 완화하기 위한 콜린성약물을 먹기 시작한 5년 후 프랭크씨는 입술내밈, 혀돌출, 머리 돌리기 그리고 팔다리의 접힘과 같은 불수의적 운동움직임과 근육경련이 일어나는 상태인 지연성운동이상증(tardive dyskinesia)이 진행되고 있다. 이 질병은 어디에서부터 나타나는가?

a. 장기간 콜린성 약물 때문에 신경근 접합부에 아세틸콜린이 증가되어서
b. 신경전달물질 피로와 뼈대근 마비를 유발하는 신경근접합부에 아세틸콜린의 막힘
c. 신경근 접합부에 무산소증 또는 산소부족으로 인해 근육약화와 시냅스전달의 실패를 야기한다.
d. 아세틸콜린수용기의 탈신경은 근육위축과 약화를 유발한다.

6. 멘도자양은 오른쪽 시각교차에 종양진단을 받았다. 그녀의 작업치료사는 어느 쪽에 반대쪽 같은쪽 반맹을 판별했을까?

a. 오른쪽 시야차단
b. 왼쪽 시야차단
c. 완전 맹
d. 터널시야

7. 타카하시씨는 양쪽 눈에 관자쪽 시야가 손상된 터널시야를 진단받았다. 이 상태는 다음으로부터 야기될까?

a. 오른쪽 시각로 손상
b. 왼쪽 시각로 손상
c. 가쪽 시각교차점 손상
d. 중심쪽 시각교차점 손상

8. 바카리노 양은 바깥, 중간과 속귀의 청각적 해부학은 정상이다. 하지만 정확한 소리를 해석할 수 없다. 예를 들면, 그녀는 임상적 상황에서 문이 닫히는 소리를 들었을 때 그녀는 누군가가 넘어졌다고 답했다.

이 상태는 _______ 로부터 야기되고 이를 _______라 부르는가?

1. 일차청각영역(A1)의 손상
2. 청각연합영역의 손상
3. 감각신경(sensorineural)
4. 전도성(conductive)

a. 1, 3　　b. 1, 4
c. 2, 3　　d. 2, 4

9. 만약 볼케리노양이 위의 질문에서 바깥, 중간, 속귀의 해부학적 구조가 정상임에도 듣지 못한다면 그녀의 치료사는 어떤 병리를 추정할 수 있을까? 이것은 _____________청각손상으로 언급될까?

1. 일차청각영역
2. 청각연합영역
3. 감각신경(sensorineural)
4. 전도성(conductive)

a. 1,3　　b. 1,4
c. 2,3　　d. 2,4

10. 마니다키스양은 비정상적인 눈떨림증발현 때문에 검사를 받았다. 눈떨림증을 평가하기 위한 검사로 사용되지 않는 것은?

a. 칼로릭검사(caloric testing)
b. 뇌파검사(electroencephalography)
c. 눈운동검사(optokinetic testing)
d. 비디오안진검사(videonystagmography)

정답

1. c
2. b
3. a
4. c
5. a
6. b
7. d
8. c
9. a
10. b

12장

안뜰계통

Vestibular System

안뜰계통 기능(Function of the Vestibular System)

• 안뜰계통은 평형(equilibrium)과 균형(balance)을 유지하고 똑바로 선 자세에서 머리를 유지시킨다.
• 이 계통은 안뜰눈반사(vestibulo-ocular reflex)를 통해 머리와 눈운동 조절하는 역할을 한다.
• 이 계통은 또한 알파와 감마운동 신경세포를 통해 그리고 안 · 가쪽 안뜰척수로를 통해 긴장(tone)에 영향을 미친다.
• 안뜰계통, 시각계 그리고 고유수용성계통은 공간에서 몸의 위치를 수용하고 유지하는 것에 공동으로 작용한다. 이 계통 중에서 한 개의 문제가 발생하면 다른 계통들은 보상에 의존하게 된다.
• 안뜰계통이 손상되면 환자는 공간에서 자신의 몸의 위치인지를 유지하기 위해 그들의 고유수용계과 시각계에 더 의존하게 된다.
• 안뜰기능의 점차적인 손실을 야기하는 질병(퇴행성 질병)은 환자가 시각과 고유수용성 계통에 점차 많이 의존하게 되어 인지하지 못할지도 모른다.
• 그들은 어두운 조명이나 울퉁불퉁한 지면(모래 같은)에서 어려움을 경험하게 될 것이다–시각과 고유수용성이 정확하게 작용하지 않을 때.

안뜰계통 입력부위(Vestibular System Input)

• 안뜰계통은 다음의 신경영역으로부터 감각을 입력받는다.
  – 속귀신경(vestibulocochlear nerve)
  – 다리뇌(pons) – 숨뇌(medulla) 융합부에 안뜰핵
  – 속귀(반고리뼈관, 타원주머니 및 둥근주머니)에서의 안뜰기관(전정기관, vestibular apparatus)
  – 소뇌(cerebellum)
  – 바깥눈뇌신경(extraocular cranial)과 핵(nuclei)

안뜰경로(Vestibular Pathway)

• 다리–숨뇌접합부에 있어 안뜰신경은 속귀에서 안뜰기관, 중간뇌와 축삭에서의 바깥눈핵 및 소뇌로부터 균형(balance)과 평형(equilibrium)에 관해 안뜰정보를 받는다:
  – 속귀의 안뜰기관
  – 중간뇌와 다리뇌의 눈 가쪽의 핵
  – 소뇌
• 안뜰핵은 척수 앞뿔의 알파와 감마 운동신경세포에 전달한다.
• 이 정보는 안뜰척수로를 통해 보내진다.

- 앞뿔에서의 운동신경은 주변부(periphery)에 있는 척수신경과 시냅스한다.
- 주변부의 척수신경은 항중력근(중력에 대해 몸의 똑바로 선 자세를 유지하는 근)에 투사된다—이 근육은 다리, 몸통 및 등의 폄근(extensor)이다.
- 근방추(muscle spindle), 골지힘줄기관(golgi tendon organ) 및 관절수용기는 되먹임 고리(feedback loop)인 소뇌로 공간에서의 몸의 위치에 관한 정보를 다시 보낸다.
- 소뇌는 이 정보로 균형을 유지하기 위해 근육활동의 수정에 관해서 진행적인 결정을 만들어간다.
- 안쪽세로다발(medial longitudinal fasciculus)을 통해 머리와 목근육에 투사하는 앞뿔의 운동신경세포가 있다.
- 이런 구조는 머리를 똑바르게 하고 목을 똑바르게 하는 반사작용을 중재한다—바로세우기 자세에서 머리를 유지하는 것은 일평생 동안 나타나는 반사이다.
- 눈과 머리 움직임도 역시 안쪽 세로다발에 의해 통합된다.
- 이 경로는 중간뇌와 다리뇌의 바깥눈핵에 지속적으로 보내져 머리의 위치에 대한 되먹임을 허락한다.

그물체와 안뜰계통 사이의 관련

(Relationship Between the Reticular Formation and the Vestibular System)

- 그물체는 퍼져서 뇌줄기에 위치하고 있고 활동계통(activating system)와 억제계통(inhibiting system)로 이루어져 있다.
- 그물활동계통은 들어오는 중요한 감각자료에 뇌가 집중하도록 각성시키기 위해 감각정보를 스크린한다. 역시 뇌와 몸을 경계시킴으로써 흥분성 안뜰자극(excitatory vestibular stimulation)에 반응한다.
- 그물억제계통은 제어감각 정보에 대한 반응에서 뇌/몸을 안정시키는 기전으로써 작용하는 반면
- 뇌줄기에서의 그물체는 안쪽 세로다발경로(medial longitudinal fasciculus tract)와 안뜰척수로를 통해 안뜰계통로부터 정보를 통합한다.
- 안뜰감각자료(부드럽게 문지르기 같은)는 그물체에 의해 통합되고 사람을 안정시킨다.
- 흥분성 안뜰감각자료 [빠른춤, 돌기(회전가속)와 롤러코스터(선가속)]는 그물체에 의해 통합되어 뇌/몸을 각성시킨다.
- 아동은 그들의 신경계통의 발달과 조직화를 촉진시키기 위해 이 억제와 흥분 안뜰감각을 갈구한다.
- 강한 안뜰자극에 대한 요구는 나이가 들어감에 따라 줄어든다. 가끔 성인은 아동과 청소년기와 같은 강한 안뜰 자극을 견뎌내지 못한다.

자율신경계통과 안뜰계통 사이의 관련

(Relationship between the Autonomic Nervous System and the Vestibular System)

- 자율신경계통(ANS)는 미주신경(CN 10)을 중재한다.
- 미주신경의 내장지는 위내장(GI)으로부터 정보를 주고받는다.
- 미주신경이 안뜰경로에 연결되기 때문에 이 연결은 왜 안뜰계통의 과흥분이 메스꺼움과 구토를 만드는지를 설명할지도 모른다.

안뜰계통 기능장애의 두 가지 분류(Two Categories of Vestibular Dysfunction

말초신경계통(PNS)

- 안뜰계통의 말초신경계통손상은 속귀에 있는 안뜰기관이 침범된다:
  - 반고리뼈관
  - 타원주머니
  - 둥근주머니

중추신경계통(CNS)

- 안뜰계통의 중추신경계통 손상은 안뜰 경로와 중추신경계통구조물이 침범된다:
  - 속귀신경(vestibulocochlear nerve)
  - 다리뇌-숨뇌 접합부에 안뜰핵
  - 소뇌
  - 바깥눈 뇌신경핵

안뜰계통 손상의 징후와 증상(Signs and Symptoms of Vestibular Im pairment)

- 눈떨림증(nystagmus)
- 귀울림(tinnitus)
- 현기증(vertigo)
- 청각손실(hearing loss)
- 균형손실과 넘어질 가능성
- 바닥면을 넓게 해서 서기(불균형을 조절하기 위해)
- 발한, 메스꺼움과 구토(자율신경계통의 손상 때문이다)

멀미: 안뜰계통의 손상

- 멀미는 안뜰계통의 장애로 반복적인 리듬자극에 의해 야기된다(예를 들면, 차, 비행기, 또는 보트).
- 증상으로는 현기증, 메쓰꺼움, 구토, 낮아진 혈압, 빈맥 그리고 발한이다.
- 하지에 혈류의 고임은 자세성 저혈압과 기절을 야기한다.
- 멀미는 안뜰계통에 시각과 움직임 신호를 맞추게 되면 경감될 수 있다.
- 예를 들면, 차에서 책을 읽기 보다는 다가오는 차를 바라보면 멀미를 억제할 수 있다.
- 멀미는 반목되는 노출에 따라 심한 정도가 감소될 수 있다.
- 멀미방지약은 안뜰계통의 활동을 억제해 준다.

롬버그 검사(Romberg Test)

- 롬버그 검사는 불균형 검사로 사용된다.
- 환자의 어깨를 90° 굴곡해서 양발을 붙이고 서있게 한다.
- 그리고 나서 눈을 감게한다. 시각적 자극이 제거될 때 환자의 자세안정성은 안뜰계통과 고유수용성 정보에 의해 이루어진다.
- 치료사는 환자의 흔들림, 균형, 그리고 팔의 안정성의 정도를 관찰한다.
- 안뜰기능의 손상은 흔들림과 손상측으로 팔이 떨어지는 경향을 나타낸다.
- 안뜰계통이 심하게 손상되면, 환자는 손상측으로 넘어지게 될 것이다.

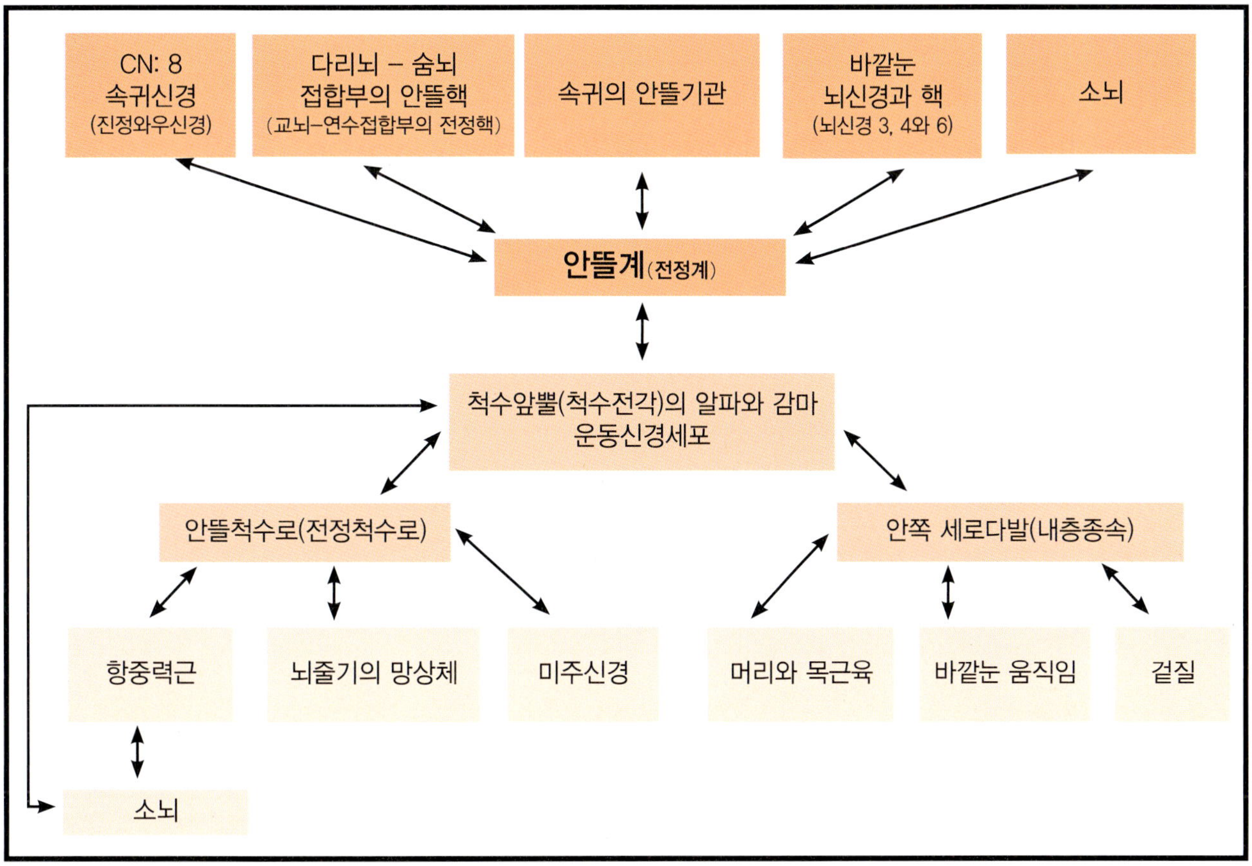

안뜰눈반사(Vestibulo-Ocular Reflex)

안뜰눈반사는 머리움직임에도 불구하고 망막에 이미지를 고정하는 눈움직임 반사이다. 머리가 움직일 때 그 반사는 머리로부터 반대 방향에 눈움직임을 만들려고 활동하기 시작한다. 머리가 한 방향으로 움직일 때 눈은 반대방향에서 반사적으로 움직이게 된다. 안뜰눈반사의 손상은 움직이는 동안 읽기어려움을 야기하는데(예, 걷는 동안 스마트폰 정보나 거리신호 읽기) 왜냐하면 그런 환자는 머리를 움직이는 동안 눈 움직임을 고정할 수 없기 때문이다. 안뜰눈반사는 환자의 머리를 한쪽으로 빨리 움직임으로 검사가능하다. 빠른 머리 충동검사(rapid head impulse test)(또한 Halmagyi-Curthoys test)라 불리기도 한다. 정상적으로 환자의 눈은 머리움직임의 반대방향으로 움직이게 된다. 이 반사의 손상은 수동적으로 머리를 움직이는 동안 반대편에서 눈에 재조정이 불가능하게 된다.

참고문헌 (References)

1. Dieterich M, Brandt T. The bilateral central vestibular system: its pathways, functions, and disorders. *Ann NY Acad Sci.* 2015;1343(1):10-26. doi:10.1111/nyas.12585.
2. Cullen KE. The vestibular system: multimodal integration and encoding of self-motion for motor control. *Trends Neurosci.* 2012;35(3):185-196. doi:10.1016/j.tins.2011.12.001.
3. Sadeghi SG, Minor LB, Cullen KE. Neural correlates of sensory substitution in vestibular pathways following complete vestibular loss. *J Neurosci.* 2012;32(42):14685-14695. doi:10.1523/JNEUROSCI.2493-12.2012.
4. Steinbacher BC, Yates BJ. Processing of vestibular and other inputs by the caudal ventrolateral medullary reticular formation. *Am J Physiol Regul Integr Comp Physiol.* 1996;271(4):R1070-R1077.
5. Yates BJ, Bronstein AM. The effects of vestibular system lesions on autonomic regulation: observations, mechanisms, and clinical implications. *J Vestib Res.* 2005;15(3):119-130.
6. Agrawal Y, Bremova T, Kremmyda O, Strupp M. Semicircular canal, saccular and utricular function in patients with bilateral vestibulopathy: analysis based on etiology. *J Neurol.* 2013;260(3):876-883. doi:10.1007/s00415-012-6724-y.
7. De Foer B, Kenis C, Van Melkebeke D, et al. Pathology of the vestibulocochlear nerve. *Eur J Radiol.* 2010;74(2):349-358. doi:10.1016/j.ejrad.2009.06.033.
8. Oman CM, Cullen KE. Brainstem processing of vestibular sensory exafference: implications for motion sickness etiology. *Exper Brain Res.* 2014;232(8):2483-2492. doi:10.1007/s00221-014-3973-2.
9. Agrawal Y, Carey JP, Hoffman, HJ, Sklare DA, Schubert MC. The modified Romberg balance test: normative data in US adults. *Otol Neurotol.* 2011;32(8):1309-1311. doi:10.1097/MAO.0b013e31822e5bee.
10. Welgampola MS, Migliaccio AA, Myrie OA, Minor LB, Carey JP. The human sound-evoked vestibulo-ocular reflex and its electromyographic correlate. *Clin Neurophysiol.* 2009;120(1):158-166. doi:10.1016/j.clinph.2008.06.020.

13장

자율신경계통

Autonomic Nervous System

자율신경계통의 기능(FUNCTION OF THE AUTONOMIC NERVOUS SYSTEM)

- 자율신경계통은 겉질입력 필요 없이 중요 인체생체 기능을 독립적으로 조절하는 말초신경계통의 한 분류이다.
- 자율신경계통의 역할은 다음과 같다:
  - ANS는 내부기관(internal organ), 혈관(blood vessel) 및 샘(gland)을 지배한다.
  - 심근(cardiac)과 민무늬근(평활근, smooth muscle)(샘과 기관의 근)을 조절한다.
  - 샘 분비를 조절한다.
  - 생장(vegetative)에 관한 기능을 조절:
    - 체온(temperature)
    - 소화(digestion)
    - 심박(heart rate)
    - 호흡(respiration)
    - 대사성(metabolism)
    - 내부 기관의 항상성(homeostasis)을 유지
    - 혈압(blood pressure)
- 안뜰척수로, 적색핵척수로, 그물체척수로를 통해 근긴장에 영향을 준다.

자율신경계통의 중추구성분자(CENTRAL COMPONENTS OF AUTONOMIC NERVOUS SYSTEM)

- ANS의 중추부위는 대뇌겉질, 시상하부, 시상, 가장자리계통, 소뇌 및 척수로 이루어져 있다.
- 겉질에서 시작한 날신경섬유(efferent fiber)는 시상 및 시상하부를 통해 내림섬유로 투사한다.
- 이 섬유는 불수의근, 혈관과 샘에 영향을 미치기 위해 뇌신경핵(cranial nerve nuclei)에 끝난다.

앞과 뒤시상하부(anterior and posterior hypothalamus)

- 시상하부는 자율신경계통(ANS)의 중요 조정 기관이고 체온, 목마름, 섭식행동 그리고 내분비기능(예: 샘 분비)을 조절한다.
- 앞시상하부는 부교감신경계통에 투사(projection)를 한다.
- 뒤시상하부는 교감신경계통에 투사를 한다.
- 시상하부는 생장기능(vegetative functions)을 조절하는 다양한 뇌줄기 중추에 자동 조절을 한다(예: 심혈관과 호흡기능과 같은 생애전반에 걸친 지속적 기능).

뇌줄기중추: 그물체(brainstem centers: reticular formation)

- 그물체는 뇌줄기 전체를 서로 연결하는 신경세포로 중간뇌(midbrain), 다리뇌(pons) 및 숨뇌(medulla)에 넓게 퍼져서 위치한다.
- 그물체는 사이뇌와 겉질 그리고 척수로 또는 로부터 투사(projections)를 주고받는다.
- 이 뇌 중추는 신경계통의 오래된 부분이고 자세조절, 내장운동기능, 잠, 졸음, 각성/깨임에 관련한다.
- 원시척추동물의 뇌는 생존기능을 위해 고안되어 주로 그물체구조로 이루어져있다.
- 그물체에 있는 호흡과 심혈관 중추는 구역, 기침, 재채기, 삼키기와 구토반사 같은 반사와 생존기능을 조절한다.
- 뇌줄기의 심한 손상은 종종 사망 또는 나쁜 예후(prognosis)를 야기한다.
- 대뇌겉질이 더 이상 활동하지 않아도 뇌줄기가 작용한다면 살 수는 있는데 환자는 살아있지만 지속식물상태(persistent vegetative state)이다[뇌줄기는 자율기능 (vegetative functions)을 조절하기 때문].
- 그물체 또한 몸과 내장계통(시각과 후각을 포함한)으로부터 감각섬유를 받는다. 그물체는 중추신경계통 조절을 위해 다시 이 감각정보를 시상과 겉질로 보낸다.
- 그물체의 운동섬유는 (a)피라미드와 바깥피라미드계의 운동신경세포 및 (b)신경절이전 자율운동신경세포(preganglionic autonomic motor neuron)과 시냅스하는 운동신경세포와 시냅스(synapse)한다.
- 그물척수로(근긴장도에 영향을 주는 항중력근을 촉진 및 억제하는 척수의 바깥피라미드로)는 그물체에서 시작한다.

그물활동계통(reticular activating system)

- 그물활동계통(RAS)는 깨움, 경계 및 깨임을 담당하는 그물체의 한 부분이다.
- 모든 들어오는 감각정보를 걸러내고, 중요한 감각입력에 집중할 수 있도록 겉질을 각성시킨다.
- 이는 환경으로부터 중요한 감각정보에 대한 예리하게 주의 집중하도록 한다.
- RAS는 뇌줄기에 전체적으로 퍼져 있으나 주로 중간뇌에 위치하며 시상 및 시상하부와 연결된다.

그물활동계통에 대한 병변(lesions to the reticular activating system)

- RAS 의 장애는 수면-깸 주기를 방해하고 주의 집중에 관한 문제를 야기한다(예, 초점과 주의 집중에 심한 어려움, 충동성).
- RAS에 심각한 손상은 의식의 혼수(stuporous)상태를 야기한다. RAS가 소실되면 그물억제계통(reticular inhibitory system, RIS)가 우세해져서, 비몽사몽(somnolence)해진다.

그물억제계통(reticular inhibitory system)

- RIS는 진정상태와 잠을 유발하는데 관여한다. 부드러운 흔들기 또는 깊은 압력과 같은 어떤 특정한 감각입력은 몸을 진정시키도록 RIS를 활성화할 수 있다.
- RAS에 반대 시스템인 RIS는 중간뇌에서부터 숨뇌까지 넓게 분포하고 있고 시상 및 시상하부와 연결된다.

그물억제계통에 대한 병변(lesions to the reticular inhibitory system)

- RIS의 손상은 지속적인 깸과 경계를 야기한다. RIS가 손상되었을 때 RAS가 우세해지고 고조된 각성을 유발하게 된다.

가장자리엽(limbic lobe)

- 가장자리엽은 정서와 자율신경계통 사이 연관관계에 역할하고 있다.
- 고조된 정서상태는 교감신경이 더 활동적으로 되도록 하고 부교감신경은 약해지도록 한다.

- 인간이 흥분되거나 또는 화가 났을 때, 교감신경계통이 강화되고 소화기계통(부교감신경계통에 의해 조정되는)이 정지하기 때문에 식욕이 감소할지도 모른다.
- 인간 또는 동물이 놀랐을 때, 방광 조절상실이 발생할 수 있다–공포는 ANS조절을 방해할 수 있다.
- 극심한 통증이 있을 때, 자율신경계통, 미주신경 및 가장자리엽 사이 연결의 결과 매스꺼움이 발생할 수 있다.
- 동일하게 얼굴이 붉어짐, 심장박동, 끈적끈적한 손과 건조한 입술은 가장자리엽과 자율신경에 의해 중재되는 감정적 반응이다.

척수(spinal cord)

- 척수에 포함된 중요한 자율신경계통반사는 더 높은 중추신경계통 센터에 의해 조절된다.
- 척수반사와 더 높은 중추신경계통 센터 사이에 상호작용이 손실될 때, 척수손상과 같은, 그런 반사기능은 수정되지 않고 나타난다.
- 예를 들면, 자율신경계통 척수수준반사 조절이 상실되어 조절되지 않으면 발한(uncontrolled sweating), 혈관운동 불안정성(vasomotor instability) 그리고 반사적 소대변기능(reflex bowel and bladder function)이 나타난다.

자율신경계통의 말초구성성분
(Peripheral Components of Autonomic Nervous System)

- ANS의 말초구성성분은 내장을 지배하는 신경절이전(preganglionic)과 신경절이후(post ganglionic) 섬유로 나눈다.

신경절이전섬유(preganglionic fiber)

- 신경절이전섬유는 말초신경계통의 신경세포의 총 집합이다.
- 시냅스이전 신경세포(presynaptic neuron: 또는 1차 신경세포)라고 부른다.
- 신경절이전섬유는 그들의 세포체(CN 3, 7, 9, 10, 11)는 뇌줄기에 있고 척수[그들의 세포체 등뼈에서 허리뼈1~2번에서 중간가쪽뿔(intermediolateral horn)]에 있다.

신경절이후(절후)섬유(postganglionic fiber)

- 이것을 이후 시냅스(postsynaptic) 또는 2등급(second-degree) 신경세포라 부른다.
- 이후 시냅스 신경절섬유는 말단에 위치한다.
- 이들의 세포체는 자율신경절(autonomic ganglia)(자율신경계통 기관과 조직집단)에 위치한다.

교감신경계통(sympathetic nervous system)

- 교감신경계통의 신경절이전 신경세포는 척수의 가슴(thoracic)과 허리(lumbar) 1~2번의 중간가쪽뿔에 그것들의 세포체가 있다.

부교감신경계통(parasympathetic nervous system)

- 부교감신경계통의 신경절이전섬유는 뇌줄기와 엉치(sacral spinal cord)에서 시작한다.

교감신경계통
(SYMPATHETIC NERVOUS SYSTEM)

기능(function)

- 교감신경계통은 전투/도피(fight/flight)반응을 활성화시킨다. 이 반응은 스트레스 상황 동안 일어나고 다음과 같다:
  - 가속된 심박수
  - 증가된 혈압
  - 피부와 위창자길(gastrointestinal tract)로부터 뼈대근과 뇌까지 혈류 이동
  - 증가된 혈당수준
  - 세기관지와 동공 확장
  - 위, 장관과 내요도괄약근의 수축

세포체의 위치(location of cell bodies)

- 교감신경계통은 신경절이전신경세포가 가슴뼈와 허리뼈 1, 2번 척수의 중간가쪽뿔에 세포체를 가지고 있기 때문에 가슴허리분지(thoracolumbar division)라 부른다.

교감신경줄기 신경절(sympathetic chain ganglia)

- 교감신경줄기 신경절은 척주에 이웃하여 놓인(또는 안쪽) 서로 연결된 교감신경절의 연속(series)이다.
- 줄기신경절은 신경절이전교감섬유로부터 입력을 받는다.
- 줄기신경절은 특정 목표기관과 조직에 대해 신경절이후신경섬유를 투사한다.

신경절이전 교감섬유(preganglionic sympathetic fibers)

- 세포체(T1-L2의 중간가쪽뿔)에서 신경줄기(체인) 신경절까지이다.

신경절이후 교감섬유(postganglionic sympathetic fibers)

- 신경절이후 교감섬유는 줄기신경절(세개 중 하나)에서 곁신경절(collateral ganglia ; 체인의 바깥에 위치)까지 뻗어 있다.
- 곁신경절은 교감줄기신경절의 바깥에 위치한 세포체의 집합이다.
- 신체의 3개의 주요 곁신경절이 있다(척추의 가쪽에 3개):
  1. 복강신경절(celiac ganglion)
  2. 위창자사이막신경절(superior mesenteric ganglion)
  3. 아래창자사이막신경절(inferior mesenteric ganglion)
- 신경절이후 교감섬유는 곁신경절 하나에 시냅스하기 전에 줄기신경을 통해 상승 또는 하강한다.
- 곁신경절 중 하나에 시냅스한 후, 신경절이후 교감섬유는 목표 또는 기관 끝으로 간다.

교감과의 신경전달물질(neurotransmitters of the sympathetic division)

- 신경절이전섬유는 아세틸콜린(acetylcholine, ACh)을 사용한다.
- 신경절이후섬유는 노르에피네프린[norepinephrine, 노아드레날린(noradrenaline)]을 사용한다.

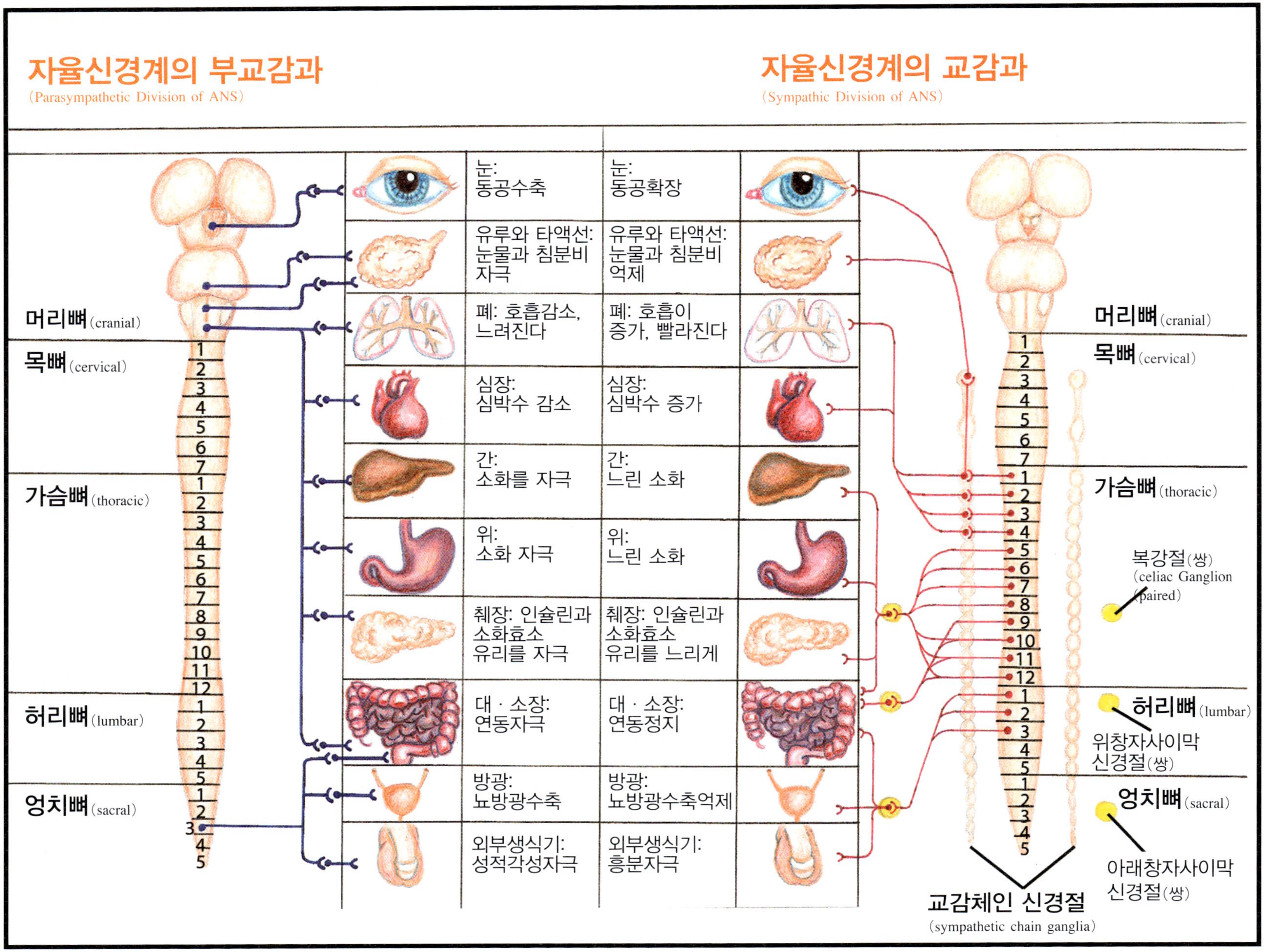
자율신경계의 부교감과
(Parasympathetic Division of ANS)
자율신경계의 교감과
(Sympathetic Division of ANS)
머리뼈(cranial)
목뼈(cervical)
가슴뼈(thoracic)
허리뼈(lumbar)
엉치뼈(sacral)
눈: 동공수축
유루와 타액선: 눈물과 침분비 자극
폐: 호흡감소, 느려진다
심장: 심박수 감소
간: 소화를 자극
위: 소화 자극
췌장: 인슐린과 소화효소 유리를 자극
대 · 소장: 연동자극
방광: 뇨방광수축
외부생식기: 성적각성자극
눈: 동공확장
유루와 타액선: 눈물과 침분비 억제
폐: 호흡이 증가, 빨라진다
심장: 심박수 증가
간: 느린 소화
위: 느린 소화
췌장: 인슐린과 소화효소 유리를 느리게
대 · 소장: 연동정지
방광: 뇨방광수축억제
외부생식기: 흥분자극
복강절(쌍)
(celiac Ganglion paired)
위창자사이막 신경절(쌍)
아래창자사이막 신경절(쌍)
교감체인 신경절
(sympathetic chain ganglia)

부교감신경계통(Parasympathetic Nervous System)

기능(function)

- 부교감신경계통은 에너지의 저장보존과 회복을 담당한다.
- 항상성의 상태(homeostasis)에서 심박수, 호흡, 신진대사와 소화를 유지하는 자율신경계통의 분지이다.

세포체의 위치(location of cell bodies)

- 부교감신경계통의 세포체가 뇌줄기와 엉치척수에 위치하기 때문에 뇌엉치분지(craniosacral division)라 부른다.

신경절이전 부교감섬유(preganglionic parasympathetic fibers)

- 신경절이전 부교감섬유는 세포체에서부터 공급할 기관의 가장 가까이 또는 그 안에 위치한 말단 신경절까지 뻗어있다.

신경절이후 부교감섬유(postganglionic parasympathetic fibers)

- 신경절이후 부교감섬유는 길이에 있어 짧다. 섬유는 말단신경절에서부터 목표 끝 기관까지 뻗어있다.

부교감과의 신경전달물질(neurotransmitters of the parasympathetic division)

- 신경절이전과 신경절이후섬유는 ACh를 사용한다.

부교감과 교감신경계통의 비교 (Comparison of the Parasympathetic and Sympathetic Nervous Systems)

기능(function)

- 교감신경계통은 전투 또는 도피 반응과 활동을 위해 신체를 준비하는 활동을 한다.
- 부교감신경계통은 항상성을 조절하며 몸이 느긋해진다(slow the body down).

세포체(cell bodies)

- 교감신경계통 세포체는 척수의 T1–L2의 중간가쪽뿔에 위치한다.
- 부교감신경계통은 뇌줄기와 척수의 엉치부위에 위치한다.

경로(pathways)

- 신경절이전 교감신경섬유는 세포체로부터 교감줄기신경절까지 뻗어있다. 그리고 나서 신경절이후 교감섬유는 줄기신경절로부터 곁신경절로 가고 최종적으로 목표기관에 시냅스한다.
- 신경절이전 부교감신경섬유는 세포체로부터 최종 신경절까지 뻗어있다. 그리고 나서 신경절이후 부교감섬유는 최종 신경절로부터 목표기관까지 간다.

신경전달물질(neurotransmitters)

- 신경절이전 교감섬유는 ACh를 사용 이전과 이후 신경절 부교감섬유는 ACh를 사용.
- 신경절이후 교감섬유는 노르에피네프린(노아드레날린)을 사용.

자율신경계통과 질병/병

(Autonomic Nervous System and Disease/Illness)

스트레스, 병과 질병(stress, illness and disease)

- 연구에 따르면 만성스트레스가 있는 사람은 질병, 병 그리고 신체와 정신건강 장애에 더 잘 걸린다(prone to disease)고 한다.
- 스트레스는 교감신경계통을 활성화시키고 노르에피린, 에피네프린(아드레날린)과 코티졸스테로이드(스트레스 호르몬)의 유리를 증가시킨다.
- 교감신경계통의 만성 활성화는 혈관수축, 증가된 심박수(increases heart rate), 높은 콜레스테롤을 생산과 고혈압을 야기한다.
- 교감신경계통의 지속된 과다활동은 심장혈관질병, 면역억제, 우울, 걱정, 감염반응, 수면장애와 통증과 연관된다.

스트레스와 치유(stress and healing)

- 스트레스는 교감신경계통 활동을 증가시키고 세포치유를 감소시키는 원인이 된다.
- 부교감신경계통 활동은 항상성을 증가시키며 세포치유와 조직재생을 촉진시킨다.
- 부교감신경계통 활동은 회복수면(restorative sleep ; 잠 4단계)동안 증가된다.
- 힘줄과 관절 통증이 특징인 근섬유통(fibromyalgia)은 잠 4단계 회복수면의 부족에 의해 원인이 된다고 몇몇 연구가들은 믿고 있다.

탈신경(denervation)

- 탈신경은 신경지배의 차단으로 손상된 신경은 자신의 신경전달물질에 과민성(hypersensitivity)을 나타낸다.
- 탈신경은 자율신경계통의 조절곤란(dysregulation)을 야기한다.

자율신경염(Autonomic Neuropathy)

- 자율신경염은 심장박동,혈압과 발한 같은 불수의적 신체 기능에 영향을 미치는 자율신경계통 장애이다.
- 자율신경에 손상은 뇌와 자율신경계통 간에 메시지 전달에 방해를 하게 된다.
- 자율신경계통의 어떤 구조에 다양한 징후와 증상은 다음의 내용이 포함될 지도 모른다:
  - 기립성 저혈압
  - 소대변 실금
  - 위장 장애
  - 온도조절에 무능력
  - 감소된 동공반응
- 면역질병, 신경손상, 당뇨와 어떤 감염성질병을 포함한 자율신경계통에 영향을 받는 질병의 수와 원인들이 연관될 수 있다.

호너증후근(Horner's Syndrome)

- 호너증후근은 눈돌림신경(동안신경) 경로의 절단으로 발생된 자율신경계통 장애이다.
- 호너증후군의 증상에는 다음과 같은 것이 포함된다:
  - 같은쪽의 동공축소(Mioses)
  - 부분적인 눈떨림증(Ptosis)
  - 같은쪽 얼굴의 건조한 피부
  - 같은쪽에 가라앉은 안구

자율신경계의 특징(Autonomic Nervous System Characteristics)

교감(sympathetic)

- 개인이 스트레스를 받거나 놀라거나 흥분될 때 활동화된다. 개인이 만성 스트레스가 있으면 지속적으로 활동화될 것이다.
- 전투/도피 반응
- 동공이 커짐
- 사건/환경에 집중적인 가중
- 심박수 증가
- 혈압 증가
- 호흡 증가와 빨라짐
- 심장을 빠르게 하기 위해서 그리고 피를 가져오기 위해 동맥혈관 수축
- 침이 끈적끈적하게함
- 피가 위장로에서 멀어지게 함
- 소화주스의 생산 중단
- 꿈틀운동 중단
- 모든 근그룹의 활동화
- 세포 파괴
- 체온 변화

부교감(parasympathetic)

- 신체시스템의 항상성을 유지하기 위해 지속적으로 활동화, 교감신경계통이 지배적일 때 중단한다.
- 항상성
- 동공수축
- 환경에 대하여 감소한 의식
- 심박수 감소
- 혈압 감소
- 호흡이 느려지며 가쁘다.
- 혈관 확장
- 침이 매끄러움
- 피가 위장으로 돌아옴
- 소화쥬스가 다시 분비됨
- 교감신경계통이 부교감신경계통을 중단시킬 때까지 꿈틀운동 지속
- 모든 근그룹의 이완
- 세포 재생
- 체온이 항상 똑같이 유지(화씨 98.6°)

참고문헌 (References)

1. Mathias CJ, Bannister R, eds. *Autonomic Failure: A Textbook of Clinical Disorders of the Autonomic Nervous System*. 5th ed. Oxford, UK: Oxford University Press; 2013.
2. Cechetto DF. Cortical control of the autonomic nervous system. *Exper Physiol*. 2014;99(2):326-331. doi:10.1113/expphysiol.2013.075192.
3. Kalsbeek A, Bruinstroop E, Yi CX, Klieverik LP, La Fleur SE, Fliers E. Hypothalamic control of energy metabolism via the autonomic nervous system. *Ann N Y Acad Sci*. 2010;1212(1):114-129.
4. Brisson CD, Hsieh YT, Kim D, Jin AY, Andrew RD. Brainstem neurons survive the identical ischemic stress that kills higher neurons: insight to the persistent vegetative state. *PLoS One*. 2014;9(5):e96585. doi:10.1371/journal.pone.0096585.
5. Yeo SS, Chang PH, Jang SH. The ascending reticular activating system from pontine reticular formation to the thalamus in the human brain. *Front Hum Neurosci*. 2013;7:416. doi:10.3389/fnhum.2013.00416.
6. Jang SH, Kwon HG. The ascending reticular activating system from pontine reticular formation to the hypothalamus in the human brain: a diffusion tensor imaging study. *Neurosci Lett*. 2015;590:58-61. doi:10.1016/j.neulet.2015.01.071.
7. Jang SH, Kim SH, Lim HW, Yeo SS. Injury of the lower ascending reticular activating system in patients with hypoxic–ischemic brain injury: diffusion tensor imaging study. *Neuroradiology*. 2014;56(11):965-970. doi:10.1007/s00234-014-1419-y.
8. Clément O, Garcia SV, Libourel PA, Arthaud S, Fort P, Luppi PH. The Inhibition of the dorsal paragigantocellular reticular nucleus induces waking and the activation of all adrenergic and noradrenergic neurons: a combined pharmacological and functional neuroanatomical study. *PLoS One*. 2014;9(5):e96851. doi:10.1371/journal.pone.0096851.
9. Brevig HN, Watson CJ, Lydic R, Baghdoyan HA. Hypocretin and GABA interact in the pontine reticular formation to increase wakefulness. *Sleep*. 2010;33(10):1285-1293.
10. Levenson RW. The autonomic nervous system and emotion. *Emot Rev*. 2014;6(2):100-112. doi:10.1177/1754073913512003.
11. Krassioukov A. Autonomic function following cervical spinal cord injury. *Respir Physiol Neurobiol*. 2009;169(2):157-164. doi:10.1016/j.resp.2009.08.003.
12. McCorry LK. Physiology of the autonomic nervous system. *Am J Pharm Educ*. 2007;71(4):78.
13. Sohn JW, Harris LE, Berglund ED, et al. Melanocortin 4 receptors reciprocally regulate sympathetic and parasympathetic preganglionic neurons. *Cell*. 2013;152(3):612-619. doi:10.1016/j.cell.2012.12.022.
14. Benarroch EE. Central autonomic network. In: Low PA, Benarroch EE, eds. *Clinical Autonomic Disorders*. 3rd ed. Philadelphia, PA: Lippincott, Williams, and Wilkins; 2008:17-28.
15. Hamill RW, Shapiro RE, Vizzard MA. Peripheral autonomic nervous system. In: Robertson D, Biaggioni I, Burnstock G, Low PA, Pain JFR, eds. *Primer on the Autonomic Nervous System*. 3rd ed. London, UK: Academic Press; 2012:17-37.
16. Janig W, McLachlan EM. Neurobiology of the autonomic nervous system. In: Mathias CJ, Bannister R, eds. *Autonomic Failure: A Textbook of Clinical Disorders of the Autonomic Nervous System*. 5th ed. Oxford, UK: Oxford University Press; 2013:21-34.
17. Malpas SC. Sympathetic nervous system overactivity and its role in the development of cardiovascular disease. *Physiol Rev*. 2010;90(2):513-557. doi:10.1152/physrev.00007.2009.
18. Dragomir AI, Gentile C, Nolan RP, D'Antono B. Three-year stability of cardiovascular and autonomic nervous system responses to psychological stress. *Psychophysiology*. 2014;51(9):921-931. doi:10.1111/psyp.12231.
19. Koike H, Hashimoto R, Tomita M, et al. The spectrum of clinicopathological features in pure autonomic neuropathy. *J Neurol*. 2012;259(10):2067-2075. doi:10.1007/s00415-012-6458-x.
20. Trobe JD. The evaluation of Horner syndrome. *J Neuroophthalmol*. 2010;30(1):1-2. doi:10.1097/WNO.0b013e3181ce8145.
21. Pejovic S, Natelson BH, Basta M, Fernandez-Mendoza J, Mahr F, Vgontzas AN. Chronic fatigue syndrome and fibromyalgia in diagnosed sleep disorders: a further test of the "unitary" hypothesis. *BMC Neurol*. 2015;15(1):53. doi:10.1186/s12883-015-0308-2.
22. Richa FC. Autonomic hyperreflexia after spinal cord injury. *J Spine*. 2014;4(196):2.

14장

창자신경계통

Enteric Nervous System

- ENS는 위장(GI)계통기능을 조절하는 신경절세포의 독립적 회로인데 GI가동성, GI액체교환과 혈류 및 위와 이자분비가 포함된다.
- ENS는 중추신경계통에 느슨하게 연결되어 있으며 CNS로부터 지시없이 일을 할 수 있다.

위치(Location)

- 식도, 위, 작은창자 및 큰창자 샘의 조직 덮개(sheath)에 위치한다.

구성성분(Composition)

- ENS는 신경세포, 신경전달물질 및 단백질(protein)의 네트워크로 구성되어있다. 약 400만 400 million 신경세포가 있는데 뇌에 1000분의 1이고 척수의 10분의 1이다.

뇌와 창자신경계통에 있어 화학물질 (Chemical Substances in the Brain and Enteric Nervous System)

- 뇌를 조절하는 데 도움을 주는 각기 화학물질은 창자에서 발견된다:
  - 세로토닌, 도파민, 글루타메이트, 노르에피네프린 및 나이트릭옥사이드와 같은 주요 신경전달물질(serotonin, dopamine, glutamate, norepinephrine, acetylcholine, and nitric oxide).
  - 뉴로펩타이드(neuropeptide)라 불리는 20개의 작은 뇌 단백질
  - 비만(mast)세포: 면역계세포
  - 엔케팔린(enkephalin): 몸의 자연적 마취제
  - 벤조다이어제핀(benzodiazepine): 발륨(valium)과 자낙스(xanax)를 포함한 심리 활동적 화학물질이 있다.

창자신경계통의 발달(Development of the Enteric Nervous System)

- 신경능선(neural crest)이라 불리는 조직형성이 태아 초기에 발달한다.
- 신경능선의 한 부위가 중추신경계통로(뇌와 척수) 돈다.
- 다른 조각이 창자신경계통(ENS)가 되기 위해 옮긴다.
- 태아 발달에 있어 후반기에 두 시스템이 미주신경(CN 10)을 통해 연결된다.

중추와 창자신경계통 사이의 연락
(Communication Between the Central and Enteric Nervous Systems)

- CNS는 적은 숫자의 명령신경세포(command neurons, 어떤 의사결정 신경세포)를 통해 ENS에 신호를 보낸다.
- 명령신경세포는 위장(GI)로에서 활동 패턴을 조절하고 독립적 시스템을 형성한다.
- 이 명령신경세포는 ENS의 사이신경세포(두 주요 신경세포를 연결하는 작은 신경세포)로 신호를 보낸다.
- 중추신경과 미주신경은 명령신경세포의 발화비율을 조절한다.
- 명령신경세포와 사이신경세포(interneuron)이 2개의 창사 조직층에 위치하며 다음과 같이 부른다:
  1. 근육층 신경얼기(장근총, myenteric plexus, 위장로에 근육수축의 강도와 속도 조절)
  2. 점막밑 신경얼기(하점막총, submucosal plexus, 위장로 분자의 흡수와 분비조절)
- 근육층 신경얼기와 점막밑신경얼기는 설탕, 단백질 및 산 수준에 대해 감지기(sensor)를 갖고 있다. 이런 감지기는 소화과정을 모니터링하고 어떻게 내용물을 섞어야 하며 투사해야 하는지를 결정한다.

중추신경계통과 창자신경계통 사이의 연결과 약작용
(Drug Interactions and the Connection Between the Enteric and Central Nervous Systems)

- 약사가 뇌에 효과적인 약을 고려할 때 GI 경로(gastro-intestinal tract)에 바람직하지 않은 부수적인 효과(부작용)를 갖게 될 수도 있다.
- 창자에는 많은 양의 세로토닌(serotonin)이 있다. GI 경로에 있어 압력수용기가 자극된다면 세로토닌이 방출되어 꿈틀운동(peristalsis)의 반사적 운동을 시작한다.
- 선택적인 세로토닌 재흡수제어(selective serotonin re-uptake inhibitor) SSRI-프로작(prozac), 팍실(paxil) 및졸르푸트(zoloft)를 포함한 항우울제(antidepressants)를 먹는 25% 또는 그 이상의 사람이 GI 문제(메스꺼움, 설사 및 변비)를 경험한다.
- 이런 약은 세로토닌에 영향을 주어, 수용체 세포에 대한 재흡수를 방해한다. 높은 세로토닌을 중추신경계통에 있는 것이 이익이다. 많은 세로토닌이 방출되어 GI 경로에 남아 있다면, 장 문제(bowel problems)를 일으킨다.
- SSRI는 음식이 장을 통해 통과하는 속력을 두 배로 증가시킨다. 이는 몇몇의 사람들이 SSRI 복용 시 설사를 경험하는 이유이다.
- 때때로, 너무 많은 항우울증 약은 변비를 양산하는 경우가 있다.
- 몇 가지 항생물질(에리스로마이신, erythromycin)은 진동(oscillation)을 만들기 위해 GI 수용기에 작용을 한다. 이는 진동, 경련과 메스꺼움의 원인이 된다.
- 몰핀과 헤로인(heroin)과 같은 약은 장의 진정수용기(intestine's opiate receptor)에 붙어 변비를 만들 수 있다.
- 알츠하이머(Alzheimer)와 파킨슨(Parkinson)병을 갖고 있는 사람은 자주 변비를 경험한다. 왜냐하면 CNS장애의 병리학적 원인으로 역시 장기능의 조절장애가 발생되기 때문이다.
- ENS는 CNS가 하는 것처럼 약에 습관화 될 수 있다.

수면 동안 중추신경계통과 창자신경계통 사이의 일치성
(CENTRAL AND ENTERIC NERVOUS SYSTEM SIMILARITIES DURING SLEEP)

- CNS와 ENS는 외부세계로부터 입력을 제거했을 때 비슷하게 작용한다.
- 수면 동안, CNS는 꿈을 꿀 때 빠른 눈움직임(rapid eye movement, REM)은 중단되고, 90분 주기의 느린파형 수면(slow wave sleep)을 만든다.
- 밤 동안 ENS는 음식이 없을 때, 빠른 근육운동의 짧은 파형은 중단하게 되고 90분 주기의 느린파형 근수축을 만든다.
- 중추신경계통과 창자신경계통은 수면동안 서로 영향을 받는다. 장문제를 가진 환자는 비정상적인 REM수면을 보이는데 소화불량이 악몽의 원인이 될 수 있다는 민중의 지혜(folk wisdom)에서 발견된다.

전투/도피 상황에 대한 창자와 중추신경계통의 반응
(ENTERIC AND CENTRAL NERVOUS SYSTEMS' RESPONSE TO FIGHT/FLIGHT SITUATIONS)

- 개인이 놀라는 상황에 부딪혔을 때, CNS는 몸이 싸우거나 또는 도망치는 것을 준비하도록 스트레스 호르몬을 방사한다(대 교감신경계통).
- GI로는 역시 이 화학적 동요에 의해 자극되는 많은 감각신경을 갖고 있다. 이는 위에서 들뜬 감각(sensation of butterflies)이 나타난다.
- CNS는 GI로가 전투/도피 상황 동안 닫을 것을 명령한다.
- 공포와 만성 스트레스는 GI로에서 세로토닌 순환의 발화율을 증가시키도록 미주신경을 유발한다.
- GI로가 세로토닌의 높은 수준과 더불어 과자극되었을 때 장문제가 발생할 수 있다(예: 장염, 과민장증상) .
- 비슷하게 식도의 신경이 세로토닌 또는 노르에피네프린의 방출 또는 생산에 의해 크게 자극된다면 식도가 수축되어 음식을 삼키기 어려워진다. 이는 아마도 감정이 격하여 말을 못하게 된다 “감정이 격한 상태(choked upwith emotion)”는 감정적 적재상황에서 식도수축이 발생한다.

창자신경계통의 장애
(DISORDERS OF THE ENTERIC NERVOUS SYSTEM)

- 크론병(Crohn disease), 대장염(colitis), 게실염(diverticulitis), 과민대장증후군(IBS[irritable bowel syndrome])을 포함한 질병들은 창자신경계통에 영향줄 수 있다.
- 비록 이런 질병들은 다른 병인을 가졌다 할지라고 그들은 모두 장차 운동에 영향을 미치고 필요한 영양의 흡수불량을 야기한다. 장차신경계통의 장애에는 보통 만성 복부통증, 당김, 복부팽만, 설사, 변비같은 징후와 증싱이 포함된다. 다른 질병이지만 징후와 증상이 비슷하기 때문에 실험 검사와 방사선 검사를 통해 정확한 진단을 내려야 한다. 최근에는 증상완화보다는 증상관리를 치료목표로 둔다. 치료에는 식이변화, 약물과 때때로 수술이 포함된다.
- 과민대장증후군은 만성통증, 당김, 복부통증, 설사, 변비와 대변점액을 유발하는 큰창자에 영향미치는 창자신경계통 장애이다. 크론병, 대장염 같은 염증성장질환(inflammatory bowel diseases, IBD)과 달리 IBS는 영구적인 조직변화를 유발하지 않는다. 이 증상의 원인은 알려지지 않았고 스트레스성 사건이나 감염후에 발생되는 경향이 있다. 어떤 경우에 작은창자의 박테리아의 과잉성장이라고 알려지기도 했다. IBS 진단 받은 환자는 만성피로증후군, 섬유근육통(fibromyalgia), 두통, 요통, 우울증 및 불안 증상을 경험을 동반하는 경향이 있다. 이런 질병의 흔한 요인은 중추신경계통의 미세아교의 과활동과 염증이다.
- 대장염은 염증성장질환(inflammatory bowel disease (IBD)은 결장과/또는 대장의 염증과 아물지않는 상처 또는 궤양의 형성에 의해 특징지워진다. 염증은 감염같은 정확한 원인일 수도 있고 또는 확정할 수 없는 원인이 될 수도 있다. 징후와 증상에는 복통 및 복부불편감, 체중 및 식욕감소, 피로, 혈액설사, 혈변, 대변점액, 경련, 복부팽만와 급뇨가 있다. 비록 대장염의 원이이 잘 알려지지 않는다고 할지라고 어떤 경우는 자가면역질환으로 간주되기도 한다.
- 크론병은 위장관경로를 손상하는 면역계통에 IBD를 형성하기도 한다. 유전과 환경적 요소는 크론병과 연관되기도 하지만 증상은 잘 알려지지 않았다. 징후와 증상은 곧창자 출혈뿐만 아니라 대장염과 비슷하다. 누공(Fistulae, 조직과 기관사이에 비정상적 연결)은 곧창자에 형성되어 통증, 누출을 유발하고 곧창자로부터 빠져나간다. GI경로의 심한폐색은 즉시 수술하지 않는다면 평생동안 고통받게 될 장천공(bowel perforation)을 유발할 수 있다. 크론병의 만성염증 때문에 다른 신체 영역과 관절, 눈, 입을 포함한 기관은 점점 염증화되어 간다. 담석과 콩팥결석(Gallstones and kidney stones)도 또한 일어날 수 있다.
- 게실염(Diverticulitis)은 왼쪽 항문벽에 곁주머니 또는 주머니의 성장이 포함된 창자신경계통의 장애이다. 주머니 형성과정은 곁주머니증(diverticulosis)으로 언급되기도 한다. 곁주머니가 점점 염증화되어 게실염을 초래한다. 징후와 증상에는 비정상적인 복통, 열, 경련, 당김, 설사, 변비, 구역과 백혈구수의 증가이다. 비록 게실염의 원인이 밝혀지지 않았지만 유전과 환경적 요인은 서로 연관되어져 왔다. 진단은 CT를 이용해야 정확하게 알 수 있다.

참고문헌(REFERENCES)

1. Furness JB. The enteric nervous system and neurogastroenterology. *Nat Rev Gastroenterol Hepatol.* 2012;9(5):286-294. doi:10.1038/nrgastro.2012.32.
2. Sasselli V, Pachnis V, Burns AJ. The enteric nervous system. *Dev Biol.* 2012;366(1):64-73. doi:10.1016/j.ydbio.2012.01.012.
3. Obermayr F, Hotta R, Enomoto H, Young HM. Development and developmental disorders of the enteric nervous system. *Nat Rev Gastroenterol Hepatol.* 2013;10(1):43-57. doi:10.1038/nrgastro.2012.234.
4. Kabouridis PS, Pachnis V. Emerging roles of gut microbiota and the immune system in the development of the enteric nervous system. *J Clin Invest.* 2015;125(3):956. doi:10.1172/JC176308.
5. Lake JI, Heuckeroth RO. Enteric nervous system development: migration, differentiation, and disease. *Am J Physiol Gastrointest Liver Physiol.* 2013;305(1):G1-G24. doi:10.1152/ajpgi.00452.2012.
6. Furness JB. The enteric nervous system: normal functions and enteric neuropathies. *Neurogastroenterol Motil.* 2008;20(s1):32-38.
7. Matthys A, Haegeman G, Van Craenenbroeck K, Vanhoenacker P. Role of the 5-HT7 receptor in the central nervous system: from current status to future perspectives. *Mol Neurobiol.* 2011;43(3):228-253. doi:10.1007/s12035-011-8175-3.
8. Rhee SH, Pothoulakis C, Mayer EA. Principles and clinical implications of the brain–gut–enteric microbiota axis. *Nat Rev Gastroenterol Hepatol.* 2009;6(5):306-314. doi:10.1038/nrgastro.2009.35.
9. Shprecher DR, Derkinderen P. Parkinson disease: the enteric nervous system spills its guts. *Neurol.* 2012;78(9):683-683. doi:10. 1212/ WNL. 0b013e31824bd195.
10. Brock C, Olesen SS, Olesen AE, Frøkjaer JB, Andresen T, Drewes AM. Opioid-induced bowel dysfunction. *Drugs.* 2012;72(14):1847-1865. doi:10.2165/11634970-000000000-00000.
11. Kumar D, Idzikowski C, Wingate DL, Soffer EE, Thompson P, Siderfin C. Relationship between enteric migrating motor complex and the sleep cycle. *Am J Physiol Gastrointest Liver Physiol.* 1990;259(6):G983-G990.
12. Jarrett ME, Burr RL, Cain KC, Rothermel JD, Landis CA, Heitkemper MM. Autonomic nervous system function during sleep among women with irritable bowel syndrome. *Digest Dis Sci.* 2008;53(3):694-703. doi:10.1007/s10620-007-9943-9.
13. Qin HY, Cheng CW, Tang XD, Bian ZX. Impact of psychological stress on irritable bowel syndrome. *World J Gastroenterol.* 2014;20(39):14126-14131. doi:10.3748/wjg.v20.i39.14126.
14. Chang L. The role of stress on physiologic responses and clinical symptoms in irritable bowel syndrome. *Gastroenterology.* 2011;140(3):761-765. doi:10.1053/j.gastro.2011.01.032.
15. Camilleri M. Peripheral mechanisms in irritable bowel syndrome. *N Engl J Med.* 2012;367(17):1626-1635. doi:10.1056/NEJMra1207068.
16. Kornbluth A, Sachar DB. Ulcerative colitis practice guidelines in adults: American college of gastroenterology, practice parameters committee. *Am J Gastroenterol.* 2010;105(3):501-523. doi:10.1038/ajg.2009.727.
17. Baumgart DC, Sandborn WJ. Crohn's disease. *Lancet.* 2012;380(9853):1590-1605. doi:10.1016/S0140-6736(12)60026-9.
18. Eglinton T, Nguyen T, Raniga S, Dixon L, Dobbs B, Frizelle FA. Patterns of recurrence in patients with acute diverticulitis. *Br J Surg.* 2010;97(6):952-957. doi:10.1002/bjs.7035.

임상검사문제(CLINICAL TEST QUESTIONS)

12–14장

1. 스타니오포리스씨는 최근에 넘어졌다. 그는 치료사에게 안경을 쓰지 않아서 넘었다고 말했다. 아무튼 그의 딸은 평상시 넓은 지지면 보행, 걸을 때는 집에 가구를 이용하여 균형을 잡고 불규칙한 바닥과 어두운 빛에서는 균형을 자주 잃는다고 보고하였다. 또 딸은 현기증(어지러움), 귀소리(이명)과 청각도 감소되었다고 했다. 검사상에서 치료사는 눈떨림증도 비정상을 발견했다. 근는 어떤 신경학적 계통에 손상이 되었다고 예상할까?

   a. 시각계통　　b. 고유수용계통
   c. 안뜰계통　　d. 자율신경계통

2. 위의 질문에서 스타니폴리스씨의 치료사는 균형능력을 평가하기 위해 롬버그검사를 시행했다. 스타니폴리스씨에게 눈을 감고 다리를 모으라고 그리고 어깨를 90°로 고정하라고 요구했다. 스타니폴리스씨는 균형을 잃고 흔들리기 시작했다. 롬버그 검사와 시각적 단서를 제거하고 롬버그 검사를 할 때 환자의 자세안정성은 어디에 기초하나?

   a. 안뜰과 고유수용성 정보
   b. 그물체와 소뇌정보
   c. 부교감과 교감신경계통 정보
   d. 바닥핵 정보

3. 앤과 아만다는 학교에 가기위해 자동차를 탔다. 아만다는 앤이 운전하는 동안 앞좌석에 앉았다. 아만다는 학급에서 의사소통시간에 얘기할 것에 대해 읽고 있었다. 15분후 아만다는 땀이 나기 시작하고 역겹기 시작했다. 그녀는 아침식사를 하지 않아서 불편한 것이라고 먼저 생각했다. 아만다는 계속해서 읽었지만 어지럽고, 창백해지기 시작하고 역겨움이 더 증가되었다. 그녀는 앤에게 멀미(motion sickness)를 하는 자신의 증상에 대해 그리고 책읽기를 멈춰야 한다는 것과 대신에 오는 차들을 바라봐야 한다는 것을 말했다. 앤은 멀미의 원인이 무엇인지 알게 되었다.

   a. 겉질에 도달하는 고유수용성과 안뜰계통 신호의 인지부조화
   b. 그물체의 활동계통과 억제계통로부터 겉질에 도착하는 불일치된 신호
   c. 부교감신경우세(교감신경계통활동보다 더)
   d. 안뜰계통에 도착하는 시각과 운동신호사이의 부조화

4. 제임은 자동차사고후에 5일 동안 식물인간상태이다. 뇌파(electroencephalogram)검사를 통해 겉질의 활동은 없고, 제임의 식물기능(예, 온도, 심박수, 호흡, 혈압과 구토와 기침반사)은 계속 유지되고 있다. 신경계통은 식물기능 조절을 위해 담당하고 있는가?

   a. 안뜰계통　　b. 자율신경계통
   c. 부교감신경계통　　d. 교감신경계통

5. 리카도는 주의집중과 지속력이 어려운 5학년 학생이다. 그는 교실친구들의 소리와 움직임 또는 복도에서 나는 소리로 인해 쉽게 산만해진다. 산만해질 때 리카도는 그의 학교공부에 초점을 맞추지 못하고 대신 의자에서 일어나거나 교실 주위를 돌아다닌다. 어느 신경학적 계통이 환경으로부터 외부자극을 여과하는 동안 겉질이 가장 중요한 정보에만 집중할 수 있도록 감각정보를 선별하는 역할을 담당하는가?

   a. 안뜰계통　　b. 창자신경계통
   c. 가장자리계통　　d. 그물체

6. 에밀은 밤늦게 일을 마치고 집으로 걸어가고 있다. 그가 걷고 있는 거리는 어둡고 조용했다. 에밀은 그 뒤에서 누군가가 걷고 있다는 것을 들을 수 있었다. 그는 네일 은행에 입금하려고 돈을 든 가방을 가지고 있었다. 발자국 소리가 점점 가까워지자 에밀의 심박수는 빨라지기 시작했다. 그는 배고픈 느낌이 사라지기 시작했는데 이는 혈류가 위창자로부터 뼈대근과 뇌로 옮겨갔기 때문이다. 에밀의 혈압은 증가하기 시작했고 그는 각성되고 공포를 느꼈다. 어느 신경학적 계통이 우세하고 이런 생리학적 변화를 담당하는가?

a. 안뜰계통
b. 부교감신경계통
c. 교감신경계통
d. 창자신경계통

7. 아담은 작업 중에 손상후 통증 때문에 코데닌, 나코틱(마약)처방(narcotic)을 받아 복용했다. 나코틱은 통증수준은 조절되었지만 식이변화가 없음에도 변비가 발생되었다. 아담의 변비는 다음의 어디에 해당하는가?

a. 나코틱자극은 부교감신경을 활성화하고 연동운동을 중지시켰다.
b. 나코틱은 창자신경계통에 세로토닌수준을 변화시키고 반면 대변문제를 일으켰다.
c. 나코틱은 창자신경계통으로부터 자율신경계통으로 보내는 신호를 차단하고 연동운동을 중지시켰다.
d. 모르핀약과 나코틱은 창자의 아편수용기(opiate receptors)에 붙으며 변비를 유발한다.

8. ENS질병은 복부통증, 경련, 팽만, 설사와 변비가 포함된 만성 장문제를 야기했다. 아래의 것중에 ENS에 해당되지 않는 것은?

a. 크론병(Crohn disease)
b. 대장염(colitis)
c. 식중독(food poisoning)
d. 곁주머니염(diverticulitis)

9. 보네티여사는 아동기부터 만성 복부통증, 경련과 복부팽만, 설사와 변비가 있었다. 보네티여사는 최근 잘룩창자와 큰 창자에 궤양이 있는 감염성 장질환으로 진단받았다. 어떤 사람들은 이 질병을 자가면역질환이라고 한다.
이 질병으로 알려진 것은?

a. 복부헤르니아(탈장)(abdominal hernia)
b. 위창자염(viral gastroenteritis)
c. 창자암(intestinal cancer)
d. 대장염(colitis)

10. 마리아는 창자와 잘룩창자의 장벽에 곁주머니나 소공이 발달한 감염성 장질환으로 진단받았다. 이 질병으로 알려진 것은?

a. 대장염(colitis)
b. 곁주머니염(diverticulitis)
c. 크론병(Crohn disease)
d. 과민성대사증후군(irritable bowel syndrome)

정답

1. c
2. a
3. d
4. b
5. d
6. c
7. a
8. c
9. d
10. b

15장

통증

pain

- 통증은 불편한 감각경험이며, 조직 손상과 관련된다.
- 통증의 감지는 병리학적 상태가 기관에서 발생된 것을 뜻한다.
- 통증의 감지를 통각(유해수용기, nociception)이라 부른다: 유해수용기(nociceptor)는 해로운 자극을 감지하는 수용기이다.

통증의 과정: 4단계 (THE PROCESS OF PAIN: FOUR STAGES)

통각수용기는 4단계로 구분할 수 있다:

도입(transduction)

- 도입은 말초신경(periphery)에 있는(예: 통각수용기) 자유종말(free nerve ending)이 자극될 때 일어난다.
- 통각수용기는 피부, 근육, 결합조직, 순환계 그리고 내장에 위치한다.
- 자극은 신경종말손상 또는 손상부위에 화학적 해제로부터 기인한다.

전이(transmission)

- 전이는 말초에서 척수(SC)와 뇌까지 감각경로를 따라 통증자극의 전달에 관여한다.
- 전이과정에서 두 가지 섬유는 A delta와 C섬유이다
- A delta섬유는 크고 민말이집섬유로 조직 손상에 신호를 빠르게 전달한다. 날카롭고, 찌르는 듯한, 위치를 정확히 아는 그리고 짧게 지속하는 통증신호를 전달한다.
- C섬유는 작고 민말이집섬유로 통증신호를 더 느리게 전달한다. 위치를 정확히 모르고, 둔하고, 쑤시고 길게 지속되는 통증을 전달한다.

지각(perception)

- 지각은 겉질이 통증신호를 해석하거나 연관시키는 과정을 말한다.
- 통증역치와 통증수용에 대한 통증의 지각.
  - 통증역치는 통증이 받아들여지기 전에 요구되는 통증의 양과 연관된다. 통증역치는 대개 비슷하다.
  - 통증수용은 의학적 중재가 되기 전에 통증을 참을 수 있는 양과 연관된다. 통증수용은 사람에 따라 아주 광범위하다.
- 1차 몸감각영역(SSI), 2차 몸감각영역(SS2), 뒤다중연합영역 그리고 가장자리엽이 통증지각 역할을 감당하고 있다.

조절(modulation)

- 조절은 통증경로에 따라 중추신경계통과 말초신경계통 사이에 통증신호를 조절하는 것이다.
- 대개 통증은 말초통각수용기, 척수, 뇌줄기중추 그리고 겉질 수준에서 수정된다.

통증의 형태(Types of Pain)

몸통증(somatic pain)

- 몸통증은 몸(피부, 뼈대근, 뼈)으로부터 발생하고 얕고 깊은 통증으로 분류된다.
- 얕은 몸통증(superficial somatic pain)은 피부나 얕은 조직에 있는 유해수용기로부터 기인되고 대개 잘 국소화(localized)한다(예: 핀찌르기) .
- 깊은 몸통증(deep somatic pain)은 인대, 힘줄, 뼈, 혈관, 근막과 근육의 유해수용기로부터 기인되고 대개 저조한 국소화를 한다(근통증).

장통증(visceral pain)

- 장통증은 장[내부기관, 샘 · 민무늬근(smooth muscle)]에서 발생하고 무디거나 확산되며(diffuse) 한곳에 제한되지 않는다.
- 이 통증유형은 항상 자율신경계통 반응에 의해(예: 심박수 및 호흡과 혈압에 변화; 메스꺼움; 동공확장; 발한; 창백) 동반된다.

통증의 질(qualities of pain)

- 급성통증은 대개 지속기간이 30일 이하이고 빨리 해결된다.
- 만성통증은 길게 지속된다. 통증으로서 만성통증으로 정의할 수 있는 어떤 근거는 3개월에서 6개월 이상 지속되어야 한다는 근거도 있다. 만성통증은 회복의 예상기간보다 더 넘어 지속될 수도 있다.
- 통증은 날카롭거나 무딜수 있다.
- 무디며 아픈 통증은 느리게 전도되며, 작고, 민 말이집(unmyelinated)이 C섬유에 의해 운반되기 때문에 확산되고 오랜 기간동안 지속하는 경향이 있다.
- 날카로운(sharp) 통증은 빠르게 전도(conducting)되며 큰 A델타섬유에 의해 운반되기 때문에 짧은 기간동안 지속되고 아주 잘 국소화할 수 있다.

통증수용기(pain receptors)

- 통증수용기는 유해수용기라 불리는 특별한 자유신경종말(free nerve endings)은 열, 기계적과 화학적 자극으로부터 기인된 조직손상에 반응한다.
- 다른 형태의 수용기가 강하고 충분하게 자극된다면 이 또한 통증수용기로 활동하게 된다.

주요 통증경로(Major Pain Pathways)

척수시상척수로(spinothalamic spinal cord tracts)

- 척수시상로는 피부와 뼈대근에서 통증정보를 받는 오름 몸감각 경로이다.
- 감각신경은 말초에 있는 피부와 뼈대근에서부터 척수의 뒤뿔까지 통증정보를 운반한다.
- 이런 척수신경이 뒤뿔에서 시냅스할 때, 물질 P(substance P)라 부르는 신경전달물질을 방출한다. 물질 P는 감염과정과 통증에 반응하고 감지하는 신경전달물질로서 신경펩티드이다.
- 척수시상로는 척수에서 시상까지 경유하며 의식적인 통증감지와 해석을 위해 겉질까지 투사한다.
- 물질 P는 척수시상로를 통해 시상과 겉질로 전달된다.

그물척수로(reticulospinal tracts)

- 그물척수로는 뇌줄기의 그물체에서 시냅스하는 감각척수신경을 통해 말초로부터 통증정보를 받는 내림감각로이다.
- 그물척수로는 숨뇌 그물체에서 시작한다.
- 정보는 뇌줄기의 라파(raphe)핵으로 간다. 라파핵은 숨뇌에 위치한 핵그룹이고 중앙선을 따라 길게 놓여있다.
- 라파핵이 흥분되었을 때, 통증감각을 감소시키기 위해, 통증지점까지 내림경로를 통해 엔돌핀(endorphin)을 방사한다.

삼차시상로(trigeminothalamic tracts)

- 삼차시상로는 뇌줄기의 삼차 안쪽섬유띠(trigeminal lemniscus)에서 시작한다.
- 삼차 안쪽섬유띠는 삼차신경(CN 5)에서 시상으로 그리고 겉질로 감각섬유를 보낸다.
- 이 경로는 특별하게 얼굴로부터의 통증감각을 운반한다.

통증의 의식적 감지를 위한 겉질의 경로

- 척수로부터의 통증정보는 의식적 감지와 해석을 위해 시상과 그 다음 겉질로 투사된다.
- 뒤중앙이랑(postcentral gyrus)에 위치한 1차 몸감각영역(primary somatosensory area, SS1)은 말초로부터 들어오는 몸감각 정보를 감지한다.
- 통증정보는 해석을 위해 2차 몸감각영역(SS2)으로 투사된다. SS2는 SS1 뒤에 있다.
- 통증정보는 다른 감각정보와 함께 통증정보의 연합을 위해 뒤다중연합영역(posterior multimodal association)에 투사된다. 예를 들면, 다중연합영역은 냄새와 더불어 통증을 모은다. 개인은 복부통증과 함께 상한(spoiled) 음식의 냄새를 맡는 것을 배우게 되고 미래에 쉰 음식을 먹는 것을 피하게 된다.
- 다중 관련영역은 감각, 감정 및 기억연합을 위해 가장자리 계통에 투사한다. 예를 들면, 사람은 나중에 상한 음식의 냄새를 기억할 것이며, 상한 음식을 먹음으로 관련된 통증을 기억할 것이다.

어떻게 몸이 통증을 조절하는가?(How the Body Controls Pain)

관문조절 이론(gate control theory)

- 통증조절의 첫 번째 이론은 Melzak과 Wall에 의해 1965에 제안된 이론이었다.
- 간단한 용어로서 관문조절 이론은 통증정보의 전달은 통증의 문을 닫는 뒤뿔에서 차단할 것을 제시했다.
- 뒤뿔에 있어 Lamina II 또는 아교질(substantia gelatinosa)이 통증 메시지 전달의 차단부위로 제시되었다.
- 관문조절 이론은 들신경감각섬유(afferent sensory fiber)가 말초에서 척수의 뒤뿔로 통증감각을 운반하다고 제시하였다.
- 이 정보는 아교질(substantia gelatinosa)에서 시냅스한다.
- 척수에서 특수화된 세포 T-Cell은 발화하기 시작하고 물질 P 방출의 원인이 된다.
- 아교질이 다른 경로(곁경로, collateral pathway)에 의해 촉진된다면, T-Cell 발화는 통증전달에 있어 감소의 원인이 되어 통증이 감소될 것이다.
- 대부분의 관문조절이론이 반박된 반면, 이 이론은 계속 통증기전을 설명하는 많은 이론의 기초를 제공하고 있다.

통증중지의 반대자극 이론(counterirritant-theory of pain cessation)

- 통증중지의 반대자극은 관문조절 이론에 의해 처음 제시되고 근거중심을 통합시켰다.

• 반대자극이론은 뒤뿔에서의 무-유해수용기(non - nociceptor)는 흥분된 유해수용기(또한 뒤뿔이 있는)를 억제한다고 제안했다
• 예를 들면, 압력(통증부위를 문지르는 것처럼)은 기계학적 수용기(mechanoreceptive) 감각섬유를 자극한다.
• 뒤뿔에서의 기계적 수용기의 몸쪽가지는 흥분된 유해수용기(뒤뿔에 있는)에 시냅스하는 사이신경세포(interneuron)를 활성화시킨다.
• 이 사이신경세포는 신경전달물질 엔케팔린(enkephalin ; 엔돌핀 종류)을 방출한다.
• 엔케팔린은 흥분된 유해수용기와 결합해 물질 P의 방출을 감소시킨다.
• 유해수용기와 결합한 엔케팔린은 유해수용기의 신호전달을 제어하여 통증감각을 감소시킨다.

통증의 진통성 제어(Analgesic Inhibition of Pain)

• 진통은 다른 방법으로는 통증이었을 것이 자극에 대한 반응으로 통증이 없어지는 것이다.
• 진통 기전은 다음에 의해 활동될 수 있다:
  – 엔돌핀: 통증감각을 감소시키는 자연적으로 발생하는 물질(아편유사제 억제 신경펩티드)
  – 통증감각을 감소시키는 약물
• 엔돌핀에는 엔케팔린, 디놀핀(dynorphin)과 베타-엔돌핀(beta-endorphin)이 포함된다.
• 아편제(opiates)는 다른 감각에 영향을 주지 않고, 유해수용기의 신호를 차단하는 진통성 약 종류이다.
• 엔돌핀과 진통성 약은 같은 수용기 부위에 연결된다.
• 유해수용기성 정보의 억제는 신경계통의 위척수(supraspinal)에 의해 제어될 수 있다. 이는 자연적으로 진통을 제공하는 뇌줄기중추이며, 통증억제중추로 언급된다:
  – 숨뇌의 라파핵(raphe)
  – 중간뇌의 수도관주위회색질(periaqueductal gray)
  – 다리뇌의 청색반점(locus ceruleus)
• 라파핵이 자극되었을 때, 척수에 투사하는 축삭은 뒤뿔 신경전달물질인 세로토닌을 방출한다. 세로토닌의 방출은 유해수용기성 신호전달을 제어한다.
• 수도관주위회색질(periaqueductal gray)이 자극되었을 때 이 또한 라파핵을 활동시켜 진통효과를 만든다.
• 청색반점척수로(ceruleospinal tract)는 다리뇌의 청색반점에서 시작한다. 자극되었을 때, 노르에피네프린이 뒤뿔의 척수시상로에 붙는다. 척수시상로에 노르에피네프린이 붙어서 물질 P의 방출을 억압함으로 겉질에 통증정보 전달을 감소시킨다.
• 마취약(마약 또는 마약과 같은 구성분자)은 라파핵, 수도관주위 회색질, 청색반점의 수용기부위에 붙는다. 이 수용기부위에 붙은 마취약은 진통 또는 혼미(stupor, 의식 감소된 상태)를 갖게 한다.

스트레스로 유도된 진통(Stress-Induced Analgesia)

• 뇌줄기 통증억제중추는 자연적으로 손상이나 운동선수가 과한 힘을 발휘하였을 때 활성화될 수 있다.
• 가끔 사고로 인한 손상시나 재난 또는 경기동안 손상을 입은 사람은 경기가 끝날때까지 잘 느끼지 못할 것이다. 경기동안 발생한 스트레스는 통증제어 중추를 자극한다.
• 스트레스로 인한 진통은 다음과 같은 활동을 하게 한다:
  – 라파핵 내림로

- 뇌하수체샘에서의 호르몬 엔돌핀(특히, 베타 엔돌핀)의 방사
- 부신속질에서의 호르몬 엔돌핀(특히, 엔케팔린)의 방사

• 호르몬 엔돌핀은 뇌와 척수의 마약수용체에 붙는다.
• 베타엔돌핀이 가장 유력한 엔돌핀이며 수 시간동안 지속하는 진통효과를 갖게 한다.

통증전달이 몇몇의 신경계통 수준에서 감소될 수 있다.

말초(periphery)

• 무마취성 진통(예: 아스피린)은 프로스타글라딘의 합성을 감소시켜 프로스타글라딘이 말초 통증수용기가 수용하는 것을 방지한다. 프로스타글라딘은 생물학적으로 활동하는 carbon-20, 불포화지방산(unsaturated fattyacid)이다.
• NSAIDs (비스테로이드성 소염제, nonsteroidal anti-inflammatory drug-이부프로펜과 나프로센 같은)과 국소마취제는 통증 발현 초기에 말초성 전달을 방해함으로써 진통효과를 만들어낸다. NSAIDs는 프로스타글라딘 생산을 억제해서 말초 유해수용기를 자극하는 것으로 활동하는 통증화학 신호의 수를 감소시킨다.
• 국소 마취제는 손상부위 신경말단 또는 영역에 제공하는 신경총에 투여한다. 통증의 말초성 전달은 국소적 또는 지역적 막힘으로 방해될 수 있다.
• 통증 부위에 열과 냉의 적용은 그 영역에 혈류를 교환하고 부종을 감소시킴으로 말초통증신호를 감소시킨다.

뒤뿔(dorsal horn)

• 뒤뿔의 억제신경세포는 엔케팔린 또는 다이놀핀(dynorphin)을 방출한다. 이는 흥분된 유해수용기에 붙는 사이신경세포(interneuron)을 통해 통각을 감소시킨다. 이것을 반대자극(counterirritant) 이론의 원리이다.

위척수 내림계(supraspinal descending system)

• 라파핵, 수도관주위회색질 및 청색반점이 유해수용성 정보를 제어할 수 있다.

호르몬계(hormonal system)

• 호르몬계는 뇌하수체샘(pituitary gland)에서 호르몬 엔돌핀의 방출(특히, 베타-엔돌핀).
• 또한 부신속질(adrenal medulla)에서 호르몬 엔돌핀의 방출(특히, 엔케팔린).

겉질수준(cortical level)

• 통증의 겉질감지와 해석은 개인의 예상, 믿음, 근심 및 주위산만에 의해 변화될 수 있다(특히, 플라시보 효과에 관하여).

통증전달이 몇몇의 신경계통 수준에서 증가될 수 있다.

• 부종과 내인성 화학물질은 말초에 있는 자유신경종말을 민감화시킬 수 있다.
• 예를 들면, 작은 화상 후에 정상적인 무해한 감각자극이 증가된 통증을 유발할 수도 있다.
• 공포와 긴장이 역시 통증경험을 높일 수도 있다.

만성통증과 통증내성(Chronic Pain and Pain Tolerance)

• 손상된 세포의 결과로서 프로스타글라딘이 형성된다. 인리파아제A라고 불리는 효소는 세포막내에서 인지질을 쪼개고 아라키톤산으로 변환시킨다. 두번째 효소는 아라키톤산을 쪼개고 그 결과, 프로스타글라딘은 형성된다.

- 프로스타글라딘에 의한 민감화(sensitization)는 통증섬유의 문턱값을 내린다. 이것은 무해자극에 기인된다−비통증 자극이 통증을 만들어낸다(예: 사람은 과거에 높은 통증내성을 경험했을 때 지금 통증을 더 쉽게 경험함).
- 몇몇 이론가들의 주장은 통각수용 경로에 있는 통증의 연접기억은 시냅스이후 신경세포에 있는 몇몇 통증수용기를 글루타메이트가 묶을 때 발생된다. 그리고 나서 민말이집이고 작은 C섬유의 과도하거나 반복적인 자극일 때, 척수신경세포가 예민화되고, 통증의 시냅스기억이 발현된다.
- 시냅스기억은 비−유해자극이 통증의 시냅스기억을 유발시킬 수 있기 때문에 자극될 때마다 유발되기 점점 쉬워진다.
- 이 현상은 결국 만성통증으로 발전시킬 수 있고 마무리(wind-up)라고 언급되기도 한다.

관련통(REFERRED PAIN)

- 관련통은 다른 몸부위에서 시작한 통증을 몸 한 부위에서 시작한 것처럼 지각하는 통증이다.
- 항상 관련통은 내장통이 몸통(피부 또는 뼈대근에서와 같이)에서 시작했다고 지각할 때 발생한다.
- 예를 들면, 심장마비동안 뇌는 안쪽 왼팔 피부에서 발생하는 것으로 유해수용기의 정보를 오판할 것이다.
- 똑같이 쓸개(gallbladder) 통증은 오른쪽 어깨뼈아래(subscapular)부위에 방사통이 느껴진다.
- 관련통의 현상은 피부분절(dermatomal) 분배에 의해 설명될 수 있다:
  - 심장마비에서 유해수용성 정보는 심장으로부터의 척수 T1으로 투사한다. 안쪽 왼팔의 피부분절감각도 T1으로 투사한다.
  - 겉질이 심장에서 받는 통증정보와 익숙하지 않기 때문에 왼팔에서 통증이 시작한 것으로 판단한다.
  - 몇 개의 뒤뿌리신경세포는 두 개의 말초 축삭을 갖고 있다−하나는 피부와 뼈대근을 또 하나는 창자를 지배한다. 두 개의 내장가지의 자극은 겉질오해의 근거일 것이다.

비침습적 통증조절 과정 (NONINVASIVE PAIN MANAGEMENT PROCEDURES)

기계적수용기의 자극(마사지)[stimulation of the mechanoreceptors (massage)]

- 기계적수용기의 자극은 반대자극(counterirritant) 이론에 기초를 두었으며 통증부위를 마사지하는 것이다.
- 뒤뿔에서 기계적수용기의 몸쪽신경세포는 흥분된 유해수용기(역시 뒤뿔에서)에 시냅스하는 사이신경세포를 활성화시킨다.
- 이 사이신경세포는 신경전달물질 엔케팔린을 유리한다−흥분된 유해수용기를 묶고 물질 P(흥분된 유해수용기로부터 유리) 방출 감소.
- 유해수용기에 결합한 엔케팔린은 유해수용성 신호전달을 억제해 통증감각을 감소한다.

전기적 자극

- 전기적 자극은 (a)신경과 나란히 통증신호의 전달을 막고, (b)엔돌핀을 촉진하고, (c)통증영역에 산소화된 혈액을 증가시켜 혈관확장을 일으킨다(혈관을 넓힌다). 또는 (d)위의 내용을 복합한다.
- 전기적 자극은 다양한 형태를 포함하여 적용되는데 (a)피부를 통한 전기신경자극(TENS), (b)미세전류전기치료(MET) 그리고 (c)간섭 전기자극(IFC)이다.
- 전기자극의 적용은 통증부위에 전극의 배치를 한다.
- 전기자극은 허리통증, 두통 그리고 관절염 같은 급성과 만성통증에 적용한다.

피부를 통한 전기신경자극(transcutaneous electrical nerve stimulation, TENS)

- TENS는 확인된 통증부위에 전도성 겔 패드를 배치하여서 PNS에 전기적 신호를 전달한다.
- 치료사는 통증의 피부영역을 발견하고 기계학적 수용기를 활성화시키기 위해 TENS를 적용한다. 이 기법은 미미한 효능을 보인다.

간섭전류치료(Interferential Current Therapy)

- ICT는 신경보다는 근유섬유에 직접적으로 적용하는 전기자극치료로 TENS의 한 종류이고, 조직치유를 증진시키고 혈류를 개선시킨다.
- ICT는 만성통증상태를 치유하고 연부조직과 근육손상의 회복시간을 개선하는데 사용된다.

미세전류 신경근 전기자극(microcurrent electrical neuromuscular stimulation, MENS)

- MENS는 피부에 배치된 전극을 통해 확인된 통증부위에 약한 전기주파수를 보내는 도구이다.
- MENS는 만성통증상태와 손상된 조직과 근육의 회복속도를 치유하는데 사용된다.

열치료(thermotherapy)

- 열치료는 허리통증, 관절염, 힘줄염 그리고 근육통 같은 만성과 급성통증증후군에 열을 적용하는 것이다.
- 열치료는 혈관확장을 한다–통증부위에 혈관을 확장시키고 적용부위에 혈류를 증사시킨다. 이것은 또한 특정 근육을 이완하여 쉽게 늘어나고 관절경직을 감소시킨다.
- 가장 흔한 열치료 형태는 핫팩, 파라핀 그리고 다이아더미(diathermy)가 있다.

핫팩(hot packs)

- 실리콘 젤이 포함된 핫팩은 뜨거운 물에 넣었을 때, 많은 양의 열을 흡수해 보존한다.
- 핫팩은 초음파처럼 깊게 침투하는 열을 제공하지 못한다.
- 넓은 몸 부위에(등과 같은) 추천되며 통증이 일시적 감소.

파라핀(paraffin)

- 파라핀 왁스 배스(Paraffin wax bath)은 가열된 왁스에 얕은 열전도방법이다. 환자는 가열된 왁스에 통증감소, 관절경직(joint stiffness)과 혈류증가를 위해 손을 침수한다.
- 파라핀 배스는 관절딱딱함과 통증에 추천하는데 특히 손이다.

초음파(ultrasound)

- 초음파는 전환열(conversion heating) 또는 높은 주파수 소리파동을 포함한다.
- 초음파가 조직을 통해 전해짐에 따라 열로 흡수되고 전환된다.
- 초음파는 순환을 향상시키고, 반흔조직과 유착부위를 부드럽게 하고, 만성염증을 감소시키고 신경뿌리방사를 감소시킨다.
- 초음파는 깊은 구조물에 대해 가장 효과적인 하나의 열모달리티이다: 피부의 얕은 층 아래의 5~6cm 까지 투사한다.

다이아더미(단파)(diathermy)

- 다이아더미는 혈류를 증가시키고 유착되고 흉진 연부조직을 풀고 관절경직을 감소하고 그리고 연부조직과 근육치유를 증진시키기 위해 높은 주파수 전자계 전류(electromagnetic currents)를 사용한다.
- 초음파는 다이아더미의 한종류이고 단파와 극초단파가 있다.
- 단파와 극초단파는 물성분이 높게 함유된 조직에 선택적으로 흡수하는 것이다.

- 단파는 극초단파가 덜 깊게 관통하는 반면 깊은 근육과 관절 통증에 적용된다.
- 극초단파는 단파보다는 더 높은 주파수를 사용하고 관통깊이는 단파보다는 덜 깊다.

냉치료[cryotherapy, 콜드팩(cold packs)]

- 콜드팩은 통증을 이완하는 감각수용기 마취에 유용하다. 얼음의 진통효과는 통증섬유를 따라 신경전도를 감소시키기 때문이다.
- 또한 냉치료는 혈관축소를 제공해 순환을 느리게 해서 염증감소와 통증을 감소시킨다.
- 냉이 근육방추활동을 감소시키고 신경전도속도를 감소시키기 때문에 냉은 근육경련과 근긴장 감소를 위해 적용할 수 있다.

수치료법(hydrotherapy)

- 수치료는 열치료의 한 형태로서 물을 이용하여 열을 전달하는 방식이다.
- 수영풀, 월풀, 샤워 또는 침수 욕조를 이용하여 환자가 (a)관절에 부하를 감소시키면서 운동을 할 수 있고, (b)긴장하거나 경직된(spastic) 근육을 이완시키는 방식이다.
- 등과 같이 넓은 몸부위에 유용하다.

건열유동체 치료(fluidotherapy)

- 건열유동체 치료는 건열모달리티로 뜨거워진 공기와 분자 [소립자(모래 사이즈 같은 건조한 옥수수가루)] 를 통해 연부조직에 열을 전달한다.
- 건열유동체 치료는 물 대신에 소립자를 이용한 건조 월풀과 같은 것이다.
- 건열유동체 기계 안에는 뜨거운 공기로 채워져 있다. 약 108°에서 124°의 온도로 신체부위를 적용시킨다.
- 건열유동체 치료는 혈관확장과 기계적 자극의 역할을 한다. 통증부위에 유산소혈류를 증가시킨다. 기계적 자극은 손상 후 피부와 흉터통증을 감각시킨다.
- 팔다리의 통증이완(특히, 손, 손목, 아래팔과 발목)에 유용하다.

키네시오테이프(kinesio tape)

- 키네시오테이핑은 근육에 특수한 탄력붕대를 적용하여 (a)기능을 보조하고 지지를 제공 (b)과사용을 방지하고 (c)통증과 감염을 감소시킨다.
- 근육장애와 림프부종 감소에 사용된다
- 비저항성테이핑은 기능적 활동에 완전한 관절가동범위를 가능하게 하고–반면에 전통적 스포츠 테이핑은 관절주위의 안정성과 운동범위를 제한하고 혈액순환을 위해 완전히 감싸게 된다.

침(acupuncture)

- 침은 전통적 중국의료(TCM)의 한 부분이고 세계에서 가장 오래된 의료기법이다.
- TCM에서, 건강의 측면에서 우리 신체에는 두 가지 힘이–음과 양–균형을 이루고 있다. 하나의 힘이 강하게 되면 나머지는 균형을 잃고 질병을 초래한다. 음과 양 사이의 불균형은 기(생활의 힘)의 흐름을 방해한다. 그런 막힘은 통증과 질병을 초래한다.
- 건강을 회복하고 통증을 감소시키기 위해 특별한 침점(경혈점이라 불린다)을 자극할 필요가 있다. 침술의 가장 흔한 유형은 경혈점을 따라 피부에 머리카락처럼 가는 침을 삽입하는 것이다.
- 침이 어떻게 일을 하는지의 기전은 알려져 있지 않지만, 자극으로 인해 신체에서 체내의 마약같은 물질을 방출시킨다고 제안한다.

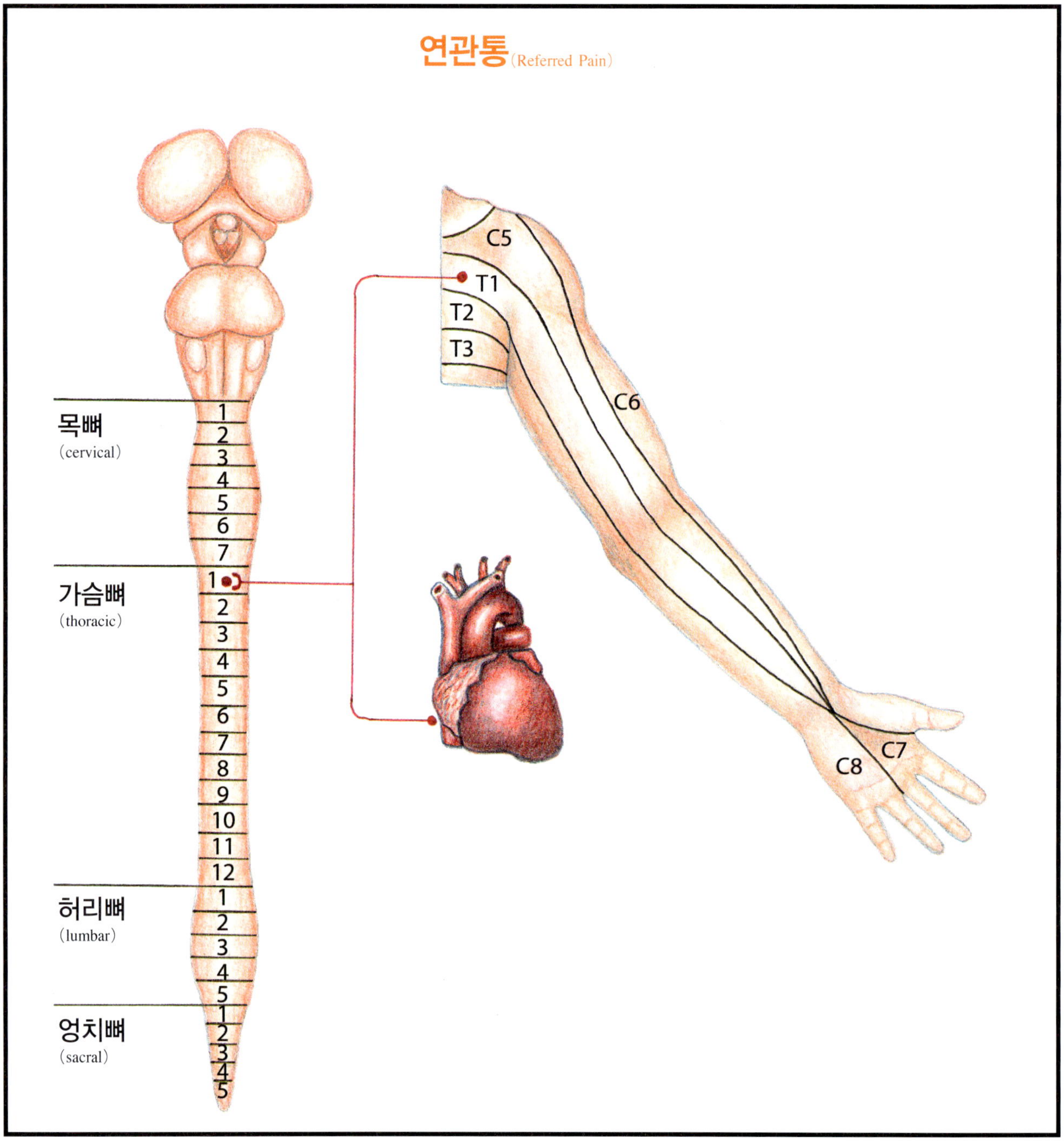
연관통(Referred Pain)
목뼈
(cervical)
가슴뼈
(thoracic)
허리뼈
(lumbar)
엉치뼈
(sacral)
C5
T1
T2
T3
C6
C7
C8

- 만약 반복해서 적용한다면 침은 지속적인 통증이완을 제공할 수 있다.

스트레스 관리와 약(stress management and meditation)

- 스트레스 관리와 약기술은 어떻게 자연적으로 엔돌핀을 방출할 수 있는가와 시각적 심상을 사용함으로써 통증역치를 높이는지를 배우는 것이 포함된다.
- 이런 기술은 통증(연관된 걱정)감소를 위해 깊고 느린 호흡과 통증관리와 진통을 증진시키기 위한 유도된 심상이 포함될 수 있다.

생체되먹임(바이오피드백, biofeedback)

- 바이오피드백은 신체 활동에 관한 피드백을 제공하는 도구의 사용을 통해 환자는 불수의적인(근육긴장이나 심박수 같은) 신체기능을 조절하는 것을 배울 수 있을 것이다.
- 예를 들면, 바이오피드백은 환자가 통증부위를 보호하거나 방어 하기위해 근육을 이용하기 때문에 근육의 긴장을 완화하기 위한 방법이 포함될지도 모른다.
- 바이오피드백은 환자에게 통증감각을 잘 관리할 수 있도록 도움을 줄 수 있다.

침습성 통증처리 과정(INVASIVE PAIN MANAGEMENT PROCEDURES)

신경 차단(nerve blocks)

- 신경 차단은 통증을 감소시키기 위해 척수신경부위에 국소마취나 스테로이드를 주사하는 것이다.
- 신경 차단에는 다음의 몇 가지 유형이 있다:

각과 중앙가지 차단(facet and medial branch blocks)

- 각 차단(facet block)은 척수에 통증을 완화하기 위해 관절강에 국소마취와/또는 스테로이드(x -ray를 이용)를 주사하는 것이다.
- 중앙가지 차단은 동일한데 관절에 공급하는 신경근처 관절강(중앙분지라고 불린다)의 바깥에 주사한다.
- 효과적이고 통증감소를 지속하기 위해 주사가 연속적으로 이루어진다.

신경뿌리 차단(root blocks)

- 신경뿌리 차단은 척수신경 출구에 마취와/또는 스테로이드(x-ray를 이용)를 주사하는 것이다.
- 신경뿌리 차단은 한 개 신경의 분포에 따라 팔다리부위에 통증을 경감시키기 위해 이루어진다.
- 신경뿌리 차단은 좋은 결과가 초기에 획득되었다면 계속 반복될 것이다.

경질막 바깥 스테로이드 주사(epidural steroid injections)

- 경질막 바깥 스테로이드 주사는 척수 출구인 신경뿌리의 감염을 감소시킴으로써 통증완화를 위해 경질막 바깥에 국소마취와/또는 스테로이드를 투여하는 것이다.
- 주사는 대략 1개월 정도의 시간을 두고 3번 시리즈로 적용된다. 첫 번째 주사 후에 통증이 감소되면 통증이 재발되지 않는다면 더 이상 주사할 필요는 없다.

척수 수술(spinal surgery)

- 척수에 수술은 비침습적 방법으로 통증이 감소되지 않을 때 적용하는 것이다.

추간판 조영 사진(discogram)

- 추간판 조영 사진은 요통의 해부학적 근원을 결정하기위한 진단적 방법이다. 이 과정은 환자의 통증의 원인이 퇴행성디스크 질병일 때 가장 많이 적용된다.
- 바늘을 추정되는 디스크 중앙에 삽입한다. 방사선 영상적 조영이 그 다음에 각 디스크에 삽입된다. 이 때는

환자가 깨어 있어야 하며 통증수준이 어느 정도인지를 지적하는 것이 요구된다. 조영주사가 특정 디스크에 환자의 통증이 재발현될 수 있다면 그 디스크가 통증의 근원이 될 수 있다.

- 추간판 조영 사진이 끝난 후 더 검사를 위해 CT 스캔을 시행되기도 한다.

척추판절제술(discectomy)

- 허리통증은 대개 디스크 탈출(다른 말로 디스크 파열), 이탈 그리고 근처구조(신경뿌리 같은)에 충돌에 의해 발생된다.
- 척추판절제술은 탈출된 디스크를 제거하거나 합성물질로 디스크 대치한다.

척추후궁절제술(laminectomy)

- 척추후궁절제술은 라미나(각 척추의 뒤에 있는 작은 뼈 플레이트)의 전체나 부분을 제거한다.
- 이 과정은 대개 척수강이 좁아져서 척수나 신경을 충돌하는 척수협착증의 상태에 수행된다.

척추사이구멍절개술(foraminotomy)

- 척추사이구멍절개술(추간공 절개술)은 구멍(척수의 신경출구)을 확대하기 위해 사용되는 수술적 과정이다.
- 충돌이나 압박된 신경을 완화하기 위해 수행된다.

척추융합(**척추골 융합술**, spinal fusion)

- 척추융합은 척추상태변형과 기형을 유발하는 통증을 제거하기 위해 2개 또는 더 이상의 척추뼈를 융합하는 수술적 방법이다.
- 척추융합은 합성과 본래 뼈 물질을 이용한 금속기구(금속사, 판, 나사 그리고 막대 같은)를 사용하여 척추를 고정하기 위한 것이다.
- 척추를 강화하고 금속 장치를 심어주는 뼈 이식수술을 한다.

경질막 내 펌프[intrathecal pumps, 통증펌프 삽입(indwelling pain pump)]

- 경질막 내 펌프는 척수부위에 약을 전달하기 위해 수술적 이식술이다. 전산화된 펌프, 수조 그리고 카데터이다.
- 경질막 내 펌프는 수술적으로 이식해야 한다– 대개 하복부의 피부 아래에. 카데터는 척수공간과 수조와 연결시킨다.
- 이 펌프는 조절된 방식으로 통증을 감소시키기 위해 프로그램된 것이다.
- 경질막 내 펌프는 오피오드를 구강투여하지 않는 환자에게 적용된다.

통증의 약물적 관리(PHARMACEUTICAL MANAGEMENT OF PAIN)

비스테로이드성 항-감염성 약물(nonsteroidal anti-inflammatory drugs)

- 비스테로이드성 항-감염성 약물(NSAIDs)은 부종감소와 부종의 원인을 일으키는 이차적 손상을 감소시킨다.
- 이 약들은 인지기능변화, 호흡기 저하 또는 메스꺼움을 주지 않는다. 장기사용시 내장기능 문제에 영향을 미칠 수 있다.
- 아스피린(aspirin)과 이부프로펜(ibuprofen)이 있다.

아세트아미노펜(acetaminophen)

- 아세트아미노펜은 진통약물로 NSAIDs를 사용하지 못할 때 가장 많이 사용된다. 단독으로 사용하거나 또는 NSAIDs와 결합하여 사용한다.
- 장기사용 시간과 신장손상에 영향을 미칠 수 있다.
- 타이레놀, 아낙신, 바라돌이 있다.

오피오이드(opioids)

- 오피오이드 약물은 CNS, PNS와 창자신경계통(위창자경로)에 있는 오피오이드 수용기를 묶는다. 약물중독의 잠재성이 있는 사람들의 심한 통증에 사용한다.
- 높은 중독성 때문에 오피오이드는 다른 약물적 선택이 바닥나면 그 이후에 적용한다.
- 부작용은 진정, 호흡처짐(respiratory depression), 변비와 중독이다.
- 오피오이드에는 몰핀(morphine), 코데인(codeine), 데머롤(demerol) 그리고 옥시콘틴(oxycontin)이 포함된다.

근이완제(muscle relaxants)

- 근육이완제는 심한 근육뼈대계 통증과 근경직을 완화시킨다.
- 기능은 신경근육접합부에서 전달을 막는 것이다.
- 부작용으로는 현기증(dizziness), 진정(sedation), 구역(nausea)과 장기사용의 의존이 있다.
- 보통 근육이완제에는 플렉세릴(flexeril), 발륨(valium) 그리고 로박신(robaxin)이 있다.

항경련제(Anticonvulsants)

- 항경련약물의 한 종류인 항경련제는 신경학적 통증 CNS 또는 PNS 손상으로부터 야기된 통증, 예를 들면, 당뇨병성 신경염, 대상포진 후 신경통(post-herpetic neuralgia과 섬유근통(fibromyalgia)의 치료제로 사용되고 있다.
- 신경병적 통증관리에서 항경련제 효율성은 전압성 칼슘 약물의 상호작용과 연관될지도 모르고 통증지각과 연관된 신경전달물질을 묶을 수 있는 것과도 연관될지도 모른다.
- 부작용은 어지럼증, 안정, 체중증가와 경기위험을 증가되는 것이다.

섬유근통증(Fibromyalgia)

- 섬유근통증은 특정한 원인을 갖고 있지 않은 만성통증증후군이다.
- 어떤 연구에서는 통증섬유의 높아진 민감성에 따른 CNS에서 어떤 변화라고 제안한다. 섬유근통증의 일차 증상인 널리퍼진 만성통증은 면역체계과정의 신경화학적 불균형과 무해자극통증(무유해자극에 민감하게 반응하는)으로 기인한다고 제안한다. 반복되는 노출로 촉각자극이 과민감화되는 몸통증 기전인 와인드업 현상(wind-up phenomenon)이라고도 알려져 있다.
- 회복 수면(restorative sleep)의 결핍기간이 이 질환을 유도한다고 제안하기도 한다. 회복수면은 수면 4단계의 깊은 단계로 빠른 눈움직임(REM) 기간에 일어난다. 인간은 일반적으로 4단계 수면의 90분 사이클을 두번 경험한다. 세포학적 회복은 이 단계에서 가장 효과적으로 나타난다. 4단계 수면이 만성적으로 결핍된 사람은 섬유근통증의 증상이 더 많이 나타나는 경향이 있다.
- 시상하부–뇌하수체–부신 축(hypothalamic–pituitary–adrenal axis)의 기능장애와 기인된 유전성인자(genetic factor)가 있다고 주장한다.
- 일차 증상은 연부조직이 이웃한 근육의 압통(tenderness), 근육의 뻣뻣함, 쑤시는통증(aching pain)이다. 다른 증상은 피로, 수면장애, 무딘감과 아린감(tingling), 두통 그리고 단기기억과 집중력 곤란이 있다.
- 환자는 동반 질병이 없일지도 모른다; 또한 류마토이드 관절염, 뼈관절염, 라임병(Lyme disease), 과민성 대장증후군(irritable bowel syndrome) 또는 수면 무호흡을 부가적으로 가지고 있을 수도 있다.
- 다양한 압통점(multiple tender point)은 촉진으로 찾을 수 있다. 그런 통증 영역은 피부분절 또는 말초신경분포 보다 더 국소적일 수 있다.
- 회복 수면의 증가와 적절한 운동은 섬유근통증환자에게 유익하다. 신경병적 통증을 다루는 경련안정제(anticonvulsant) 약물치료, 세로토인 노르에피네피린 재흡수억제제 그리고 성장호르몬 보충치료는 이롭다. 이런 약물의 효능은 섬유근통증이 신경화학적과 호르몬에 근거한다.

참고문헌 (REFERENCES)

1. Dussor G, Koerber HR, Oaklander AL, Rice FL, Molliver DC. Nucleotide signaling and cutaneous mechanisms of pain transduction. *Brain Res Rev*. 2009;60(1):24-35. doi:10.1016/j.brainresrev.2008.12.013.
2. Stucky CL, Gold MS, Zhang X. Mechanisms of pain. *Proc Natl Acad Sci U S A*. 2001;98(21):11845-11846. doi:10.1073/pnas.211373398.
3. DeLeo JA. Basic science of pain. *J Bone Joint Surg*. 2006;88(Suppl 2):58-62. doi.org/10.2106/JBJS.E.01286.
4. Argoff C. Mechanisms of pain transmission and pharmacologic management. *Curr Med Res Opin*. 2011;27(10):2019-2031. doi:10.1185/03007995.2011.614934.
5. Chesterton LS, Barlas P, Foster NE, Baxter GD, Wright CC. Gender differences in pressure pain threshold in healthy humans. *Pain*. 2003;101(3):259-266. doi:10.1016/S0304-3959(02)00330-5.
6. Hayes SC, Bissett RT, Korn Z, et al. The impact of acceptance versus control rationales on pain tolerance. *Psychol Rec*. 2012;49(1):3.
7. Yarnitsky D. Conditioned pain modulation (the diffuse noxious inhibitory control-like effect): Its relevance for acute and chronic pain states. *Curr Opin Anesthesiol*. 2010;23(5):611-615. doi: 10.1097/ACO.0b013e32833c348b.
8. Paine P, Kishor J, Worthen SF, Gregory LJ, Aziz Q. Exploring relationships for visceral and somatic pain with autonomic control and personality. *Pain*. 2009;144(3):236-244.
9. Strigo IA, Duncan GH, Boivin M, Bushnell MC. Differentiation of visceral and cutaneous pain in the human brain. *J Neurophysiol*. 2003;89(6):3294-3303. doi:10.1152/jn.01048.2002.
10. Ferrari LF, Bogen O, Reichling DB, Levine JD. Accounting for the delay in the transition from acute to chronic pain: Axonal and nuclear mechanisms. *J Neurosci*. 2015;35(2):495-507. doi:10.1523/JNEUROSCI.5147-13.2015.
11. Burnstock G. Purinergic receptors and pain. *Curr Pharm Des*. 2009;15(15):1717-1735.
12. Hong JH, Son SM, Jang SH. Identification of spinothalamic tract and its related thalamocortical fibers in human brain. *Neurosci Lett*. 2010;468(2):102-105. doi:10.1016/j.neulet.2009.10.075.
13. Eippert F, Bingel U, Schoell ED, et al. Activation of the opioidergic descending pain control system underlies placebo analgesia. *Neuron*. 2009;63(4):533-543. doi:10.1016/j.neuron.2009.07.014.
14. Zakrzewska JM, McMillan R. Trigeminal neuralgia: the diagnosis and management of this excruciating and poorly understood facial pain. *Postgrad Med J*. 2011;87(1028):410-416. doi:10.1136/pgmj.2009.080473.
15. Gustin SM, Peck CC, Cheney LB, Macey PM, Murray GM, Henderson LA. Pain and plasticity: is chronic pain always associated with somatosensory cortex activity and reorganization? *J Neurosci*. 2012;32(43):14874-14884. doi:10.1523/JNEUROSCI.1733-12.2012.
16. Moayedi M, Davis KD. Theories of pain: from specificity to gate control. *J Neurophysiol*. 2013;109(1):5-12. doi:10.1152/jn.00457.2012.
17. Piché M, Arsenault M, Rainville P. Cerebral and cerebrospinal processes underlying counterirritation analgesia. *J Neurosci*. 2009;29(45):14236-14246. doi:10.1523/JNEUROSCI.2341-09.2009.
18. Ossipov MH, Dussor GO, Porreca, F. Central modulation of pain. *J Clin Invest*. 2010;120(11):3779. doi:10.1172/JCI43766.
19. Parikh D, Hamid A, Friedman TC, et al. Stress-induced analgesia and endogenous opioid peptides: the importance of stress duration. *Eur J Pharmacol*. 2011;650(2):563-567. doi:10.1016/j.ejphar.2010.10.050.
20. Perchyonok VT, Reher V, Zhang S, Grobler SR, Oberholzer TG, Massey W. Insights and relative effect of aspirin, naproxen and ibuprofen containing hydrogels: from design to performance as a functional dual capacity restorative material and build in free radical defense: in-vitro studies. *Open J Stomatol*. 2014;4(3):43159. doi:10.4236/ojst.2014.42013.
21. Conaghan PG. A turbulent decade for NSAIDs: update on current concepts of classification, epidemiology, comparative efficacy, and toxicity. *Rheumatol Int*. 2012;32(6):1491-1502. doi:10.1007/s00296-011-2263-6.
22. Condés-Lara M, Martínez-Lorenzana G, Rubio-Beltrán E, Rodríguez-Jiménez J, Rojas-Piloni G, González-Hernández A. Hypothalamic paraventricular nucleus stimulation enhances c-Fos expression in spinal and supraspinal structures related to pain modulation. *Neurosci Res*. 2015;98:59-63. doi:10.1016/j.neures.2015.04.004.
23. Sprouse-Blum AS, Smith G, Sugai D, Parsa FD. Understanding endorphins and their importance in pain management. *Hawaii Med J*. 2010;69(3):70-71.
24. Latremoliere A, Woolf CJ. Central sensitization: a generator of pain hypersensitivity by central neural plasticity. *J Pain*. 2009;10(9):895-926. doi:10.1016/j.jpain.2009.06.012.
25. Harding LM, Kristensen JD, Baranowski AP. Differential effects of neuropathic analgesics on wind-up-like pain and somatosensory function in healthy volunteers. *Clin J Pain*. 2005;21(2):127-132.
26. Alonso-Blanco C, Fernández-de-Las-Peñas C, de-la-Llave-Rincón AI, Zarco-Moreno P, Galán-del-Río F, Svensson P. Characteristics of referred muscle pain to the head from active trigger points in women with myofascial temporomandibular pain and fibromyalgia syndrome. *J Headache Pain*. 2012;13(8):625-637. doi:10.1007/s10194-012-0477-y.

27. Roques BP, Fournié-Zaluski MC, Wurm M. Inhibiting the breakdown of endogenous opioids and cannabinoids to alleviate pain. *Nat Rev Drug Discov.* 2012;11(4):292-310. doi:10.1038/nrd3673.
28. Koyuncu E, Nakipoğlu-Yüzer GF, Doğan A, Özgirgin N. The effectiveness of functional electrical stimulation for the treatment of shoulder subluxation and shoulder pain in hemiplegic patients: a randomized controlled trial. *Disabil Rehabil.* 2010;32(7):560-566. doi:10.3109/09638280903183811.
29. Moran F, Leonard T, Hawthorne S, et al. Hypoalgesia in response to transcutaneous electrical nerve stimulation (TENS) depends on stimulation intensity. *J Pain.* 2011;12(8):929-935. doi:10.1016/j.jpain.2011.02.352.
30. Suh HR, Han HC, Cho HY. Immediate therapeutic effect of interferential current therapy on spasticity, balance, and gait function in chronic stroke patients: a randomized control trial. *Clin Rehabil.* 2014;28(9):885-91. doi:10.1177/0269215514523798.
31. Park RJ, Son H, Kim K, Kim S, Oh T. The effect of microcurrent electrical stimulation on the foot blood circulation and pain of diabetic neuropathy. *J Phys Ther Sci.* 2011;23(3):515-518. doi.org/10.1589/jpts.23.515.
32. Cramer H, Baumgarten C, Choi KE, et al. Thermotherapy self-treatment for neck pain relief—a randomized controlled trial. *Eur J Integr Med.* 2012;4(4):e371-e378. doi:10.1016/j.eujim.2012.04.001.
33. Rabini A, Piazzini DB, Tancredi G, et al. Deep heating therapy via microwave diathermy relieves pain and improves physical function in patients with knee osteoarthritis: a double-blind randomized clinical trial. *Eur J Phys Rehabil Med.* 2012;48(4):549-59.
34. Dilek B, Gözüm M, Şahin E, et al. Efficacy of paraffin bath therapy in hand osteoarthritis: a single-blinded randomized controlled trial. *Arch Phys Med Rehabil.* 2013;94(4):642-649. doi:10.1016/j.apmr.2012.11.024.
35. Ilter L, Dilek B, Batmaz I, et al. Efficacy of pulsed and continuous therapeutic ultrasound in myofascial pain syndrome: a randomized controlled study. *Am J Phys Med Rehabil.* 2015;94(7):547-54. doi:10.1097/PHM.0000000000000210.
36. Ortega JAA, Fernández EC, Llorent RG, González MR, Martínez ADD. Microwave diathermy for treating nonspecific chronic neck pain: a randomized controlled trial. *Spine J.* 2014;14(8):1712-1721. doi:10.1016/j.spinee.2013.10.025.
37. Wittig-Wells D, Johnson I, Samms-McPherson J, et al. Does the use of a brief cryotherapy intervention with analgesic administration improve pain management after total knee arthroplasty? *Orthop Nurs.* 2015;34(3):148-153. doi:10.1097/NOR.0000000000000143.
38. Cuesta-Vargas AI, Travé-Mesa A, Vera-Cabrera A, et al. Hydrotherapy as a recovery strategy after exercise: a pragmatic controlled trial. *BMC Complement Altern Med.* 2013;13(1):180. doi:10.1186/1472-6882-13-180.
39. Kelly R, Beehn C, Hansford A, Westphal KA, Halle JS, Greathouse DG. Effect of fluidotherapy on superficial radial nerve conduction and skin temperature. *J Orthop Sports Phys Ther.* 2005;35(1):16-23. doi:10.2519/jospt.2005.35.1.16.
40. Lim ECW, Tay MGX. Kinesio taping in musculoskeletal pain and disability that lasts for more than 4 weeks: is it time to peel off the tape and throw it out with the sweat? A systematic review with meta-analysis focused on pain and also methods of tape application. *Br J Sports Med.* 2015;49(24):1558-66. doi:10.1136/bjsports-2014-094151.
41. Vickers AJ, Linde K. Acupuncture for chronic pain. *JAMA.* 2014;311(9):955-956. doi:10.1001/jama.2013.285478.
42. Wright CJ, Schutte NS. The relationship between greater mindfulness and less subjective experience of chronic pain: mediating functions of pain management self-efficacy and emotional intelligence. *Aust J Psychol.* 2014;66(3):181-186. doi:10.1111/ajpy.12041.
43. Willmarth E, Davis F, Fitzgerald K. Biofeedback and integrative medicine in the pain clinic setting. *Biofeedback.* 2014;42(3):111-114. doi:10.5298/1081-5937-42.03.10.
44. Cohen SP, Moon JY, Brummett CM, White RL, Larkin TM. Medial branch blocks or intra-articular injections as a prognostic tool before lumbar facet radiofrequency denervation: a multicenter, case-control study. *Reg Anesth Pain Med.* 2015;40(4):376-383. doi:10.1097/AAP.0000000000000229.
45. Bensler S, Sutter R, Pfirrmann CW, Peterson CK. Long term outcomes from CT-guided indirect cervical nerve root blocks and their relationship to the MRI findings—a prospective study. *Eur Radiol.* 2015;25(11):3405-13. doi:10.1007/s00330-015-3758-4.
46. Wilkinson IM, Cohen SP. Epidural steroid injections. *Curr Pain Headache Rep.* 2012;16(1):50-59. doi:10.1007/s11916-011-0236-9.
47. Kim SM, Lee SH, Lee BR, Hwang JW. Analysis of the correlation among age, disc morphology, positive discography and prognosis in patients with chronic low back pain. *Ann Rehabil Med.* 2015;39(3):340-346. doi:10.5535/arm.2015.39.3.340.
48. Manchikanti L, Singh V, Falco FJ, et al. An updated review of automated percutaneous mechanical lumbar discectomy for the contained herniated lumbar disc. *Pain Physician.* 2013;16(2 Suppl):SE151-84.
49. Li G, Patil CG, Lad SP, Ho C, Tian W, Boakye M. Effects of age and comorbidities on complication rates and adverse outcomes after lumbar laminectomy in elderly patients. *Spine.* 2008;33(11):1250-1255. doi:10.1097/BRS.0b013e3181714a44.
50. Prasher A, Tay B. Treatment of spinal conditions in the young adult: endoscopic cervical foraminotomy. *Oper Tech Orthop.* 2015;25(3):217-224. doi:10.1053/j.oto.2015.05.004.
51. Mannion AF, Leivseth G, Brox JI, Fritzell P, Hägg O, Fairbank JC. Long-term follow-up suggests spinal fusion is associated with increased adjacent segment disc degeneration but without influence on clinical outcome:

results of a combined follow-up from 4 randomized controlled trials. *Spine*. 2014;39(17):1373-1383. doi:10.1097/BRS.0000000000000437.

52. Wilkes D. Programmable intrathecal pumps for the management of chronic pain: recommendations for improved efficiency. *J Pain Res*. 2014;7:571-577. doi:10.2147/JPR.S46929.
53. Anderson BJ. Paracetamol (acetaminophen): mechanisms of action. *Pediatr Anesth*. 2008;18(10):915-921. doi:10.1111/j.1460-9592.2008.02764.x.
54. Chaparro LE, Furlan AD, Deshpande A, Mailis-Gagnon A, Atlas S, Turk DC. Opioids compared with placebo or other treatments for chronic low back pain: an update of the Cochrane review. *Spine*. 2014;39(7):556-563. doi:10.1097/BRS.0000000000000249.
55. Malanga G, Wolff E. Evidence-informed management of chronic low back pain with nonsteroidal anti-inflammatory drugs, muscle relaxants, and simple analgesics. *Spine J*. 2008;8(1):173-184. doi.10.1016/j.spinee.2007.10.013.
56. Moore A, Wiffen P, Kalso E. Antiepileptic drugs for neuropathic pain and fibromyalgia. *JAMA*. 2014;312(2):182-183. doi:10.1001/jama.2014.6336.
57. Clauw DJ. Fibromyalgia: An overview. *Am J Med*. 2009;122(12):S3-S13. doi:10.1016/j.amjmed.2009.09.006.
58. Pejovic S, Natelson BH, Basta M, Fernandez-Mendoza J, Mahr F, Vgontzas AN. Chronic fatigue syndrome and fibromyalgia in diagnosed sleep disorders: a further test of the 'unitary' hypothesis. *BMC Neurol*. 2015;15(1):53. doi:10.1186/s12883-015-0308-2.
59. Ablin JN, Buskila D. Update on the genetics of the fibromyalgia syndrome. *Best Pract Res Clin Rheumatol*. 2015;29(1):20-28. doi:10.1016/j.berh.2015.04.018.
60. Podell RN. Fibromyalgia syndrome's new paradigm: neural sensitization and its implications for treatment. *J Musculoskelet Pain*. 2007;15(2):45-54. doi:10.1300/J094v15n02_08.
61. Malemud CJ. Regulation of pain in fibromyalgia by selective serotonin and serotonin norepinephrine reuptake inhibition. *Int J Phys Med Rehabil*. 2013;1(5):1000144. doi:10.4172/2329-9096.1000144.

말초신경손상과 재생

Peripheral Nerve Injury and Regeneration

신경병(neuropathy)

- 신경병은 하나 또는 더 이상의 말초신경의 병변을 포함하는 일반적인 용어이다.

피부분절 분배(dermatomal distribution)

- 피부분절(피판, dermatome)은 특정 말초신경에 의해 지배되는 피부분절이다.
- 피부분절 피부분배는 특정 말초신경에 의해 지배되는 뼈대근과 거의 일치한다.
- 치료사가 감각을 평가할 때 감각 상실을 확인하기 위해 각각의 피부분절을 검사한다.
- 감각 상실이 있는 특정 피부분절의 확인은 병변부위를 뜻한 것이다.
- 예를 들면, C6 말초신경 상실로 가쪽 아래팔과 가쪽 손의 감각 상실.

말초신경의 완전한 절단(complete severance of a peripheral nerve)

- 완전하게 절단된 말초신경은 특정 말초신경계통에 의해 지배되는 구조에서 감각, 운동조절과 반사의 상실을 야기한다.

신경압박(nerve compression)

- 신경압박은 고유수용감각과 식별적 촉각의 상실을 야기한다.
- 통증과 체온은 처음에는 손상되지 않는 채 남아 있다. 이는 신경압박이 큰 말이집섬유(myelinated fiber)에 영향을 미치기 때문에 발생한다–이 섬유는 고유수용감각과 식별적 접촉정보를 전달한다. 통증과 체온을 전달하는 더 작은 섬유는 초기에 비교적 덜 활성화(점화)된다.
- 신경압박이 발생할 때, 감각 상실이 다음의 순서로 발생한다:
  - 의식적인 고유수용감각과 식별적 촉각
  - 차가움
  - 빠른 통증과 날카로운 통증
  - 뜨거움
  - 느린 통증 또는 무딘, 확산적이고 쑤시는 통증

압박이 해결되었을 때(when compression resolves)

- 압박이 해결되었을 때 감각이상(paresthesia)이라 부르는 비정상적 감각이 혈액공급이 증가함에 따라 발생한다.
- 감각이상은 뜨겁고(burning), 따끔하며(pricking), 가려운 감각(tingling sensation)이 있다.
- 압박이 해결되었을 때, 감각이 상실했을 때와 반대 순서로 회복된다:
  - 느린 통증 또는 무딘 확산적이고 쑤시는 통증
  - 뜨거움
  - 빠른 통증(fast pain)과 날카로운 통증(sharp pain)
  - 차가움

– 의식적인 고유수용감각과 식별적 촉각

• 이 과정은 몸 팔다리의 하나가 신경압박의 결과로 "잠들었을 때" 관찰된다.

이완성(flaccidity)

• 말초신경이 손상되었을 때, 신경에 의해 지배된 근육은 점점 이완되고 점차적으로 위축된다. 이완은 근육의 긴장을 감소시키고 약화와 마비를 유발한다.

• 마비와 감각 상실이 병변의 먼쪽 부분(distal)에서 발생한다.

슈반세포(Schwann cells)

• 슈반세포는 말초신경계통에서 말이집(myelin)을 형성하는 지지세포의 한 유형이고 신경성장인자(nerve growth factor, NGF)를 생산한다.

• NGF의 생산은 말초신경계통에서 말초신경손상을 해결하도록 한다(중추신경계통 손상과는 다르게).

• 신경재생은 하루에 거의 1mm 또는 한 달에 2.54cm(1인치)이다.

• 위팔에서의 C6 말초신경손상은 완전 재생하는 데 1년 또는 더 이상이 걸린다.

감각병리의 용어(Terminology of Sensory Pathology)

감각저하(Hypoesthesia)

• 감각 지각의 감소

감각과민(Hyperesthesia)

• 감각 지각의 증가(예: 통각과 온도감각의 지각이 증가된다.)

감각이상(Paresthesia)

• 핀이나 바늘로 찌르는 듯한 드문 감각의 발생

감각장애(Dysesthesia)

• 타는 것과 같은 불쾌한 감각. 작열통은 영양 피부변화에 의해 동반되는 타는 듯한 통증이다.

온도감각(Thermesthesia)

• 온도를 구별하는 능력이다(뜨거운것과 차가운것). 온도감각은 뜨거움에 높은 민감도를 나타낸다.

온도각 과민증(Thermohyperesthesia)

• 온도지각의 증가(예, 뜨거운 것과 차가운 감각이 점차 높아진 것)

온도각 저감각증(Thermohypoesthesia)

• 온도지각이 감소

무통증(Analgesia)

• 통증감각이 상실

통각 감퇴증(Hypalgesia)

• 통증을 감지하는 능력이 감소

통각과민증(Hyperalgesia)

• 통증을 감지하는 능력의 증가(예, 통증 감각이 높아진 것)

무해자극통증(Allodynia)

• 통증을 일으키는 무해한 자극임에도 불구하고 통증으로 감지하는 상태

- 압박사고는 완전 신경절단 보다 더 빠르게 재생되는데 이는 손상이 심하지 않기 때문이다.

자율적 기능장애(autonomic dysfunction)

- 자율적 기능장애는 혈관운동(vasomotor) 신경의 혼란을 야기할 것이다.
- 혈관운동신경은 혈관벽의 근육을 조절하는 신경이고 혈관의 확장과 수축을 조절한다.
- 자율영양성변화(autonomic trophic change)(역시 영양학적 변화라 불림)는 피부, 머리카락 및 손톱에 영향을 미친다. 피부는 부드럽고 광택이 나며, 손톱은 두꺼워지며, 신경이 전달되지 않는 피부 부위의 모근은 얇아지거나 또는 빠진다.

복합부위통증증후군(Complex Regional Pain Syndrome)

- 자율적 기능장애의 예는 복합부위통증후군이다. 또한 반사교감신경이상증(reflex sympathetic dystrophy)라고 언급되기도 한다. CRPS는 피부변화(예, 땀, 높은 민감성, 피부온도의 변화와 홍조), 통증악화, 부종, 제한된 움직임과 시간이 지날수록 근육위축을 특징으로 하는 만성 신경혈관성 질병이다. 타는, 찌르는, 욱신거리는 감각은 손상된 팔다리에 터치할 때 참지 못한다. 현재 원인이 알려지지 않았지만 손상후나 수술후에 CRPS가 발현할 수 있다. CRPS의 재활치료에는 촉각감작(tactile sensitization, 견딜 수 없는 감각에 수동적 노출을 통해 통증감소를 도움), 점진적 체중지지활동과 매일일상생활활동에서 팔다리의 재가동화가 포함된다. 거울박스치료(손 비손상쪽 팔다리의 움직임을 손상쪽 움직임으로 해석하는 환자 뇌)는 유익하다. 약물에는 항우울제, 항염증제, 항경련제와 국소 마취주사가 포함된다.

팔신경얼기(brachial plexus)

- 팔신경얼기는 C5, 6,7,8과 T1을 포함한 말초척수신경의 네트워크이다.
- 팔을 조절하는 신경은 팔신경얼기에서 시작한다.
- 팔신경얼기의 많은 압박 증상부위는:
  - 노(radial) 신경압박은 다음을 유발할 수 있다:
    - ◆ 손목과 손가락 떨어짐(노신경압박은 손목과 손의 폄수 없게 한다).
    - ◆ 테니스엘보[tennis elbow(팔꿉의 가쪽 위관절융기에서 아래팔의 폄근육과 힘줄의 만성염증: 일명 위관절융기염이라고 한다)].
    - ◆ 토요일저녁-마비[(Saturday night palsy, 벤치의 모서리에 걸쳐서 팔의 겨드랑이부위로 노신경이 압박받은 채로 잠이 들어 노신경이 손상)
  - 안쪽(정중, medial) 신경압박은 다음을 유발할 수 있다:
    - ◆ 손목터널(carpal tunnel)증후군(손목터널을 가로지르는 안쪽신경의 압박: 증상에는 엄지, 두 번째손가락, 세 번째 지절과 네 번째 손가락의 노쪽 반의 통증, 무딘감각과 감각이상)
  - 자(ulnar) 신경압박은 다음을 유발할 수 있다:
    - ◆ 갈퀴손(clawhand)변형(자신경압박은 갈퀴같은 모양을 만드는 4번째와 5번째 손가락의 MP관절의 과다폄과 DIP와 PIP의 굽힘이 야기된다)
    - ◆ 팔꿉굴증후군(Cubital tunnel syndrome)(팝꿈중앙부분에 손목굴을 지나는 자신경의 충돌: 4번째와 5번째에 통증과 감각이상을 유발)
    - ◆ 가이온캐널증후군(Guyon canal syndrome)(손목에 있는 가이온 관을 통과하는 자신경의 압박: 4번째와 5번째 손가락의 통증, 약화와 감각이상)

허리신경얼기(lumbar plexus)

- 허리신경얼기는 L1~L4에 의해 형성되는 말초척수신경의 네트워크이다.
- 또한 대부분 압축증상 부위는:
  - 궁둥신경압박은 궁둥통증(sciatic)을 유발한다(궁둥신경의 압박 대개 한쪽에 침범하고 허리엉덩, 골반, 다리와 발영역에 방사통을 심각성에 따라 유발한다).
  - 종아리(peroneal) 신경압박은 발처짐(foot drop)을 유발한다[종아리신경의 압박은 발끌기를 피할 수 있도록 무릎을 많이 굽히는 발가락끌기 또는 발처짐보행(steppage gait)을 야기한다].

말초신경병증의 형태(Types of Peripheral Neuropathy)

단일신경병증(mononeuropathy)

- 단일신경병증(mononeuropathy)은 단일신경손상에 관련한다.
- 항상 압박(compression)으로 인해서이다:
  - 손목처짐(wrist drop): 노신경(radial nerve)압박에 의해 유발
  - 발처짐(foot drop): 종아리신경(peroneal nerve)압박에 의해 유발

신경뿌리병증(radiculopathy)

- 신경뿌리통증은 뒤쪽 또는 앞쪽 뿌리에 영향을 미치는 손상으로부터 기인된 신경뿌리 끼임(impingement).
- 신경뿌리통증은 탈출(herniate)된 디스크, 변성된 디스크, 뼈관절염, 면관절장애와 척수전방전위증(spondylolisthesis)로 부터 발생된다.

신경얼기병증(plexopathy)

- 신경얼기병증은 위팔 또는 허리얼기 중 하나에 손상이 원인이 되고 다발성 말초신경손상이다.

여러신경병증(polyneuropathy)

- 여러신경병증은 대개 한 개의 말초신경보다 더 많이 양쪽(bilateral) 손상이다.
- 예: 스타킹과 글로브 여러신경병증. 대개 당뇨와 같은 질병 과정에 의해 발생된다.
- 가벼운 질병과 함께, 단지 먼쪽 아래다리가 침범된다.
- 더 심한질병과 함께, 먼쪽팔이 또한 침범된다.

깊은힘줄반사(Deep Tendon Reflexes)

- 말초신경병증이 발생할 때, 먼쪽 깊은 힘줄반사의 결여를 보인다.
- 깊은힘줄반사의 비대칭 감소는 다음에서 발생한다:
  - 신경뿌리병증(radiculopathy: 한쪽에서 신경뿌리의 끼임)
  - 신경얼기병증(plexopathy: 위팔 또는 허리 신경얼기를 포함)
  - 단일신경병증(mononeuropathy: 한쪽 척수신경손상)

스타킹과 글로브증후군의 여러신경병증

(Polyneuropathy of Stocking and Glove Syndrome)

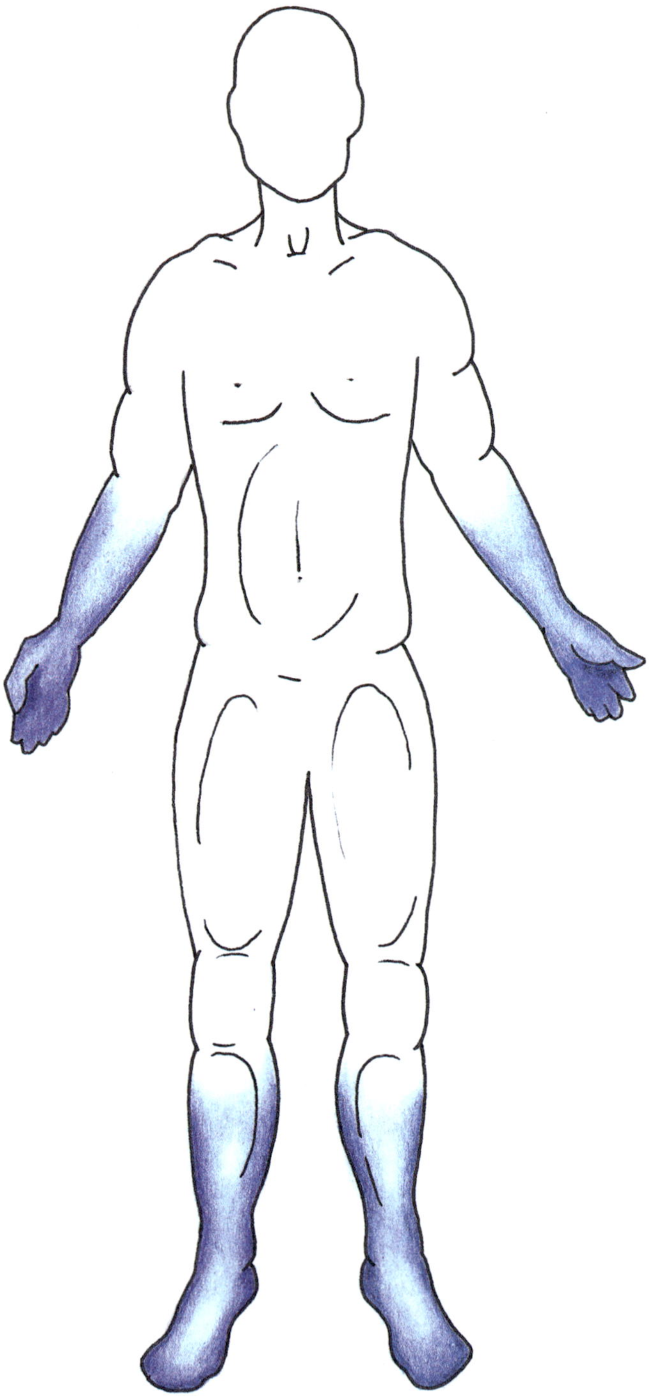

푸른색은 상지와 하지의 여러신경병증 침범을 의미한다.

질병의 진행과정이 원인이 된 신경병증

길랑바레증후군(Guillain-Barre)

- 길랑바레는 급성부종 다신경원 병증이다.
- 신경학적 장애가 명백해지기 전에 감염적인 아픔으로 나타난다.
- 진행적인 상행성 약화(스타킹과 글로브증후군의 여러신경병증과 같이)가 있다.
- 길랑바레는 사지의 근약화가 위로 진행한다(스타킹과 글로브를 끼는 듯한 신경염). 이완된 마비는 대칭적 양상을 나타낸다.
- 착오감각과 무딘감각은 운동기능손실과 동반된다.
- 완전한 힘줄 무반사가 있다.
- ANS손상은 자세성 저혈압(수평자세에서 몸을 일으킬때 혈압이 갑자기 낮아질때), 부정맥(arrhythmia), 안면홍조, 설사, 발기부전, 소변 정체, 발한 증가를 야기할 수 있다.
- 회복이 느릴지라도 진행은 거의 완전한 회복이 된다.

당뇨병(Diabetes Mellitus)

- 당뇨병은 인슐린 부족과 조절장애를 일으키는 내분비계 장애이다.
- 당뇨성 신경염은 질병 진행과정중 가장 흔한 합병증이고 1형과 2형 당뇨환자의 적어도 50%가 손상을 입는다.
- 아래에 기술되는 당뇨성 신경염의 정확한 기전은 알려져 있지 않고, 말초신경손상이 일차원인으로 간주된다. 이 손상은 작은 신경은 정상으로 남아있지만 큰 말초신경의 감염과 탈말이집화에 의해서이다. 이것은 척수 중심으로부터 억제성 통증조절 상실로 기인된다.
- 흔한증상은 통증, 무딘감각과 저림, 경한 약증, 그리고 고유수용감각, 진동, 식별촉각의 감소이다. 환자들은 원위 하지(양측)에 타는듯한 통증을 호소한다.
- 다발성신경병증, 단일신경병증, 신경얼기병증 및 자율신경병증은 모두 당뇨병에서 발견될 수 있다.
- 당뇨는 PNS의 어떤 상태에서도 비정상과 관련될 수 있다.
- 자율신경병증은 GI, 심장혈관 및 비뇨생식기계를 포함한다.
- 자율신경계통 장애는 자세성 저혈압(Postural hypotension: 수평자세에서 일어날 때, 혈압이 급격히 낮게 떨어짐) 설사, 발기부전, 소변정체(Urinary retention) 및 증가한 발한 증가(Increased sweating)이다.
- 통증외에 감각과 운동기능의 손실, 당뇨병성 신경염은 일상생활에 심한 장애를 일으킨다:
  - 환자는 감각과 위치 감각을 손실하기 때문에 낙상의 위험이 증가한다.
  - 화상과 발가락손상은 온도감각과 통증감각의 손실로 문제를 일으키게 된다.
  - 손상된 혈관운동반사는 환자가 누워있는 자세에서 서있는 자세로 움직이려 할 때 현기증과 기절(실신)을 야기한다.
  - 소변정체는 신장합병증과 방광염을 증가시킬 수 있다.

말초신경손상과 재생과정(PERIPHERAL NERVE INJURY AND REGENERATION PROCESS)

심각한 축삭손상(severed axon)

- 축삭이 심하게 손상받았을 때, 세포체에 연결된 부위를 몸쪽분절(proximal segment)이라고 부른다.
- 세포체에서 떨어져 나간 부위를 먼쪽분절(distal segment)이라 부른다.

원형질의 누출(leakage of protoplasm)

- 사고 직후, 원형질이 제각기 잘라진 끝에서 누출되어 두 분절(segment)은 서로 오그라든다.

왈러변성(Wallerian degeneration)

- 먼쪽 분절은 왈러변성이라 부르는 과정을 행한다.
- 말이집(myeline sheath)는 먼쪽 분절에서 서로 떨어진다.
- 먼쪽분절은 붓고(swell) 작은 분절로 나뉜다.
- 축삭종말은 빠르게 퇴화한다.
- 전체 먼쪽 분절이 죽는다.
- 아교세포(glial)와 작은 포식세포가 변성된 먼쪽분절로부터 잔해를 치우고 그 영역을 청소한다.

중앙염색질 융해(central chromatolysis)

- 때때로 근접분절의 세포체가 중앙염색질 융해라 부르는 퇴화적 변화를 행한다. 이것을 세포 사망이라 부른다.
- 동시에 시냅스이후 신경세포(시냅스이전 신경세포에 더 이상 지배되지 않음)가 퇴화되어 죽는다.

싹돋음(sproting)

- 손상된 축삭의 재생을 싹돋음이라 부른다.
- 싹돋음은 다음의 두 가지 형태로 발생된다:
  1. 곁싹돋음(collateral)
  2. 재생싹돋음(regenerative)

곁싹돋움(collateral sprouting)

- 곁싹돋음은 탈신경 신경시냅스이후 신경세포가 손상된 축삭 가까이에 위치한 정상 축삭가지에 의해 재지배될 때 발생한다.
- 즉, 다른 신경세포는 시냅스이후 신경세포의 세포체에 싹돋음축삭 가지를 발생시킨다.

재생싹돋움(regenerative sprouting)

- 재생싹돋음은 축삭과 시냅스이후 신경세포가 동시에 손상되었을 때 발생한다.
- 손상된 신경세포의 몸쪽 분절은 다른 손상되지 않은 시냅스이후 신경세포와 함께 새로운 시냅스를 형성하기 위해 곁에서 싹돋음(side sprout)을 투사한다.

기능적 재생이 말초신경계통에서 발생한다.

- 축삭의 재생이 주로 PNS에서 발생한다.
- 이는 신경집세포(슈반세포)에 의해 NGF(신경성장인자)가 생성 때문이다.
- 신경집세포는 PNS 축삭 둘레의 말이집이다. 신경집세포는 CNS에서는 존재하지 않는다.
- 희소돌기아교세포(oligodendrite)는 CNS 축삭둘레를 감싸는 말이집세포이다. 희소돌기아교세포는 NGF를 생산하지 않는다.
- 중추신경계통(CNS)의 대부분 영역에서 재생이 없거나 거의 없다.

말초에서의 재생속도(recovery speed in the periphery)

- PNS에서의 손상된 축삭의 재생은 느리다–하루1mm 또는 한 달에 1인치.
- C6같은 위팔에서의 심한 신경손상은 적어도 회복하는 데 1년이 걸린다.

신경재생 과정에서 발생할 수 있는 문제

- 때때로 축삭은 부적절한 새로운 시냅스이후 신경세포를 지배할 것이다.
- 예를 들면, 말단신경의 손상 후, 운동 축삭은 사고 전보다 다른 근육을 지배할지도 모른다.
- 신경세포가 발화할 때, 이는 공동운동(synkineses)이라 불리는 비의도된 움직임을 야기한다.
- 공동운동(synkineses)은 사람들이 근육 조절을 다시 배우는 것처럼 항상 짧게 나타난다.
- 비슷하게 감각계에 있어서도 이전에 지배된 다른 감각수용기의 유형은 감각조절의 혼란을 야기할 수 있는 축삭에 의해 감각수용기가 지배된다.

손상 후 시냅스 변화(SYNAPTIC CHANGES AFTER INJURY)

시냅스 효율성(synaptic effectiveness)

- 사고 부위의 국소부종은 시냅스이전 신경세포의 세포체 또는 축삭 압박의 원인이 될 수 있다.
- 부종이 해결되었을 때, 시냅스 효율성은 다시 회복된다.

탈신경 과민증(denervation hypersensitivity)

- 탈신경 과민증은 손상된 스냅스이전 신경세포의 시냅스이후 신경세포가 신경전달물질에 과감각되었을 때 발생한다.
- 이는 시냅스이후 신경세포가 다른 가까운 신경세포에 의해 유리된 신경전달물질에 반응할 수 있는 새로운 수용기 부위를 발달시킨다.
- 이는 짧은 시간동안 발생하고 일시적 근육경련과 통증을 일으킨다.

시냅스 과효율성(synaptic hypereffectiveness)

- 시냅스 과효율성은 주요분지가 정상으로 남아있고 단지 시냅스이전(presynaptic) 축삭의 몇 개의 가지가 손상될 때 발생한다.
- 남아 있는 축삭가지는 말초가지 가운데 정상적으로 분배될 모든 신경전달물질을 받는다.
- 이는 시냅스이후 수용기로 유리되는 신경전달물질은 보통의 양보다 더 많다.

활동하지 않던 시냅스(silent synapse)의 가면 벗기기(unmasking)

- 정상적인 PNS에 있어 많은 시냅스는 다른 경로가 손상되지 않는 한 쓰여지지 않고 있었다.
- 활동하지 않던 시냅스의 가면 벗기기는 전에 사용되지 않던 시냅스가 다른 경로의 손상 후에 활성화되는 것이다.

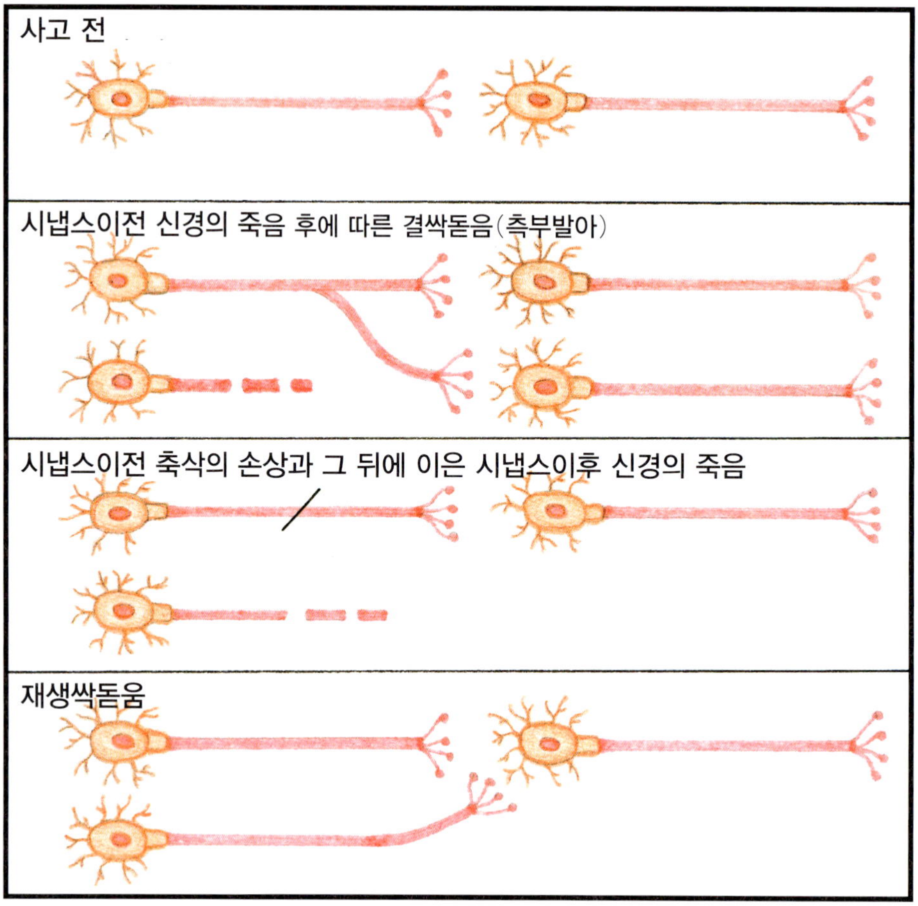

참고문헌(References)

1. Lee MWL, McPhee RW, Stringer MD. An evidence-based approach to human dermatomes. *Clin Anat*. 2008;21(5):363-373. doi:10.1002/ca.20636.
2. Apok V, Gurusinghe NT, Mitchell JD, Emsley HCA. Dermatomes and dogma. *Pract Neurol*. 2011;11(2):100-105. doi:10.1136/jnnp.2011.242222.
3. Lundborg G, Dahlin LB. Anatomy, function, and pathophysiology of peripheral nerves and nerve compression. *Hand Clin*. 1996;12(2):185-193.
4. Grøvle L, Haugen AJ, Keller A, Natvig B, Brox JI, Grotle M. The bothersomeness of sciatica: patients' self-report of paresthesia, weakness and leg pain. *Eur Spine J*. 2010;19(2):263-269. doi:10.1007/s00586-009-1042-5.
5. Latronico N, Bolton CF. Critical illness polyneuropathy and myopathy: a major cause of muscle weakness and paralysis. *Lancet Neurol*. 2011;10(10):931-941. doi:10.1016/S1474-4422(11)70178-8.
6. Madduri S, Gander B. Schwann cell delivery of neurotrophic factors for peripheral nerve regeneration. *J Peripher Nerv Syst*. 2010;15(2):93-103. doi:10.1111/j.1529-8027.2010.00257.x.
7. Amanieu C, Hermier M, Peyron N, Chabrol A, Deiana G, Manera L. Hypoesthesia type sensory disorders. *Diagn Interv Imaging*. 2014;95(6):641-643. doi:10.1016/j.diii.2013.08.006.
8. Graven-Nielsen T, Wodehouse T, Langford RM, Arendt-Nielsen L, Kidd BL. Normalization of widespread hyperesthesia and facilitated spatial summation of deep-tissue pain in knee osteoarthritis patients after knee replacement. *Arthritis Rheum*. 2012;64(9):2907-2916. doi:10.1002/art.34466.
9. Ang CL, Foo LSS. Multiple locations of nerve compression: an unusual cause of persistent lower limb paresthesia. *J Foot Ankle Surg*. 2014;53(6):763-767. doi:10.1053/j.jfas.2014.06.013.
10. Landerholm ÅH, Hansson PT. Mechanisms of dynamic mechanical allodynia and dysesthesia in patients with peripheral and central neuropathic pain. *Eur J Pain*. 2011;15(5):498-503. doi:10.1016/j.ejpain.2010.10.003.
11. Coombes BK, Bisset L, Vicenzino B. Thermal hyperalgesia distinguishes those with severe pain and disability in unilateral lateral epicondylalgia. *Clin J Pain*. 2012;28(7):595-601. doi:10.1097/AJP.0b013e31823dd333.

12. Yates D. Pain: Reversing hyperalgesia. *Nat Rev Neurosci.* 2014;15(8):495-495. doi:10.1038/nrn3790.
13. Gangadharan V, Kuner R. Unravelling spinal circuits of pain and mechanical allodynia. *Neuron.* 2015;87(4):673-675. doi:10.1016/j.neuron.2015.08.013.
14. Low PA, Vernino S, Suarez, G. Autonomic dysfunction in peripheral nerve disease. *Muscle Nerve.* 2003;27(6):646-661. doi:10.1002/mus.10333.
15. Koh TT, Daly A, Howard W, Tan C, Hardidge A. Complex regional pain syndrome. *J Bone Joint Surg Rev.* 2014;2(7):e5. doi:10.2106/JBJS.RVW.M.00085.
16. Dang AC, Rodner CM. Unusual compression neuropathies of the forearm, part I: radial nerve. *J Hand Surg.* 2009;34(10):1906-1914. doi:10.1016/j.jhsa.2009.10.016.
17. Dang AC, Rodner CM. Unusual compression neuropathies of the forearm, part II: median nerve. *J Hand Surg.* 2009;34(10):1915-1920. doi:10.1016/j.jhsa.2009.10.017.
18. Elhassan B, Steinmann SP. Entrapment neuropathy of the ulnar nerve. *J Am Acad Orthop Surg.* 2007;15(11):672-681.
19. Ropper AH, Zafonte RD. Anatomy of the sciatic nerve. *N Engl J Med.* 2015;372:1240-1248. doi:10.1056/NEJMra1410151.
20. Myers RJ, Murdock EE, Farooqi M, Van Ness, G, Crawford DC. A unique case of common peroneal nerve entrapment. *Orthopedics.* 2015;38(7):e644-646. doi:10.3928/01477447-20150701-91.
21. Boon AJ, Harper CM. Ultrasound in the diagnosis of mononeuropathy: future directions. *Muscle Nerve.* 2011;44(6):851-853. doi:10.1002/mus.22242.
22. Corey DL, Comeau D. Cervical radiculopathy. *Med Clin North Am.* 2014;98(4):791-799. doi:10.1016/j.mcna.2014.04.001.
23. Dyck PJB, Thaisetthawatkul P. Lumbosacral plexopathy. *Continuum (Minneap Minn).* 2014;20(5):1343-1358. doi:10.1212/01.CON.0000455877.60932.d3.
24. Kerasnoudis A, Pitarokoili K, Behrendt V, Gold R, Yoon MS. Nerve ultrasound score in distinguishing chronic from acute inflammatory demyelinating polyneuropathy. *Clin Neurophysiol.* 2014;125(3):635-641. doi:10.1016/j.clinph.2013.08.014.
25. Sharma KR, Saadia D, Facca AG, Resnick S, Ayyar DR. Diagnostic role of deep tendon reflex latency measurement in small-fiber neuropathy. *J Peripher Nerv Syst.* 2007;12(3):223-231. doi:10.1111/j.1529-8027.2007.00143.x.
26. van den Berg B, Walgaard C, Drenthen J, Fokke C, Jacobs BC, van Doorn PA. Guillain-Barre syndrome: pathogenesis, diagnosis, treatment and prognosis. *Nat Rev Neurol.* 2014;10(8):469-482. doi:10.1038/nrneurol.2014.121.
27. American Diabetes Association. Diagnosis and classification of diabetes mellitus. *Diabetes Care.* 2014;37(Suppl 1):S81-S90. doi:10.2337/dc14-S081.
28. Whalley K. Axon regeneration: splicing up repair mechanisms. *Nat Rev Neurosci.* 2015;16(7):374-375. doi:10.1038/nrn3981.
29. Conforti L, Gilley J, Coleman MP. Wallerian degeneration: an emerging axon death pathway linking injury and disease. *Nat Rev Neurosci.* 2014;15(6):394-409. doi:10.1038/nrn3680.
30. McIlwain DL, Hoke VB. The role of the cytoskeleton in cell body enlargement, increased nuclear eccentricity and chromatolysis in axotomized spinal motor neurons. *BMC Neurosci.* 2005;6(1):19. doi:10.1186/1471-2202-6-19.
31. Allodi I, Udina E, Navarro X. Specificity of peripheral nerve regeneration: interactions at the axon level. *Prog Neurobiol.* 2012;98(1):16-37. doi:10.1016/j.pneurobio.2012.05.005.
32. Koob JW, Moradzadeh A, Tong A, et al. Induction of regional collateral sprouting following muscle denervation. *Laryngoscope.* 2007;117(10):1735-1740. doi:10.1097/MLG.0b013e31812383af.
33. Cafferty WB, McGee AW, Strittmatter SM. Axonal growth therapeutics: regeneration or sprouting or plasticity? *Trends Neurosci.* 2008;31(5):215-220. doi:10.1016/j.tins.2008.02.004.
34. Pourmomeny AA, Zadmehre H, Mirshamsi M, Mahmodi Z. Prevention of synkinesis by biofeedback therapy: a randomized clinical trial. *Otol Neurotol.* 2014;35(4):739-742. doi:10.1097/MAO.0000000000000217.
35. Golder M, Burleigh DE, Belai A, et al. Smooth muscle cholinergic denervation hypersensitivity in diverticular disease. *Lancet.* 2003;361(9373):1945-1951. doi:10.1016/S0140-6736(03)13583-0.
36. Hanse E, Seth H, Riebe I. AMPA-silent synapses in brain development and pathology. *Nat Rev Neurosci.* 2013;14(12):839-850. doi:10.1038/nrn3642.

17장

헛팔다리 현상

Phantom Limb Phenomenon

헛팔다리 현상(PHANTOM LIMB PHENOMENON)

- 헛팔다리(환상사지) 현상은 잘라진 몸 부분이 아직도 남아 있다는 감각이다.
- 감각에 통증이 있다면, 이것을 헛통증(환상통증)이라 부른다.

헛팔다리(phantom limb)

- 잘라진 팔다리(사지)에 무통증 감각

헛통증(phantom pain)

- 잃은 팔다리에서 발생한 통증감각

잘린끝통증(절단통증, stump pain)

- 잘린 몸부위의 끝에 위치한 통증감각

헛통증(phantom pain)

- 헛통증은 겉질에서 발생된 현상이다. –말초 구성분자가 없다.
- 헛통증은 신경차단에 의해 끝나지 않는 것은 손상의 기전이 말초신경계통이 아니기 때문이다.
- 헛통증이 있는 환자는 통증을 견딜 수 없는 날카로운 것으로 찌르거나, 쥐가 나거나 불이 붙거나 쥐어짜는 것과 같다고 묘사한다.

헛통증과 헛팔다리는 중추신경계통 현상이다.

- 헛통증은 말초신경신호(부분통증에서 처럼)에 의해 중재되지 않는다.
- 헛통증과 헛팔다리 감각은 크게 CNS 현상으로 인해서이다.
- 몸의 겉질지도(감각과 운동 인체모형: Homunculi)는 아직도 잘라진 몸 부분의 해부학적 이미지를 보유하고 있다.
- 뇌는 잘라진 몸 부분이 아직도 남아 있다고 믿고 있다.
- 경두개전기자극(Transcrantal Magnetic Stimulation)에서 잘린 후에 겉질지도에서 관찰되는 변화가 없다.

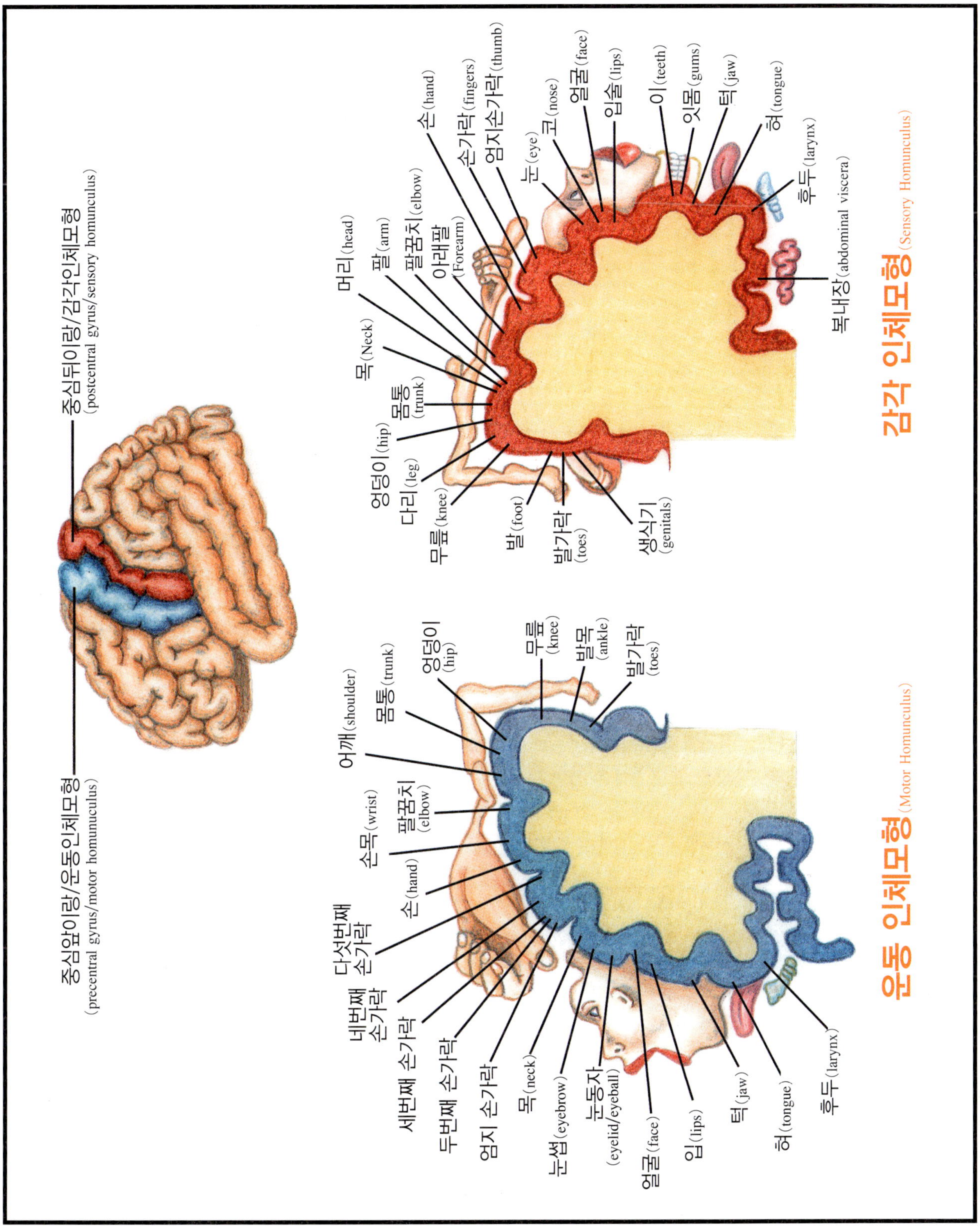

중심앞이랑/운동인체모형
(precentral gyrus/motor homunuculus)
중심뒤이랑/감각인체모형
(postcentral gyrus/sensory homunculus)
운동 인체모형(Motor Homunculus)
어깨(shoulder)
몸통(trunk)
엉덩이(hip)
무릎(knee)
발목(ankle)
발가락(toes)
팔꿈치(elbow)
손목(wrist)
손(hand)
다섯번째 손가락
네번째 손가락
세번째 손가락
두번째 손가락
엄지 손가락
목(neck)
눈썹(eyebrow)
눈동자(eyelid/eyeball)
얼굴(face)
입(lips)
턱(jaw)
혀(tongue)
후두(larynx)
감각 인체모형(Sensory Homunculus)
머리(head)
팔(arm)
팔꿈치(elbow)
아래팔(Forearm)
목(Neck)
몸통(trunk)
엉덩이(hip)
다리(leg)
무릎(knee)
발(foot)
발가락(toes)
생식기(genitals)
손(hand)
손가락(fingers)
엄지손가락(thumb)
눈(eye)
코(nose)
얼굴(face)
입술(lips)
이(teeth)
잇몸(gums)
턱(jaw)
혀(tongue)
후두(larynx)
복내장(abdominal viscera)

헛통증은 시간이 흐른 후에 적어진다(Phantom Sensations Lessen Over Time)

- 겉질 지도의 다른 부위가 결과적으로 잘린 팔다리의 감각/운동을 중재한 후에 겉질 부위를 적절화시킨다.
- 이때에 경두개전기자극이 겉질지도에 변화를 보이게 할 것이다.

헛팔다리 감각이 걷기 트레이닝에 도움을 줄 수 있다.

- 통증이 없는 헛감각이 있는 환자는 헛 이미지로 그들의 의지를 사용할 수 있다고 보고하고 있다.
- 정반대로, 헛통증은 보행훈련을 방해한다.

헛통증의 치료(Treatment of Phantom Pain)

- 헛통증을 위한 치료는 가끔 비효율적이다.
- TENS에 의해 정도를 낮출 수 있다.
- 잘린부위에 진동(Vibration)은 일시적인 효과를 나타낼 수도 있다.
- 마취제 또는 진통제는 오직 일시적이고 정도를 낮출 수 있다.

헛팔다리감각이 척수손상시 경험될 수 있다.

- 척수손상시 경험하는 헛팔다리 감각은 빠르게 해결되는 경향이 있다.
- 겉질 지도의 다른 부위는 마비된 팔다리를 중재하는 것에 익숙해진 후에 영역을 적절화시킨다.
- 이는 척수손상에 있어 팔다리의 일부분을 보유하고 있는 절단수술을 받은 사람처럼 말초자극이 계속될 수 없다는 것과 연관된다.

거울상자(Mirror Box)

- Ramachandran과 Rogers-Ramachandran는 뇌는 잘라진 팔다리가 여전히 존재한다고 속아서 믿고 있다는 것을 거울상자를 통해 입증하였다. 거울이 설치된 박스에 그의 정상 팔다리를 놓는다. 환자는 비록 그의 왼쪽손이 잘라졌을지라도 그의 오른쪽과 왼쪽 손과 아래팔이 보인다고 믿고 있다. 환자가 정상 손을 뻗어 펴보라는 지시를 받았을 때 잘라진 손이 실재로 존재하고 또한 뻗을 수 있는 것처럼 보인다. 뇌는 펴 보라는 신경학적 신호에 잘라진 손이 반응한 것이라고 속고 있다. 환자는 이 현상을 잘라진 손에서 헛 통증과 경련을 완화시킬 수 있는 현상이라고 말한다. 거울상자 치료는 헛팔다리통증의 치료에 효과적임을 보여준다.

손과 발의 헛팔다리 현상

- 손절단이 있는 몇몇 환자들의 보고에 따르면 잘라진 팔다리가 접촉되면 그들의 얼굴이 접촉된 뜻한 느낌을 경험한다고 한다.
- 이 현상은 감각인체모형[예, 몸감각겉질 또는 일차몸감각영역(SSI)]의 조직화에 의한 결과이다.
- 몸감각겉질에 따르면 얼굴과 손이 나타나는 영역이 옆에 붙어 있다.
- 이 조직화는 자궁안에서 형성되는데 태아의 얼굴, 손 그리고 성기와 발이 태아때 옆에 위치하게 된다.
- 감각인체모형의 시리학직 조직화는 SSI에 신체부위가 지도화된다.
- 손이 잘라지면, 잘라진 손을 담당하는 감각영역의 반대 영역인 SSI의 옆 부분(예, 얼굴)에 의해 절충되어진다. 이것은 잘라진 팔이 자극되어지면 얼굴감각이 접촉된 것으로 받아들여진다.
- 연구가들은 절단된 팔다리에 의지손이 적용되면 이 현상은 사라진다고 한다.
- 치료사는 환자의 미세운동손기술을 획득하기 위한 치료기술은 구강운동기능을 자극하는 것이다. 이것은 다시 말해, 감각신체모형의 조직화에 따른 것이다.

참고문헌 (References)

1. Jerath R, Crawford MW, Jensen M. Etiology of phantom limb syndrome: insights from a 3D default space consciousness model. *Med Hypotheses*. 2015;85(2):153-159. doi:10.1016/j.mehy.2015.04.025.
2. Hommer DH, McCallin JP, Goff BJ. Advances in the treatment of phantom limb pain. *Curr Phys Med Rehabil Rep*. 2014;2(4):250-254. doi:10.1007/s40141-014-0062-1.
3. Mulvey MR, Bagnall AM, Marchant PR, Johnson MI. Transcutaneous electrical nerve stimulation (TENS) for phantom pain and stump pain following amputation in adults: an extended analysis of excluded studies from a Cochrane systematic review. *Phys Ther Rev*. 2014;19(4);234-244. doi:10.1179/1743288X13Y.0000000128.
4. Makin TR, Scholz J, Slater DH, Johansen-Berg H, Tracey I. Reassessing cortical reorganization in the primary sensorimotor cortex following arm amputation. *Brain*. 2015;138(8):2140-2146. doi:10.1093/brain/awv161.
5. Taub E, Uswatte G, Mark VW. The functional significance of cortical reorganization and the parallel development of CI therapy. *Front Hum Neurosci*. 2014;8:396. doi:10.3389/fnhum.2014.00396.
6. Lenggenhager B, Arnold CA, Giummarra MJ. Phantom limbs: pain, embodiment, and scientific advances in integrative therapies. *Wiley Interdiscip Rev Cogn Sci*. 2014;5(2):221-231. doi:10.1002/wcs.1277.
7. Sinha R, van den Heuvel WJ, Arokiasamy P. Adjustments to amputation and an artificial limb in lower limb amputees. *Prosthet Orthot Int*. 2014;38(2):115-121. doi:10.1177/0309364613489332.
8. Mulvey MR, Bagnall AM, Marchant PR, Johnson MI. Transcutaneous electrical nerve stimulation (TENS) for phantom pain and stump pain following amputation in adults: an extended analysis of excluded studies from a Cochrane systematic review. *Phys Ther Rev*. 2014;19(4):234-244. doi:10.1179/1743288X13Y.0000000128.
9. Fuentes CT, Pazzaglia M, Longo MR, Scivoletto G, Haggard P. Body image distortions following spinal cord injury. *J Neurol Neurosurg Psychiatry*. 2013;84(2):201-207. doi:10.1136/jnnp-2012-304001.
10. Miller C, Seckel E, Ramachandran VS. Using mirror box therapy to treat phantom pain in Haitian earthquake victims. *J Vision*. 2012;12(9):1323-1323. doi:10.1167/12.9.1323.
11. Ramachandran VS, Rogers-Ramachandran D. Synaesthesia in phantom limbs induced with mirrors. *Proc R Soc Lond B Biol Sci*. 1996;263(1369):377-386. doi:10.1098/rspb.1996.0058.
12. Weiss T, Miltner WH, Adler T, Brückner L, Taub E. Decrease in phantom limb pain associated with prosthesis-induced increased use of an amputation stump in humans. *Neurosci Lett*. 1999;272(2):131-134. doi:10.1016/S0304-3940(99)00595-9.

임상검사문제(Clinical Test Questions)

15장에서 17장

1. 누네즈씨는 사다리에서 떨어진 후에 허리부위에 만성통증이 있다. 치료사는 전도성 겔패드를 지적한 통증부위에 전기자극치료를 적용하였다. 이 과정은 무엇인가?
   a. 냉동치료(cryotherapy)
   b. 수치료
   c. 경피신경전기자극기(transcutaneous electrical nerve stimulation)
   d. 유동치료(fluidotherapy)

2. 레만씨는 원인을 알수 없는 만성 목과 허리통증이 있다. 그녀는 근긴장같은 생리학적기능을 측정할 수 있는 기구로 피드백을 받으면서 근육과 관절의 자세를 취하고 긴장을 조절하고 인식함으로써 그녀의 통증을 관리하는 것을 배웠다. 이것은 무엇인가?
   a. 스트레스 관리와 시각화
   b. 바이오피드백
   c. 신경차단
   d. 침

3. 소피아는 목, 허리, 어깨와 다리에 만성 통증과 압통(tenderness)이 있다. 그녀는 극도로 피곤하고, 수면장애, 두통과 인지혼미(cognitive fog)가 있다고 말한다. 소피아의 의사는 그녀통증의 해부학적 원인을 찾을 수 없다. 이 증상을 말하는 질병은 만성피로증후군, 류마토이드 관절염, 라임병(Lyme disease) 그리고 과민성대장증후군(irritable bowel syndrome)이다. 이 상태는 무엇이라 알려져 있나?
   a. 루푸스
   b. 중증근무력증
   c. 에프스타인-바 바이러스(Epstein-Barr virus)
   d. 섬유근육통(fibromyalgia)

4. 시바타씨는 양쪽다리 아래로 극심한 타는 듯한 통증이 있다. 이 상태는 _________이고 _________의 유형이다.
   a. 작열통: 감각장애
   b. 온도각 과민증(Thermohyperesthesia)
   c. 감각이상: 통각과민증(Hyperalgesia)
   d. 무해자극통증(Allodynia): 통각과민증(Hyperalgesia)

5. 16세 토미는 축구손상후에 왼쪽 어깨와 팔이 손상받았고 그는 왼쪽 팔에 통증악화, 부종, 제한된 움직임과 근육위축이 특징인 만성 신경혈관질병으로 진행되었다. 토미는 또한 왼쪽 팔에 접촉하면 참을 수 없는 타는, 찌르는, 욱신거리는 감각을 경험했다. 이 증후군은 무엇인가?
   a. 근육섬유통증후군
   b. 작열통
   c. 스타킹과 글로브증후군
   d. 복합부위통증증후군

6. 지머만씨는 그의 발이 끌리는 것을 피하기 위해 오른쪽 무릎을 들어올려 높게 굽히는 발처짐보행(steppage gait)와 발처짐이 있다. 발처짐을 유발하는 것은 어느 신경이 압박받은 것인가?

a. 궁둥신경
b. 종아리신경
c. 자신경

7. 급성 감염성 병이후에 벤페나티씨는 팔다리에 점진적으로 위로 올라가는 근육 약화(이완마비는 처음에 다리에 나타났고 팔로 점차 진행되었다)로 진행되었다.

a. 당뇨성 신경병
b. 소아마비
c. 길렝–바레 증후군
d. 중증근무력증

8. 카미스키씨는 당뇨병이 있다. 약화, 무딘감각, 감각이상과 작열통이 그의 팔다리에 있다. 그는 이 상태가 처음에는 그의 발과 다리에 양쪽으로 진행되다가 점차 양쪽 손과 팔로 진행되고 있다. 이런 말초신경병의 유형은 ______ 이고 ____________로 부터 기인된다.

a. 신경얼기병증(plexopathy) : 팔 또는 허리 신경얼기손상
b. 신경뿌리병증(radiculopathy) : 신경뿌리 끼임
c. 여러신경병증(polyneuropathy) : 다발성 말초신경에 양쪽 손상
d. 단일신경병증(mononeuropathy) : 하나의 말초신경에 손상

9. 위의 질문에서 카미스키씨의 진단명은?

a. 스타킹과 글로브 신경병증
b. 노신경압박
c. 궁둥신경압박
d. 반사교감신경이상증(reflex sympathetic dystrophy)

10. 그의 무릎아래 절단이후에 빌은 그의 왼쪽 아래 다리와 발이 여전히 있는 것 같다고 말한다. 헛팔다리 감각현상은 다음의 내용을 유발한다:

a. 절단동안 수술적으로 심하게 손상된 신경에 말초손상
b. 절단된 신체부위의 잔여 팔다리에 있는 신경섬유종(fibromas)의 형성
c. 몸의 겉질 지도(인체모형)는 절단된 몸부위의 해부학적 이미지로 여전히 남아 있다.

정답

1. c
2. b
3. d
4. a
5. d
6. b
7. c
8. c
9. a
10. c

18장

척수로

Spinal Cord Tracts

척수해부학의 개관(Review of Spinal Cord Anatomy)

- 척수신경의 31쌍:
  - 8 목신경
  - 12 가슴신경
  - 5 허리신경
  - 5 엉치신경
  - 1 꼬리뼈신경

오름척수신경(Ascending Spinal Nerves)

- 오름척수신경은 말초(감각수용기 시작)로부터 척수(SC)까지 감각정보를 운반한다.
- 감각척수신경은 뒤뿌리(dorsal root)와 잔뿌리[rootlets(PNS에 있는)]를 통해 척수로 들어온다.
- 뒤뿔(dorsal horn)에 있는(CNS에 있는) 척수신경은 사이신경세포(interneuron)와 시냅스한다.
- 사이신경세포는 오름감각척수로(CNS에서)와 시냅스한다.

오름척수로(Ascending Spinal Cord Tracts)

- 오름척수로는 감각정보를 척수(SC), 뇌줄기(brainstem), 시상(thalamus) 및 대뇌겉질(cortex)로 전달한다.
- 어떤 감각척수로는 감각정보를 뇌줄기에서 소뇌(cerebellum)까지 운반한다.

내림척수로(Descending Spinal Cord Tracts)

- 내림척수로는 운동정보를 겉질에서 속섬유막(internal capsule), 시상, 뇌줄기를 통해 척수(CNS에)로 운반한다.
- 어떤 운동로는 소뇌와 뇌줄기에서 시작한다.
- 내림운동척수로가 척수를 빠져나갈 때, 척수 앞뿔의 사이신경세포에서 시냅스한다.
- 그리고 나서 사이신경세포는 앞뿔(PNS)운동신경세포에서 시냅스한다.
- 앞뿔에서의 운동신경세포는 내림운동척수신경과 시냅스하며, 앞잔뿌리(ventral rootlets)와 앞뿌리[ventral root (PNS에서)]를 통해 척수를 빠져나간다.
- 그리고 나서 척수운동신경은 PNS에 있는 목표근육으로 간다.

척수로 이름(Spinal Cord Tract Names)

- 이는 곳(origin)과 목적지(destination) 경로의 위치를 뜻한다.

오름감각척수로(Ascending Sensory Spinal Cord Tracts)

- 뒤기둥(dorsal column)
- 가쪽척수시상(lateral spinothalamic)
- 앞척수시상(anterior spinothalamic)
- 뒤척수소뇌(posterior spinocerebellar)
- 앞척수소뇌(anterior spinocerebellar)
- 쐐기소뇌(cuneocerebellar)
- 입쪽척수소뇌(rostral spinocerebellar)

겉질에서 시작한 내림운동로(Cortically Originated Descending Motor Tracts)

- 가쪽겉질척수(lateral corticospinal)
- 앞겉질척수(anterior corticospinal)
- 겉질숨뇌(corticobulbar)

뇌줄기에서 시작한 섞인 경로(Mixed Pathways Originating From the Brainstem)

- 안쪽세로다발(내측종속, medial longitudinal fasciculus)

뇌의 관상단면(Coronal Cross Section of Brain)

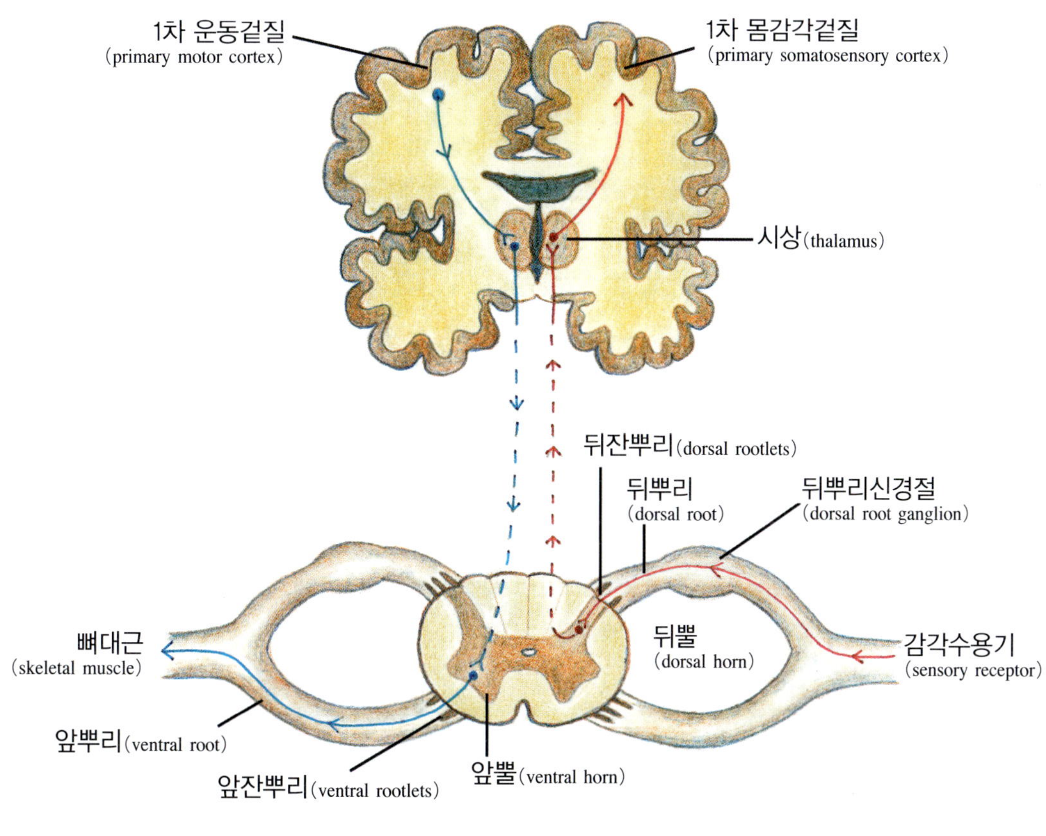

척수의 단면(Cross Section of Spinal Cord)

뇌줄기에서 시작한 내림운동로(Descending Motor Tracts Originating in the Brainstem)

- 안뜰척수(vestibulospinal)
- 적색핵척수(rubrospinal)
- 숨뇌그물척수(medullary reticulospinal)
- 다리뇌그물척수(pontine reticulospinal)

오름감각척수로(Ascending Sensory Spinal Cord Tracts)

뒤기둥(안쪽섬유띠라고 부른다)

- 계통발생학적으로 새로운 경로라고 믿어진다.

기능(function)

- 의식적인 감각정보를 겉질에 운반:
  - 식별적인 촉각(discriminative touch)
  - 압력(pressure)
  - 진동(vibration)
  - 고유수용감각(proprioception)
  - 운동감각(kinesthesia)

이는곳(origin)

- 뒤기둥에 있는 얇은다발핵(nucleus gracilis)과 쐐기핵(nucleus cuneatus)

교차(decussation)

- 입쪽숨뇌(caudal) 수준

목적지(destination)

- 중심뒤이랑(1차 몸감각부위 primary somatosensory area, SS1)

경로(pathway)

- PNS에서의 피부수용기는 말초척수신경을 따라 감각정보를 보낸다.
- 감각척수신경은 뒤뿌리(dorsal root)와 뒤잔뿌리(rootlets)를 따라(아직은 PNS) 이동한다(1차 신경세포).
- 척수신경은 척수(CNS) 뒤뿔의 사이신경세포에서 시냅스한다.
- 사이신경세포는 쐐기핵과 널판핵의 뒤기둥로의 세포체에서 시냅스하여 오르기 시작한다(2차신경세포).
- 뒤기둥로는 사이신경세포가 얇은다발핵과 쐐기핵이 시냅스하고 꼬리쪽숨뇌에 도달할 때 기시하는 것으로 간주된다. 이 점에서 뒤기둥로는 꼬리쪽숨뇌의 중앙선을 가로질러 교차하고 등쪽다발(dorsal funiculus)까지 간다. 경로는 등쪽다발에서 계속 올라간다.
- 경로는 척수, 뇌줄기, 시상, 속섬유막을 통해 올라가며 중심뒤이랑에서 시냅스한다(3차 신경세포).

병변(lesions)

- 척수의 완전한 절단(severance)
  - 양쪽 감각상실: 식별촉각 등(절단된 척수밑으로)
- 교차밑의 반쪽 병변(척수 한쪽)
  - 같은쪽(ipsilateral) 상실
  - 예: 오른쪽 척수가 T1에서 절단되었다면 오른쪽 감각상실

뒤기둥(Dorsal Columns)

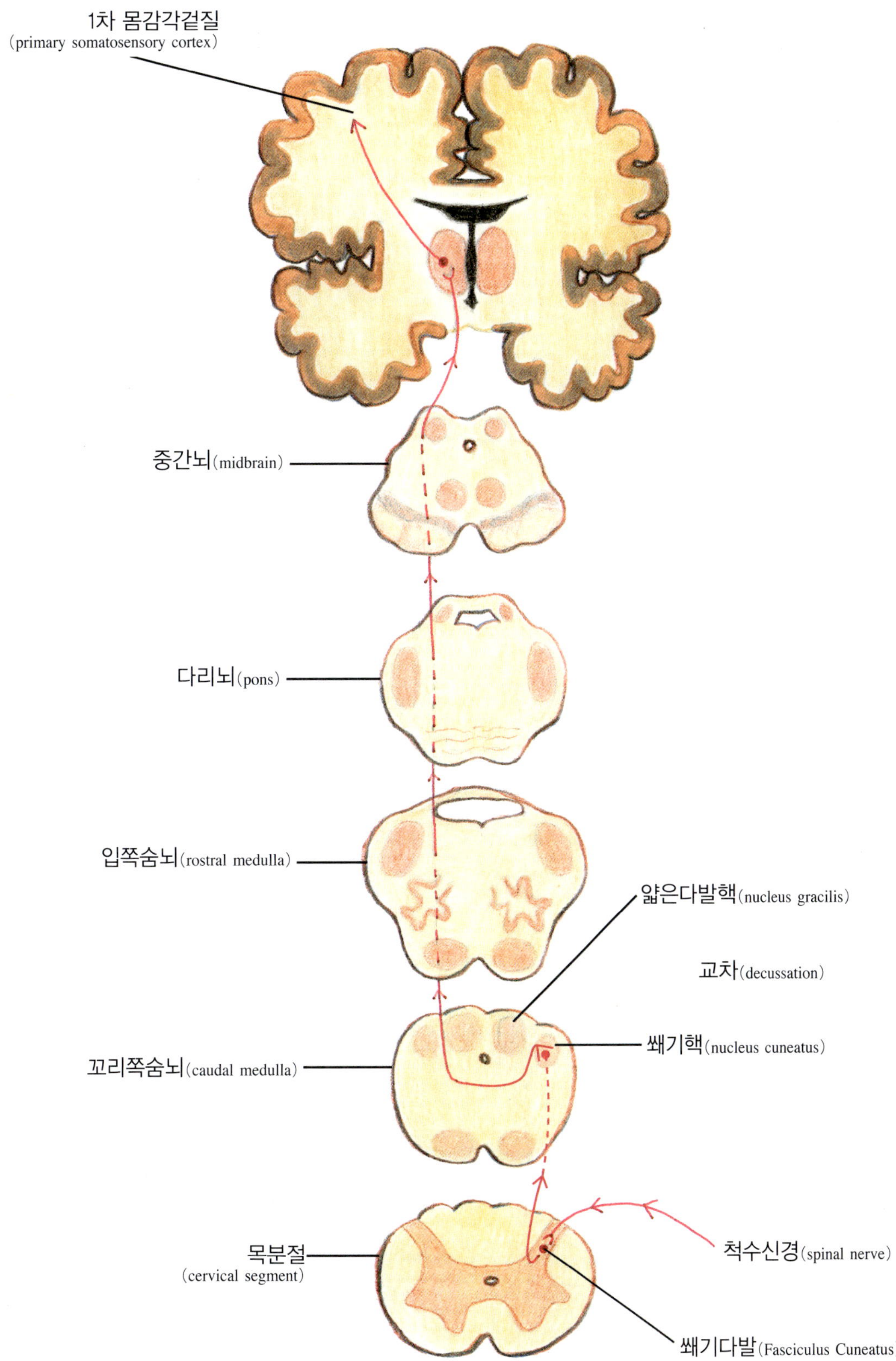

- 뇌줄기(숨뇌 위)에서의 한쪽 병변
  - 반대쪽 감각상실
- 겉질에서의 병변
  - 반대쪽 감각상실

가쪽척수시상로(lateral spinothalamic tract)

- 다리뇌 높이에서 뒤기둥에 결합

기능(function)

- 통증과 체온에 관해 겉질에 의식적인 감각정보를 운반

이는 곳(origin)

- 배각의 고유핵 [nucleus proprius (뒤뿔에 있는)]

교차(decussation)

- 척수수준 [척수신경이척수에 들어와 로(tract)에서 시냅스하자마자 교차한다.]

목적지(destination)

- 중심뒤이랑(SS1)

경로(pathway)

- PNS에서 피부수용기가 말초감각 척수신경을 따라 감각정보를 보낸다.
- 감각척수신경은 뒤뿌리와 뒤잔뿌리를 통해(PNS에) 뒤뿔(CNS에)로 들어온다(1차신경세포).
- 뒤뿔에서, 척수신경은 가쪽척수시상로의 세포체에 합치기 위해 사이신경세포에서 시냅스한다. 이는 뒤뿔의 고유핵에서 발생한다(2차신경세포).
- 가쪽척수시상로는 뒤뿔에서 시냅스하자마자 중앙선을 가로지른다. 경로는 앞백색다발(anterior white funiculus)로 진행한다.
- 이 경로는 앞백색다발에서 가쪽백색다발로로 이동하고 척수로 올라간다.
- 경로가 다리뇌에서 뒤기둥에 결합하고 시상, 속섬유막으로 계속 오르고 마지막으로 겉질의 중심뒤이랑(postcentral gyrus)에서 시냅스한다(3차 신경세포).

병변(lesions)

- 척수의 완전한 절단
  - 양쪽 감각의 완전 상실: 통증과 체온(척수 바로 밑의)
- 척수에서의 반쪽(척수의 한쪽) 병변
  - 병변부위에서: 양쪽 감각상실
  - 병변부위 밑: 반대쪽 감각상실
- 뇌줄기의 반쪽(한쪽) 병변
  - 반대쪽 감각상실
- 중심뒤이랑에서의 한쪽 병변
  - 반대쪽 감각상실

가쪽척수시상로(Lateral Spinothalamic Tract)

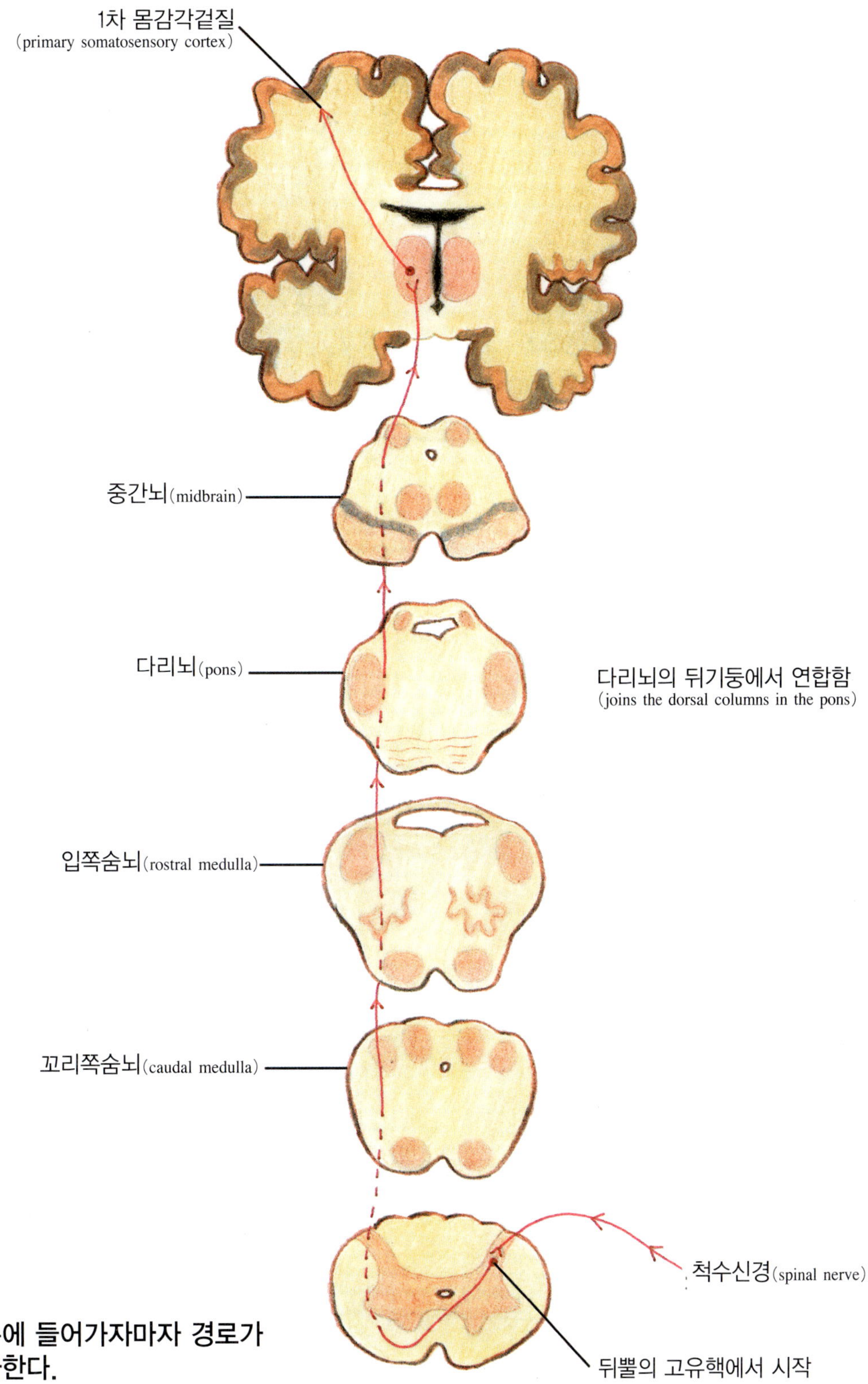

앞척수시상로(anterior spinothalamic tract)

기능(function)

- 의식적 감각 정보를 겉질에 운반한다:
  - 순수촉각(crude touch), 가벼운 촉각(light touch)
  - 몇몇 연구가들은 만약 가쪽척수시상로가 손상을 받으면 이 경로가 통증과 체온을 운반할 것이라고 주장한다.

이는 곳(origin)

- 고유핵(뒤뿔에)

교차(decussation)

- SC 수준(척수수준)
- 이 경로(tract)는 척수신경이 뒤뿔의 세포체에서 시냅스 하자마자 중앙선을 가로지른다.

목적지(destination)

- 중심뒤이랑(SS1)

경로(pathway)

- PNS에서의 피부수용기는 오름성 척수감각신경을 따라 뒤뿌리와 뒤잔뿌리에 감각 정보를 보낸다(1차 신경세포).
- 감각척수신경은 뒤뿔의 사이신경세포(특히, 고유핵에서)에서 시냅스한다(2차 신경세포).
- 그리고 나서 사이신경세포는 오름척수시상로의 세포체에서 시냅스한다.
- 이 때에 경로는 척수의 중앙선을 가로질러 배쪽백색다발(ventral white funiculus)로 가서 오름을 시작한다.
- 올라가는 경로는 뒤가쪽다발(posterolateral funiculus)을 통해 가서 숨뇌에 있는 가쪽척수시상로와 궁극적으로 결합한다.
- 경로는 뇌줄기, 시상, 속섬유막을 통해 1차 몸감각(SS1)으로 올라간다(3차 신경세포).

병변(lesions)

- 척수의 완전한 절단
  - 양쪽 감각상실: 순수 촉각과 가벼운 촉각(절단된 척수수준의 밑에)
- 척수의 반쪽(척수의 한쪽)병변
  - 병변부위에서: 양쪽 감각상실
  - 병변밑에서: 반대쪽 감각상실
- 뇌줄기의 반쪽(한쪽)병변
  - 반대쪽 감각상실
- 중심뒤이랑에 있어 한쪽(unilateral) 병변
  - 반대쪽 감각상실

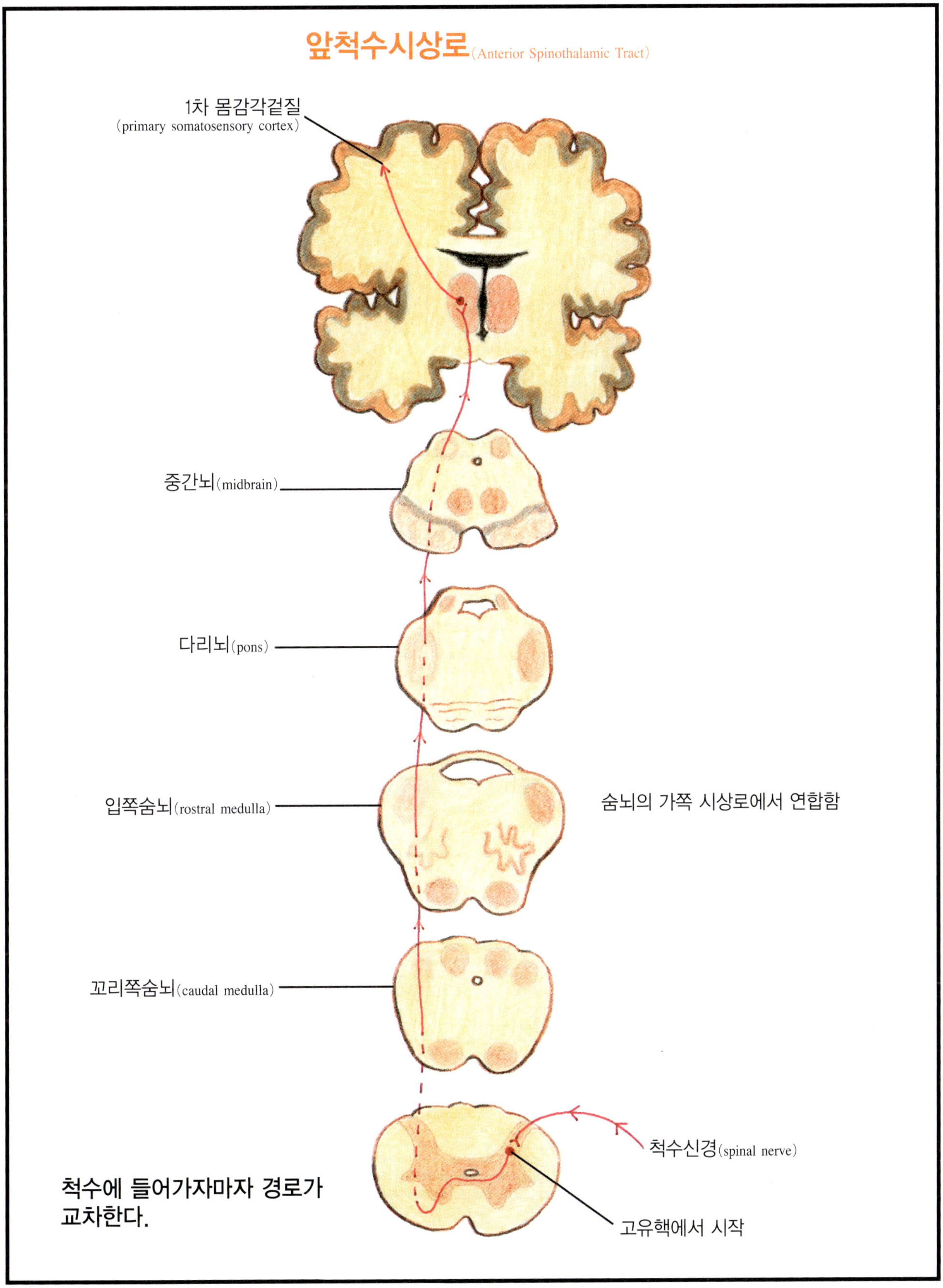
앞척수시상로(Anterior Spinothalamic Tract)
1차 몸감각겉질
(primary somatosensory cortex)
중간뇌(midbrain)
다리뇌(pons)
입쪽숨뇌(rostral medulla)
숨뇌의 가쪽 시상로에서 연합함
꼬리쪽숨뇌(caudal medulla)
척수신경(spinal nerve)
척수에 들어가자마자 경로가 교차한다.
고유핵에서 시작

뒤척수소뇌로(posterior spinocerebellar tract)

기능(function)

- 다리에서 소뇌까지 무의식적 감각정보의 전달:
  - 고유수용감각(proprioception):
    - ◆ 뼈대근의 압력과 긴장.
    - ◆ 각 근육 운동성 움직임의 협응.
- 근육방추(muscle spindle), 골지힘줄기관(golgi tendon organ, GTO) 및 PNS의 관절수용기로부터 감각 정보를 운반한다.
- 이 정보는 겉질(의식적 감별과 해석)로 결코 가지 않는다.

이는 곳(origin)

- 척수의 T6와 그 밑 뒤뿔의 클라크기둥(클라크주, Clark's column) (왜냐하면 이 경로는 다리를 담당하기 때문이다).
- 클라크기둥은 다리쪽의 고유수용감각과 운동입력(kinesthetic input)을 담당한다.

교차(decussation)

- 없다. 교차하지 않는 같은쪽 경로(ipsilateral tract)이다.

목적지(destination)

- 소뇌(cerebellum)

경로(pathway)

- PNS에서 근육방추, 골지힘줄기관 및 관절수용기는 오름 감각척수신경을 따라 고유수용정보를 뒤뿌리와 뒤잔뿌리에 보낸다(1차 신경세포).
- 감각 척수신경은 뒤뿔(특히, 클라크기둥)의 사이신경세포에서 시냅스한다(2차 신경세포).
- 사이신경세포는 뒤뿔에 있는 뒤척수소뇌로의 세포체와 만나고 같은쪽의 뒤가쪽다발까지 올라가기 시작한다.
- 경로는 올라가 숨뇌로 가서 아래소뇌다리(inferior cerebellar peduncle)까지 올라간다.
- 아래소뇌다리를 경유해 경로는 소뇌에서 시냅스한다.

병변(lesions)

- 모든 병변은 경로가 교차하지 않기 때문에 같은쪽(ipsilateral)이다.

뒤척수소뇌로(Posterior Spinocerebellar Tract)

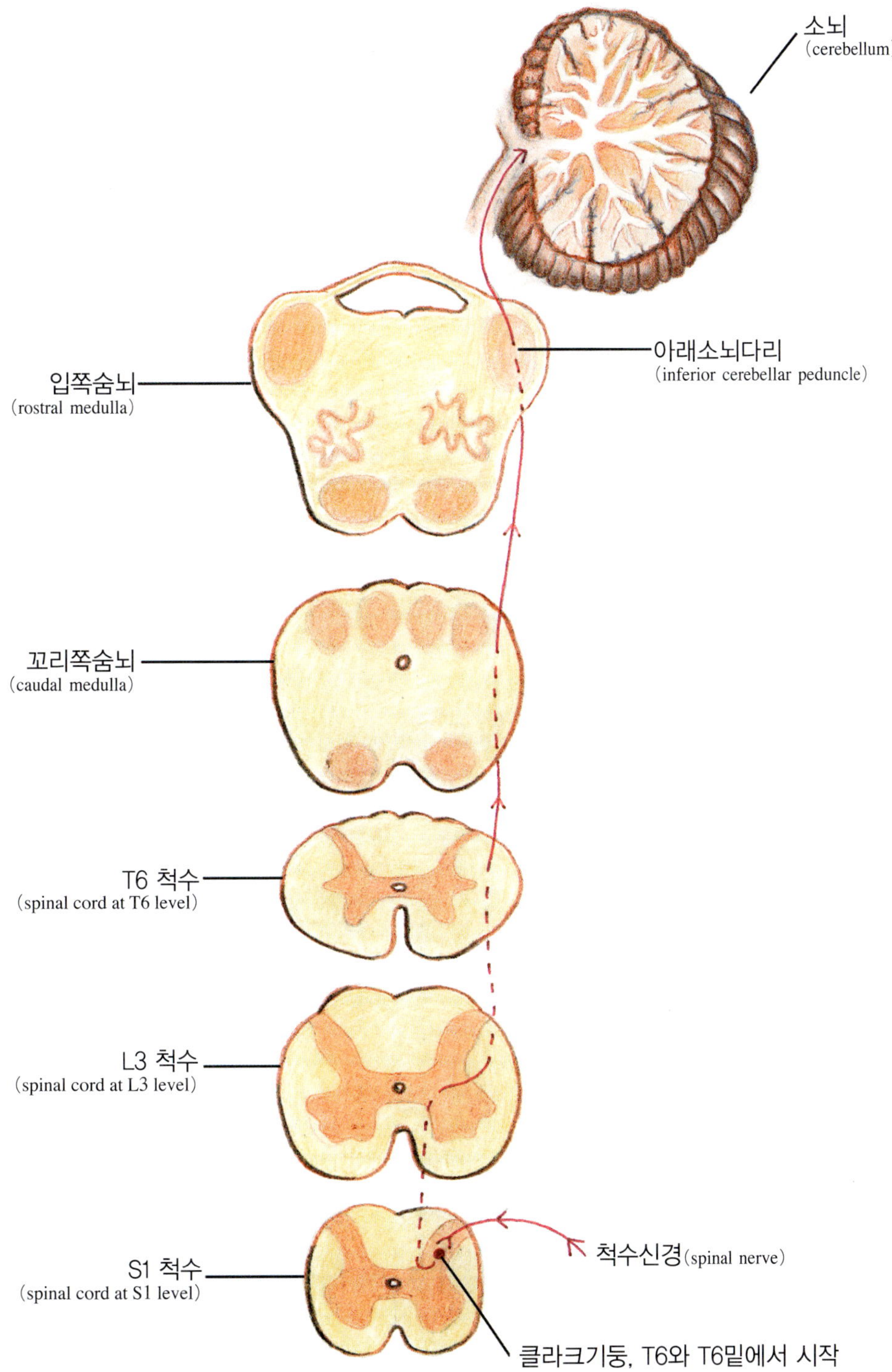

앞척수소뇌로(anterior spinocerebellar tract)

기능(function)

- 다리에서 소뇌까지 무의식적 감각정보를 전달한다:
  - 고유수용감각:
    - ◆ 뼈대근의 압력과 긴장.
    - ◆ 팔다리의 움직임과 자세조절(뒤척수소뇌로에서 처럼 각 개별근육은 아니다).
- 근육방추, 골지힘줄기관 및 관절수용기로부터 감각정보를 소뇌에 운반한다.

이는곳(origin)

- 허리의 뒤뿔에서 고유핵(왜냐하면 경로는 다리로부터 받기 때문이다).

교차(decussation)

- 허리단면(lumbar section)에서 척수수준(SC level).
- 경로는 척수신경이 앞척수소뇌로(anterior spinocerebellar tract)의 세포체에서 시냅스하자마자 교차한다.

목적지(destination)

- 소뇌

경로(pathway)

- PNS에서 근육방추, 골지힘줄기관 및 관절수용기는 오름감각 척수신경을 따라 고유수용감각정보를 뒤뿌리와 뒤잔뿌리에 보낸다.
- 감각척수신경은 뒤뿔(특히, 고유핵에서)의 사이신경세포에서 시냅스한다(1차신경세포).
- 사이신경세포는 뒤뿔의 앞척수소뇌로의 세포체에서 시냅스하며, 그리고 나서 경로는 앞백색다발로 중앙선을 가로질러 교차한다(2차신경세포).
- 경로는 가쪽백색다발에서 오르기 시작하여 다리뇌의 위소뇌다리(superior cerebellar peduncle)로 간다.
- 위소뇌다리에서 경로는 소뇌에서 시냅스한다.

병변(lesion)

- 척수의 완전 절단
  - 병변부위로부터 고유수용감각의 양쪽 상실
- 척수의 반쪽(한쪽) 병변
  - 병변부위에서: 양쪽 고유수용감각상실
  - 병변부위 밑: 반대쪽 고유수용감각상실
- 위소뇌다리에서의 병변
  - 반대쪽 고유수용감각상실
- 소뇌의 한쪽 반구에서의 병변
  - 같은쪽(Ipsilateral) 고유수용감각상실

앞척수소뇌로(Anterior Spinocerebellar Tract)

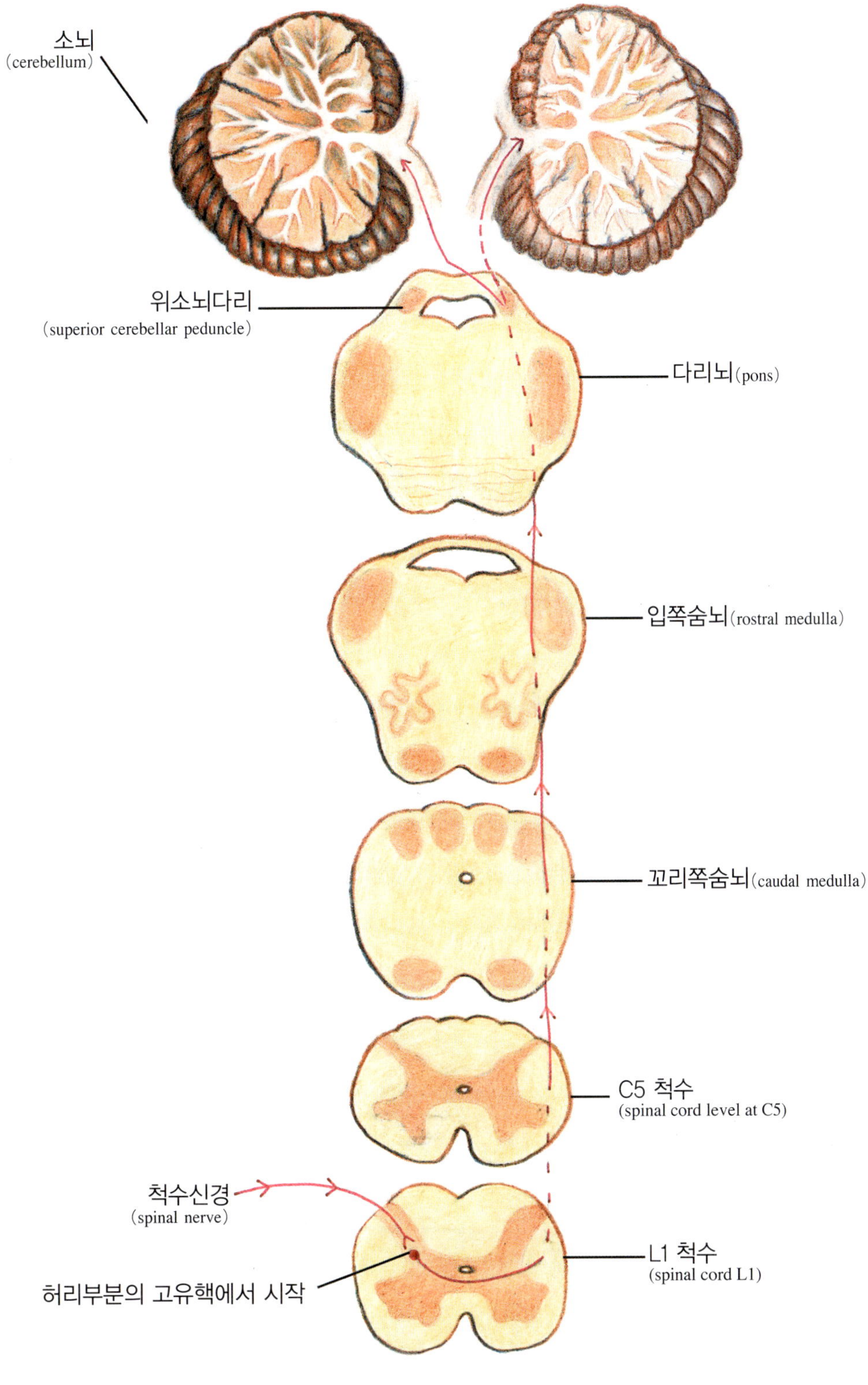

척수에 들어가자마자 경로가 교차한다.

쐐기소뇌로(cuneocerebellar tract)

기능(function)

- 몸통과 팔에서 소뇌까지 다음의 무의식적 감각정보를 운반한다:
  - 고유수용감각:
    - ◆ 뼈대근의 압력과 긴장
    - ◆ 각 근육 운동 움직임의 협응
- 근육방추, 골지힘줄기관 및 관절수용기에서 소뇌까지 감각 정보를 운반한다.

이는 곳(origin)

- T6와 T6위 척수앞뿔에서의 쐐기핵[경로(tract)가 팔을 공급하기 때문].

교차(decussation)

- 없음. 교차하지 않은 같은쪽 경로이다.

목적지(destination)

- 소뇌(cerebellum)

경로(pathway)

- PNS에서의 근육방추, 골지힘줄기관 및 관절수용기는 오름감각척수신경을 따라 고유수용감각 정보를 T6과 T6위의 뒤뿌리와 뒤잔뿌리로 보낸다(1차 신경세포).
- 감각척수신경은 뒤뿔에서의(특히, 쐐기핵에서) 사이신경세포에 시냅스한다.
- 사이신경세포는 뒤뿔에 쐐기소뇌로의 세포체와 시냅스한다(2차 신경세포).
- 경로는 뒤가쪽백색다발에서 오르기 시작하여 숨뇌의 아래소뇌다리로 간다.
- 아래소뇌다리로부터 경로는 소뇌에 시냅스한다.

병변(lesions)

- 모든 손상은 경로가 교차하지 않기 때문에 같은쪽이다.

무의식적 고유수용감각의 양쪽 표시(bilateral representation of unconscious proprioception)

- 경로의 두 세트 아래는 무의식적 고유수용감각 정보를 소뇌에 양쪽으로 표시한다.
  1. 다리에서의 고유수용감각:
     - ◆ 뒤척수소뇌(posterior spinocerebellar)
     - ◆ 앞척수소뇌(anterior spinocerebellar)
  2. 몸통과 팔에서의 고유수용감각:
     - ◆ 쐐기소뇌(cuneocerebellar)
     - ◆ 입쪽소뇌(rostal cerebellar)
- 각 세트 중 하나의 경로가 상실된다면, 다른 것이 소뇌에 고유수용감각 정보를 보내게 될 것이다. 세트 안의 두 경로가 상실되지 않는 한 팔 또는 다리에서 무의식적 고유수용감각 정보를 상실하지 않을 것이다.

쐐기소뇌로(Cuneocerebellar Tract)

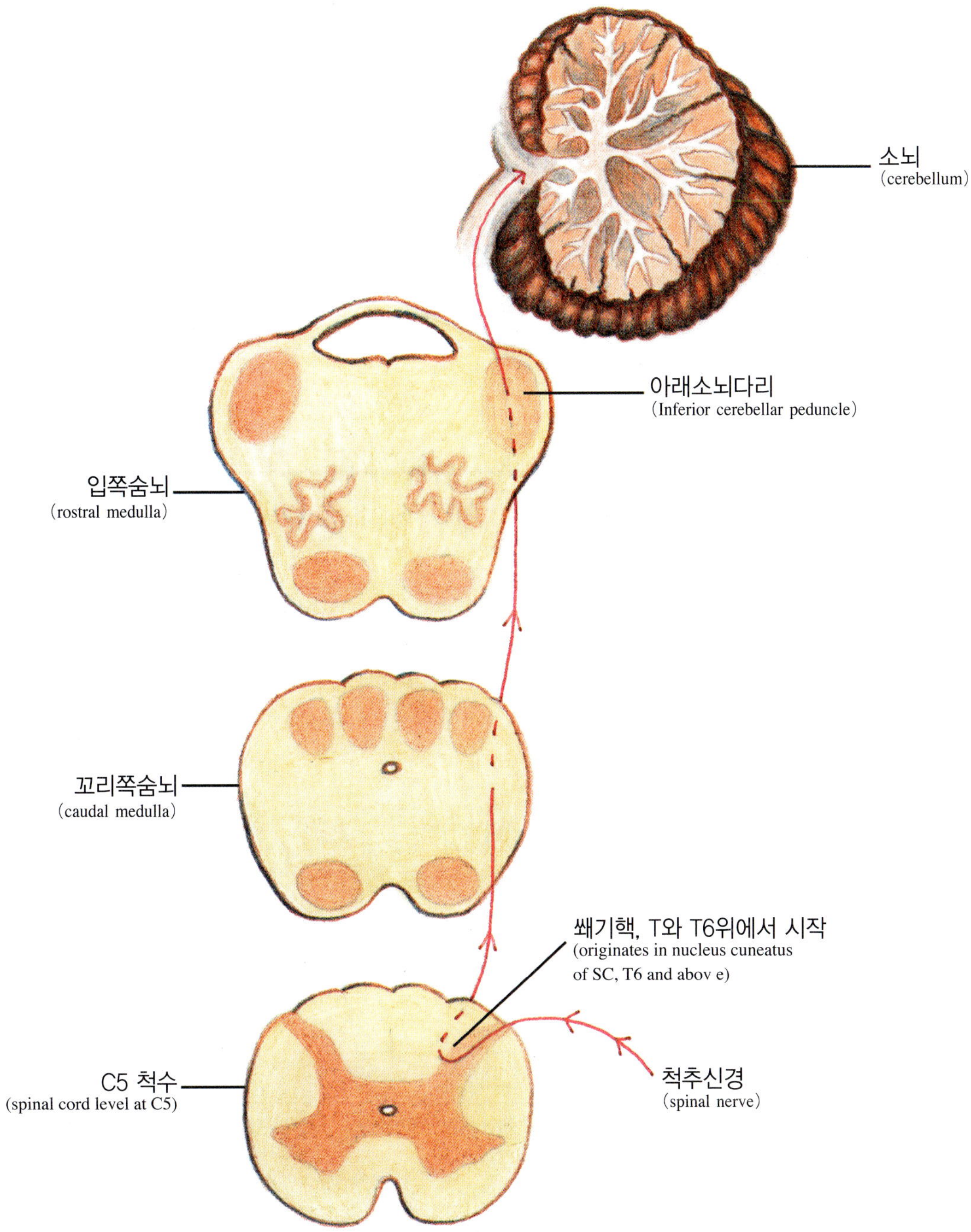

입쪽척수소뇌로(rostral spinocerebellar tract)

기능(function)

- 몸통과 팔에서 소뇌까지 다음의 무의식적 감각정보를 수반한다:
  - 고유수용감각:
    - 뼈대근의 압력과 긴장
    - 팔다리의 자세와 움직임의 협응
- 근육방추, 근육힘줄기관 및 관절수용기에서 소뇌까지 감각정보를 운반한다.

이는곳(origin)

- 목척수의 배가쪽 회색질(경로가 팔을 담당하기 때문).

교차(decussation)

- 없음. 교차하지 않는 같은쪽 경로이다.

목적지(destination)

- 소뇌(cerebellum)

경로(pathway)

- PNS에서의 근육방추, 골지힘줄기관과 관절수용기는 오름감각척수신경을 따라 목의 뒤뿌리와 뒤잔뿌리로 고유수용감각정보를 보낸다(1차 신경세포).
- 감각척수신경은 척수의 뒤뿔로 들어가 배가쪽 회색질의 사이신경세포에서 시냅스한다.
- 사이신경세포는 입쪽 소뇌척수로의 세포체에 시냅스하며 경로는 가쪽백색다발로 올라가기 시작한다(2차 신경세포).
- 경로는 가쪽백색다발에 앞척수소뇌로를 만난다.
- 그리고 나서 경로는 아래소뇌다리 또는 위소뇌다리로 올라간다.
- 이 다리들의 하나로부터 경로는 소뇌에서 시냅스한다.

병변(lesions)

- 모든 병변은 같은쪽이다.

입쪽척수소뇌로(Rostral Spinocerebellar Tract)

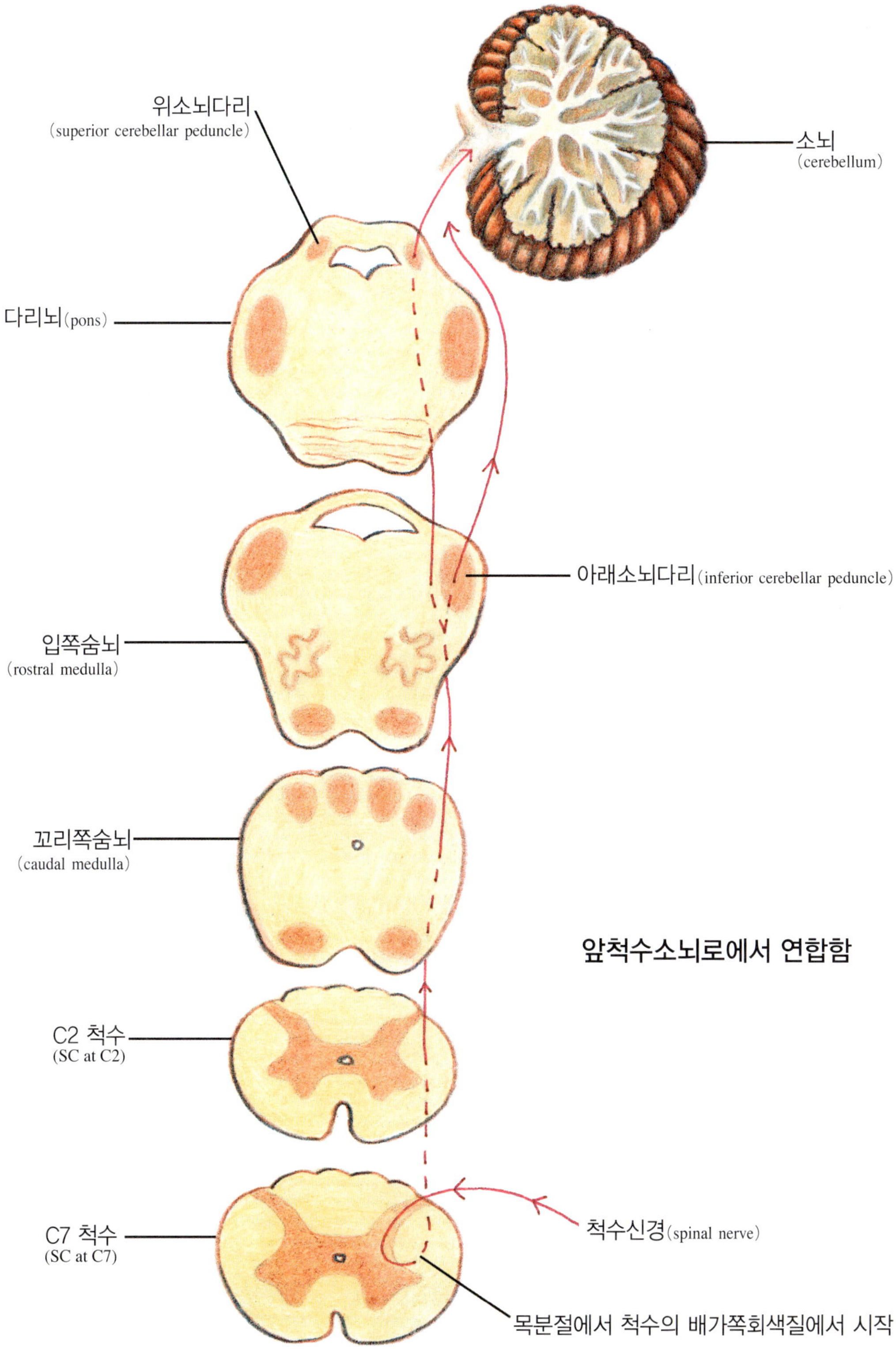

겉질에서 시작한 내림운동로(Cortically Originated Descending Motor Tracts)

가쪽과 앞겉질척수로(lateral and anterior corticospinal tracts)

피라미드계(pyrimidal system)의 부분

- 가쪽과 앞겉질척수로는 숨뇌의 피라미드를 사용하는 내림운동경로이다.
- 가쪽겉질척수로는 피라미드에서 교차한다: 앞겉질척수로는 같은쪽에 남아 있으며 피라미드를 통해 내려간다.
- 이 경로는 중추신경계통에서 위운동신경세포(UMNs)로 고려된다.

기능(function)

- 중심앞이랑(1차 운동부위, M1)에서 앞뿔을 포함하지 않고 그 직전까지의 의식/수의적 운동정보를 운반한다.
- 경로는 뼈대근을 지배하는 운동척수신경(앞뿔에)에서 시냅스한다.

이는곳(origin)

- 중심앞이랑(1차 운동부위, M1)

교차(decussation)

- 가쪽겉질척수로: 숨뇌의 피라미드교차점에서 교차한다.
- 앞겉질척수로: 교차하지 않는다.

목적지(destination)

- 앞뿔(ventral horn)의 사이신경세포에서 시냅스한다.
- 이 사이신경세포는 PNS에서 뼈대근을 지배하는 운동척수신경의 운동신경세포에 시냅스한다.

경로(pathway)

- 경로의 세포체는 중심앞이랑에 위치한다. 이들은 속섬유막, 시상 및 뇌줄기를 통해 내림운동 신호를 보낸다(1차 신경세포).
- 뇌줄기(숨뇌수준에서)에서 경로는 가쪽과 앞겉질척수로로 분리한다(2차 신경세포).
- 가쪽겉질척수로(분리 전에 원래 경로의 90%)는 숨뇌의 피라미드에서 교차한다.
- 앞겉질척수로(분리 전에 원래 경로의 10%)는 같은쪽에 남아 있으며, 피라미드를 통해 계속 내려간다.
- 경로가 척수를 빠져나가는 것이 준비되었을 때, 척수의 배가쪽회색질(ventrolateral gray)의 사이신경세포에서 시냅스한다.
- 그 후 사이신경세포는 내림운동 척수신경을 지배하는 운동신경세포(배쪽뿔)에서 시냅스한다.
- 운동신경세포는 배쪽뿌리와 배쪽잔뿌리를 통해 말초신경계통의 지배 뼈대근으로 간다.

병변(lesions)

- (한쪽 반구에서) 1차 운동부위의 병변
  - 수의근 운동의 반대쪽 상실(90%의 로가 교차하기 때문)
  - 병변부위 밑의 안쪽 근육의 강직성(spasticity) (위운동신경세포손상)
  - 과반사(hyperactive reflexes)
- 속섬유막의 병변
  - 반대쪽 강직성 마비
  - 과반사
- 교차 윗부분의 뇌줄기 한쪽 병변

가쪽 앞겉질척수로(Lateral and Anterior Corticospinal Tracts)

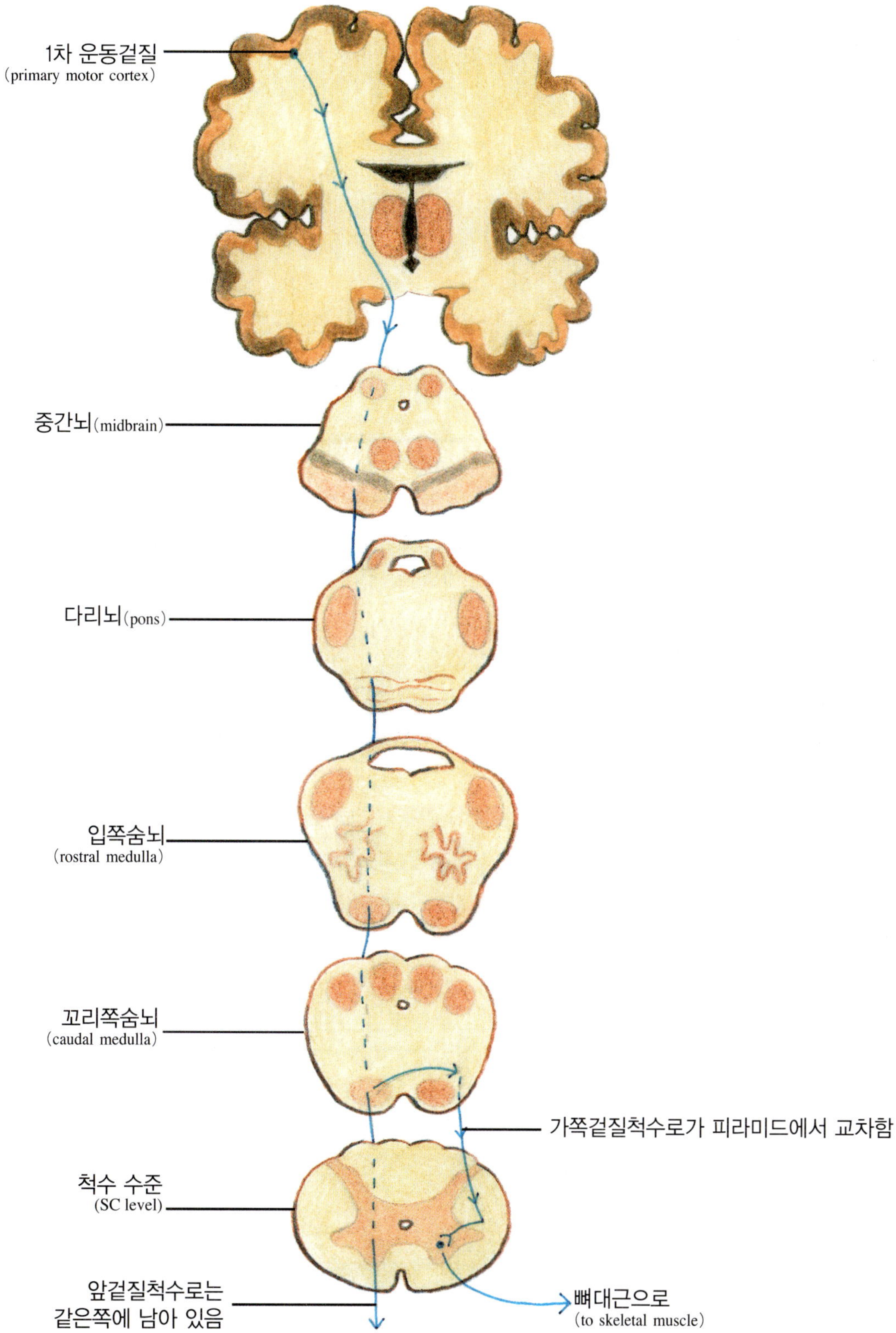

- 반대쪽 강직성 마비(spastic paralysis)
- 교차 밑부분의 척수 한쪽 병변
  - 수의운동 조절의 같은쪽 병변
  - 먼쪽 근육의 강직성(병변의 아래부위에서)
  - 이완성(flaccidity) (병변부위에서)
  - 과반사
- 교차 밑부분의 완전한 절단
  - 수의운동 조절의 양쪽 손상
  - 병변부위 밑의 강직성(spasticity)
  - 병변부위의 이완성(flaccidity)

겉질제거경직(decorticate rigidity)

- 겉질척수로에 대한 손상은 겉질제거경직(decorticate rigidity)을 야기한다.
- 겉질제거경직에는:
  - 팔은 강직성 굽힘(flexed) 자세
  - 다리는 강직성 폄(extended) 자세
- 겉질제거경직은 겉질척수로가 겉질에서 수정 없이 발화하기 때문에 발생한다.
- 경직출현은 강직보다 더 정확하게 설명하는데 피라미드의 손상과 양쪽 관절보다는 한 관절의 한쪽면에서 증가된 긴장이 특징이다.

겉질숨뇌로(corticobulbar tract)

경로(pathway)

- 겉질숨뇌로(corticobulbar tract)는 겉질척수로로부터 내려가서 운동구성분자를 갖는 특정한 뇌신경핵으로 투사한다:
  - 중간뇌에 있어 겉질숨뇌로는 뇌신경핵3, 4, 6(바깥눈신경)로 투사한다.
  - 다리뇌에 있어 겉질숨뇌로는 뇌신경핵5, 7(얼굴근육지배)로 투사한다.
  - 숨뇌에 있어 겉질숨뇌로는 뇌신경핵9, 10, 11, 12(삼키기, 먹기, 말하기를 위한 근육)로 투사한다.

기능(function)

- 겉질숨뇌로는 뇌신경 아래운동신경세포(lower motor neuron)를 조절한다.

병변(lesions)

- 병변은 위에 서술된 뇌신경핵과 관련.
- 병변은 위의 뇌신경에 이완성(flaccidity)을 야기한다.

겉질척수로(Corticobulbar Tract)

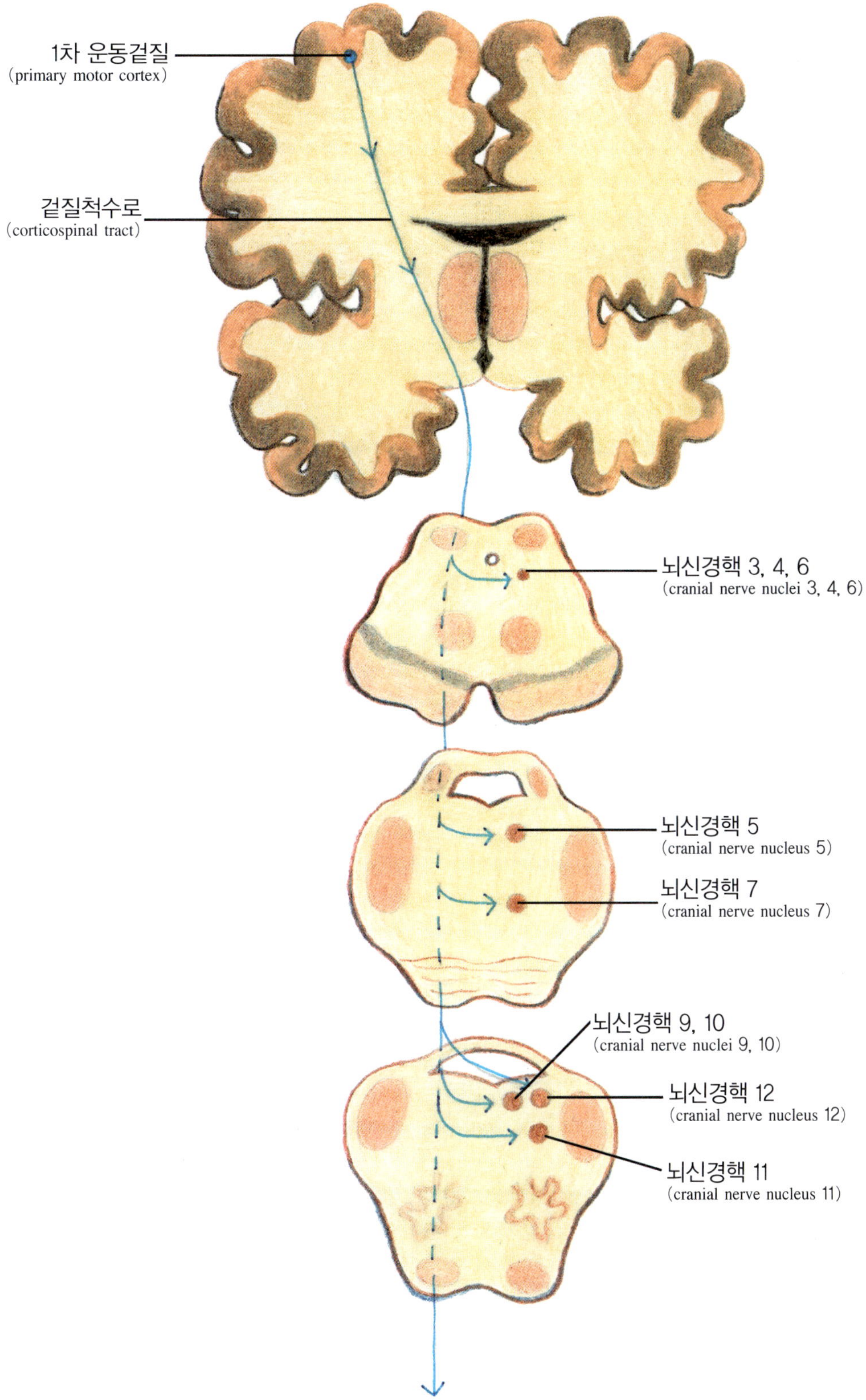

뇌줄기로부터 시작한 혼합(Mixed Pathways Originating from the Brainstem)

안쪽세로다발(내측종속, medial longitudinal fasciculus)

- MLF는 뇌줄기의 중앙선 가까이 위치한 섬유다발(bundle)이다.
- MLF는 오름과 내림섬유로 구성되어 있다.
- MLF는 UMN계통의 한부분이다.

안쪽세로다발의 내림섬유(descending fibers of the medial longitudinal fasciculus)

기능(function)

- MLF는 목척수에 있는 배쪽뿔의 운동신경세포에 억제효과를 가한다.
- 이 억제효과는 머리와 목 움직임의 조화를 갖게 한다.

이는곳(origin)

- 안뜰핵(숨뇌에 있는)

교차(decussation)

- 없음. 교차하지 않는 같은쪽 경로이다.

목적지(destination)

- 목척수에서, 경로는 머리와 목근육을 지배하는 PNS의 척수신경에 투사한다.

경로(pathway)

- 숨뇌에서의 안뜰핵(경로의 시작)은 다음에서 정보를 받는다:
  - 중간뇌의 위둔덕(superior colliculi)
  - 중간뇌의 눈돌림신경핵(oculomotor nuclei)
  - 다리뇌그물체(pontine reticular formation)
- 경로는 그 후 척수의 앞백색다발을 향해 내려간다.
- 경로가 척수를 빠져나가려고 할 때, 목척수 앞뿔의 사이신경세포에서 시냅스한다.
- 사이신경세포는 말초에서 머리와 머리근육을 지배하는 내림운동 척수신경의 운동신경세포(앞뿔)에 시냅스한다.

안쪽세로다발의 오름섬유(ascending fibers of the medial longitudinal fasciculus)

기능(function)

- MLF의 오름섬유는 눈·머리와 목의 조화된 움직임을 통해 움직이는 물체의 시각적 추적(tracking)을 담당한다.
- MLF이 오름섬유는 바깥눈(extraocular) 움직임의 정교함(refinement)을 담당한다.

이는곳(origin)

- 안뜰핵(숨뇌에)

교차(decussation)

- 없음. 교차하지 않는 같은쪽 경로이다.

목적지(destination)

- 눈돌림신경핵(oculomotor nerve nuclei)
- 도르래신경핵(trochlear nerve nuclei)

안쪽세로다발: 오름 및 내림 섬유

(Medial Longitudinal Fasciculus: Ascending and Descending Fibers)

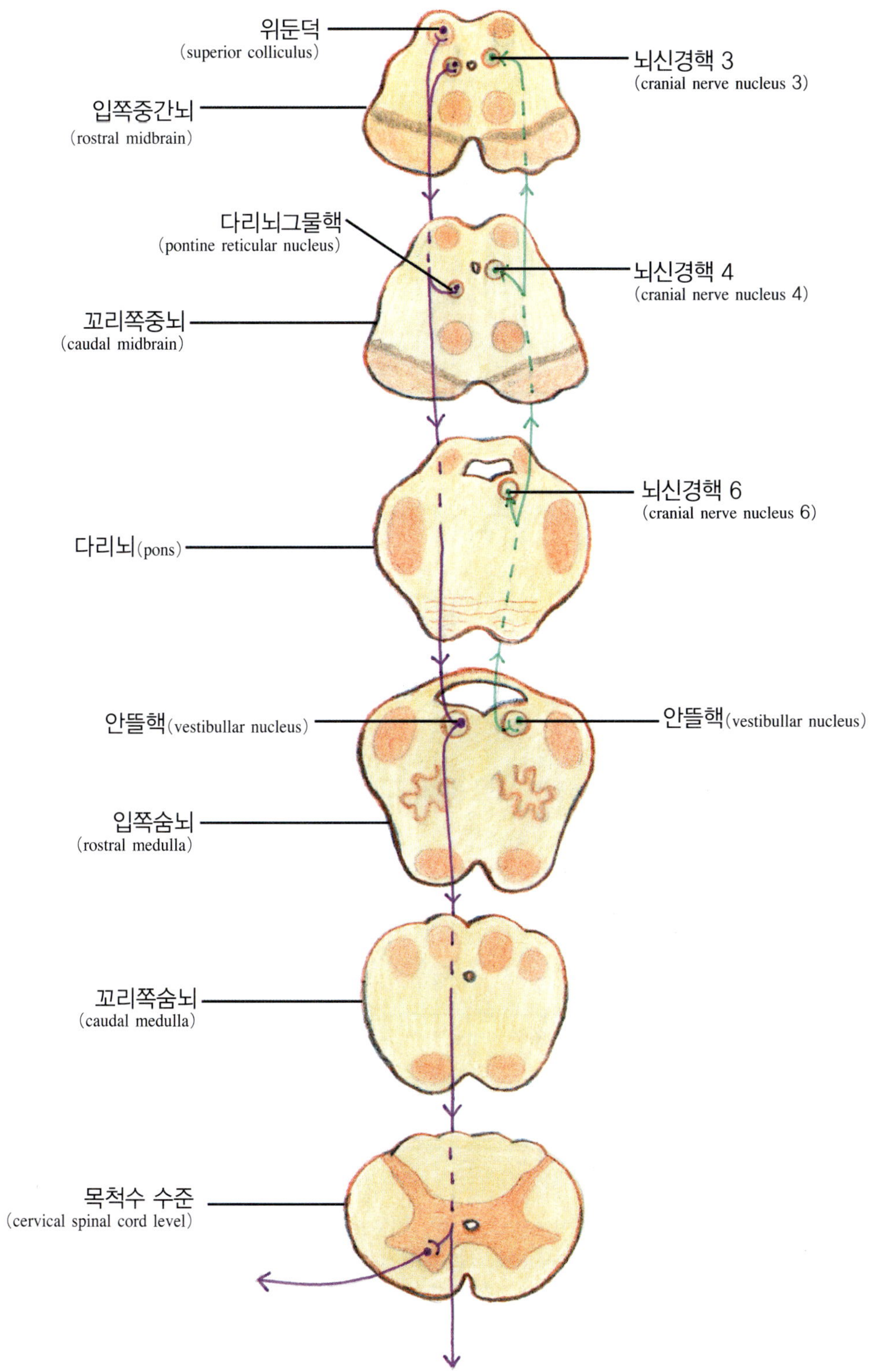

• 가돌림신경핵(abducens nerve nuclei)

경로(pathway)

• 경로는 숨뇌의 안뜰핵에서 시작하여 뇌신경핵 3, 4, 6에서 끝난다.

뇌줄기에서 시작한 내림운동 경로
(Descending Motor Pathways Originating in the Brainstem)

안뜰척수로(Vestibulospinal Tract)

바깥피라미드로([Extrapyrimidal Tract])

• 안뜰척수로는 피라미드를 사용하지 않는 피라미드로로 고려된다.

기능(Function)

• 항중력근(Antigravity, 폄근)의 촉진(Fascilitation)
• 자세(Posture)와 기립(Stance)을 책임지는 근육의 촉진

이는곳(Origin)

• 안뜰핵(숨뇌)

교차(Decussation)

없음. 경로는 같은쪽에 남아 있다.

목적지(destination)

• 안뜰척수로는 PNS에 있는 폄근그룹을 지배한다.

경로(Pathway)

• 숨뇌에 있는 안뜰핵(경로의 시작)은 다음으로부터 메시지를 받는다:
  - 속귀신경을 경유하여 속귀에 있는 안뜰기관
  - 소뇌
• 안뜰핵에서, 경로는 척수의 앞가쪽백색다발로 간다(1차신경세포).
• 경로가 척수를 빠져나갈때, 앞뿔의 운동신경세포와 만나는 사이신경세포에서 연접한다.
• 운동신경세포는 목표 폄근을 지배하는 내림 운동척수신경에 연접한다(2차신경세포).

병변(lesions)

• 안뜰척수로를 포함한 뇌줄기에서 시작한 어떤 경로손상은 대뇌제거경직을 야기한다.
• 손상이 뇌줄기에서 발생했을 때, 뇌줄기와 겉질의 수정없이 안뜰척수로의 활성화는 대뇌제거경직을 유발한다.
• 경직을 상실하게 하는 것은 상지와 하지의 경련적인 확장을 포함한다.
• 대뇌제거경직은 양쪽 팔과 다리의 강직성 폄을 나타낸다(바깥피라미드계통으로부터 벗어나고 양쪽보다는 한쪽에 증가된 근긴장을 보인다).
• 대뇌제거경직의 발생은 겉질제거경직 보다 더 나쁜 예후(Prognosis)를 갖는다(뇌줄기의 심한손상을 의미하기 때문이다).

안뜰척수로(Vestibulospinal Tract)

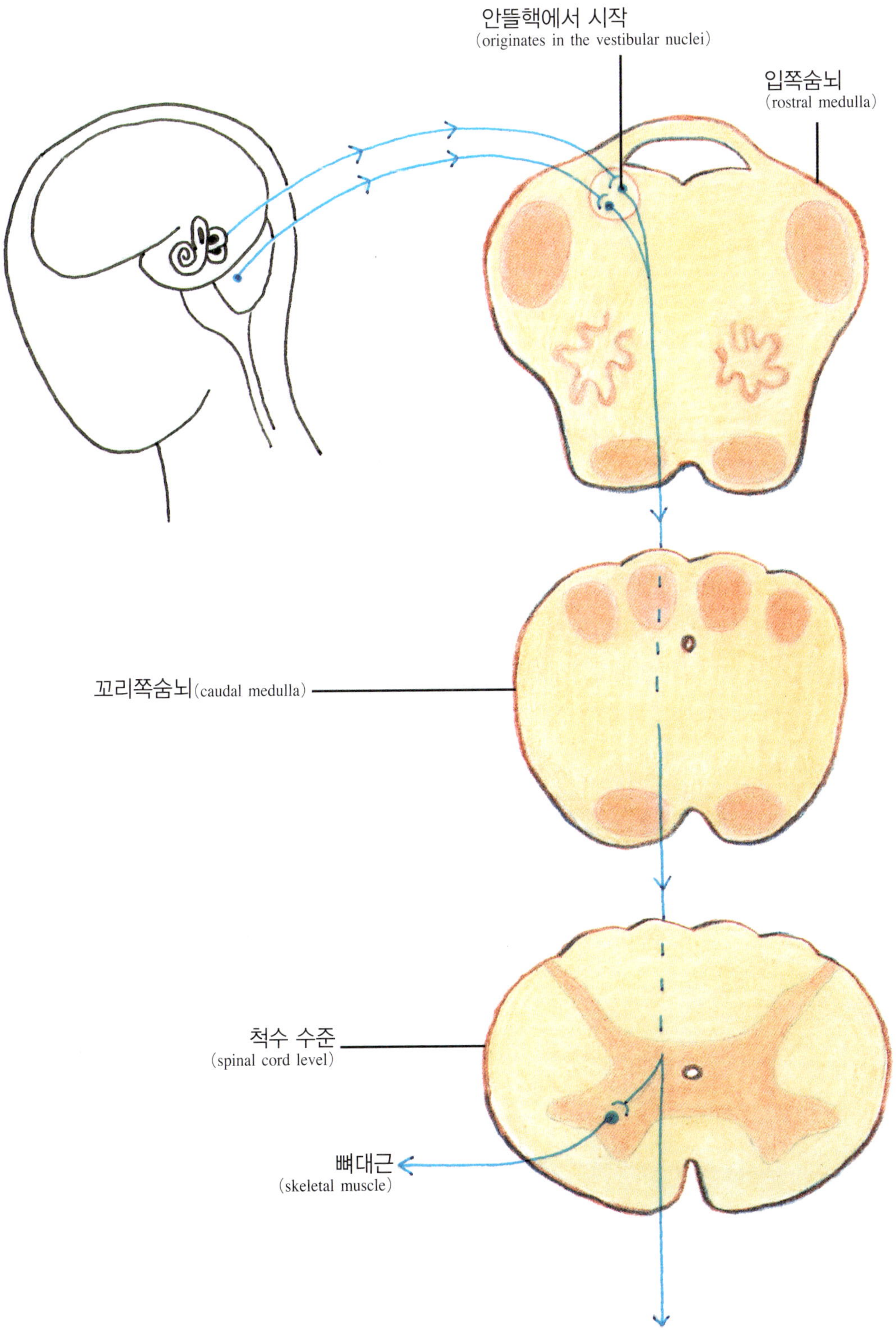

적색핵척수로(Rubrospinal Tract)

바깥피라미드로(Extrapyramidal Tract)

- 적색핵척수로는 피라미드을 사용하지 않으므로 바깥피라미드로로 고려된다.

기능(Function)

- 적색핵척수로는 항중력근의 대항근을 촉진하여(대부분 팔다리) 굽힘근그룹의 촉진을 야기한다.
- 적색핵 척수로의 활동은 소뇌와 겉질에 의해 수정된다.
- 소뇌와 겉질은 적색핵척수로가 시작하는 중간뇌의 적색핵의 활동을 수정한다.

이는곳(Origin)

- 적색핵(중간뇌)

교차(Decussation)

- 중간뇌 수준에서 발생

목적지(Destination)

- 적색핵 척수로는 팔다리의 굽힘근을 지배한다.

경로(Pathway)

- 경로는 중간뇌의 적색핵에서 시작한다(1차신경세포).
- 중간뇌에 있어 경로는 중앙선을 가로질러 대뇌다리로 들어간다.
- 경로가 교차한 후에 척수로 내려가기 시작한다.
- 적색핵 척수로는 척수에 내려감에 따라 겉질 척수로에 매우 가깝게 내려간다(2차신경세포).
- 경로가 척수를 빠져나가려고 할 때 앞뿔의 사이신경세포에서 연접한다.
- 사이신경세포는 PNS의 굽힘근을 지배하는 내림성 운동 척수신경과 결합한다.

병변(lesions)

- 적색핵 척수로의 병변은 대뇌제거 경직(팔과 다리의 경직성 폄)을 야기한다.
- 적색핵 척수로가 상실된다면, 항중력근의 대항근이 없어진다. 즉, 굽힘근이 상실된다.
- 팔과 다리에 증가된 폄근의 근긴장을 나타낸다.

적색핵척수로(Rubrospinal Tract)

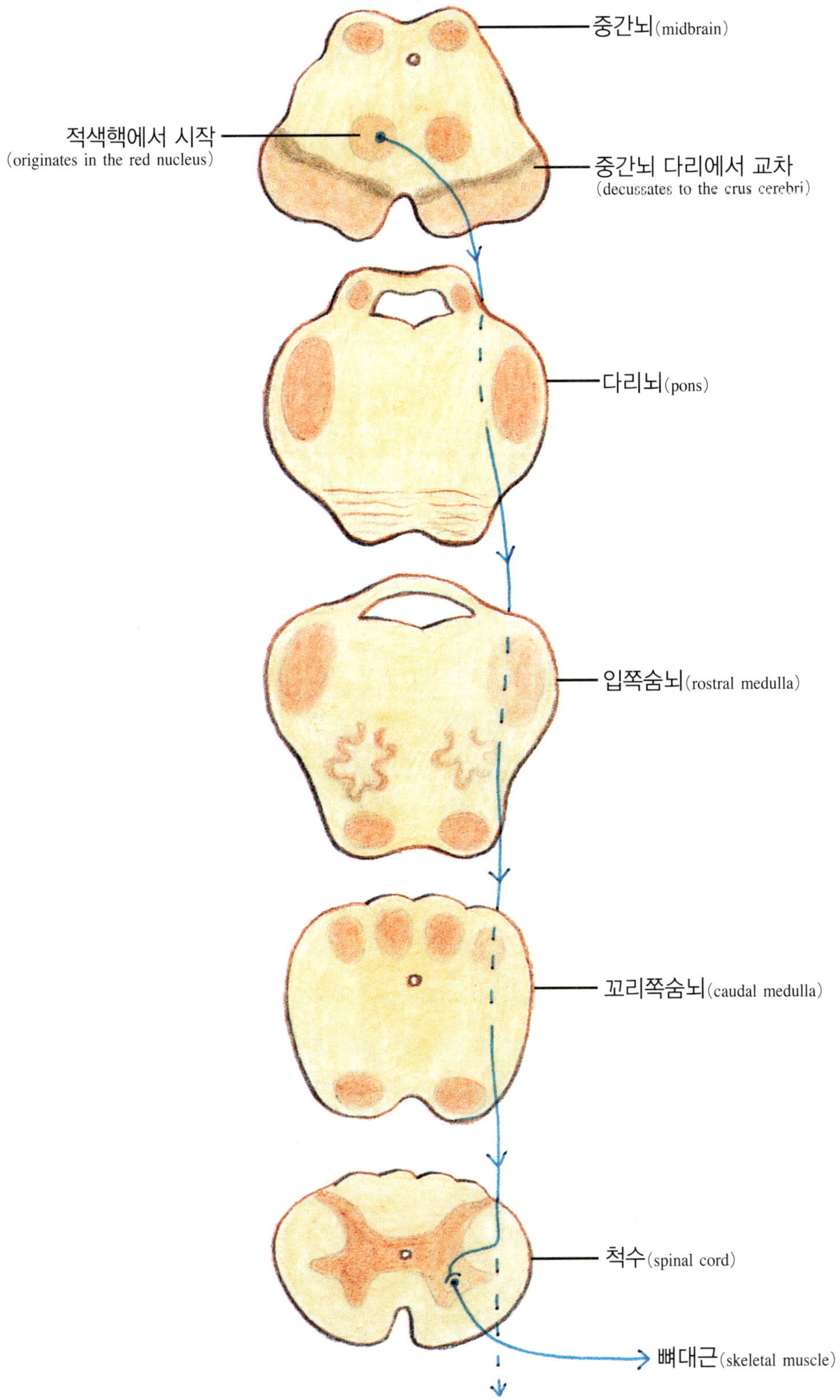

숨뇌그물척수로([Medullary Reticulospinal Tract])

바깥피라미드로(Extrapyramidal Tract)

- 숨뇌그물척수로는 피라미드를 사용하지 않음으로써 바깥피라미드로로 고려된다.

기능(Function)

- 항중력근을 제어한다; 폄근 긴장을 제어한다.
- 이 경로는 심혈관(혈압, 심박수) 반응을 그리고 호흡의 들숨(inspiratory)를 억압한다.
- 이 경로는 겉질척수로에서 실제적인 수정을 받는다.

이는곳(Origin)

- 숨뇌그물체

교차(Decussation)

- 대부분의 섬유는 교차하지 않는다.

목적지(Destination)

- 숨뇌그물척수로 PNS에서 항중력근 또는 폄근을 변경시킨다.

경로(Pathway)

- 이 경로는 숨뇌에 있는 숨뇌그물체에서 시작한다(1차신경세포).
- 앞백색다발을 지나 내려간다.
- 경로가 척수를 빠져 나갈때, 앞뿔의 사이신경세포에서 연접한다(2차신경세포).
- 그리고 나서 사이신경세포는 PNS에 폄근으로 가는 운동 척수신경에서 연접한다.

병변(Lesions)

- 숨뇌그물 척수로가 손상을 입었을 때, 폄근긴장을 억제하던 경로는 상실된다.
- 이는 폄근긴장의 증가 또는 대뇌제거 경직(팔과 다리의 강직성 폄)의 원인이 된다.

숨뇌그물척수로(Medullary Reticulospinal Tract)

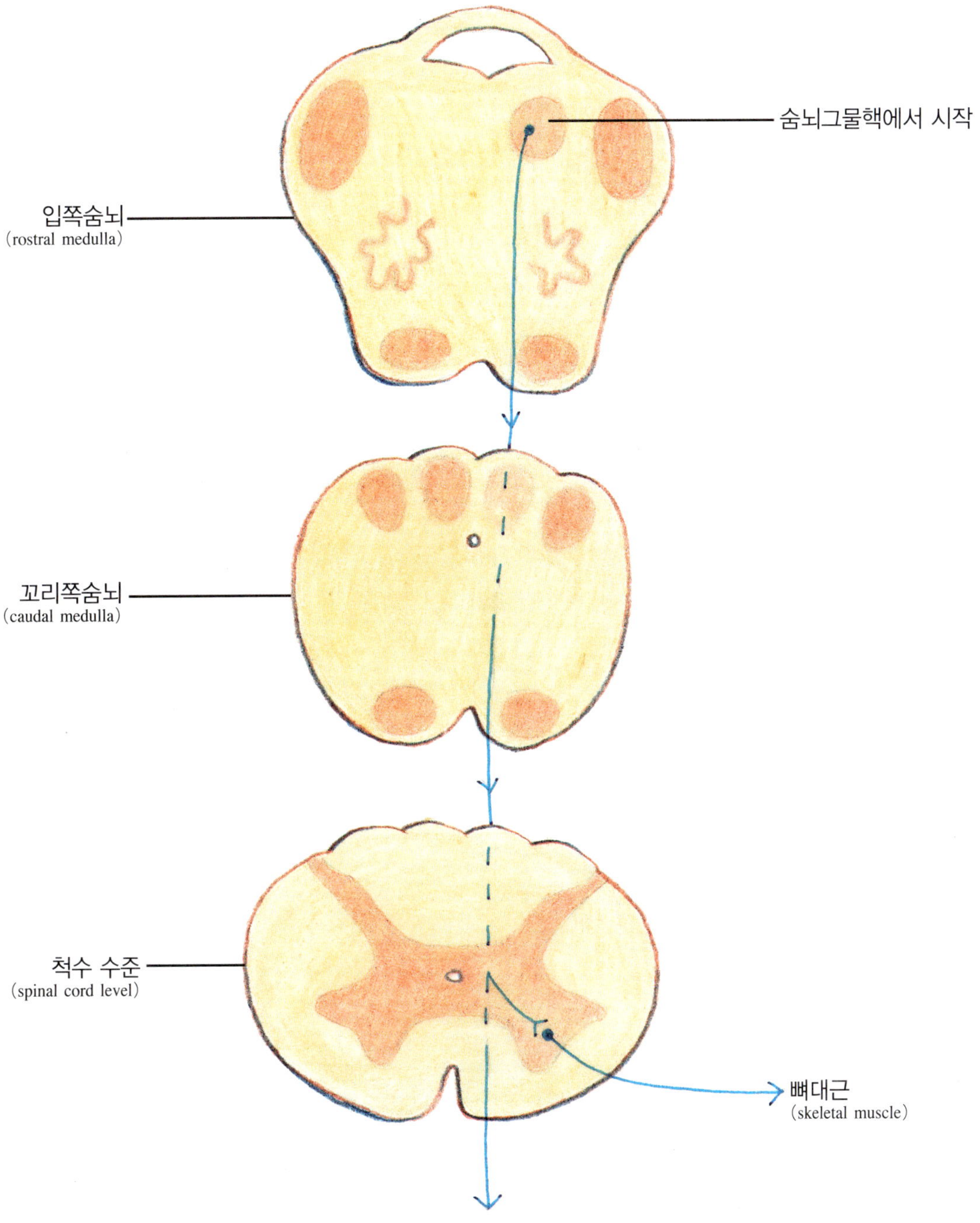

다리뇌그물척수로([Pontine Reticulospinal Tract])

바깥피라미드로(Extrapyrimidal Tract)

- 다리뇌그물척수로는 피라미드를 사용하지 않음으로 바깥피라미드로로서 고려된다.

기능(Function)

- 항중력근을 촉진한다; 폄근을 촉진
- 이 경로는 겉질 척수로에서 실제적 수정을 받는다.

이는곳(Origin)

- 다리뇌 그물체

교차(Decussation)

- 없음: 같은쪽 경로이다.

목적지(Destination)

- 폄근을 지배

경로(Pathway)

- 경로는 다리뇌 그물체에서 시작한다(1차 신경세포).
- 척수의 앞백색다발을 통해 내려간다.
- 경로가 척수를 빠져나갈때, 앞뿔의 사이신경세포에서 연접한다(2차신경세포).
- 그후 사이신경세포는 PNS에서 폄근을 지배하는 운동척수신경과 연접한다.

병변(lesions)

- 경로의 장애는 대뇌제거 경직(팔과 다리의 강직성 폄)을 야기한다.
- 이 경로의 손상은 이 경로를 둘러싼 신경부위의 손상보다 덜하다.
- 겉질 또는 뇌줄기 손상이 발생한다면, 이 경로의 발화 비율을 수정되지 않는다. 따라서 경로는 높은(고위)중추의 수정없이 발화되어 증가된 폄근 긴장을 유발시킨다.

다리뇌그물척수로(Pontine Reticulospinal Tract)

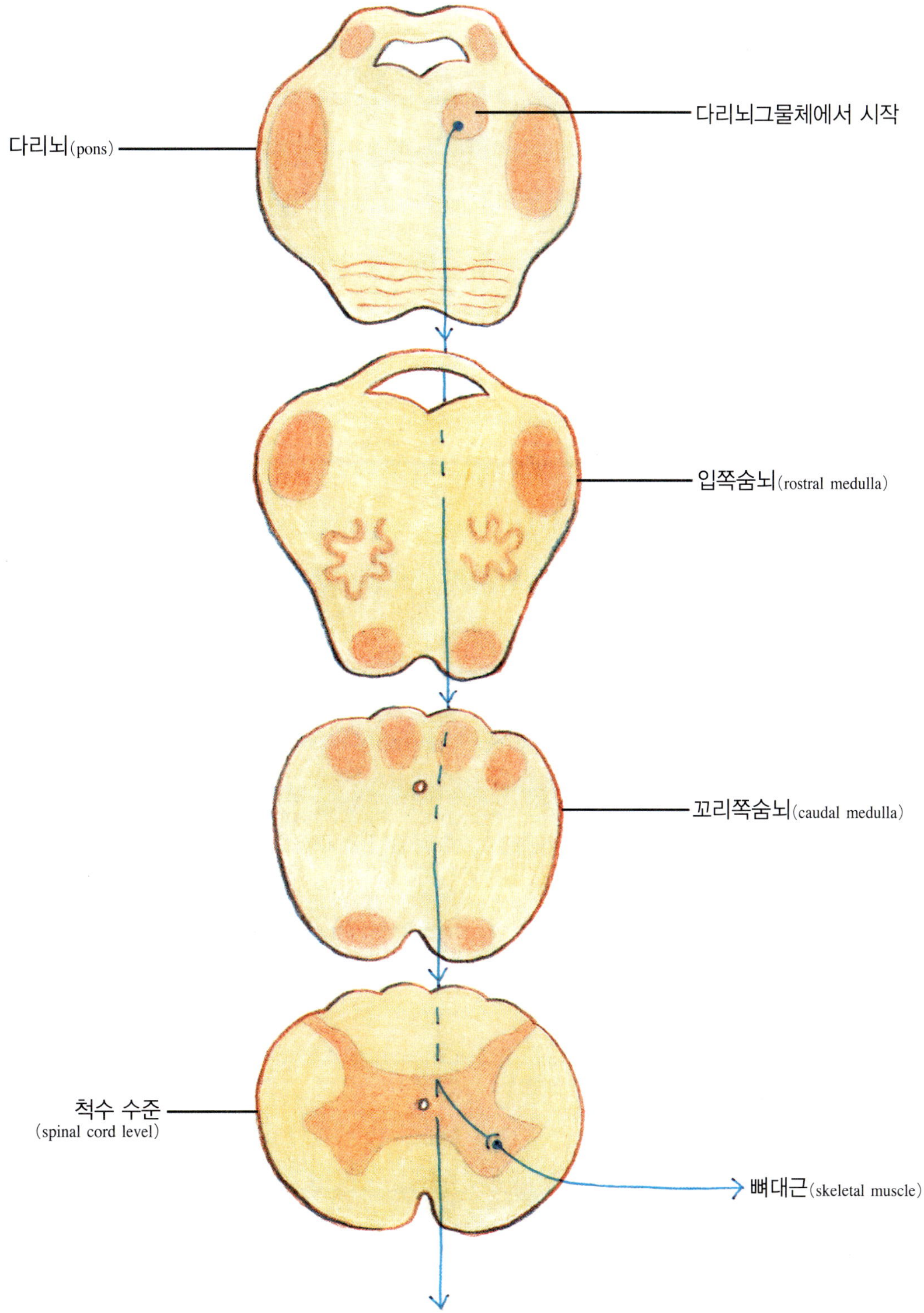

겉질제거경직: 겉질 척수로의 병변으로 야기. 팔은 강직성 굽힘; 머리와 목은 굽힘; 어깨뼈는 올려져있고 들려져 있음; 어깨는 안쪽돌림과 모음; 아래팔은 엎침; 팔꿉, 손목과 손가락은 굽힘: 손목은 자뼈치우침이 되어 있다. 다리는 강직성 폄: 엉덩은 돌림과 모음되어 있고: 발은 발바닥굽힘과 안쪽들림.

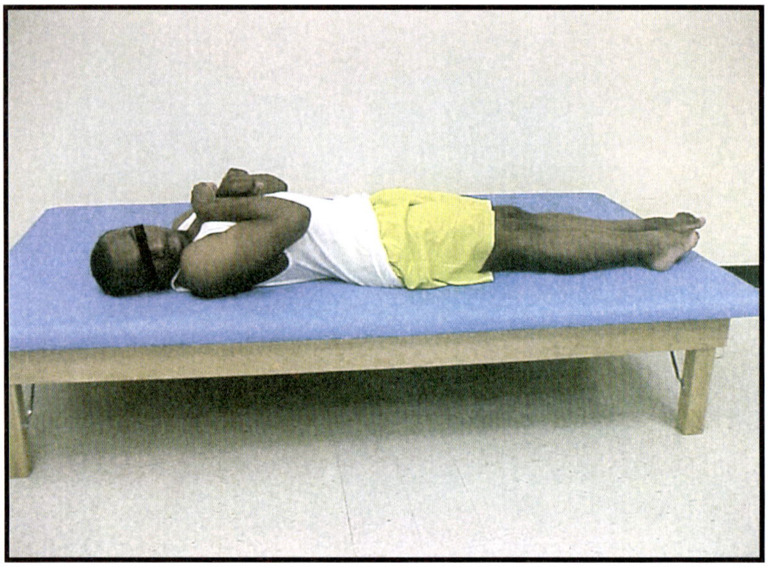

대뇌제거경직: 바깥피라미드척수로의 병변으로 야기됨. 팔과 다리가 강직성 폄. 머리와 목은 과다폄; 턱은 꽉물고 고정되어 있음; 어깨뼈는 올려져있고 들려져있음; 어깨는 안쪽돌림과 모음; 팔꿉은 폄; 아래팔은 엎침; 손목은 굽힘과 자뼈치우침; 손가락은 굽힘과 모음; 엉덩과 무릎은 폄; 엉덩은 안쪽돌림과 모음; 발은 발바닥굽힘과 안쪽들림.

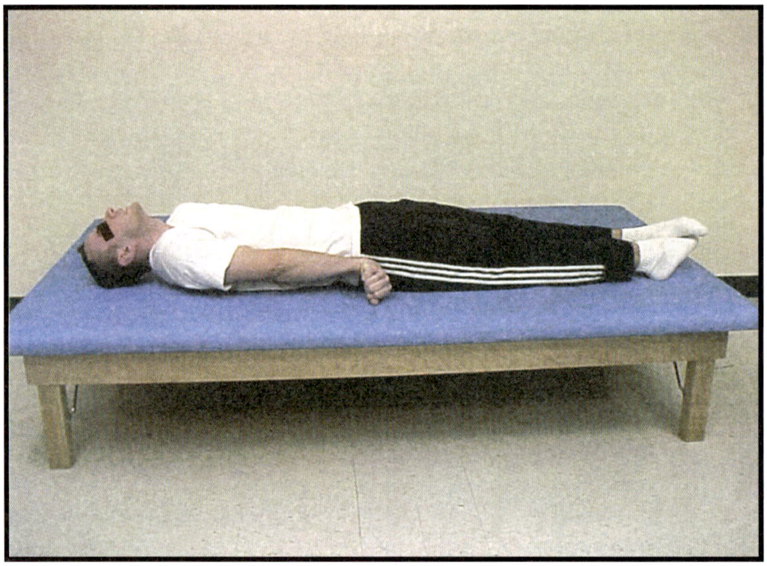

참고문헌 (References)

1. Haines DE. *Neuroanatomy in Clinical Context: An Atlas of Structures, Sections, and Systems.* 9th ed. Philadelphia, PA: Lippincott, Williams, and Wilkins; 2014.
2. Notle J. *The Human Brain: An Introduction to Its Functional Anatomy.* 6th ed. St. Louis, MO: Mosby; 2008.
3. Woosley TA, Hanaway J, Gado MH. *The Brain Atlas: A Visual Guide to the Human Central Nervous System.* 3rd ed. New York, NY: Wiley; 2007.
4. Hendelman W. *Atlas of Functional Neuroanatomy.* 3rd ed. Boca Raton, FL: CRC Press; 2015.
5. Felten DL, Shetty A. *Netter's Atlas of Neuroscience.* 2nd ed. Philadelphia, PA: Saunders; 2010.

19 장

척수손상과 질병

Spinal Cord Injury and Disease

불완전 vs 완전 척수손상(INCOMPLETE VS COMPLETE SPINAL CORD INJURY)

완전 척수손상

- 완전 척수손상(SCI)는 병변수준이하의 감각과 운동기능의 결핍이다.
- 마지막 보존된 척수수준의 기능의 회복은 코르티코스테로이드 메틸프레드니솔론(corticosteroid methylprednisolone, 세포막을 안정화, 염증감소, 신경충동재생증가와 손상된 영역에 혈류개선)의 적용에 의해 이루어질수도 있다.
  메틸프레드니솔론은 최적의 효과를 보기위해서는 손상후 3시간에서 8시간사이에 반드시 적용되어야 한다.

불완전 척수손상

- 불완전 척수손상은 병변수준이하에 감각과 운동기능의 부분적으로 보존되는 것이다.
- 보존된 축삭기능의 결과로 예후는 완전 척수손상보다 더 좋다.
- 일부기능의 회복은 메틸프레드니솔론의 적용에 의해 이루어질 수도 있다.
- 불완전 척수손상은 완전단절(severances) 보다 더 자주 발생한다.

척수손상 / 질병의 일반적 원인(COMMON CAUSES OF SPINAL CORD INJURY/DISEASE)

가로절단(절단, Transection)

- 가로절단은 척수의 완전한 절단(Severance)이고 손상부위와 그 이하의 모든 감각과 운동정보가 차단된다.
- 가로절단은 차사고, 칼 상해, 총상, 다이빙사고를 포함한 외상으로 기인할 수 있다.

압박(Compression)

- 압박은 척수의 끼임(Impingement)이다: 증상은 손상의 심각성에 좌우한다.
- 압박은 외상, 암, 척추퇴행성관절질환(Vertebral Degenerative Joint Disease)에서 야기될 수 있다.

감염(Infection)

- 감염은 척수 통합(Integrity)을 위태롭게 한다.
- 예로, 폴리오 [Polio: 회색질척수염(소아마비)], 배쪽뿔 세포체의 손상으로 아래 운동신경세포의 상실

퇴행성 장애(Degenerative Disorder)

- 퇴행성질병은 운동 척수로를 손상시킬 수 있다.
- 한가지 예는 배쪽뿔과 피라미로의 양쪽변성을 야기하는 근육위축 가쪽경화증(Amytrophic Lateral Sclerosis: ALS).
- 척수에 영향을 미치는 퇴행성질병은 UMN과 LMN 손상 둘다 포함된다.

임상적으로 평가할 때 5개의 가장 중요한 신경로(tract)

1. 가쪽겉질척수로: 반대쪽의 수의 운동 조절을 담당한다.
2. 뒤기둥로: 반대쪽의 의식적 식별촉각, 압력, 진동, 고유수용감각을 담당한다.
3. 가쪽척수시상로: 반대쪽의 의식적 통증과 체온을 담당한다.
4. 척수소뇌로: 무의식적 고유수용성감각을 담당한다.
5. 안뜰척수로: 폄근긴장을 촉진한다(신경학적 손상에 평가에 중요).

위운동신경세포와 아래운동신경세포 병변
(UPPER MOTOR NEURON VS LOWER MOTOR NEURON LESIONS)

위운동신경세포(Upper Motor Neuron)의 정의

- UMN은 겉질 또는 겉질아래 부위에서 다음까지 운동정보를 전달하는 운동신경세포이다:
  - 뇌줄기의 뇌신경핵. 뇌신경핵은 위운동신경세포(UMN)계통의 한부분으로 간주된다. 목표 근육으로 가는 뇌신경섬유는 아래운동신경세포(LMN)계통으로 간주된다.
  - 배쪽뿔에 운동세포체와 연접하는 사이신경세포. UMN은 배쪽뿔까지 가지만 들어가지는 않는다. 배쪽뿔은 LMN계통의 한부분으로 간주된다.
- UMN병변에는 모든 척수손상과 CI과 T12사이에 척수에 영향을 미치는 질병이 포함된다.

아래운동신경세포(Lower Motor Neuron)의 정의

- LMN은 배쪽뿔의 운동세포체에서 뼈대근까지의 정보를 운반하는 운동신경세포이다.
- LMN는 다음과 같다:
  - 뇌신경
  - 척수원뿔(Conus medullaris) (L1−L2 척추에)
  - 말총(Caudal Equina)
- 그래서 L1 척수부위와 그 밑 척수병변은 LMN 손상으로 간주된다.
- 말초신경에 모든 병변은 또한 LMN로 간주된다.

위·아래 운동신경세포의 병변과 증상과 징후
(SIGN AND SYMPTOMS OF UPPER AND LOWER MOTOR NEURON LESION)

위운동신경세포 병변 징후(Upper Motor Neuron Lesion Signs)

병변수준의 아래에서(Below the Lesion Level)

- 강직(Spasticity):
  - 강직은 근육의 수의적 조절에 연합된 무능력을 동반한 근육긴장도가 증가한 것이다.
  - 강직은 양쪽이 아닌 한쪽 관절이 능동적이고 수동적으로 움직이는 것이 어렵다.
  - 굽힘근 또는 폄근에서 둘 중 하나가 강직성이고 둘다는 아니다(만약 굽힘근과 폄근이 둘다에서 증가한 근육긴장을 나타낸다면, 경직(Rigidity)이 발생한 것이다. 경직은 대개 척수손상보다는 바닥핵 장애로부터 기인된다).
  - 강직은 속도에 의존하는데 이는 강직이 손상측 팔다리를 빠르게 수동적으로 움직임으로써 발현될 수

있다는 것이다. 팔다리에 천천히 수행된 같은 수동 움직임은 강직이 나타나지 않을 수도 있다. 경직은 속도에 비의존적인데 이것은 손상쪽 팔다리에 천천히 또는 빠른 수동적움직임이더라도 증가된 근긴장도는 나타난다.

- 과활동적 반사(Hyperactive Reflexes)
- 클로누스[간대성 경련 (Clonus)]:
  - 클로누스는 근육의 율동적 경련(rhythmic jerks)의 지속된 연속.
  - 항상 강직성 근육 그룹에 대한 빠른 신장으로 발생한다.

병변수준에서(At the Lesion Level)

- 이완: 근육 긴장도의 상실

아래운동신경세포 병변징후(Lower Motor Neuron Lesion Signs)

- 이완성(Flaccidity)
- 저반사
- LMN 손상의 몇 주안에, 근육은 위축(Atrophy)되기 시작한다.
- 초기 위축 상태의 근육은 다음의 것이 나타난다:
  - 잔떨림[세동 (Fibrillation)]: 임상시험상 항상 감지되지 않으나 근전도상 확인되는 단일근육 섬유의 날카로운 경련(Fine Twitchings).
  - 근육부분수축[속상수축 (Fasciculation)]: 운동 단위의 짧은 수축으로 뼈대근에서 관찰될 수 있으며 임상실험상 감지됨.

척수질병(Spinal Cord Disease)

뒤기둥(Dorsal Column)질병[뒤척수증후군 또는 척수매독(Tabes Dorsalis)이라고도 부름]

원인(Etiology)

- 신경매독(Neurosyphillis)이 있는 환자에게서 볼 수 있다.

병리(Pathology)

- 뒤기둥의 양쪽상실

증상(Symptomatology)

- 양쪽상실로 인하여:
  - 판별감각(Tactile Discrimination)
  - 진동각(Vibration)
  - 압각(Pressure)
  - 고유수용성감각[가끔 실조증(ataxia)에 의해 동반]

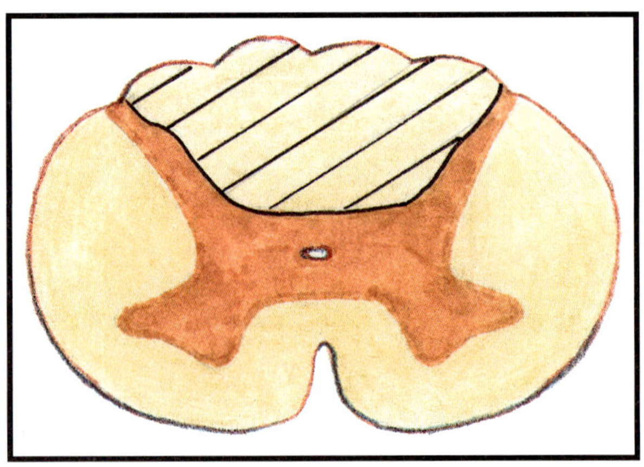

브라운시쿼드증후군(Brown-Sequard Syndrome)

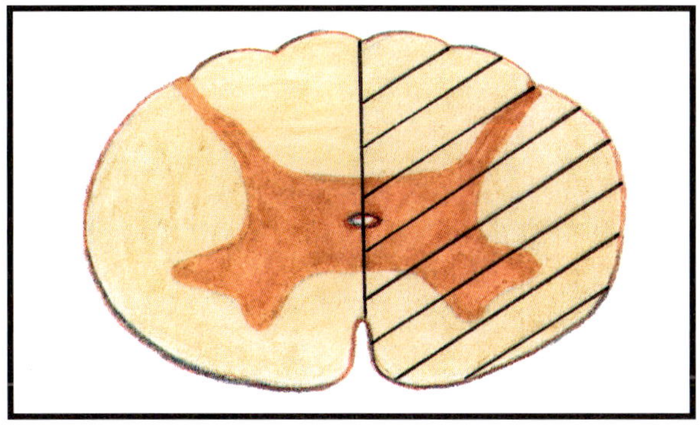

원인(Etiology)

- 다발성경화증(Multiple Sclerosis)
- 자상 상처(Stab wound)
- 종양(Tumor)

병리(Pathology)

- 브라운-시쿼드 증후군은 척수반쪽이 문제

증상(Symptomatology)

- 가쪽겉질척수로는 같은쪽이 상실 한다.
  - 병변이 척수에서 발생하기 때문에, 환자는 병변부위 밑에 같은쪽(ipsilateral) 운동조절 상실과 강직(spasticity)을 나타낸다.
  - 환자는 병변수준에서 같은쪽 이완성을 나타낸다.
- 뒤기둥은 같은쪽으로 상실한다.
  - 이 신경로의 교차는 꼬리쪽숨뇌(Caudal Medulla)에서 발생하기 때문에, 환자는 같은쪽의 식별촉각, 압각, 진동 및 고유수용감각의 상실을 나타낸다.
- 척수시상로는 반대쪽(contralateral) 이 상실된다.
  - 척수시상로가 척수에 들어가자마자 교차하기 때문에 통증과 체온이 반대쪽에서 상실된다(병변 부위 아래).
  - 병변 부위에서는 환자가 양쪽 통증과 체온 상실을 경험한다.

앞척수증후군(Anterior Cord Syndrome)

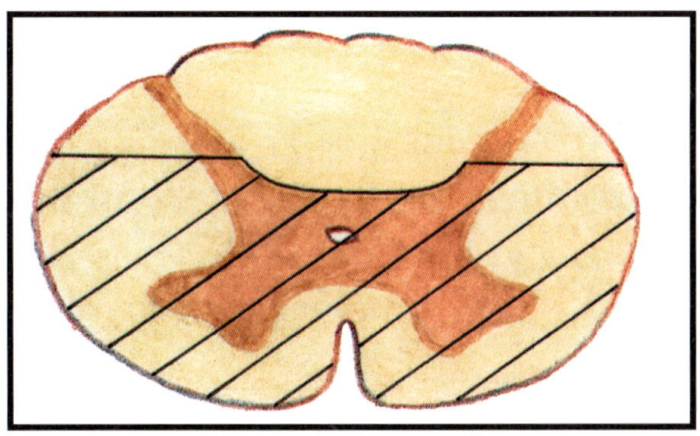

원인(Etiology)

- 경색(Infarct)
- 허혈(국소빈혈 [Ischemia])
- 외상(Trauma)

병리(Pathology)

- 앞척수증후군은 앞척수의 2/3가 상실 했을 때 발생한다.

증상(Synptomatology)

- 뒤기둥은 남아있음(Spare)
  - 식별촉각, 진동, 압각 및 고유수용감각은 남아있음.
- 가쪽겉질척수로가 상실된다.
  - 가쪽겉질척수로가 가쪽백색다발 밑으로 내려가기 때문에 상실된다.
  - 이 상실로 양쪽 강직마비가 야기된다.
  - 환자는 병변 밑에 양쪽 수의운동조절을 상실한다.
- 배쪽뿔이 상실된다.
  - 배쪽뿔의 운동신경세포는 LMN계통의 부분이다.
  - 배쪽뿔에 운동신경세포를 상실했기 때문에 환자는 병변 부위와 그 아래에서 이완성을 나타낸다.

• 척수시상로가 상실된다.

– 척수시상로가 뒤뿔에서 연접하고, 척수에 들어가자마자 앞쪽백색다발을 교차해서 횡단하기 때문에 환자는 양쪽 체온과 통증의 상실을 나타낸다.

중앙척수증후군 [Central Cord Syndrome, 척수물 구멍증(Syringomyelia)이라고도 부름]

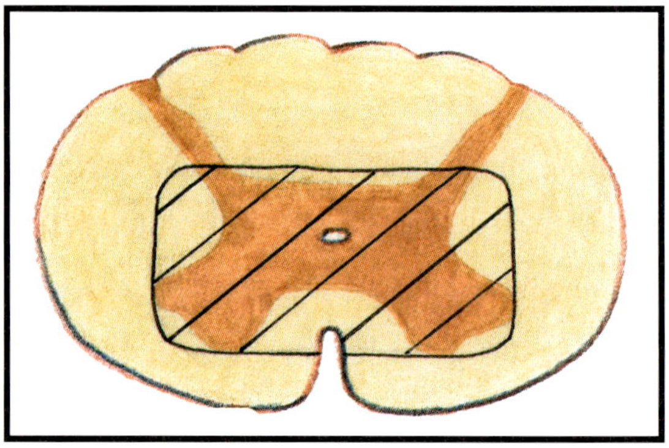

원인(Etiology)

• 불명

• 좁아짐 또는 협착(stenotic). 관절염과 연관된 척수관에 변화가 있는 노인에게 자주 일어난다.

• 또한 손상은 선천성 협착을 가진 사람에게도 일어난다.

병리(Pathology)

• 중앙척수증후군은 목뼈 중앙 척수의 공동현상(Caviation)이 수반된다.

증상(Sympotomatology)

• 척수시상로가 처음에 손상된다.

– 왜냐하면 척수시상로가 뒤뿔에서 연접하고 척수에 들어가자마자 앞백색다발에서 교차하기 때문에, 척수시상로가 손상된다.

– 양쪽에 통증과 체온의 상실을 야기한다.

• 앞쪽뿔이 상실한다.

– 목뼈 척수 부위에서 질병이 발생하기 때문에 팔의 이완성을 야기된다.

뒤가쪽척수증후군(Posterolateral cord syndrome)

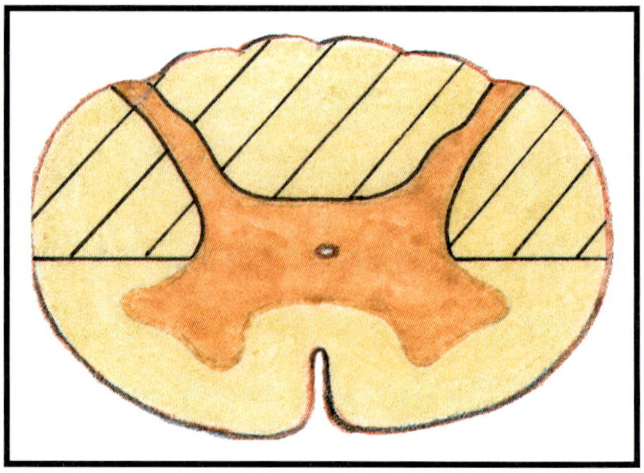

원인(Etiology)

• 심한 비타민 B12의 결핍, 악성빈혈(pernicious anemia) 또는 AIDS로 인한 척수의 퇴행

병리(Pathology)

• 척수의 뒤쪽과 뒤가쪽백색다발에 영향을 미친다.

증상(Symptomatology)

• 뒤기둥은 양쪽으로 상실한다.

– 식별촉각, 압각, 진동 및 고유수용감각의 양쪽 상실

• 가쪽겉질척수로가 양쪽으로 상실한다.

– 가쪽겉질척수로가 가쪽백색다발로 내려가기 때문에 상실된다.

– 양쪽 강직마비를 야기한다.

• 척수소뇌로가 상실된다.

– 이는 양쪽 운동조화불능(Bilateral Ataxia)를 야기한다.

앞뿔세포증후군[Anterior Horn Cell Syndrome, 배쪽뿔증후군(Ventral Horn Syndrome)이라고도 부름]

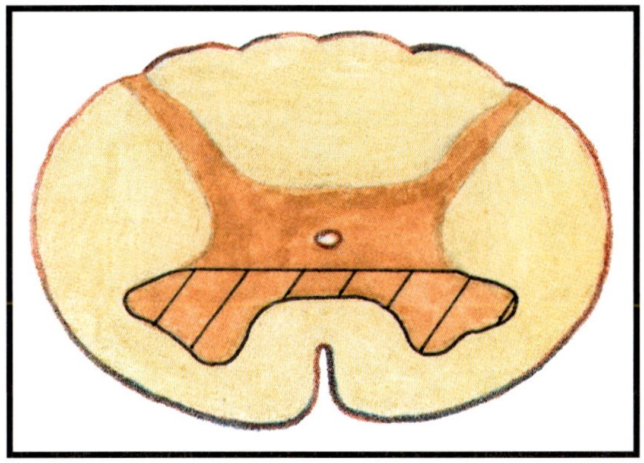

원인(Etiology)

- 앞뿔에서 운동신경세포가 파괴되는 질병과정

병리(Pathology)

- 앞뿔세포증후군 증상을 야기한다.

증상(Symptomatology)

- 영향을 받는 척수수준에 의해 지배된 근육에 양쪽 이완을 야기한다.
- 예로, 회색질척수염(Poliomyelitis), 배쪽뿔 운동세포체에 영향을 미치는 급성 바이러스질병

척수 샥(Spinal Shock)(또는 신경성 샥)

- 척수샥은 척수손상이후에 즉시 일어나는 무반사(areflexia) 상태이고 병변부위 아래의 모든 척수반사가 소실된다.
- 병변부위 아래의 운동로가 상실되기 때문이다. 환자는 다음을 경험한다:
  - 이완성 마비(척수 반사활이 발화하지 않기 때문)
  - 힘줄반사 소실
  - 자율기능 상실
- 척수샥은 몇 시간, 몇 일, 몇 주까지 지속된다.
- 좀 지나면 척수반사활동이 회복된다.
- 손상수준이 증가함에 따라 척수샥의 심각성은 증가할 수 있다.

척수손상에 자율반사기능장애(Autonomic Dysreflexia in Spinal Cord Injury)

- 자율반사기능장애는 고위중추반사조절이 상실되기 때문에 척수손상에서 교감성 반사반응이 과도하게 나타나는 급성상황이다.
- 척수삭이후에 자율반사기능장애는 해결되고 자율반사는 회복된다:
- 특징은 다음과 같다:
  - 심한 고혈압
  - 서맥
  - 심한 두통
  - 혈관확장
  - 붉은 피부
  - 병변부위 윗부분의 다량 발한
- 증상동안 이런 징후가 한번 또는 여러 번 경험하는 환자도 있다. 자율반사기능장애은 초기에 나타나거나 환자의 전 생애 동안 언제든지 재발할 수 있다.
- 대개 T6 와 그 이상의 척수손상에서 일어난다.
- 흔한 원인은 다음과 같다:
  - 방광이나 장의 팽창(주된 원인 – 카테터는 꽉 찼는지 항상 체크되어야 한다).
  - 통증 수용기의 자극(욕창 궤양과 함께 일어난다).
  - 내인성 발톱
  - 착의 변화
  - 내장 수축(예, 사정, 방관경련, 요로 수축)
- 자율반사기능장애 즉시 치료를 요하는 응급상황이다.
- 자율반사기능장애를 방치하면, 의식상실, 그리고 심지어 죽음에 이를 수 있다.

척수손상의 기립성 저혈압

- 이것은 체위성 저혈압이라고 부른다.
- 대개 T6 와 그 이상의 척수손상에서 일어난다.
- 이것은 사지와 복부의 혈관에 대한 교감 신경이 유출될 때 발생한다.
- 환자가 바로 선자세를 취할 때 심장방출이 떨어진다. 심장으로의 정맥환류가 손상되고 다리에 혈류의 고임이 있을 때 발생한다.
- 혈압은 갑자기 떨어진다.
- 기립성 저혈압의 특징은 다음과 같다;
  - 현기증
  - 얼굴 창백(머리에서 발까지 혈액이 감소한다)
  - 손상수준이상 과도한 발한
  - 흐려보임(blurred vision)
  - 실신(기절)
- 기립성 저혈압은 바로 선자세를 서서히 천천히 하게 되면 방지할 수 있다.

척수손상에 있어 체온조절장애

- 체온은 교감신경계통에 의해 조절된다.
- 체온조절의 기전은 시상하부에 넓게 분포한다.
- 척수손상 후 시상하부 체온조절과 손상부위 아래 교감기능 사이의 상호작용의 장애로 인해 발생한다.
- 다른 말로 하면, 혈액을 조절하여 열을 보전하거나 방출하는 몸의 능력이 상실되는 것이다.
- 높은 레벨 손상시 체온조절에 있어서 큰 장애를 일으킨다.
- 변온동물은 외부환경에 의해 온도가 변하게 된다. 대개 이런 증상은 T6 와 그 이상의 척수손상에서 일어난다.

척수손상에 있어 부종, 피부 변화, 그리고 심부 정맥혈전

부종

- 사이질조직에 액체의 비정상적 조절로 인해 발생된다.
- 증가된 정맥압과 복부, 하지, 상지에 비정상적 혈류고임을 유발하는 활동제한으로 인해 척수손상에서 자주 일어난다.

피부 변화

- 교감 신경계통이 혈관운동과 땀선의 조절을 통해 피부 조절에 영향을 미친다.
- 피부에서 이런 기능은 적절한 순환, 체액의 배출, 그리고 체온 조절을 담당한다.
- 척수손상은 순환변화와 감각소실로 인해 피부조절이 손상된다. 피부변화는 척수손상의 막을 수 있는 합병증은 아니다.

깊은정맥혈전증

- 깊은정맥혈전증은 정맥에 응괴로 경색을 만든다. 이런 응괴는 다리에서 시작하고 폐로 순환하여 폐혈전증의 원인이 된다.
- 척수손상에서 깊은정맥혈전증은 혈관운동성 긴장도 손상, 근긴장감소, 정맥벽에 외상을 일으키고, 부동성 그리고 과잉혈액응고의 원인이 된다.

척수손상에서 방광과 장의 장애

방광장애

- 방광기능은 T1- L3의 교감신경섬유에 의해 조절된다. 소변이 채워지는 동안 배뇨근의 이완, 방광팽만(S2-S4)신호의 인지, 그리고 소변배뇨를 위한 바깥조임근의 이완으로 인해 나타난다.
- 위운동신경세포 손상환자는 강직성방광(spastic bladder)을 가지고 있다.
  - 방광팽만에 대한 인식 부족과 배뇨의 수의조절이 안된다.
  - 불수의적 배뇨반사는 방광이 채워지는 동안 제거되고, 뇨실금을 일으키고 방광을 완전히 비우는 것에 장애를 일으킨다.
- 아래운동신경세포손상 환자는 이완성 방광을 야기한다.
  - 방광팽창 인지 부족과 불수의적 또는 수의적 배출이 어렵다.
  - 저장, 정체 그리고 누수 외에는 다른 방광기능이 없기 때문이다.

창자기능(bowel function)

- 창자기능은 잘록창자, 곧창자와 안쪽 항문조임근을 지배하는 s2-4부터 시작되는 부교감신경섬유에 의해 조절된다.
- s2에서 s4까지 몸신경분포(Somatic innervation)는 바깥 항문조임근의 수의적조절을 가능하게 한다.
- 배변은 잘록창자, 곧창자, 항문의 꿈틀운동을 증가시키는 반사이다.
- s2-4이상 척수손상환자는 강직성배변반사를 가지고 있고 바깥항문조임근의 수의적 조절을 상실한다.
- s2-4 수준에 척수손상환자는 이완성배변반사와 조임근긴장도를 상실한다. 배변반사, 꿈틀운동없이는 배변을 비울수 없다.

척수손상에서 성기능

- 성기능은 척수의 S2-S4에 의해 중재된다.
- T11-L2척수는 정신적 자극(심인성 반응 때문에)에 의한 성적 각성을 책임진다. 이것은 겉질과 연결된 성기를 지배하는 척수영역 자동 신경로영역이다.
- S2-S4 척수는 접촉에 위한 성적 자극을 책임진다(성적 반응과 연관된).
- T12/ L1환자 또는 더 높은 척수손상(위운동신경세포손상):
  - 접촉에 의한 성적 자극은 정상임에도 불구하고 사정의 느낌이나 질 삽입의 마찰을 느낄 수 없다.
  - 정신적 자극에 의한 성적 각성은 사라졌다.
- L2-S1의 척수손상(아래운동신경세포 손상):
  - 접촉에 의한 성적 각성은 가능하지만 사정이나 질내 삽입의 마찰은 느낄 수 없다.
  - 정신적 자극에 의한 성적 각성은 가능하다.

척수손상의 레벨과 기능적 손상

척수 손상 레벨	보존된 감각운동기능	일상생활활동 기능
C1 에서 C3	머리와 목의 감각 일부 목조절 호흡기능은 의존성	모든 일상생활활동(ADL)은 의존성
C4	머리와 목의 감각과 운동조절이 양호함 어깨뼈 올림 횡경막 호흡 움직임(호흡)	모든 ADL에 최대 보조가 필요함
C5	머리와 목 조절과 감각이 있음 어깨 근력 어깨 바깥돌림 어깨의 90° 벌림 팔꿈관절 굽힘과 뒤침	보조기구에 의한 자조-식사 보조기구에 의한 제한적인 상의 착의 보조기구에 의한 제한적인 자조활동(칫솔질, 머리감기)
C6	어깨 움직임은 가능 아래팔 엎침 손목 폄 힘줄고정	보조기구에 의한 자조-식사 보조기구에 의한 상하의 착의 하의 착의는 더 큰 보조를 필요로 한다. 적절한 보조기구로 자조 활동
C7	팔꿈관절 폄 손목 굽힘 손가락 폄	적절한 보조기구에 의한 자조-식사, 착의, 그리고 머리감기는 독립적 침상활동과 이동은 독립적 적절한 기구에 의한 식사 준비 손조작만으로 가능한 운전 가능
C8 에서 T1	모든 상지근육은 정상적 미세운동협응력은 존재함 꽉 쥐기가 가능	모든 자조활동, 착의, 그리고 식사준비는 독립적 손조작만으로 가능한 운전 가능
T1 에서 T6	잔존 폐기능을 증가시키는 갈비사이근의 최고 첨부를 지배함 몸통조절을 하는 등의 긴근육을 지배	보조에 의한 서기가 가능하지만 실제적인 일상생활에서 서기를 준비하는 것은 아니다. 자조-카테터가 독립적이다.
T6 에서 T12	몸통조절과 지구력을 증가시키는 모든 갈비사이근과 하부 배근육을 지배한다.	보조기기와 하지보조기를 착용하고서 제한된 보행이 가능하다.
T12 에서 L4	엉덩관절 굽힘 엉덩관절 모음 무릎 굽힘	기능적 보행은 양하지 보조기와 보조기구에 의해 가능하다. 휠체어는 에너지 보전적 기법을 위해 필요하다.
L4 에서 L5	무릎 폄은 가능하지만 약하다. 발목 등쪽 굽힘	기능적 보행은 양하지 보조기를 가지고 가능하다. 휠체어는 에너지 보전적 기법을 위해 필요하다.

참고문헌(REFERENCES)

1. Fehlings MG, Wilson JR, Cho N. Methylprednisolone for the treatment of acute spinal cord injury: counterpoint. *Neurosurgery*. 2014;61:36-42. doi:10.1227/NEU.0000000000000412.
2. Harkema SJ, Schmidt-Read M, Lorenz DJ, Edgerton VR, Behrman AL. Balance and ambulation improvements in individuals with chronic incomplete spinal cord injury using locomotor training–based rehabilitation. *Arch Phys Med Rehabil*. 2012;93(9):1508-1517. doi:10.1016/j.apmr.2011.01.024.
3. Gao M, Lu P, Bednark B, et al. Templated agarose scaffolds for the support of motor axon regeneration into sites of complete spinal cord transection. *Biomaterials*. 2013;34(5):1529-1536. doi:10.1016/j.biomaterials.2012.10.070.
4. Savage P, Sharkey R, Kua T, et al. Malignant spinal cord compression: NICE guidance, improvements and challenges. *Q J Med*. 2014;107(4):277-282. doi:10.1093/qjmed/hct244.
5. Darouiche RO. Spinal epidural abscess. *N Engl J Med*. 2006;355(19):2012-2020. doi:10.1056/NEJMra055111.
6. Roh JS, Teng AL, Yoo JU, Davis J, Furey C, Bohlman HH. Degenerative disorders of the lumbar and cervical spine. *Orthop Clin North Am*. 2005;36(3):255-262. doi:10.1016/j.ocl.2005.01.007.
7 Douglass CP, Kandler RH, Shaw PJ, McDermott CJ. An evaluation of neurophysiological criteria used in the diagnosis of motor neuron disease. *J Neurol Neurosurg Psychiatry*. 2010;81(6):646-649. doi:10.1136/jnnp.2009.197434.
8. Pestronk A, Chaudhry V, Feldman EL, et al. Lower motor neuron syndromes defined by patterns of weakness, nerve conduction abnormalities, and high titers of antiglycolipid antibodies. *Ann Neurol*. 1990;27(3):316-326. doi:10.1002/ana.410270314.
9. Ivanhoe CB, Reistetter TA. Spasticity: the misunderstood part of the upper motor neuron syndrome. *Am J Phys Med Rehabil*. 2004;83(10):S3-S9.
10. Liu J, Xu D, Ren Y, Zhang LQ. Evaluations of neuromuscular dynamics of hyperactive reflexes poststroke. *J Rehabil Res Dev*. 2011;48(5):577-586. doi:10.1682/JRRD.2010.04.0065.
11. Wallace DM, Ross BH, Thomas CK. Characteristics of lower extremity clonus after human cervical spinal cord injury. *J Neurotrauma*. 2012;29(5):915-924. doi:10.1089/neu.2010.1549.
12. Formisano R, Pantano P, Buzzi MG, et al. Late motor recovery is influenced by muscle tone changes after stroke. *Arch Phys Med Rehabil*. 2005;86(2):308-311. doi:10.1016/j.apmr.2004.08.001.
13. Wu MN, Guo YC, Lai CL, Shen JT, Liou LM. Poststroke detrusor hyporeflexia in a patient with left medial pontine infarction. *Neurologist*. 2012;18(2):73-75. doi:10.1097/NRL.0b013e318247b9d9.
14. Alfen NV, Nienhuis M, Zwarts MJ, Pillen S. Detection of fibrillations using muscle ultrasound: diagnostic accuracy and identification of pitfalls. *Muscle Nerve*. 2011;43(2):178-182. doi:10.1002/mus.21863.
15. Fermont J, Arts IM, Overeem S, Kleine BU, Schelhaas HJ, Zwarts MJ. Prevalence and distribution of fasciculations in healthy adults: effect of age, caffeine consumption and exercise. *Amyotroph Lateral Scler*. 2010;11(1-2):181-186. doi:10.3109/17482960903062137.
16. McKinley W, Santos K, Meade M, Brooke K. Incidence and outcomes of spinal cord injury clinical syndromes. *J Spinal Cord Med*. 2007;30(3):215.
17. Amendola L, Corghi A, Cappuccio M, De Iure F. Two cases of Brown Sequard syndrome in penetrating spinal cord injuries. *Eur Rev Med Pharmacol Sci*. 2014;18(1):2-7.
18. Schneider GS. Anterior spinal cord syndrome after initiation of treatment with atenolol. *J Emerg Med*. 2010;38(5):e49-e52. doi:10.1016/j.jemermed.2007.08.061.
19. Aarabi B, Hadley MN, Dhall SS, et al. Management of acute traumatic central cord syndrome (ATCCS). *Neurosurgery*. 2013;72:195-204. doi:10.1227/NEU.0b013e318276f64b.
20. De Carvalho M, Swash M. Fasciculation-cramp syndrome preceding anterior horn cell disease: an intermediate syndrome? *J Neurol Neurosurg Psychiatry* 2011;82(4):459-61. doi:10.1136/jnnp.2009.194019
21. Boland RA, Lin CSY, Engel S, Kiernan MC. Adaptation of motor function after spinal cord injury: novel insights into spinal shock. *Brain*. 2011;134(2):495-505. doi:10.1093/brain/awq289.
22. Zhang Y, Guan Z, Reader B, et al. Autonomic dysreflexia causes chronic immune suppression after spinal cord injury. *J Neurosci*. 2013;33(32):12970-12981. doi:10.1523/JNEUROSCI.1974-13.2013.
23. Helmi M, Lima A, Gommers D, Van Bommel J, Bakker J. Inflatable external leg compression prevents orthostatic hypotension in a patient with a traumatic cervical spinal cord injury. *Future Cardiol*. 2013;9(5):645-648. doi:10.2217/fca.13.60.
24. Karlsson AK, Krassioukov A, Alexander MS, Donovan W, Biering-Sørensen F. International spinal cord injury skin and thermoregulation function basic data set. *Spinal Cord*. 2012;50(7):512-516. doi:10.1038/sc.2011.167.
25. Leonard AV, Thornton E, Vink R. The relative contribution of edema and hemorrhage to raised intrathecal pressure after traumatic spinal cord injury. *J Neurotrauma*. 2015;32(6):397-402. doi:10.1089/neu.2014.3543.
26. de Leon MP. Teamwork approach to prevention and treatment of skin breakdown in spinal cord patients. *Continuum (Minneap Minn)*. 2015;21(1):206-210. doi: 10.1212/01.CON.0000461095.84186.a0.

27. Chung WS, Lin CL, Chang SN, Chung HA, Sung FC, Kao CH. Increased risk of deep vein thrombosis and pulmonary thromboembolism in patients with spinal cord injury: a nationwide cohort prospective study. *Thromb Res.* 2014;133(4):579-584. doi:10.1016/j.thromres.2014.01.008.

28. Horst M, Heutschi J, Van Den Brand R, et al. Multisystem neuroprosthetic training improves bladder function after severe spinal cord injury. *J Urol.* 2013;189(2):747-753. doi:10.1016/j.juro.2012.08.200.

29. Burns AS, St-Germain D, Connolly M. Phenomenological study of neurogenic bowel from the perspective of individuals living with spinal cord injury. *Arch Phys Med Rehabil.* 2015;96(1):49-55. doi:10.1016/j.apmr.2014.07.417.

30. Alexander MS, Biering-Sørensen F, Elliott S, Kreuter M, Sønksen J. International spinal cord injury male sexual function basic data set. *Spinal Cord.* 2011;49(7):795-798. doi:10.1038/sc.2010.192.

임상검사문제(Clinical Test Questions)

18장에서 19장까지

1. 알렉스의 척수손상 후, 그는 더 이상 T10손상수준 또는 그 이하에서 감각(식별촉각, 압각, 진동, 고유수용성과 운동감각)을 느낄 수 없다. 어떤 척수로가 구별촉각, 압각, 진동, 고유수용성과 운동감각을 담당하는가?

a. 뒤기둥
b. 가쪽척수시상
c. 앞쪽척수시상
d. 쐐기소뇌

2. 위 질문에서 알렉스는 손상수준과 그 아래에서 양쪽 통증과 온도를 상실했다. 어떤 척수로가 통증과 운동감각을 담당하는가?

a. 뒤기둥
b. 가쪽척수시상
c. 뒤척수소뇌로
d. 입쪽척수소뇌로

3. 알렉스는 T10이하로 수의적 움직임이 없다. 그의 다리근육은 강직성: 다리의 모든 반사는 과반사적이다. 어떤 척수로가 수의적 움직임을 담당하는가?

a. 안쪽세로다발
b. 안뜰척수로
c. 척수소뇌로
d. 겉질척수로

4. 그의 교통사고 이후 로렌조는 상하지에 강직성 폄을 가지고 코마상태로 누워있다. 이 상태는 __________라 하고 손상은 _____________로 기인한다.

a. 겉질제거경직: 겉질척수로
b. 대뇌제거경직: 겉질척수로
c. 겉질제거경직: 뇌줄기에 바깥피라미드로
d. 대뇌제거경직: 뇌줄기에 바깥피라미드로

5. 김씨는 L2에 완전 척수손상이다. 그는 손상부위 아래에서는 이완성과 저반응성 반사를 보인다. 김씨의 척수손상은 어디를 침범당했는가?
   a. 아래운동신경세포
   b. 위운동신경세포

6. 마뉴엘은 척수손상이후 응급실에 입원했다. 그는 최근 손상수준 아래에서 반사상실, 손상수준아래의 반사상실, 손상수준아래의 이완성마비를 보이는 무반사상태이다. 이 상태는 ___________로 간주되고, 척수손상 후에 즉시 일어나고 척수손상 후에 몇 시간에서 몇주까지 지속될 수도 있다. 이 상태가 해결되면 모든 척수반사는 회복된다.
   a. 자율반사기능장애
   b. 기립성 저혈압
   c. 척수샥(신경학적 샥)
   d. 변온동물화

7. 라루아의 척수손상은 T2에서 일어난다. 어느날, 그녀의 치료사는 그녀가 바로 앉을 수 있도록 도왔는데 아우아는 감소된 혈압, 현기증, 손상수준위에 과도한 땀과 흐릿시야를 보였다. 그녀는 실신할 것 같을지라도 의식을 잃지 않았다. 치료사가 그녀의 자세를 눕히고 쉴수 있도록 하고나니 문제는 해결되었다. 이 상태를 무엇이라 하는가?
   a. 척수샥(신경학적 샥)
   b. 변온동물화
   c. 기립성 저혈압
   d. 자율반사기능장애

8. 잭슨은 C4 척수손상이다. 잭슨은 땀, 떨림과 체온조절을 할 수 없다. 그의 신체능력은 열을 보존하고 분산시키는 혈관운동을 조절능력을 상실했다. 그 결과로서 잭슨의 몸은 환경의 온도에 따라가게 되고 너무 덥거나 추워지는 위험에 처할 수도 있다. 이 상태를 무엇이라 하는가?
   a. 척수샥(신경학적 샥)
   b. 변온동물화
   c. 기립성 저혈압
   d. 자율반사기능장애

9. 아담은 6개월전에 척수손상을 당했다. 그는 적절한 보조도구와 셋팅(set-up)을 하면 스스로 먹기, 착의와 몸단장을 독립적으로 할 수 있다. 그는 침상활동과 이동이 독립적으로 가능하고 적적한 도구와 셋팅을 하면 음식을 준비할 수 있다. 아담은 손조절로 가능한 맞춘 자동차를 가지고 운전을 배우고 있다. 그의 손상부위는 다음 중 어떤 것인가?

a. C3
b. C7
c. T4
d. L2

10. 사만다는 C8척수손상이다. 교감신경반사반응의 급성기의 특징은 심한 고혈압, 증가된 심박수, 두통과 손상부위 위의 다량의 발한이다. 이 상태는 임상적 응급상황이고 의식소실과 심지어 죽음까지 초래할 수 있다. 이 상태를 무엇이라 하는가?

a. 척수샥(신경학적 샥)
b. 변온동물화
c. 기립성 저혈압
d. 자율반사기능장애

정답

1. a
2. b
3. d
4. d
5. a
6. c
7. c
8. b
9. b
10. d

20장

고유수용성감각

Proprioception

- Sherrington이 고유수용성감각이란 이름을 지었고 6번째 감각이라고 정의하였다: 즉 몸이 자신을 알고, 위치에 완전하게, 정확하게, 자동적으로 판단하며, 모든 움직일 수 있는 부분과 서로에 관련된 작용을 알고 있으며, 공간에서의 신체를 조정하는 감각이다.
- 고유수용성감각은 공간에서 자신의 신체 위치를 느끼는 능력이다.
- 라틴어로 "Proprius"는 "자기자신" 또는 "자기 자신의 몸을 잘 느낀다"라는 뜻이다.
- 고유수용성감각은 주로 소뇌에 의해 중재되기 때문에 거의 무의식적 레벨에서 발생한다.
- 운동감각(Kinesthesia)은 공간에서 자신의 몸 움직임을 느끼는 능력을 뜻한다.

공간에서 신체에 대한 감각 능력은 세 개의 계통에 기초를 둔다.

시각계(Visual System)

- 인간은 환경에 교섭하기 위해 시각적 실마리(Cue)를 사용한다.

안뜰계(Vestibular System)

- 속귀의 미로(Labyrinthine)는 공간에서 머리 위치에 관한 되먹임을 제공하는 안뜰계에 의해 지속적으로 조절되는 액체를 갖고 있다.
- 안뜰계는 공간에서 머리 위치에 관해 되먹임을 제공하기 위해 소뇌와 신경학적 관련이 있다.

고유수용계(Proprioceptive System)

- 고유수용계는 근육방추, 골지힘줄기관, 관절수용기와 소뇌 사이의 되먹임/미리되먹임 회로이다.
- 이것은 공간에서 몸의 위치한 관한 정보를 지속적으로 제공한다.

근육방추(MUSCLE SPINDLE)

- 근육방추(MSs)는 뼈대근에 위치한 고유수용기이다.
- 근육방추는 근의 길이, 긴장 및 부하에 관련한 지속적인 정보 흐름을 제공하는 감각수용기이다.
- 근육방추는 근육이 신장될 때, 신장에 저항하는 반사를 시작한다.

방추바깥섬유(Extrafusal Muscle Fibers)

- 바깥근섬유는 근육의 덩어리(Bulk)이다.

방추속섬유(Intrafusal Muscle Fibers)

- 속근섬유는 근덩어리 안에 있는 근육방추이다.
- 속근섬유는 바깥근섬유에 붙어 있다.

방추바깥섬유의 근육방추 밀도(Density)

- 바깥근섬유에 근육방추가 많을수록 근육의 정밀조절은 더 잘한다.

• 근육방추의 밀도가 가장 높은 근육은 작은근육들인데 세밀한 운동 조절을 위해 고안되었다.

핵사슬섬유와 핵주머니섬유
(NUCLEAR CHAIN FIBERS AND NUCLEAR BAG FIBERS)

• 핵사슬과 핵주머니는 근육방추안에 있는 구조물이다.

핵주머니(Nuclear Bag)

• 핵주머니는 근육섬유 변화에 반응적이다.
• 근육 길이가 변할 때 핵주머니가 반응한다.
• 핵주머니는 역시 근육 신장의 속도를 감지하며 또는 근육이 어떻게 빠르게 신장되는가를 감지한다.

핵사슬(Nuclear Chain)

• 핵사슬은 단지 새로운 근 길이 반응에서 발화하며, 핵주머니에서처럼 속도에 반응하지 않는다.

핵주머니와 핵사슬의 이큐토리얼 부위의 특성

• 주머니의 이큐토리얼 부위는 탄력적이며(Elastic), 위상(Phasic; 빠른반응)이다.

근육방추(The Muscle Spindle)

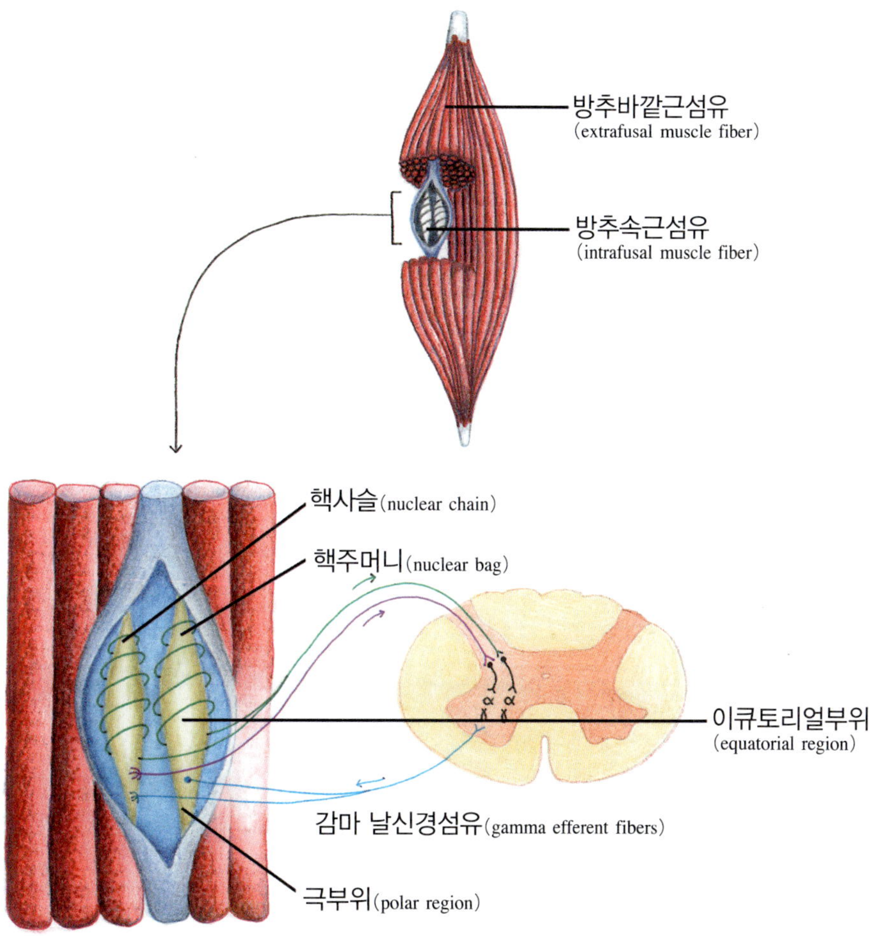

- 사슬상의 이큐토리얼 부위는 탄력적이며 긴장성(Tonic; 느린반응)이다.

핵주머니와 핵사슬의 폴라(Polar) 부위의 특성

- 주머니의 극부위는 수축적이고 긴장성이다(느린반응).
- 사슬의 극부위는 수축적이고 위상성이다(빠른반응).

근육방추는 배쪽뿔에 정보를 보내는데 있어 두 개의 감각섬유 형태를 이용한다.

1차 종말(Ia: Primary Ending)

- Ia 감각섬유는 크고 많은 말이집(Myelinate)이다.
- 빠른 전도성이 있다.
- Ia 섬유는 주머니와 사슬의 이큐토리얼 부위로 둘러싼다.
- Ia 섬유는 근 신장비율(속도)과 근길이 변화에 대해 반응한다.
- Ia 섬유는 빠른 적응(adapting;단계적)이다(위상, phasic).

2차 엔딩(II: Secondary Ending)

- II 섬유는 중간크기의 섬유이다.
- 단지 사슬의 이큐토리얼 부위에만 종결된다(Terminate).
- II 섬유는 주로 사슬에만 위치한다.
- II 섬유는 근육방추 길이 변화에 반응한다.
- II 섬유는 느린 적응이다(긴장성, tonic).

근육방추의 처리과정(Muscle Spindle Sequence of Events)

- 바깥근섬유를 신장시킨다.
- 이는 근육방추(속근섬유)가 신장되는 원인이 된다.
- 주머니의 이큐토리얼 부위가 즉시 신장된다. 왜냐하면 주머니의 이큐토리얼 부위가 탄력적이며 극부위가 행하는 것보다 신장에 더 잘 반응 하기 때문이다(신장이 지속되는 신장이라면, 사슬의 이큐토리얼 부위도 역시 신장될 것이다).
- 근육방추의 신장은 Ia 섬유를 발화시키는 원인이 된다.
- Ia 섬유는 빠른 또는 위상성 반응에 대하여 발화한다. 왜냐하면 주머니의 Ia 섬유는 위상성이기 때문이다.
- Ia 섬유는 역시 긴장성 또는 지속되는 또는 느린 반응에 대하여 발화한다. – 왜냐하면 사슬의 Ia 섬유는 긴장성이기 때문이다.
- 2차 섬유(II 섬유)가 그후 발화한다.
- II는 단지 사슬에 부착되며 사슬상은 단지 길이와 자세 변화를 감지한다.
- II 섬유는 긴장성이며, 느리며 지속되는 신장에 반응한다.

근육방추로부터의 고유수용정보는 4곳으로 간다.

- 근육방추로부터의 고유수용정보는 Ia와 II섬유를 따라 뒤뿔로 간다.
- 뒤뿔에 있어 섬유는 사이신경세포에 연접하며 배쪽뿔의 alpha운동신경세포에 연접한다.
- 근육방추로부터의 정보는 다음의 것에 간다:
  - 촉진을 위한 같은 근육의 alpha운동신경세포, 자율흥분(Autogenic ecitation)
  - 대항근(길항근) 억제를 위한 대항근의 alpha운동신경세포, 상반억제(Reciprocal Inhibiton를 보낸다: 항시 작용근[주동근(Agonist)]의 alpha를 흥분시키고, 대항근의 alpha를 억제시킨다.
  - 렌쇼우세포 [또는 협동근(Synergy muscle)– 렌쇼우세포는 활동을 수정하는 특수 사이신경세포 또는 렌쇼우(Renshaw)세포] : 렌쇼우세포는 서로 세련된 운동움직임을 생산하기 위해 운동신경 섬유를 연결하는 짧은 축삭이다. 회귀억제(Recurrent inhibiton) 로서 항시 작용근의 alpha를 흥분시키고 협동근의 작용을 수정(항상 억제) 시킨다.
  - 소뇌: 근육방추는 근육위치와 길이에서의 모든 변화를 소뇌에 전달하기 위해 고유수용성감각 신호를 보낸다.

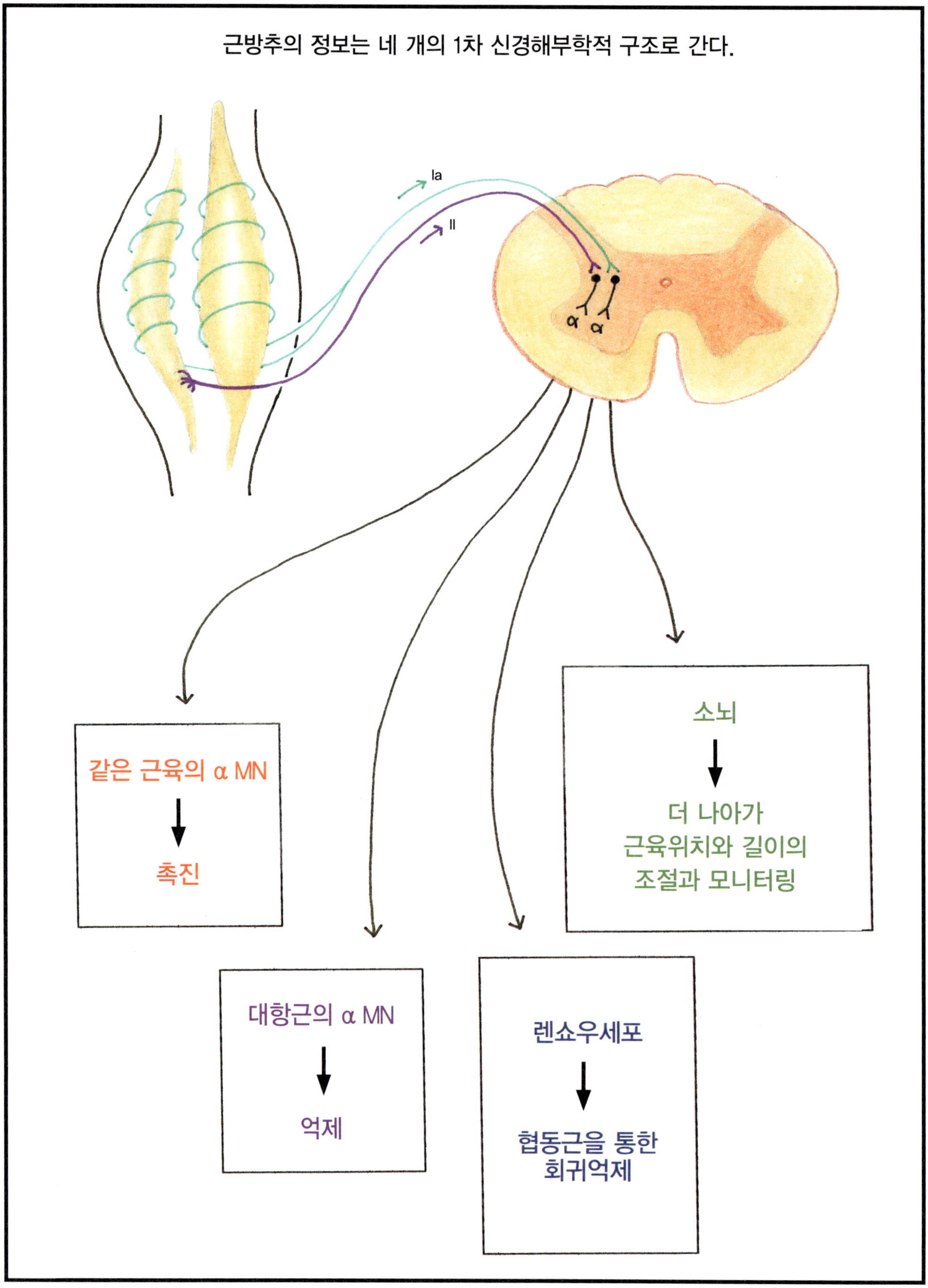
근방추의 정보는 네 개의 1차 신경해부학적 구조로 간다.
Ia
II
α α
같은 근육의 α MN
촉진
대항근의 α MN
억제
렌쇼우세포
협동근을 통한
회귀억제
소뇌
더 나아가
근육위치와 길이의
조절과 모니터링

감마운동신경세포계통(The Gamma Motor Neuron System)

- 감마운동신경세포는 역시 알파운동신경세포와 더불어 배쪽뿔(ventral horn)에 위치한다.
- 감마운동신경세포는 배쪽뿔로부터의 고유수용성 정보를 보내며, 다시 근육방추에 보낸다.
- 감마운동신경세포는 두껍게 말이집되어 있고 크기 때문에 전도성이 빠르다.
- 감마운동신경세포는 근육방추를 지배한다.
- 알파운동신경세포는 방추바깥 섬유를 지배한다(근육덩어리, muscle bulk).

감마운동신경세포의 두 형태(Two Types of Gamma Motor Neurons)

감마 1섬유(Gamma 1 Fibers)

- 감마 1섬유는 납작한 끝을 가지며 핵주머니의 극 부위에서 끝난다.

감마 2섬유(Gamma 2 Fibers)

- 감마 2섬유는 꼬리종말(Trail Ending) 또는 다발성 가지를 가지며 주로 핵사슬 부위에서(이큐토리얼 부위에 이웃) 끝난다.

감마운동신경세포 자극(Gamma Motor Neuron Stimulation)

- 배쪽뿔에서의 감마운동신경세포가 자극되었을 때, 주머니와 사슬의 극 부위가 수축하도록하기 위해 발화한다.
- 이는 이큐토리얼 부위가 신장(비트림)되는 원인이 된다.
- la 섬유가 발화하고 그뒤 배쪽뿔에서 알파운동신경세포가 발화하는 원인이 된다.
- 배쪽뿔에서의 알파운동신경세포는 작용근을 지배하며, 방추바깥섬유가 수축하는 원인이 된다.

근육방추계통(Fusimotor System)

- 근육방추계통은 중추신경계통이 근육방추 민감성에 영향을 미치도록 허용한다.
- 근육방추신경세포는 베타와 감마운동신경세포로 구성된다.
- 베타운동신경세포는 바깥–속근섬유를 둘다 지배한다.
- 베타운동신경세포의 두가지 유형은:
  1. 정적 베타운동신경세포는 핵사슬섬유를 지배한다.
  2. 동적 베타운동신경세포는 핵주머니섬유를 지배한다
- 감마운동신경세포는 날(efferent)섬유이다: 중추신경계통로부터 고유수용성 정보를 보낸다.
- 근유방추는 들섬유이다: 고유수용성 정보를 중추신경계통로 보낸다.

골지힘줄기관(Golgi Tendon Orga:GTO)

위치(Location)

- 골지힘줄기관은 힘줄(뼈대근 부착부에 가까운)에 파묻혀 있다.

기능(Function)

- 골지힘줄기관은 수축근의 힘줄긴장을 감지하는 고유수용기이다.

골지힘줄기관은 Ib 들(Afferent) 신경세포를 사용한다.

- 골지힘줄기관은 뒤뿔에 고유수용성 정보를 보내기 위해 Ib 들(또는 감각) 신경세포를 사용한다.
- Ib 섬유는 배쪽뿔의 사이신경세포에 연접한다.
- 배쪽뿔의 사이신경세포는 알파운동신경세포에 연접한다.

자동적 억제(Autogenic Inhibition)

- 골지힘줄기관의 활성화는 수축근이 억제되도록 한다. 즉, 이완하도록 한다.
- 이는 보호적인 기능이다. 골지힘줄기관이 근 신장반응에서 활동화되지 않는다면, 근육이 쉽게 찢어질 수 있다.

골지힘줄기관의 처리과정 (Sequence of GTO Events)

- 작용근 수축
- 이는 GTOs를 활성화시킨다(수축하는 근육안에 박혀있다).
- GTOs는 Ib감각섬유를 통해 고유수용성 정보를 뒤뿔까지 보낸다.
- 뒤뿔에서, Ib섬유는 사이신경세포와 시냅스한다.
- 사이신경세포는 배쪽뿔에 알파운동신경세포(alpha MN)와 연결한다.
- GTOs로부터 정보는 3곳으로 간다:
  1. 알파운동신경세포는 작용근을 수축을 억제한다. 자가억제(autogenic inhibition) 라고 부른다.
  2. 알파운동신경세포는 대항근의 수축을 촉진한다.
  3. 고유수용성 되먹임을 위해 소뇌로 간다.

골지힘줄기관의 기능적 영향(Golgi Tendon Organ Functional Implication)

- GTO는 잘 조절작용되고, 좋은 정확한 움직임을 위한 수축 속력을 조절하는데 도움을 준다.
- 보호적 기전: 인간은 근육이 찢어지고 당겨지는 것에 대한 보호를 하기위해 GTO활동을 필요로 한다.
- GTOs는 근 경련(Clamp)을 감소시키는데 도움을 준다.
  - 개인이 근 경련을 가질 때(예를 들면, 발바닥 굽힘근이 경련일 때) 근에 지속되는 신장을 시킴으로써 GTOs가 경련을 감소시키게 한다. 다른 말로, 지속적인 신장에서 발바닥 굽힘근을 위치화시킨다[즉, 발등굽힘(Dorsiflexion)으로 발바닥굽힘근을 땡긴다].
  - 작용근의 GTO가 활성화되어, 경련작용근을(발바닥굽힘근) 억제한다.
- GTOs가 접는칼 증상(Clasp Knife Syndrome)을 줄이는데 도움을 준다.
  - 접는칼 증상은 근육그룹이 과긴장(관절에 심한 강직발생)될 때 발생한다.
  - 강직성(spasticity)을 감소하기 위해, 수축하는 경련근에 지속되는 신장을 행한다.
  - 이는 GTOs를 활성화시켜 과긴장 근육을 이완시킨다.

골지힘줄기관의 정보는 3개의 1차 신경해부학적 구조물로 간다.

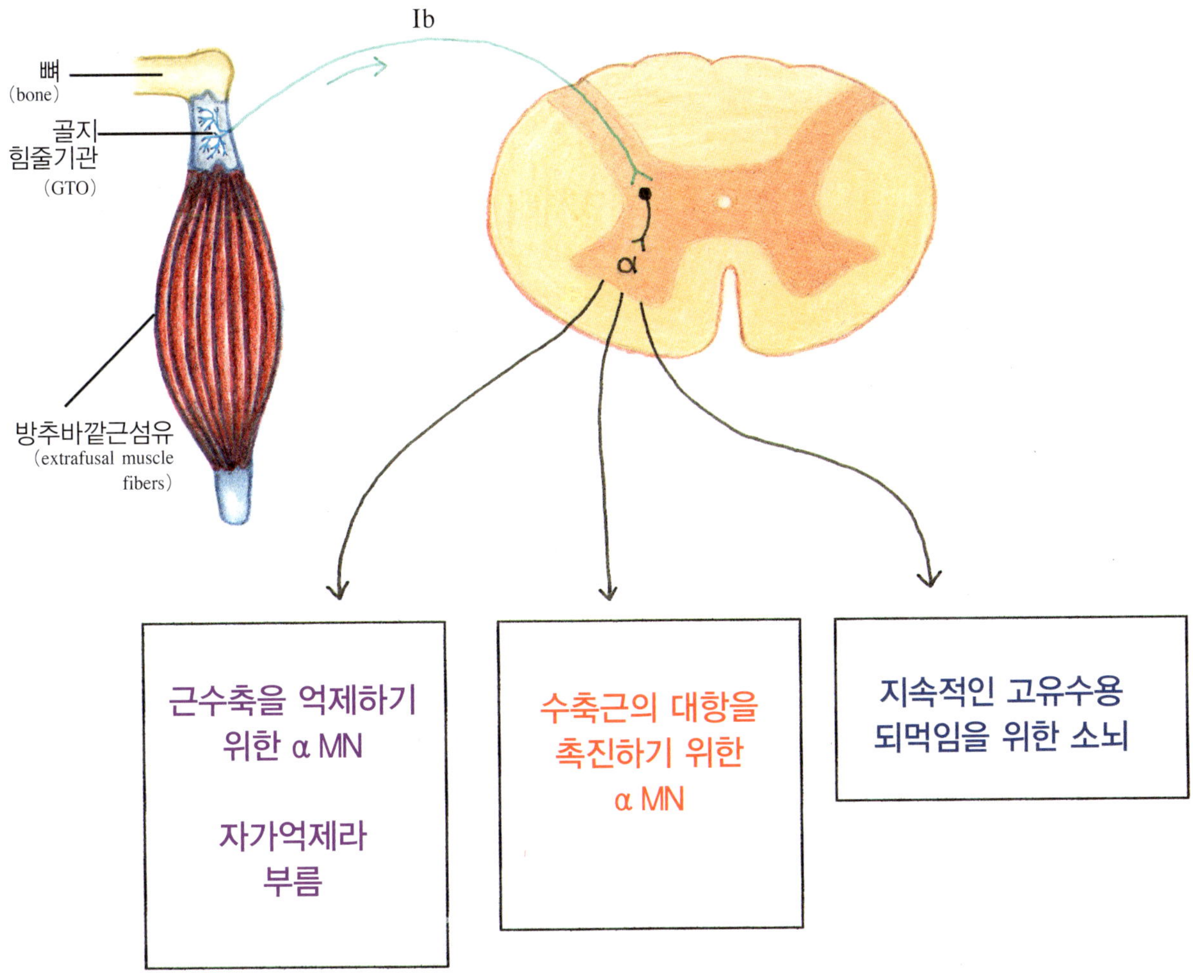

많은 치료적 기법의 근거가 되는 신경학적 개념

- 느리고 지속적인 신장은 골지힘줄기관을 활동함으로 근의 경직성을 감소시킬 것이다: 골지힘줄기관은 수축 경직성 작용근을 억제하며 대항근을 촉진시킨다.
- 덧대[부목(Splinting)]은 경련이 있는 근육그룹에 지속적인 신장을 줄 수 있도록 팔다리를 위치화시킨다. 골지힘줄기관이 활성화되어 대항근의 촉지되는 동안 경직성 수축 근육그룹이 억제된다.
- 고정(Serial Casting)은 경련 수축근을 지속된 신장에 위치시킨다. 이는 골지힘줄기관을 활동화시켜 경직성근을 억제하며, 대항근을 촉진시키는 원인이 된다.
- 붙박이(Seating)와 자세 고정기법(Positioning Techniques)은 역시 경련 수축근을 지속된 신장을 유도한다. 다시 골지힘줄기관은 활동화되며, 강직성근육그룹을 감소시키고 대항근육그룹을 촉진한다.

되먹임 / 미리되먹임 순환(Loop)에서의 근육방추의 감마운동신경세포

일련의 순서

- 방추바깥 섬유에서(예, 근육 신장) 약간의 변화가 있다.
- 방추속 섬유(Ms의 핵주머니와 사슬)가 신장된다.
- 주머니와 사슬은 Ia와 II 섬유를 통해 뒤뿔의 alpha MNs에 고유수용 정보를 보낸다.
- MS로부터의 고유수용정보는 4단계에 간다:
  1. 작용근의 촉진을 위한 alpha MN: 자율 흥분
  2. 대항근의 억압을 위한 대항근의 alpha MN: 상반억제
  3. 협동작용근의 억제를 위한 렌쇼우 세포: 회귀억제
  4. 근육움직임의 모니터링(Monitoring)과 수정을 위한 소뇌, 소뇌는 고유수용정보를 정확한 조절(Tuning), 조화된 움직임을 위해 사용한다.
- alpha 흥분은 역시 배쪽뿔에서 alpha MN을 자극한다.
- alpha 근육방추는 근육방추에 대한 alpha 1과 2 섬유에 고유수용정보를 보낸다.
- 이는 속근섬유가 수축하는 원인이 된다.
- 근육방추는 Ia와 II섬유를 통해 고유수용정보를 배쪽뿔에 보낸다.
- 되먹임/미리되먹임계는 다시 반복하여 위에 서술한 4단계에 대한 정보를 보낸다.

감마 치우침(편향)(GAMMA BIASING)

- 감마운동신경세포의 기능은 근육방추를 더 감각적으로 만들며 근육이 활동을 하도록 하게 한다.
- 감마 치우침은 근육방추의 발화 수준을 올리게 한다.
- 감마운동신경세포의 활동이 근육방추 발화수준을 올릴 때, 근육이 예상된 활동을 준비하는 원인이 된다.

감마 치우침의 예(Examples of Gamma Biasing)

- 계단(Step) 높이가 일정하지 않은 곳을 걸을때, 개인은 일정한 계단수준으로 발을 올려, 예상한 것보다 더 낮은 계단에는 너무 무겁게 밑으로 발을 움직인다.
- 개인은 실제적으로 생각보다 더 무거운 박스를 올릴 수 있다. 개인은 박스가 더 무겁다고 생각하여 박스를 더 빠르게 그리고 높이 올린다. 근육이 적절할 때 감마 치우침에 의해 무거운 박스를 올리는 원인이 된다.

세 가지 사건이 감마가 발화하는 원인이 된다.

1. 위척수 운동센터(바닥핵, 안뜰핵, 그물체):이 위척수센터는 내림경로(안뜰척수로와 그물 척수로)를 통해 배쪽뿔의 감마에 투사를 한다.
2. 피부자극: 피부로부터의 감각 정보가 뒤뿔에 보내진다. 이 정보는 운동신경세포에 연접하여 감마운동신경세포
3. 알파와 감마 공동작업(Co-Activation): 매번 alpha MN이 활동될 때마다, 감마 MN이 같이 활동된다.

관절수용기(Joint Receptors)

위치(Location)

- 관절수용기는 관절내 결합조직(Connective Tissue)에 위치한다.

기능(Function)

- 관절수용기는 관절주머니와 인대에서 발생하는 역학적 기형에 대하여 반응한다.
- 관절수용기는 소뇌와 배쪽뿔에 이러한 고유수용 정보를 보낸다.

무엇이 관절수용기를 자극하는가?(What Stimulates the Joint Receptors ?)

루피니종말(Ruffini's Endings)

- 루피니종말은 관절주머니에 위치한다.
- 이 감각수용기는 휴식시와 관절움직임 동안 둘다에 활동한다.
- 루피니종말 활성화는 정적 관절위치, 동적 관절 움직임과 관절움직임의 방향과 속도에 신호를 보낸다. 관절 범위의 맨 끝에서 신호를 보냄.

파치니소체(Paciniform Corpuscles)

- 파치니소체는 관절주머니에 위치한다.
- 이 감각신경종말은 동적 움직임에만 반응: 이는 관절이 움직일때만 반응한다는 의미이다.
- 파시니소체는 동적 관절 움직임의 시작과 끝 그리고 관절 움직임 속도에 신호를 보낸다.

인대수용기(Ligament Receptors)

- 인대수용기는 골지힘줄기관의 기능과 일치한다.
- 이 감각신경종말은 관절주머니 인대에 위치하고 관절범위의 끝범위에서 활성화되어간다.
- 인대수용기는 관절주머니의 긴장에 반응한다.

자유신경종말(Free nerve Ending)

- 자유신경종말은 관절주머니에 위치한다.
- 이 감각신경종말은 감염과 방사에 의해 가장 자극받는다.
- 이 감각신경종말이 활성화될 때 관절 통증감지에 신호를 보낸다.

관절수용기는 소뇌와 배쪽뿔에 고유수용 정보를 보내기 위해 몇가지 다른 감각섬유를 사용한다.

- 인대수용체는 Ib 감각섬유를 사용한다.
- 루피니종말과 파치니소체는 II 감각섬유를 사용한다.
- 자유신경종말은 델타 A와 C 감각섬유를 사용한다.

관절수용기의 경로

- 관절수용기는 뒤뿔에 고유수용 정보를 보내기위해 감각섬유를 사용한다.
- 정보는 사이신경세포에서 연접한다.
- 사이신경세포는 배쪽뿔의 운동신경세포에 연결하여 관절에 둘러싸인 근에 고유수용 정보를 다시 보낸다.
- 배쪽뿔에서의 α MN은 역시 관절 위치와 움직임에 관해 일정한 되먹임을 위해, 소뇌에 관절수용기 정보를 보낸다.

관절수용기와 고유수용성감각

- 근육방추, 골지힘줄기관 및 관절수용기가 정상적인 고유수용기에 중요한 반면에, 관절수용기는 고유수용에 있어 중요하지는 않다.
- 이는 관절 대치술(joint replacements)을 한 환자가 왜 아직도 관절중간 범위에서 좋은 고유수용을 갖고 있는 이유를 설명한다.

참고문헌(References)

1. Sacks O. *The Man Who Mistook His Wife for a Hat*. New York, NY: Simon and Schuster; 1986.
2. Brown LE, Marlin MC, Morrow S. On the contributions of vision and proprioception to the representation of hand-near targets. *J Neurophysiology*. 2015;113(2):409-419. doi:10.1152/jn.00005.2014.
3. Cutfield NJ, Scott G, Waldman AD, Sharp DJ, Bronstein AM. Visual and proprioceptive interaction in patients with bilateral vestibular loss. *Neuroimage Clin*. 2014;4:274-282. doi:10.1016/j.nicl.2013.12.013.
4. Hillier S, Immink M, Thewlis D. Assessing proprioception: a systematic review of possibilities. *Neurorehabil Neural Repair*. 2015;29(10):933-49. doi:10.1177/1545968315573055.
5. Proske U. The role of muscle proprioceptors in human limb position sense: a hypothesis. *J Anat*. 2015;227(2):178-183. doi:10.1111/joa.12289.
6. Dimitriou M. Human muscle spindle sensitivity reflects the balance of activity between antagonistic muscles. *J Neurosci*. 2014;34(41):13644-13655. doi:10.1523/JNEUROSCI.2611-14.2014.
7. Mileusnic MP, Brown IE, Lan N, Loeb GE. Mathematical models of proprioceptors. I. Control and transduction in the muscle spindle. *J Neurophysiol*. 2006;96(4):1772-1788. doi:10.1152/jn.00868.2005.
8. Liu JX, Eriksson PO, Thornell LE, Pedrosa-Domellöf F. Fiber content and myosin heavy chain composition of muscle spindles in aged human biceps brachii. *J Histochem Cytochem*. 2005;53(4):445-454. doi:10.1369/jhc.4A6257.2005.
9. Arber S, Ladle DR, Lin JH, Frank E, Jessell TM. ETS gene Er81 controls the formation of functional connections between group Ia sensory afferents and motor neurons. *Cell*. 2000;101(5):485-498. doi:10.1016/S0092-8674(00)80859-4.
10. Enjin A, Leão KE, Mikulovic S, Le Merre P, Tourtellotte WG, Kullander K. Sensorimotor function is modulated by the serotonin receptor 1d, a novel marker for gamma motor neurons. *Mol Cell Neurosci*. 2012;49(3):322-332. doi:10.1016/j.mcn.2012.01.003.
11. Ellaway PH, Taylor A, Durbaba R. Muscle spindle and fusimotor activity in locomotion. *J Anat*. 2015;227(2):157-166. doi:10.1111/joa.12299.
12. Matthews PB. Where anatomy led, physiology followed: a survey of our developing understanding of the muscle spindle, what it does and how it works. *J Anat*. 2015;227(2):104-114. doi:10.1111/joa.12345.
13. Miller KC, Burne JA. Golgi tendon organ reflex inhibition following manually applied acute static stretching. *J Sports Sci*. 2014;32(15):1491-1497. doi:10.1080/02640414.2014.899708.
14. Kistemaker DA, Van Soest AJK, Wong JD, Kurtzer I, Gribble PL. Control of position and movement is simplified by combined muscle spindle and Golgi tendon organ feedback. *J Neurophysiol*. 2013;109(4):1126-1139. doi:10.1152/jn.00751.2012.
15. Gracies JM. Pathophysiology of impairment in patients with spasticity and use of stretch as a treatment of spastic hypertonia. *Phys Med Rehabil Clin North Am*. 2001;12(4):747-68.
16. Pizzi A, Carlucci G, Falsini C, Verdesca S, Grippo A. Application of a volar static splint in poststroke spasticity of the upper limb. *Arch Phys Med Rehabil*. 2005;86(9):1855-1859. doi:10.1016/j.apmr.2005.03.032.
17. Yasar E, Tok F, Safaz I, Balaban B, Yilmaz B, Alaca R. The efficacy of serial casting after botulinum toxin type A injection in improving equinovarus deformity in patients with chronic stroke. *Brain Inj*. 2010;24(5):736-739.
18. Kirkwood CA, Bardsley GI. Seating and positioning. In: Barnes MP, Johnson GR, eds. *Upper Motor Neurone Syndrome and Spasticity: Clinical Management and Neurophysiology*. New York, NY: Cambridge University Press; 2008:99.
19. Fuentes CT, Bastian AJ. Where is your arm? Variations in proprioception across space and tasks. *J Neurophysiol*. 2010;103(1):164-171. doi:10.1152/jn.00494.2009.
20. Proske U, Gandevia SC. The kinaesthetic senses. *J Physiol*. 2009;587(17):4139-4146. doi:10.1113/jphysiol.2009.175372.
21. Riemann BL, Lephart SM. The sensorimotor system, part I: the physiologic basis of functional joint stability. *J Athl Train*. 2002;37(1):71-79.

21장

근육긴장의 장애

Disorders of Muscle Tone

근육긴장(Muscle Tone)

- 근육긴장은 휴식 상태에서 지속적인 근 수축상태이다.
- 긴장은 무의식적 현상(Unconscous Phenomenon)이다. 인간은 의식적으로 근긴장을 증가하거나 감소할 수 없다.

긴장을 중재하는 1차 기전(Primary Mechanism that Mediate Tone)

바깥피라밋 구조(Extrapyramidal Structure) 위운동신경세포 부위(Part of the Upper Motor Neuron System)

- 바깥피라밋 구조는 운동센터이며, 피라밋계 바깥에 위치한 경로이다.
- 이것은 안뜰핵과 그물핵과 같은 뇌줄기 목뼈를 포함한다.
- 또한 안뜰척수, 그물척수, 적색핵 척수로와 같은 바깥피라밋 운동로를 포함한다.

바닥핵(Basal Ganglia)

- 위운동신경계통의 꼬리핵, 조가비핵(Putamen) 및 창백핵(Globus Pallidus)를 포함한다.
- 이 핵에는 흑색질(substantia nigra)과 시상밑핵(subthalamic nuclei)이 또한 포함된다.

피라밋 구조(Pyramidal Structure)

- 겉질척수로를 포함한다.

소뇌(Cerebellum)

- 소뇌는 뇌줄기, 바닥핵, 뇌피라밋 구조와 근육방추 골지힘줄기관 및 관절수용기와 같은 되먹임 / 미리 되먹임 회로(Loop)에서 일을 한다.
- 소뇌는 역시 소뇌를 지나는 들 감각로를 통해(앞뒤 척수소뇌로, 쐐기 소뇌로 및 입쪽 척수소뇌로) 근긴장을 중재한다.

배쪽뿔의 운동신경세포(Motor Neurons of the Ventral Horn)

- 배쪽뿔의 알파와 감마운동신경세포가 근긴장을 중재한다.

뼈대근을 지배한 말초신경[Peripheral Nerves that Innervate Skeletal Muscle, 아래 운동신경세포계(The Lower Motor Neuron System)]

- 말초신경은 긴장도를 중재할 뿐만아니라 뼈대근을 지배한다.

근육긴장의 분류(Classifications of Tone)

저긴장성(Hypotonicity)

- 저긴장은 근긴장의 비정상적 감소이다(예, L1 밑의 척수장애가 있는 자, 늘어진 아기(Floppy Babies)).
- 저긴장은 LMN 장애에 의해 원인이 된다:
  - 배쪽뿔의 운동신경세포에 대한 손상
  - 말초 척수신경에 대한 손상
- 뒤소뇌엽(신소뇌엽:Neocerebellar Lobe)의 병변은 저긴장과 저반사(Hyporeflexia)를 초래한다.

과다긴장[과긴장(Hypertonicity)]

- 과다긴장은 근긴장의 비정상적인 증가이다 ; 능동과 수동적 움직임에 대해 저항이 있다.
- 과다긴장은 UMN 병변에 의해 원인이 된다.
- 앞소뇌엽(옛소뇌엽:Paleocerebellar lobe)의 병변은 과긴장과 과활동반사를 초래한다.

강직성(Spasticity)

- 강직은 과다긴장의 형태이다.
- 강직은 관절의 한쪽에 강직성으로 인하여 수동과 능동적으로 움직이는데 어려움을 갖는다.
- 굽힘 또는 폄근이 강직성이나, 두가지 다는 아니다.
- 강직은 속도에 의존적이다; 이는 강직성은 손상된 사지를 빠르게 수동적으로 움직이면 나타날 수 있다. 사지에 천천히 수동적으로 움직이면 강직성이 나타나지 않을 수도 있다.
- 강직은 SCI(T12와 윗부분), 외상성뇌손상, 뇌졸중 및 뇌성마비와 같은 장애에 관련된다.

경직(Rigidity)

- 경직은 과긴장의 형태이고 관절의 양쪽에 근육그룹을 능동적과 수동적으로 움직이는 것이 어렵다.
- 경직은 속도에 비의존적이다; 이는 손상된 사지를 빨리 움직이든지 느리게 움직이든지 증가된 근육긴장을 보인다.
- 경직은 파킨슨병(Parkinson's Disease)과 같은 장애와 관련된다.

접는칼현상(Clasp Knife Syndrome)

- 접는칼현상은 관절에서 심한 강직을 보인다.
- 지속된 신장이 근육을 이완시켜 경련을 없애버릴 것이다.

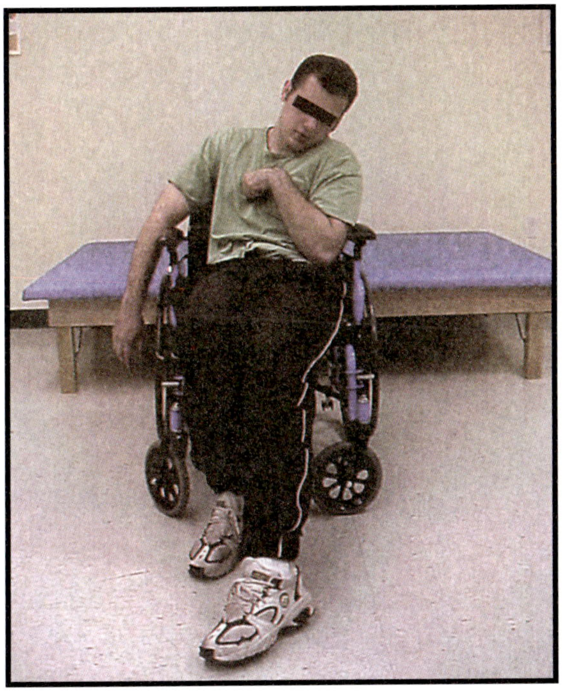

왼쪽 반신마비환자의 전형적인 모습
왼쪽 반신마비(hemiplegia)가 있는 환자의 전형적인 자세.
몸 반대의 증가된 긴장, 머리와 목이 굽혀져 있음 ; 어깨뼈는 들임과 뒤당김 ; 어깨관절은 모음과 안쪽돌림 ; 팔꿉관절, 손목 및 손가락은 굽힘 ; 아래팔이 엎침 ; 손목은 자뼈로 치우침 ; 손가락은 모음 ; 엉덩관절, 다리, 무릎 및 발목은 폄 ; 골반은 뒤쪽 기울임 ; 넓적다리는 안쪽돌림 ; 발은 안쪽번짐되어 있다.

톱니바퀴 경직(Cogwheel Rigidity)

- 톱니바퀴 경직은 근육 수축과 이완을 통한 수동움직임의 교대저항같은 연축(jerky)로 인해 근육긴장도가 증가할 때 발생한다.
- 톱니바퀴 경직에 있어 저항은 연축적(Jerky)이며 빠르게 잡아채는 듯한 움직임에 있어서 이완/저항패턴으로 특징 지을 수 있다.
- 이것은 파킨슨병에서 보인다.

납파이프 경직

- 납파이프 경직은 사지의 전체 운동범위를 수동적으로 움직일때 계속되고 지속적인 저항으로 인해 근육긴장도가 증가할 때 발생한다.
- 납파이프 경직은 운동범위(모든 면에서)를 수동적으로 움직일 때 획일적이고 지속적인 저항이 특징이다.

클로누스(Clonus)

- 클로누스는 강직근육그룹(spastic muscle group)에서 발생하는 근육의 조절되지 않은 진동(Oscullation)이다(중추신경계통 손상으로 기인된다).

강직의 이론(원인)(THEORIES OF SPASTICITY(ETIOLOGY)

과활동적 반사활(Hyperactive Reflex Arcs)

- 반사활은 겉질에서 수정없이 발화하는 것이다.
- 이는 겉질척수로가 상실된 때 UMN 척수손상에서 발생한다.
- 손상수준 이하에서 겉질 척수로는 손상되나 어찌되었건 반사활은 남아있으므로 고위중추로부터 수정없이 발화되는 것이다.
- 이 결과 강직이 야기된다.

대항근과 협력근의 감소된 상호간의 억제(Reduced Reciprocal Inhibiton of the Antagonist an Synergy Muscles)

- 손상시 대항근과 협력근 활동을 억제하는 알파운동신경세포의 활동에 감소가 원인이 될 때, 작용근의 수정없이 발화한다.
- 이 결과 강직이 야기될 수 있다.

배쪽뿔에서의 알파운동신경세포의 겉질 수정상실

- 뇌줄기와 겉질아래 운동중추에 상해가 발생할 때, 이 운동중추의 겉질 억제가 상실된다.
- 이는 알파와 감마운동신경세포가 겉질에서의 수정없이 발화하는 원인이 된다.
- 증가된 근긴장을 야기시킬 수 있다.

1차 운동영역의 손상(Damage to the Primary motor area)

- 1차 운동 영역에 대한 손상이 발생할 때, 겉질척수로가 겉질에서 수정없이 발화되며 강직의 원인이 된다.

위척수 운동중추를 포함한 뇌줄기부위의 손상

- 위척수(Supraspinal) 운동중추는 안뜰계, 그물핵 및 다리뇌핵(Pontine Nuclei)을 포함한다.
- 이것이 손상되었을 때, 심한 강직(spasticity)이 폄근에서 발생할 수 있다.

근육긴장에 영향을 미치는 치료적 기법(THERAPEUTIC TECHNIQUES TO INFLUENCE TONE)

작용근의 지속된 신장(Sustained Steretch on the Agonist)

- 작용근에 어떤 지속되는 신장은 강직 작용근에 위치한 GTOs(골지힘줄기관)을 활성화 시킨다.
- 골지힘줄기관은 작용근의 강직을 억제하고 대항근을 촉진시킨다.
- 예: 두갈래근이 강직이라면, 팔꿉관절을 지속적으로 신장(폄)한다. 이는 GTOs 활성화 시킬 것이다; 골지힘줄기관은 강직성 수축하는 작용근을 억제시키며, 대항근육그룹(Antagonist Muscle Groups)을 촉진시킨다.

작용근의 빠른 신장(Quick Stretch on the Agonist)

- 작용근의 빠른 신장은 근육방추를 활성화시킨다.
- 근육방추는 작용근의 지배를 계속하기 위해 배쪽뿔의 알파운동신경세포에 정보를 보낸다.
- 예: 늘어진 아기(Floppy baby)에 있어 두갈래근의 빠른 신장은 기능학적 팔 사용을 위해 두갈래근에 긴장(Tone)을 증가시킬 것이다.

작용근힘줄에 압박을 가함(Placing Pressure on the Tendon of the Agonist)

- 강직근육그룹의 작용근힘줄에 압력을 가함은 골지힘줄기관을 활성화시킬 것이다.
- 골지힘줄기관은 강직성 수축하는 작용근을 억제하고 대항근을 촉진시킨다.
- 예: 두갈래근의 강직성일 때, 골지힘줄기관을 활성화시키기위해 두갈래근 힘줄에 지속된 압박을 가함. 이는 두갈래근에 강직성을 이완시키고 세갈래근에 활동을 촉진시킨다.
- 수축하는 강직성근육의 복부(Belly)에는 압박을 절대 가하지 말아야한다. 이는 MS를 활성화시켜 강직성근의 강직성을 증가시킨다.

부목고정(Splinting)

- 부목고정은 작용근의 긴장을 감소시키기 위해 지속된 신장을 강직근육그룹에 위치시킨다는 전제하에 사용한다.
- 예: 손목 굽힘근의 강직성
- 손목굽힘근에 폄 지속적 신장을 위해 레스팅팬(Resting pan) 부목고정을 사용한다.
- 골지힘줄기관이 활성화될 것이며, 작용근의 강직성을 감소시키는데 기여할 것이며 대항근(손목 폄근)의 활동을 촉진시킨다.
- 부목고정은 잘 맞아야 하거나 피부수용기가 감마 근육방추를 활성화되는지가 매우 중요하다. 감마운동신경세포는 MS에게 발화하도록 신호를 보내 작용근에(손목굽힘근) 강직성을 촉진시킨다.

연속적인 고정(Serial Casting)

- 연속적인 고정은 관절 운동범위(Range of Motion: ROM)를 증가시키기 위해, 관절 주변의 강직성근에 놓게 한다.
- 예: 팔꿉굽힘근의 강직된 근육그룹을 장기간 고정한다.
- 초기의 캐스트에 있어, 치료사는 팔꿉굽힘근을 조금 당겨서 폄시킨채로 팔꿉관절을 캐스트 한다.
- 본질적으로 캐스트는 오랫동안 지속된 신장으로, 팔꿉굽힘근에 적용한다.
- GTO가 활성화되며 팔꿉굽힘근의 강직성을 감소시킨다.
- 2~3일마다 또는 매주 치료사는 강직성 관절에 새로운 고정을 한다.
- 매번의 성공적인 캐스트는 팔꿉관절이 점차적으로 ROM이 증가되고 더 크게 펴지게 된다.
- 연속적인 고정의 일반적인 문제는 피부가 손상되는 것이다. 피부손상이 발생하면 고정은 제거되어야 하고

피부가 다 낫고 나면 행해야 한다. 불행하게도 피부가 나아지기전에 환자의 강직성근육그룹은 자주 초기의 강직성으로 돌아가게 될 것이다. 이런 경우 연속적인 고정의 결과로서 얻어진 ROM은 상실된다.

지속된 신장을 통한 클로누스(Clonus) 감소

- 클로누스는 강직성근육그룹에서 발생하는 근의 조절되지 않는 진동(Oscillation)이다.
- 클로누스는 팔다리마비(Quadriplegia)가 있는 환자의 발목관절에서 자주 관찰된다.
- 치료사가 휠체어 발판에 환자의 발을 올려 놓을 때 치료사는 발바닥 굽힘근에 빠른 신장을 주게 된다.
- 이 빠른 신장은 MS를 활성화시켜 발바닥굽힘근이 조절되지 않은 수축을 유발하게 된다.
- 클로누스를 감소시키기 위해:
  - 발바닥굽힘근에 지속된 신장을 한다; 즉, 지속된 신장 형태로 등쪽굽힘(Dorsiflexion)으로 발을 잡아 당긴다.
  - 이는 골지힘줄기관을 활성화시킨다. 강직성근(발바닥굽힘근)이 이완할 것이다.

수정된 에시워스 척도(Modified Ashworth Scale): 근긴장 평가에 사용

0. 근긴장 증가가 없다.
1. 잡거나 이완에 긴장도가 약간 (Slight)증가되거나 손상관절을 굽히거나 펼 때 관절가동범위의 끝에 최소저항에 의해 긴장도가 약간 증가.

+1. 관절가동범위의 나머지(반이하)에서 최소저항에 의해 긴장도가 약간 증가

2. 관절가동범위 전 범위 동안 더 현저한 (More Marked)근육긴장도가 있지만 손상관절은 쉽게 움직여진다.
3. 근육긴장도의 상당한 증가, 수동움직임이 어렵다.
4. 손상관절에 굽힘 또는 폄 경직(Rigid)

팔다리의 공동운동패턴(Synergy Patterns)

- 공동운동패턴은 자극되거나 수의적인 움직임을 나타내기 위한 전형화된 움직움을 말한다.
- 공동운동패턴은 신경학적 손상 즉, 외상성뇌손상환자(TBI) 그리고 뇌졸중(CVA)같은 관절 위치에 영향을 미치는 근육 긴장도가 병적으로 나타나는 것이다.
- 공동운동은 특정 신경학적 손상의 결과로 침범된 관절자세가 지속적으로 나타나는 것을 나타낸다.
- 특정 굽힘근과 폄근 공동운동은 팔과 다리에서 관찰된다.
- 공동운동패턴은 회복기에 변화가 나타나거나 손상된 뇌조직이 회복된다면 계속 나타나지 않을 수도 있다.

관절	굽힘근공동패턴	폄근공동패턴
어깨뼈	올림과 당김	내밈과 내림
어깨	벌림과 바깥돌림	수평모음과 안쪽돌림
팔꿉관절	굽힘	폄과 엎침
아래팔	뒤침	엎침
손목	굽힘과 자쪽편위	폄
손가락	굽힘과 모음	굽힘과 모음
엄지	굽힘과 모음	굽힘과 모음
엉덩관절	굽힘, 벌림, 그리고 바깥돌림	폄, 모음, 그리고 안쪽돌림
무릎관절	굽힘	폄
발목관절	등쪽굽힘과 엎침	발바닥굽힘과 엎침
발가락	등쪽굽힘	발바닥굽힘

연합반응(Associated Reactions)

- 연합반응은 한 사지의 과도한 사용으로 다른 사지(대개 반대편 사지)의 긴장과 자세에 영향을 미치는 전형화된 움직임을 말한다. 즉, 한 사지의 수의적 움직임은 다른 사지에 무의도적 움직임을 만들어낸다.
- 연합반응은 반사자극의 결과로서 정상 움직임이다. 예를 들면, 하품, 재채기, 기침, 그리고 신장할 때 무의도적인 움직임이 일어난다.
- 연합반응은 또한 병적인 결과로서 나타날 수 있다. 예: 뇌졸중 후 오른쪽 팔에 굽힘근공동운동패턴이 나타난다. 손상되지 않은 왼쪽팔로 머리를 빗을 때 손상받은 오른쪽팔이 더 굽힘되고 벌림된다.
- 연합반응은 수의적인 움직임을 하는 동안 일어난다. 예: 오른쪽 팔굽힘근 공동운동패턴은 보행을 하려고 시도할 때 나타난다. 보행을 하게 되면 더 증가된 강직을 오른쪽 팔에서 관찰할 수 있다.
- 연합반응은 반대편 팔다리의 과활동으로 기인된다. 이것은 반대편 팔다리의 운동세포체와 연접하는 사이신경세포를 선택적으로 억제하는 능력손상이 원인이다.

참고문헌 (References)

1. Gurfinkel V, Cacciatore TW, Cordo P, Horak F, Nutt J, Skoss R. Postural muscle tone in the body axis of healthy humans. *J Neurophysiol.* 2006;96(5):2678-2687. doi:10.1152/jn.00406.2006.
2. Takakusaki K, Habaguchi T, Ohtinata-Sugimoto J, Saitoh K, Sakamoto T. Basal ganglia efferents to the brainstem centers controlling postural muscle tone and locomotion: a new concept for understanding motor disorders in basal ganglia dysfunction. *Neuroscience.* 2003;119(1):293-308. doi:10.1016/S0306-4522(03)00095-2.
3. DeLong MR, Georgopoulos AP. Motor functions of the basal ganglia. In: *Comprehensive Physiology.* Published online 2011. doi:10.1002/cphy.cp010221.
4. Ivanhoe CB, Reistetter TA. Spasticity: the misunderstood part of the upper motor neuron syndrome. *Am J Phys Med Rehabil.* 2004;83(10):S3-S9.
5. Lai YY, Kodama T, Siegel JM. Changes in monoamine release in the ventral horn and hypoglossal nucleus linked to pontine inhibition of muscle tone: an in vivo microdialysis study. *J Neurosci.* 2001;21(18):7384-7391.
6. Dietz V, Sinkjaer T. Spastic movement disorder: impaired reflex function and altered muscle mechanics. *Lancet Neurol.* 2007;6(8):725-733. doi:10.1016/S1474-4422(07)70193-X.
7. Richer LP, Shevell MI, Miller SP. Diagnostic profile of neonatal hypotonia: an 11-year study. *Pediatr Neurol.* 2001;25(1):32-37. doi:10.1016/S0887-8994(01)00277-6.
8. Wassmer E, Davies P, Whitehouse WP, Green SH. Clinical spectrum associated with cerebellar hypoplasia. *Pediatr Neurol.* 2003;28(5):347-351. doi:10.1016/S0887-8994(03)00016-X.
9. Sanger TD, Delgado MR, Gaebler-Spira D, Hallett M, Mink JW. Classification and definition of disorders causing hypertonia in childhood. *Pediatrics.* 2003;111(1):e89-97. doi:10.1542/peds.111.1.e89.
10. Sheean G. The pathophysiology of spasticity. *Eur J Neurol.* 2002;9(Suppl 1):3-9. doi:10.1046/j.1468-1331.2002.0090s1003.x.
11. Levin J, Krafczyk S, Valkovič P, Eggert T, Claassen J, Bötzel K. Objective measurement of muscle rigidity in Parkinsonian patients treated with subthalamic stimulation. *Mov Disord.* 2009;24(1):57-63. doi:10.1002/mds.22291.
12. Kheder A, Nair KPS. Spasticity: pathophysiology, evaluation and management. *Pract Neurol.* 2012;12(5):289-298. doi:10.1136/practneurol-2011-000155.
13. Ghiglione P, Mutani R, Chiò A. Cogwheel rigidity. *Arch Neurol.* 2005;62(5):828-830. doi:10.1001/archneur.62.5.828.
14. Endo T, Okuno R, Yokoe M, Akazawa K, Sakoda S. A novel method for systematic analysis of rigidity in Parkinson's disease. *Mov Disord.* 2009;24(15):2218-2224. doi:10.1002/mds.22752.
15. Wallace DM, Ross BH, Thomas CK. Characteristics of lower extremity clonus after human cervical spinal cord injury. *J Neurotrauma.* 2012;29(5):915-924. doi:10.1089/neu.2010.1549.
16. Gracies JM. Pathophysiology of impairment in patients with spasticity and use of stretch as a treatment of spastic hypertonia. *Phys Med Rehabil Clin North Am.* 2001;12(4):747-68.
17. Cooper A, Musa IM, Van Deursen R, Wiles CM. Electromyography characterization of stretch responses in hemiparetic stroke patients and their relationship with the Modified Ashworth Scale. *Clin Rehabil.* 2005;19(7):760-766. doi:10.1191/0269215505cr888oa.
18. Pizzi A, Carlucci G, Falsini C, Verdesca S, Grippo A. Application of a volar static splint in poststroke spasticity of the upper limb. *Arch Phys Med Rehabil.* 2005;86(9):1855-1859. doi:10.1016/j.apmr.2005.03.032.
19. Yasar E, Tok F, Safaz I, Balaban B, Yilmaz B, Alaca R. The efficacy of serial casting after botulinum toxin type A injection in improving equinovarus deformity in patients with chronic stroke. *Brain Inj.* 2010;24(5):736-739.
20. Sheean G, McGuire JR. (2009). Spastic hypertonia and movement disorders: pathophysiology, clinical presentation, and quantification. *Phys Med Rehabil.* 2009;1(9):827-833. doi:10.1016/j.pmrj.2009.08.002.
21. Bohannon RW, Smith MB. Interrater reliability of a Modified Ashworth Scale of Muscle Spasticity. *Phys Ther.* 1987;67(2):206-207.
22. Cheung VC, Turolla A, Agostini M. Muscle synergy patterns as physiological markers of motor cortical damage. *Proc Natl Acad Sci U S A.* 2012;109(36):14652-14656. doi: 10.1073/pnas.1212056109.
23. Bhakta BB, Cozens JA, Chamberlain MA, Bamford JM. Quantifying associated reactions in the paretic arm in stroke and their relationship to spasticity. *Clinical Rehabil.* 2001;15(2):195-206. doi:10.1191/026921501671342614.
24. Bhakta BB, O'Connor RJ, Cozens AJ. Associated reactions after stroke: a randomized controlled trial of the effect of botulinum toxin type A. *J Rehabil Med.* 2008;40(1):36-41. doi:10.2340/16501977-0120.

임상검사문제(Clinical Test Questions)

20장에서 21장까지

1. 머리손상으로 소뇌손상이 야기된 이래로 존슨여사는 그녀의 몸이 공간에서 어디 있는지와 각 지체들과의 관계에서 어디있는지를 이해하는데 어려움이 있다. 환경에 대한 관계에서 유기체의 위치 재인지를 담당하는 신경학적 계통은 어디인가?

a. 안뜰계
b. 고유수용계
c. 바닥계
d. 혈관계

2. 뇌졸중 후 윌리암의 작업치료사는 그녀의 강직성 오른쪽 손목과 손에 콕업스프린트를 제작하였다. 스플린트는 다음 원리의 가진 치료적 기술인가?

a. 강직성 근육 그룹의 빠른 신장은 GTO를 촉진하고 강직성 근육을 억제한다.
b. 강직성 근육그룹의 힘살(belly)에 압박은 GTO를 촉진하고 강직근육을 억제한다.
c. 근육그룹의 지속적 신장은 GTO를 촉진하고 강직근육을 억제한다.

3. 토미슨씨는 2주전에 오른쪽 뇌반구에 뇌졸중을 당했다. 그의 치료사가 그의 왼쪽 팔꿉관절을 수동적으로 폄할때 팔꿉관절은 초기에 높은 강직을 보이고 움직일 수 없었다. 팔꿉굽힘근육에 지속적 신장을 주었을 때 강직성은 갑자기 사라지고 팔꿉관절은 폄을 할 수 있게 되었다. 강직의 유형은 다음으로 언급될 수 있다:

a. 톱니바퀴경축(cogwheel rigidity)
b. 납파이프 경직(lead pipe rigidity)
c. 클로노스(clonus)
d. 접이칼 현상(clasp knife phenomenon)

4. 오코노씨는 파킨슨병으로 진단받았다. 치료사가 그의 팔꿉관절에 관절범위를 시도하려할 때 관절저항은 반사(jerky)적으로 나타났고 이완/저항의 패턴이 특징적이었다. 경직의 이런 유형은 무엇으로 알려져 있나?

a. 톱니바퀴경축(cogwheel rigidity)
b. 납파이프 경직(lead pipe rigidity)
c. 클로노스(clonus)
d. 접이칼 현상(clasp knife phenomenon)

5. 맨딥스의 척수손상은 T6에서 나타났고, 그는 이동을 위해 휠체어를 이용한다. 그의 부인은 그의 발을 휠체어의 발판에 올려놓으려 할 때 그의 발목 굽힘근육이 조절되지 않게 진동했고, 그의 다리에 율동적으로 격동하고 경련을 유발했다. 이 현상은 ___________라 하는 __________에 의해서 억제될 수 있다.

1. 톱니바퀴경축
2. 클로누스
3. 강직근육(발목굽힘)에 지속적 신장을 함으로써 GTO를 촉진한다.
4. 근육방추를 촉진하기 위해 강직근육(발목굽힘)에 빠른 신장을 수행한다.

a. 1,3 b. 2,3 c. 1,4 d. 2,4

6. 골드스테인여사는 파킨슨병으로 진단받았다. 치료사가 그녀의 팔꿉관절에 수동적으로 관절가동범위를 시도할 때 움직임이 균등하고 수동움직임에 지속적인 저항을 나타낸다. 과도긴장성의 이 유형을 무엇이라 알려져 있나?

a. 톱니바퀴경축(cogwheel rigidity)
b. 납파이프 경직(lead pipe rigidity)
c. 클로노스(clonus)
d. 접이칼 현상(clasp knife phenomenon)

7. 그의 뇌졸중이후, 나카이씨는 어깨뼈 올림과 젖힘, 어깨 벌림과 바깥돌림, 팔꿉굽힘, 아래팔 엎침과 손목과 손가락의 굽힘이 나타났다. 이 상지패턴(upper extremity pattern)은 신경학적 손상에 반응하는 움직임의 전형적 설정이고 환경적 자극에 의해 또는 환자의 의지적 움직임에 의해 더 나타날 지도 모른다. 이 움직임패턴은 무엇으로 알려져 있나?

a. 연합반응(an associate reaction)
b. 걸질제거 경직(decerebrate rigidity)
c. 공동운동패턴(a synergy pattern)

8. 펠로프여사의 뇌졸중 후 그녀는 그녀의 왼쪽 팔을 이용하여 어떤 노력성 움직임을 하려하거나 그녀의 머리를 빗을 때 오른쪽 팔에 증가된 강직을 나타냈다. 이 현상은 __________라 부르고 반대편 사지의 운동세포체에 시냅스하는 사이신경세포를 선별적으로 억제하는 것을 할 수 없기에 발생하는 것이다.

a. 연합반응
b. 공동운동패턴
c. 겉질제거경직

9. 마켄지는 낮은 긴장도를 가진 3세 아동이다. 그녀의 팔과 몸통에 긴장도를 증가하기 위해 그녀의 치료사는 다음 기술의 어떤 것을 이용하는가?

a. 멕켄지의 저긴장 근육의 근육힘살에 압박을 가한다.
b. 멕겐지의 저간장 근육의 지속적 신장을 수행한다.
c. 멕킨지의 저긴장 근육의 빠른 신장을 수행한다

10. 크론버거씨는 파킨슨병의 진행단계이다. 그는 관절 양쪽에 수동적 신장에 저항하는 근육으로 과긴장성 유형을 나타내고 저항은 속도의존은 아니다. 이 과긴장의 유형을 무엇이라 부르고 ________운동신경세포 손상에 의해 유발된다.

1. 강직성(spasticity)
2. 경직성(rigidity)
3. 위(upper)
4. 아래(lower)

a. 1, 3
b. 1, 4
c. 2, 3
d. 2, 4

정답

1. b
2. c
3. d
4. a
5. b
6. d
7. c
8. a
9. c
10. c

중추신경계통의 운동기능과 기능부전
: 겉질, 바닥핵, 소뇌

대뇌겉질(CEREBRAL CORTEX)

뇌의 겉질 지도(Cortical Mapping of the Brain)

- 뇌의 지도를 그리려는 첫번재 신경해부학자는 Brodman이었는데, 그는 겉질의 각각의 부위에 숫자를 붙였다.
- 1909년에 그는 52부위를 지도화하였다.
- Brodman은 한 부위가 하나의 정확한 뇌기능에 일치한다고 믿었다.
- 각기 부위의 영역은 종종 명백하진 않았다.
- Brodman 영역과 특정한 기능사이의 상호관련이 명백하지 않다.
- PET와 MRI 스캔(PET and MRI Scans)은 오늘날 더 정확한 뇌지도로 사용된다.

대뇌의 기능학적 구분(Functional Divisons of the Cerebrum)

원시겉질(Archicortex)

- 원시겉질은 뇌의 중심핵이고 계통발생적으로 오래되었다.
- 원시겉질은 해마체로 구성되어 있고 뇌의 깊은 곳에 놓여 있고 학습과 기억에 관련된다.

옛겉질(Paleocortex)

- 옛겉질은 중심핵위에 놓이는 바깥층이다. 이는 조롱박겉질(piriform cortex)와 부해마이랑(Parahippocampal Gyrus)을 포함한다.
- 부해마이랑은 해마에 이웃한 가장자리계통(Limbic System)의 영역이다.
- 조롱박겉질은 후각뇌(rhinencephalon)의 부분이고 후각기능을 담당한다.
- 부해마이랑과 조롱박겉질은 해마와 다른 뇌영역 사이의 정보를 전달한다.

새겉질([Neocortex])

- 새겉질은 계통발생론적으로 가장 새로운 부위로 고려된다.
- 이는 뇌의 가장 겉 표면이고 1차 운동겉질, 1차 감각겉질 그리고 연합겉질을 포함한다.
- 새겉질은 포유동물에서만 발견되고 뇌의 전체용량에 50~80%를 차지한다.

운동조절에 있어 대뇌역할(THE CEREBRUM'S ROLE IN MOTOR CONTROL)

1차 운동부위(M1)(Primary Motor Area:M1)

- 1차 운동부위는 중심앞이랑(Precentral Gyrus)이다. 이는 자율/의식적 움직임이 시작하는 곳이다.
- 겉질척수로가 이곳에서 시작하고 운동인체모형이 자리하는 곳이다.
- 일차 운동겉질은 움직임을 계획하고 시행하기 위해 다른 운동영역(운동보완영역, 운동앞겉질, 이마눈영역과 운동연합영역)과 서로 상호보완적으로 일을 한다.

운동 인체모형(Motor Homunculus)

- 운동 인체모형은 자율적 움직임에 대한 각각의 몸부위를 겉질에 표시하는 지도이다.
- 얼굴과 입은 말하기와 먹기를 위해 큰 부위의 겉질표시를 갖는다.
- 손은 또한 환경을 탐색하기 위해 필요한 세밀한 운동조절을 위해 큰 겉질표시를 갖는다.
- 다리를 위한 겉질표시는 안쪽세로틈새(MEdial Longitudinal Fissure)에 위치한다.

운동 인체모형의 조직(Organization of the Motor Homunculus)

- 운동 인체모형의 조직화는 영구불변한 것은 아니다.
- 우리는 절단으로 인해 몸 일부분이 사라졌을 때 몸부위 또는 겉질표시를 사용하는 것이 필요하다.

1차 운동 영역에 대한 병변(Lesion to the Primary Motor Area)

- M1병변은 반대쪽 신체영역에 대한 수의적 움직임의 상실을 유발한다.
- 신체영역의 수의적 움직임 상실은 손상을 입은 운동 인체모형과 일치한다.
- 1차 운동 영역에 대한 병변은 역시 특정운동계획의 이행능력 상실을 야기한다.

운동앞영역(Premotor Area)

- 운동앞영역은 1차 운동 영역 바로 앞에 위치한다.
- 운동앞영역은 운동계획 또는 실행 역할을 한다.

운동앞영역의 병변(Lesion to the Premotor Area)

- 운동앞영역의 병변은 또는 실행증(apraxia) 또는 운동계획의 어려움을 유발한다.
- 실행증은 과제가 무엇을 요구하는지의 이해에 있어서 무능력이거나 적절한 운동계획을 평가하는데 있어 무능력이다.

뇌의 모토(Motto:좌우명): 만약 사용하지 않으면 상실된다.

- 감각과 운동 인체모형에 각 신체영역의 겉질성 표현은 사용-의존적이다.
- 다른 말로 하면 각 신체영역은 반드시 지속적으로 사용되어져야하고, 인체모형의 국소해부의 지도에 위치를 상실하게 될 것이다.
- 특별한 신체영역의 겉질성 표현은 만약 특별한 신체영역이 병인(예, 절단, 말초신경손상, 팔다리의 긴 무활동을 유발하는 정형외과적 손상)으로 인해 기능을 상실하면 다른 영역에 의해 빠르게 충당될 수도 있다.
- 한번 특별 신체영역을 표현하는 겉질성 영역이 국소해부학적 지도로부터 사라지면 사람은 새로운 경험에 의해 반드시 재창조된다. 예를 들면, 환자가 몇 달동안 지속된 말초신경손상으로 손기능을 상실하면 환자는 반드시 근육을 재지배하는 손 사용을 통해 겉질성 지도위에 손 영역을 재창조해야 한다.

운동연합영역(Motor Association Area)

- 운동연합영역은 또한 이마앞엽(Prefrontal) 영역이라 부르고 이마엽 앞쪽에 위치한다.
- 운동연합영역은 움직임의 인지적 계획에 역할을 담당한다.

운동연합영역에 대한 병변(Lesion to the Motor Associtaiton Area)

- 운동연합영역에 병변은 특별한 운동계획 저장의 상실을 야기한다.

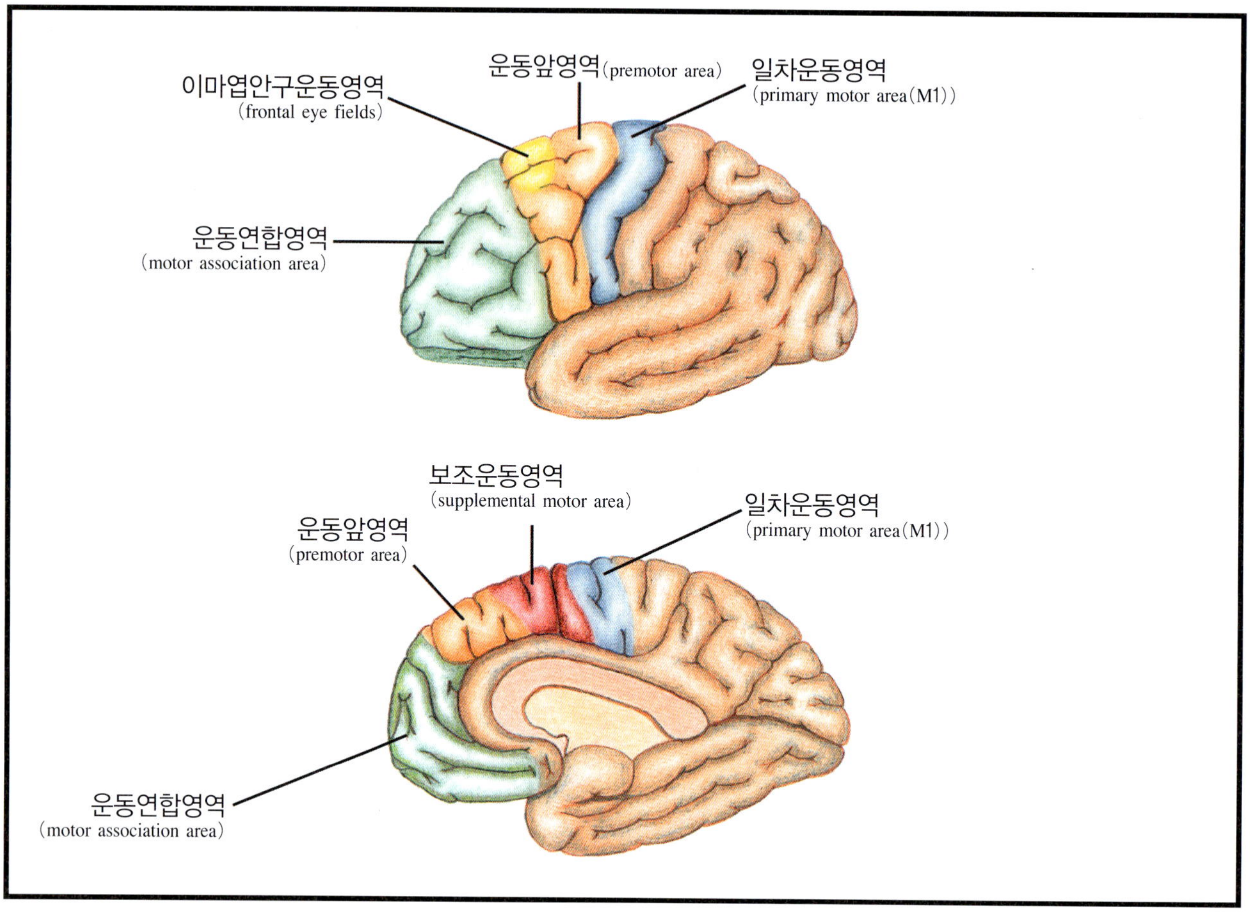

- 이는 손상 / 질병전에 알았던 운동과제를 어떻게 수행하는가를 인지적으로 이해하는데 있어 무능력하다.
- 운동연합영역 손상에 대해 운동앞(Premotor) 영역이 대체될 수도 있고 보상할 수도 있다.

보완운동영역(Supplementary Motor Area)

- 보완운동영역은 운동앞영역이 한부분이고 안쪽세로틈새의 안쪽에 위치한다.
- 보완운동영역은 자세의 양쪽 조절을 담당한다.

보완운동영역에 대한 병변(Lesion to the Supplementary Motor Area)

- 보완운동영역 병변은 자세의 양쪽 조절 상실을 야기한다.
- 다른 영역(예, 소뇌, 안뜰계)이 이 상실을 대체하고 보상하기도 한다.

이마엽 안구운동영역(Frontal Eye Field)

- 이마엽 안구운동영역은 중간이마이랑(Middle Frontal Gyrus), 운동앞영역에 앞쪽에 위치하고 시각적 단속성운동(Saccade)을 담당한다.

이마엽 안구운동영역의 병변(Lesion to the Frontal Eye Field)

- 이마엽 안구운동영역의 병변은 병변이 있는 같은쪽으로 눈의 편위를 야기한다.

행동(Praxis)은 세가지 과정을 갖는다

관념행동(Ideational Praxis)

- 관념행동(Ideational Praxis)은 과제에 요구되는 운동을 인지적으로 이해하는 능력을 말한다.
- 예를 들면, 셔츠를 입을 때 환자는 이 옷 부위가 팔과 몸통에 입어야 할지를 반드시 이해해야 한다. 환자는 또한 셔츠를 입을 때 요구되는 운동계획을 반드시 이해할 수 있어야 한다.
- 관념행동은 운동연합영역의 광범위한 기능이다.

의식운동계획 I(Ideomotor Planning I)

- 의식운동계획 I 은 적절한 운동계획을 평가하는 능력이다. 예를 들면, 셔츠를 입기 위해 특별한 한부분을 정하고 모든 저장된 운동 계획을 분류 할 수 있는 능력을 말한다.
- 이런 운동계획은 운동앞영역에 저장되어 있다.

의식운동계획 II(Ideomotor Planning II)

- 의식운동계획 II 은 적절한 운동계획(또는 활동이 포함된)을 집행하는 능력이다. 예를 들면, 셔츠를 입기 위해 적절한 운동계획을 정한 후에 환자는 반드시 행동으로 옷을 입는 것을 말한다.
- 1차 운동영역을 포함한 운동계획을 실행한다.
- 운동계획의 이 세 가지 과정 중 어떤 한 곳에서 병리가 나타날 수 있다.

신경학적 손상의 결과로서 원시반사의 출현

- 겉질, 속섬유막, 사이뇌, 뇌줄기 그리고 / 또는 바닥핵에 심각한 신경학적 손상(뇌졸중이나 외상성뇌손상의 결과로서)이 있을 때 원시반사가 재출현한다.
- 원시반사는 태아나 신생아 시기동안 발달되고 초기 몇 달 또는 몇 년에 중추신경계에 의해 점차 통합된다.
- 이 반사들은 정상움직임을 촉진시킨다.
- 신경학적 손상을 가진 성인에 이런 반사의 재출현은 심한 중추신경계 병리를 의미한다. 수의적 움직임은 그런 반사들의 출현에 의해 발휘되지 못하게 된다.
- 원시 반사에는 2가지 타입이 있다:
  1. 척수반사(또는 기본) 반사
  2. 뇌줄기반사

척수반사

굽힘회피 (Flexor withdrawal)	발바닥을 자극할 때 발가락이 펴되고 발은 등쪽굽힘된면서 다리가 굽힘된다.	태아 28주부터 발달되기 시작해서 1–2개월사이에 통합된다.
교차폄 (Crossed extension)	폄된다리를 수동적으로 굽힘할 때 반대편 다리가 폄된다. 신경학적 손상이 있는 성인은 앉은 자세를 취할때(휠체어에서 앉는 자세시 다시 폄되는 것과 같은) 방해될 수 있다. 이것은 또한 이동 훈련시에도 방해된다.	태아 28주부터 발달되기 시작해서 1–2개월사이에 통합된다.
폄밀기 (Extensor thrust)	굽힘된 다리의 발을 자극할 때 폄되는 것이다. 신경학적 손상이 있는 성인은 앉은 자세를 취할때(휠체어에서 앉는 자세시 다시 폄되는 것과 같은) 방해될 수 있다. 이것은 또한 이동 훈련시 에도 방해된다.	출생시와 2개월 사이에 발달한다. 1–2개월사이에 통합된다.

신경학적 손상의 결과로서 원시반사의 출현(계속)

뇌줄기수준 반사

비대칭성 긴장성 목 (Asymmetrical tonic neck)	비대칭성긴장성 목을 한쪽으로 회전할 때 활과 화살자세처럼 반대편 어깨와 팔꿉관절이 굽힘된다. 신경학적 손상이 있는 성인은 팔의 의지적 사용이 방해된다.	출생시에 발달해서 1–2개월사이에 통합된다.
목대칭성 긴장성 목 (Symmetrical tonic neck)	머리를 굽힘하면 팔은 굽힘되고 다리는 폄된다. 머리를 폄하면 팔과 다리가 굽힘된다. 신경학적 손상이 있는 성인에 있어 팔과 다리의 의지적 사용이 방해된다.	4–6개월에 발달해서 8–12개월에 통합된다.
대칭성 긴장성 안뜰 (Symmetrical tonic labyrinthine)	엎드려 누워있을때 환자의 팔과 다리는 굽힘된다. 바로누워있을 때 팔과 다리는 폄된다. 신경학적 손상이 있는 성인은 침대에서 휠체어로 이동하는 학습을 하게 될 때 방해를 받는다.	출생시에 발달해서 6개월에 통합된다.
양성지지반응 (Positive support reaction)	바닥에 발의 활이 접촉시(기립자세), 다리는 경직성(rigid) 폄 긴장도를 보인다. 신경학적 손상이 있는 성인은 걷기 위한 재학습을 할때 이 반사가 방해를 하게 된다.	출생시에 발달해서 6개월에 통합된다.
연합반응 (Associated reactions)	환자는 의지적 움직임(어떤 팔다리든지)를 과도하게 사용할 때 반대편 사지에서 불수의적 움직임을 보이는 반응이다. 신경학적 손상이 있는 성인은 이 반사가 수의적 움직임을 방해하게 된다.	출생시와 3개월 사이에서 발달하기 시작해서 8에서 9세 사이에 통합된다.

바빈스키징후(Babinski Sign)

- 바빈스키징후는 발의 발바닥면(Plantar Surfact)의 바깥부위를 쓰다듬기(Stroking) 함으로 나타나는 표면성 피부반사이다.
- 이 반사는 피부자극에 반응하는 동일 척수 분절에 의해 지배받는 근육의 짧은 수축에 의해 발생된다.
- 양성 바빈스키징후는 엄지발가락의 폄이 발생하며 때때로 다른 발가락의 펼쳐짐(Fanning)이 동반하여 나타난다.
- 신경학적 손상이 있는 성인에서 양성 바빈스키징후는 겉질척수로(또는 겉질척수로가 침범된 중추신경계 손상, 즉, 속섬유막, 시상 그리고 뇌줄기)의 손상을 가리킨다.

호프만징후(Hoffman's Sign)

- 호프만징후는 또 다른 표면성 피부반사이다.
- 환자의 세 번째 손가락의 손톱을 가볍게 침(Flicking)으로 나타난다.
- 양성 호프만징후는 엄지손가락의 모음과 둘째손가락의 굽힘이다.
- 신경학적 손상이 있는 성인 환자의 호프만징후의 출현은 겉질척수로(또는 겉질척수로가 침범된 중추신경계 손상, 즉, 속섬유막, 시상 그리고 뇌줄기)의 손상을 가리킨다.

신경학적 손상의 결과로서 높은 수준반응의 상실

- 높은 수준반응은 신생아기 또는 초기 유아기 동안 발달하기 시작해서 평생동안 남아있는 반응를 말한다.
- 이런 반응등은 중간뇌, 바닥핵, 그리고 겉질에 의해 조절된다:
  - 바로잡기반응(Righting Reaction)
  - 평형반응(Equilibrium Reactions)
  - 보호 폄(Protective Extension)반응
- 높은 수준반응은 정상 자세조절과 움직임에 있어 중요한 역할을 한다.
- 신경학적 손상이 있는 성인등은 높은 수준반응이 사라지게 된다.
- 이런 반응의 부재는 자세성 불안정성, 균형문제, 그리고 낙상시 자신을 보호하는 능력의 부재를 야기한다.

중간뇌 수준반응

바로잡기반응(Righting Reaction)

목에 대한 목바로잡기 반응(Neck righting on body)	머리를 수동적으로 한족으로 회전할 때(바로누운자세에서), 몸이 머리와 같이 일직선으로 회전하는 것이다(통나무처럼)	4-6개월에 나타나기 시작해서 5세에 통합된다.
몸에 대한 몸바로잡기 반응(Body righting on body)	위 또는 아래부 몸통을 수동적으로 회전할 때(바로누운자세) 독립된 분절로서 다른 분절들이 회전을 한다.	4-6개월에 나타나기 시작해서 5세에 통합된다.
안뜰 머리 바로잡기 반응(Labyrinthine head righting)	몸을 다른 자세로 기울일 때(시각은 제거하고) 머리가 수직자세를 취하게 된다. 이 반응이 소실되면 수직자세에서 머리를 유지하는 능력이 상실된다.	출생시와 2년사이에 발달하기 시작해서 평생동안 유지된다.

바닥핵 수준반응

보호 폄 (Protective extension, PE)	환자의 무게중심점이 벗어나게 되는 낙상 시 팔과 다리는 자신의 몸을 보호하기 위해 팔과 다리를 밖으로 편다. 보호 폄이 상실 된 환자는 균형을 잃었을 때 손상을 입을 위험이 증가하게 된다.	팔은 4-6개월에 다리는 6-9개월에 발달하기 시작한다. 평생동안 지속된다.
평형반응 (세우기) (Equilibrium reactions) (tilting)	지지면의 움직임으로 인해 무게 중심점이 벗어 날 때 몸통은 휘고 팔다리는 펴지고 벌림된다. 이 반응이 소실될 때 균형과 자세조절의 유지능력이 심하게 손상을 받는다.	6-21개월에 발달하기 시작해서 평생동안 지속된다.
평형반응 (자세성 고정) (Equilibrium reactions) (postural fixation)	무게중심점이 변하도록 몸을 밀 때 가해지는 외부 힘 방향으로 몸통이 휜다. 팔다리는 폄과 벌림된다. 이 반응이 소실될 때 균형과 자세조절의 유지능력이 심하게 손상을 받는다.	6-21개월에 발달하기 시작해서 평생동안 지속된다.

겉질 수준반응

시각 바로잡기 반사 (Optic righting)	신체를 다른 방향으로 기울일때 머리가 수직자세를 취하게 된다.	출생시에서 2개월 사이에 발달하기 시작하여 일평생 지속된다.

운동조절에 있어 바닥핵의 역할(BASAL GANGLIA'S ROLE IN MOTOR CONTROL)

바닥핵(Basal Ganglia)

- 바닥핵은 전형적인 그리고 자율화된 움직임 패턴(예: 걷기, 자전거타기, 쓰기)에 역할을 감당한다.
- 바닥핵 구조물은 꼬리핵, 조가비핵 및 창백핵이다. 사이뇌의 시상밑핵, 중간뇌의 흑질과 바닥앞뇌(basal forebrain)의 기댐핵(nucleus accumbens)도 또한 바닥핵의 부분으로 고려된다.
- 흑색질의 축삭은 흑색질줄무늬체경로를 구성하고 줄무늬체까지 도파민을 공급한다. 도파민은 흑색질에 의해 생산된다.
- 바닥핵에 관한 전통적인 견해는 겉질밑(그리고 불수의적)운동계로 간주되었는데 최근연구에 따르면 바닥핵은 정확한 시간측정을 요구하는 인지와 정서과정에도 기능을 한다고 주장하고 있다. 이를테면 개인적 충동에 의한 자신의 행동을 억제할 수 있는 능력 또는 사회적 상호작용에 적절하게 반응하는 능력을 말한다.
- ADHD를 가진 아동은 반에서 이름이 호명될 때 돌아보는 것이 힘들고 충동을 조절하는 것이 어렵게 느껴진다. 충동과 억제를 균등하게 하는 바닥핵의 능력에 병변이 발생했기 때문이다.
- 연구에 따르면 바닥핵은 보상과 중독행동에 관한 의사결정의 인지적과정에 역할을 담당한다.
- 운동수행에 관해 바닥핵은 억제와 흥분성노력사이 균형의 결과로서 정확한 조절을 하게 한다.
- 바닥핵은 또한 3가지 주요 신경전달물질에 의해 조절된다−도파민, GABA와 아세틸콜린이다.
- 바닥핵 신경세포의 대부분은 목표영역과 기능의 억제에 영향을 미치는 신경전달물질 GABA를 사용한다.
- 대개, 도파민은 바닥핵 경로를 자극하고 대뇌겉질에 촉진영향을 미치게 한다.
- 파킨슨병에서 발견되는 도파민 감소는 움직임의 심한 억제영향을 일으킨다.
- 도파민과 반대되는 아세틸콜린작용
- GABA, 도파민과 ACh는 정확하고 시간을 맞춘 행동에 필요한 움직임의 균형된 억제와 흥분이 협력적으로 수행될 수 있도록 한다.
- 바닥핵의 운동장애는 억제와 흥분성 움직임사이의 불균형을 야기한다.

바닥핵의 분과(Divisions of the Basal Ganglia)

새줄무늬체(Neostriatum)

- 새줄무늬체는 계통발생학적으로 바닥핵의 가장 새로운 영역으로 간주된다.
- 꼬리핵과 조가비핵을 포함한다.
- 조가비핵은 흥분 구조물이다.
- 꼬리핵은 움직임의 억제 조절을 한다. 꼬리핵은 특정한 운동 활동에 제동장치와 같은 역할을 한다.
- 제동장치가 사라질 때, 틱과 뚜렛증후군 같은 과운동 움직임 장애가 발생할 수 있다.
- 꼬리핵과 조가비핵은 뇌의 보상중추를 자극하는 활동에 참여와 연관된 의사결정에 역할을 담당한다.

옛줄무늬체(Paleostriatum)

- 옛줄무늬체는 계통발생학적으로 바닥핵의 오래된 영역으로 간주된다.
- 이는 창백핵(억제구조)을 포함한다.

줄무늬체(Corpus Striatum])

- 줄무늬체는 모든 3구조물을 총체적으로 부르는 이름으로: 꼬리핵, 조가비핵 및 창백핵이 있다.

바닥핵 들신경경로(Basil Ganglia Afferent Pathway)

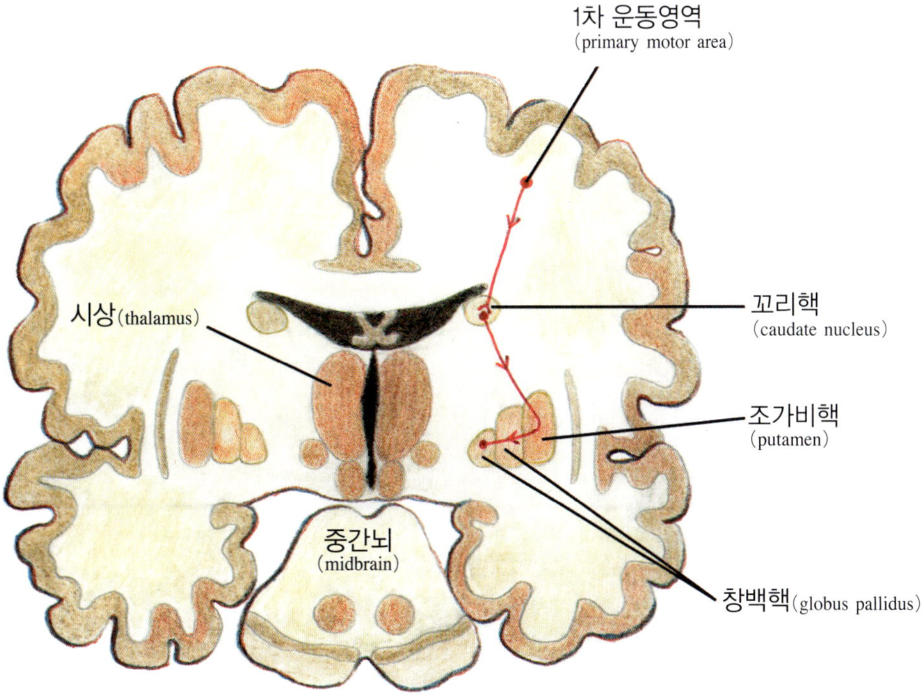

수정체속 경로(Lenticular Fasciculus Pathway)

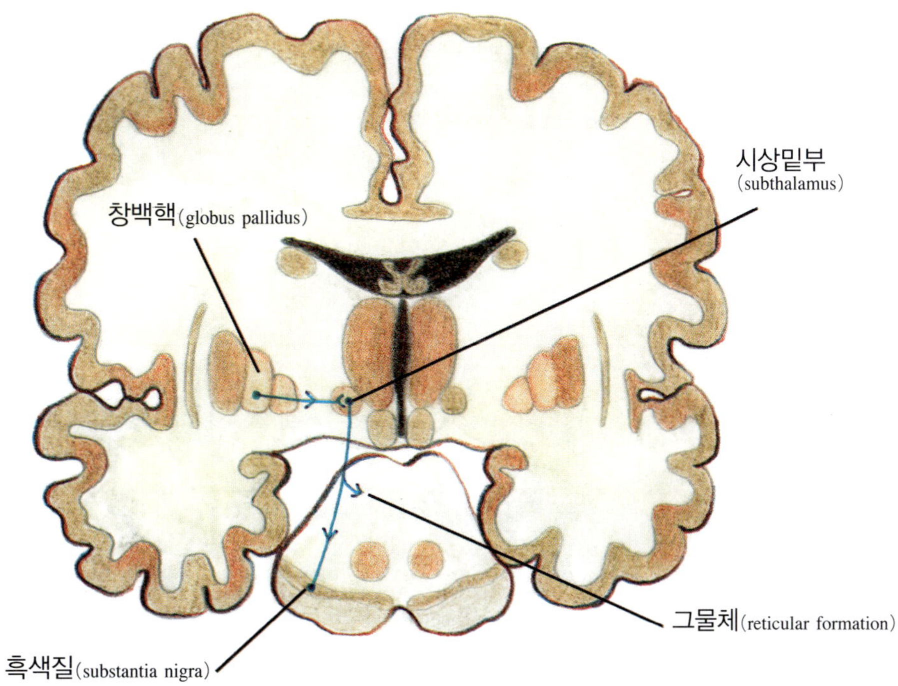

바닥핵의 선택적기능(Collective Functions of the Basal ganglia)

전형적 움직임(Stereotypic Movement)

- 전형적 움직임은 견고한 "전선"(hard-wired: 즉, 의식적 수준에서 배우지 않아도 됨) 움직임 패턴이며 정상적으로 개인의 신경계통이 성숙함에 따라(예: 하품하면서 팔을 신장, 걸을 때 팔을 교대로 흔드는것) 발달한다.

자율적 움직임(Automated Movement)

- 자율적 움직임은 의식적 겉질 조절에 의해 중재되어 사용되는 움직임 패턴이나, 학습되어진 후 바닥핵 구조물에게 맡겨질 것이다.
- 이는 바닥핵에 손상이 지속되지 않는 한, "한번 배운 자전거타기는 절대 잊지 않는다"를 의미한다.
- 자율적 움직임에는 운전, 자전거타기, 쓰기가 포함된다.

바닥핵은 역시 근육긴장에 영향을 미친다(The Basal Ganglia Also Influence Tone)

- 바닥핵은 근육긴장에 영향을 미치는 배쪽뿔의 알파와 감마운동신경세포에 입력을 보낸다.

바닥핵 경로(Basal Ganglia Pathways)

들신경 바닥핵 경로(바닥핵으로 이어지다, Leading to the BG)

- 1차 운동영역과 운동앞영역은 꼬리핵, 조가비핵 및 창백핵에 운동신호를 보낸다.

렌즈핵(수정체) 형성(Lenticular Formation, 바닥핵으로부터 이동)

- 이 경로는 창백핵에서 시상아래, 그물핵 및 흑색질까지 간다.

렌즈핵고리(Ansa Lenticularis, 바닥핵으로부터 이동)

- 이 경로는 창백핵에서 시상의 앞가쪽핵, 1차 운동영역과 운동앞영역까지 간다.

흑색질줄무늬체(Nigrostriatal)경로

- 이 경로는 흑색질에서 창백핵과 시상밑부까지 간다.
- 이 경로는 렌즈 핵고리를 수정한다.
- 파킨슨병은 흑색질이 퇴화되며, 렌즈핵고리의 수정이 상실된다.

바닥핵병변(BASAL GANGLIA LESIONS)

징후(Symptoms)

- 시작, 계속 또는 정지(Stop) 움직임이 어렵다.
- 근육긴장의 문제(특히 경직, Rigidity)
- 불수의적, 원치않는 움직임(떨림, 무도병(Chorea)의 증가

반무도병(편측발리즘, Hemiballismus)

- 반무도병은 시상밑부와 꼬리핵의 병변으로써 시상과 겉질사이의 신경활동의 탈억제를 유발한다.
- 반대 팔다리에 심하게 때린다.
- 발리즘(Ballismus)은 장애가 양쪽일 때 붙는 이름이다.

느린비틀림운동(무정위운동증, Athetosis)

- 팔과 다리와 지속적 움직임의 느린 도리깨질(Flailing)이다.
- 느린 목적없고 목표없는 움직임(특히 먼쪽근육)이 포함된다.
- 움직임은 뒤틀리거나(twisting) 회전으로 이루어진다.
- 그런 움직임은 작용근과 대항근 그룹의 지속적이고도 연장된 수축에 의해 발생된다.

렌즈핵고리 경로(Ansa Lenticularis Pathway)

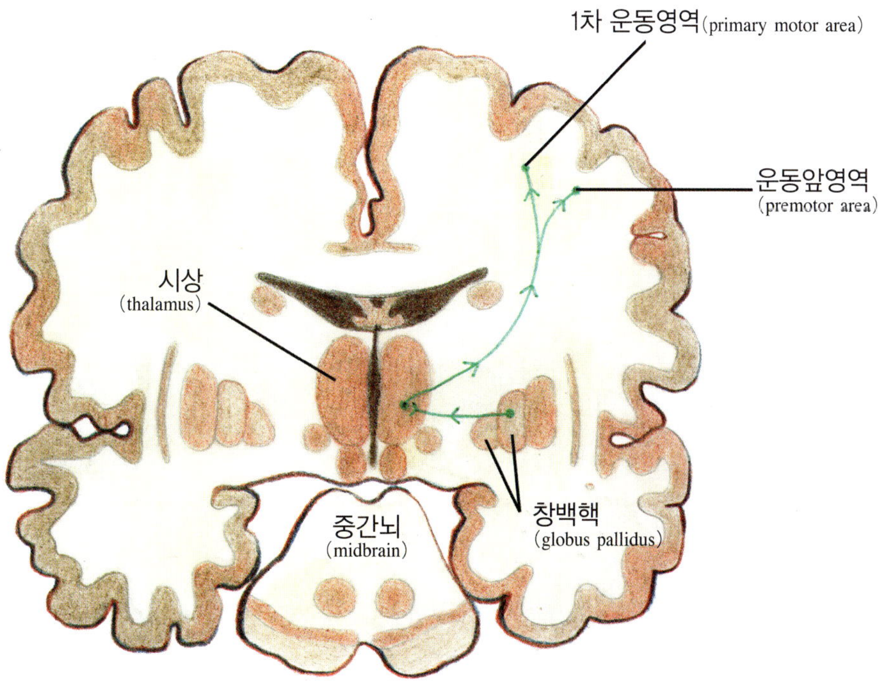

흑색질줄무늬체 경로(Nigrostriatal Pathway)

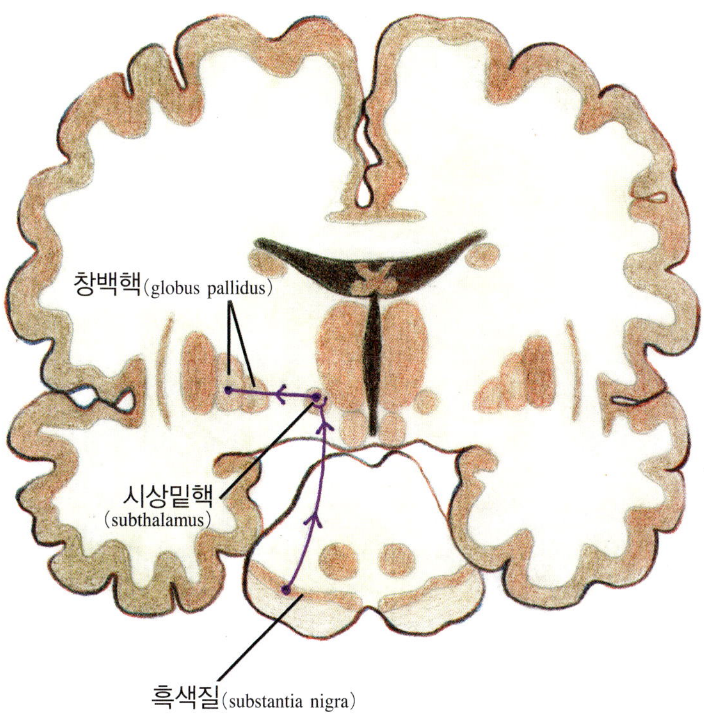

- 느린비틀림운동은 가끔 겉질손상을 동반한 조가비핵과 꼬리핵이 병변에 의해 발생한다.
- 느린비틀림운동은 무도병보다 더 느린 움직임이다.

무도병(Chorea)

- 무도형(Choreiform)은 춤추는 것을 뜻한다. 무도병은 춤추는 것과 같은 갑작스런, 불수의적인, 경련적인 움직임이다. 움직임은 느린비틀림 상태보다 더 협응적이고 우아하게 나타날지도 모른다.
- 항상 축(Axial)과 몸쪽(Proximal) 팔다리 영역에 영향을 미친다: 어깨움츠림, 엉덩이를 움직임, 다리를 교차(Cross)하거나 안함.
- 얼굴의 움직임은 얼굴을 찌푸림, 눈썹치켜뜸, 눈동자 돌리기 그리고 혀 내밈이 포함된다.
- 무도병은 꼬리핵과 조가비핵이 병변에 의해 야기된다.

헌팅톤 무도병(Huntingdon's Chorea)

- 헌팅톤 무도병은 만성적 퇴행성 질병으로 진행성 치매가 포함된다. 치매의 발현은 바닥핵의 인지역할과 연관된다.
- 꼬리핵과 겉질 몇 부분의 퇴행이 포함된 유전병이다.
- GABA 레벨이 줄무늬체(Striatum)와 창백핵에서 감소되었다.
- GABA는 흑색질줄무늬체 경로(줄무늬체에서 창백핵까지)에서 역할하는 신경전달물질이다.
- 이 경로에서 GABA는 도파민의 유출을 중재하고 흑색질줄무늬체 경로에서 활동한다.
- 바닥핵에 있어 증가된 도파민은 헌팅톤병의 원인이 된다.

근육긴장이상(Dystonia)

- 근육긴장이상은 반복적이며 자주 비정상적인 자세를 야기하는 트위스팅(twisting) 움직임을 유발하는 근육수축이 포함된다.
- 근육긴장이상의 지속된 근육수축은 초에서 수시간에 걸쳐 지속될 수 있다.
- 그런 자세는 마비를 일으키는 동시성 반대편 움직임으로부터 나타난다.
- 시간길이 이상 재현과 발현인 근육긴장이상성 근수축은 결국 관절퇴행과 영구적인 고정자세를 야기한다.
- 근육긴장이상은 팔다리, 얼굴, 목과 몸통에서 일어난다.
- 근육긴장이상 치료인 심부뇌자극의 효율성에 대한 근거가 실험연구에서 나타났다. 이 과정은 창백핵에 전극을 두고 복부에 수술로 삽입한 바테리에 의해 자극되어진다. 지속적 자극으로 창백핵이 닫혀져서 근육긴장증상이 사라지게 된다.

운동이상(Dyskinesia)

- 운동이상은 이상한 특성을 가진 율동적이고 반복적인 움직임이 나타난다.
- 팔다리보다 얼굴, 입, 턱과 혀에 더 침범됨(예, 얼굴찡그림, 입술 오므리기, 혀 돌출, 입 열기와 닫기, 턱 치우침)

지연발생운동이상증(지발성 안면마비, Tardive Dyskinesia)

- 지연발생운동이상증은 도파민수용기 대항제[(Antagonist) (신경이완제, 항구토제)] 치료에 관련된 움직임장애이다.
- 지연(지발성)이란 용어는 이 움직임 장애가 이런 약의 만성적 사용후에 발생한다는 사실과 연관된다.
- 무도병 움직임, 근긴장 이상, 안면경련, 근경련이 특징이다.
- 예: 혀 내밈(구강입혀 움직임), 씹는 움직임, 얼굴을 찌푸림, 입술을 꽉 물음, 눈꺼풀경련
- 지연발생운동이상증은 대부분의 운동장애와는 다른데 그 이유는 원인의 중단(신경이완제)이 운동장애의 개선을

특발성 염전 근긴장 이상(Idiopathic Torsion Dystonia)에 관한 용어해설

눈의 침범(Involving the Eye)

- 눈꺼풀 경련(Blepharospasm): 눈이 무의식적으로 닫혀 있음
- 안구운동발작(Oculogyric Crises): 응시하는 동안 심하게 눈이 빗나가도록 함
- 안근마비(Ophthalmoplegia): 응시마비

목구멍, 턱, 입 또는 혀(Involving the Throat, Jaw, Lips or Tongue)

- 입아래턱 근긴장 이상: 턱의 불수의적 열기와 닫힘, 입의 움추림 또는 오므림
- 혀근긴장 이상: 혀의 반복적인 내밈 또는 단단입천장(Hard palate) 쪽으로 혀의 위쪽 편향(위치 빗나감)
- 후두근긴장 이상: 말이 꽉 짜이며, 제한적이며, 억지적이다.말하기의 부드러운 흐름이 사라진다.
- 인두근긴장 이상: 삼킴곤란, 발음곤란(쉰소리), 조음장애(말더듬)과 연관된다.

목(Involving the Neck)

- 기운목(사경, Torticollis): 목 근육의 긴장이상 수축
- 목후굴(후경, Retrocollis): 목이 젖힘(과다폄)하여 뒤로 가는 것
- 전경(Anterocollis): 목이 과다굽힘하여 앞으로 가는 것
- 측경(Laterocollis): 목이 가쪽으로 가는 것

몸통(Involving the Trunk)

- 몸통 근긴장 이상: 척추앞굽음증(Lordosis) 척추옆굽음증(Scoliosis), 척추뒤굽음증(Kyphosis), 비틀린 허리(Tortipelvis), 활모양강직(opisthotono, 가슴에 머리의 강제굽힘).

다리(Involving the Legs)

- 넙다리 근긴장 이상(Crural Dystonia) 다리의 근육긴장이상 움직임

단일 또는 다발 몸부위의 근육긴장이상(Dystonia of Single or Multiple Body Parts)

- 국소적 근육긴장이상(Focal Dystonia): 단일 몸부위의 근육긴장이상
- 다발병소 근육긴장이상: 단일 몸부위보다 많은 근육긴장이상
- 반 근육긴장이상(Hemidystonia): 몸의 한쪽 팔다리 침범 [공간 점령병변 또는 경색(Infarction)]
- 일반화된 근육긴장이상: 다리, 몸통 및 단일 다른 몸 부위: 또는 다리와 몸통
- 대부분의 운동 과다증 움직임 상태에서 비정상적인 움직임은 보통 자는동안 사라지고, 걱정, 피로, 온도변화와 통증이 있을 때 더 악화된다.

초래하지 않기 때문이다.

지연발생운동이상증의 병리(Pathology of Tardive Dyskinesia)

- 신경이완제(Neuroleptics)의 만성적 사용은 바닥핵의 도파민 수용기에 만성적 차단을 야기한다.
- 도파민 수용기의 민감성이 심하게 감소된다.
- 또한 유추되는 것은 바닥핵에 신경전달물질 GABA의 감소이다.

파킨슨병(Parkinson's Disease)

- 흑색질과 바닥핵 사이의 흑색질줄무늬체 경로에 대한 손상이다. 도파민이 이 경로에 사용하는

신경전달물질이다.

- 파킨슨병은 흑색질의 도파민성 신경세포의 세포사에 의해 야기된다. 즉, 흑색질의 퇴행이다.
- 이는 바닥핵에 유용한 도파민의 감소된 수준을 유발한다.
- 도파민 감소는 렌즈핵고리(바닥핵 활동을 수정하는 경로)경로의 감소된 수정을 야기한다.
- 움직임은 삐뚤어지고 조절불가능해진다.
- 움직임이 느려짐으로써 정신적 과정은 점차 지연되고 멈춘다. 문제해결 진행와 언어 및 의사소통이 점차 어려워진다.
- 파킨슨 환자의 반이상은 우울증과 불안장애를 경험한다. 이것은 도파민이 감정과 정서적 처리를 조절하기 때문이다.
- 파킨슨의 1/3은 치매로 발전하는데: 이것은 바닥핵이 인지에서 공동역할을 하기 때문이다.

파킨슨증후군(Parkinson's Symptoms)

- 과다긴장(Hypertonicity)
- 톱니바퀴 경직(Cogwheel Rigidity)
- 느린운동(움직임의 빈곤; Bradykinesia)
- 마스크와 같은 얼굴(Mask-like face; 얼굴 근육이 느린 운동에 영향을 받는다).
- 휴식동안의 떨림
- 쳐짐(Cuntation)-가속(Festinating) 걸음: 쳐짐은 움직임에 저항한다는 뜻이다. 개인은 시작과 움직임의 정지에 어려움을 경험한다.
- 걷는 동안 팔을 흔드는 운동의 상실
- 손상된 자세 반사(똑바로 서기 어려우며 균형을 유지하기 어려움)
- 미세한 필적(handwriting, 손글씨가 점점 작아짐)

파킨슨병의 약치료(Pharmacologic Treatment for Parkinson's)

- L도파
  - L도파는 파킨슨병에 있어 가장 일반적 치료제이다.
  - L도파는 또는 레바도파는 뇌에 도파민을 전환시키는 도파민의 전구(Precursor) 물질이다.
  - 도파민과 달리 L 도파는 혈액-뇌장벽(Blood-Brain Barrier)을 가로지른다. 혈뇌장벽은 뇌를 감싸는 막이고 위험과 해로운 물질로부터 보호하는 막이다.
  - L 도파가 사용되고 혈-뇌 장벽을 가로지를때, 도파민으로 합성된다.
  - 도파민의 증가와 더불어 흑색질줄무늬체 경로가 적절하게 되며, 렌즈핵고리를 수정한다.
  - L 도파의 초기효과는 유동적인 움직임의 회복인 반면, 환자는 이런 약에 시간이 지나면서 점차 덜 반응적이게 된다.
- 도파민제제
  - 도파민제제(약의 또다른 종류)은 도파민 기능을 모방한다. 여기에는 브로모크립틴(bromocriptine), 카버골린(cabergoline), 파라미펙솔(paramipexole), 그리고 로피니롤(ropinirole) 이 있다.
  - 이런 약물의 초기 사용시 L도파처럼 효과적이지 못한다. 오랫동안 복용해야 잘 조절될 수 있다.

파킨슨의 운동패러독스(Kinesia Paradoxa in Parkinson's)

- 운동패러독스는 약치료와/또는 환경으로부터 시각과 청각적 단서로 인해, 정상 또는 과운동으로 갑작스럽게 파킨슨증(Parkinsonism)이 전환하는 것을 말한다.
- 운동패러독스의 원인은 알려져있지 않다. 어떤 이론적 제안은 시각과 청각적 단서가 다른 신경로를 활성화하고 질병으로 인해 손상된 경로를 우회할 수 있다는 아이디어가 포함된다.
- 예를 들면, 파킨슨병 환자가 깊이에 관한 시각적 단서와 깨끗한 바닥면일 때 갑자기 걸을 수 있을 지도 모른다.
- 음악은 파킨슨병환자가 더 정상적으로 움직일 수 있게 도울 수 있다. 초기 움직임이 어려운 병을 가진 사람이 음악에 반응하기 위해 움직이는 것을 갑자기 보여줄지도 모른다.

파킨슨의 수술과정(Surgical Precedure for Parkinson's)

- 1960년과 70년대에 유일한 수술적 방법은 창백핵을 제거하는 창백핵 절리술이었다.
- 이는 마지막 치료 옵션이고 부정적인 효과를 보일 수도 있다.
- 요즘 심부뇌자극(DBS)수술은 흔한 과정이다.
- DBS는 바닥핵이나 시상핵에 전극을 삽입하는 것이다. 빗장뼈나 복부가까이 피부 아래에 바테리와 콘트롤러를 삽입하여 향상된 운동수행을 위해 바닥핵에 정해진 시간에 전류를 보낸다.
- 환자는 파킨슨 징후가 의미있게 감소하는 것을 경험한다.
- DBS는 약물복용을 감소시키고 몇 년간 운동기능향상을 보여준다.
- 인지기능을 개선시키거나 질병의 진행을 막지는 못한다.
- 부작용은 청각손실과 언어장애가 있을 수 있다.

줄기세포에 관한 연구

- 줄기세포는 어떤 세포유형을 성숙시킬 수 있는 구조적으로 근본적인 세포이다.
- 태아뿐만아니라 성인 조직(예를 들면, 뇌실밑의 중간뇌와 해마)에서도 찾을 수 있다.
- 연구들에서는 자연성장인자(natural growth factors)를 통해 도파민 생성 신경세포에 줄기세포를 전이시키는 시도를 하고 있다.
- 그런 세포가 이식된 환자는 파킨슨 징후를 극복하는 노력을 하게 될 것이다.

유전자(겐) 연구

- 몇몇 연구들에서는 유전자 근거치료와 연관되는데 수정된 바이러스에 의한 유전자치료는 중간뇌로 유전자를 이동시키는 방법이다.
- 유전자는 도파민을 이동시키거나 유리시킬 수 있는 특정 효소를 활성화시킬 수 있다.
- 초기 동물실험에서 놀라운 결과를 보인반면 유전자 근거치료의 위험과 잇점을 더 이해할 수 있는 더 많은 연구가 필요할 것이다.

떨림(진전, Tremor)

- 떨림은 반대근의 변화 또는 동시 수축의 결과로 인해 불수의적 발진움직임이다.
- 떨림에는 여러 다른 종류가 있다.

기본적 떨림(Essential Tremor)

- 기본적 떨림은 떨림에 있어 가장 기본적 형태이고 움직임에 의존적인 떨림이다(파킨슨병처럼 휴식떨림이 아니다).

- 손과 손가락이 먼저 손상 당한다.
- 떨림은 머리와 목인 몸쪽으로 이동한다.
- 기본적 떨림은 느리고 진행적인 장애이다.

틱(티크, Tics)

- 틱은 반복적, 짧고, 빠르며, 불수의적이며 목적이 없는 움직임이 단일근 또는 근육그룹에 침범하는 것이다.
- 틱은 움직임의 조각 또는 더 통합된 행동으로부터 쪼개지는 생각일 수도 있다.
- 틱이 있는 사람은 몸안에 긴장도(Inner Tension)가 쌓인다고 말한다. 이 몸안의 긴장도는 틱행동에 의해 경감될 수도 있다.
- 틱은 의식적인 구성성분을 갖는다. 강요된다는 느낌의 의식적 경험은 틱이 강박현상이라는 것을 암시한다.
- 대부분의 사람들은 짧은 기간동안 그들의 틱을 억제할 수 있고; 억제는 내적 긴장도를 점점 더 쌓을 수 있는데 틱의 그 다음의 표현은 다른 것 보다 더 강력할 수 있기 때문이다.
- 틱은 눈깜박(eye blink), 머리경련(head jerk) 또는 어깨 움츠림(shoulder shrug)과 같은 짧고 분리된 움직임이 있다. 움직임이 포함된 틱은 운동성 틱으로 언급된다.
- 틱은 목구멍청수(throat Clearing), 툴툴거림(grunting)같은 여러 가지 소리를 낼 수 있다.
- 틱은 또한 부가적으로 표현하는 것이 강요된다는 느낌을 갖는 침입적(Intrusive) 생각과 연관될 수 있다.
- 틱은 뜻있는 발언(meaningful utterance)을 할 수 있다:
  - 메아리증(반향언어증, echolalia)는 다른 사람이 말한 단어를 무의식적으로 반복하는 것이다.
  - 말되풀이증(동어반복증, Palilalia)는 단어 또는 문장을 무의식적으로 반복하는 것이다.
  - 욕설증(외언증, Coprolalia)은 욕(curse)의 무의식적 발언이다.
- 틱은 발사빈도간 지고 맺음(waxing and waning)의 과정을 갖는다. 특별한 틱은 몇 주 또는 심지어 몇 년 동안 나타날 수 있다.
- 틱은 대개 스트레스기간동안 증가하고 높은 집중을 요하는 과제를 수행하는 동안에는 감소한다.
- 틱장애의 장기 과정동안 변화할 수 있는데 대부분의 연구에서는 틱은 사춘기 후반과 성인 초기에 많이 개선된다고 제안한다.
- 임상가들은 그들의 해부학적 위치, 숫자, 횟수, 강도와 복합성에 의해 틱을 특징지어 묘사한다.

틱의 원인(Etilogy of Tics)

- 도파민 계통은 움직임 수정과 조정의 형태이다.
- 바닥핵에 도파민의 증가한 민감도는 심한 틱을 유발한다.
- 도파민에 대한 정상적인 반응이 있는 사람은 약한 틱을 보이는데; 이는 왜 때때로 정상적인 사람이 스트레스와 함께 틱 또는 약한 강박관념생각(obsessional thought)을 갖는지를 설명한다.
- 도파민에 증가된 민감성이 있을 때 꼬리핵(어떤 외부 움직임에 제동장치 역할을 하는)은 틱 같은 움직임을 억제할 수 없다.
- 연쇄상 구균 감염과 관련된 소아 자가면역 신경정신병 증후군 (PANDAS)은 틱으로 진단받은 아동의 몇 %에서는 틱 장애의 유아기 발병가능의 한가지 원인이라고 주장한다. 틱장애의 부분집합은 병이 갑작스럽고, 연쇄구균감염으로부터 회복후 바로, 사춘기 이전에 발병 그리고 OCD와 과활동운동을 가진 아동에게서 발병한다는 것이다.

투렛증후군(Tourette syndrome)

- 투렛증후군은 유아기 동안 시작되고 운동과 음성틱을 포함되는 움직임 장애의 한 유형이고; 일년이상 지속해야 하고; 유형, 횟수와 해부학적 분포가 시간이 흐름에 따라 동요된다.
- 장애의 증상은 유아기와 청소년기에 처음 나타난다. 약 10% 아동이 틱 장애의 어떤 유형을 가지고 있고 1%은 투렛증후군을 진단받는다. 대부분 틱은 18세가 되면 사라지는데 틱이 성인기 까지 지속되면 덜 심해질 것이다.
- 장애는 소녀보다 소년에서 3배이상 나타난다.
- 이것은 강한 유전성 요소를 가지고 있다.
- 투렛증후군을 가진 사람의 70%가 또한 OCD를 가지고 있다.
- OCD는 투렛증후군의 또 다른 표현이기도 한다. 뚜렛은 강박신경스펙트럼(obsessive compulsive spectrum)–하나의 끝에 단순 틱을 가진 강박행동의 범위와 다른 것에서 복잡한 의식과 강박적 사고의 범위–의 한 부분으로 제안된다.
- 투렛과 OCD의 원인은 도파민과 바닥핵 장애와 같을 것이다. 눈이마겉질(판단력과 의사결정의 센터)이 특히 강박사고에 원인이 된다.
- 투렛의 60%는 ADHD를 갖고 있고 짧은 주의 집중 시간, 신체적과 정신적 휴식없음, 주의 집중능력 저하와 감소된 자극 조절이 포함된다.
- 투렛을 가진 사람의 높은 범위에서 동시에 일어나는 학습 장애, 공격적, 불안, 당황, 우울, 열광, 행동장애, 반항장애, 공포증, 읽기곤란(dyslexia) 및 말더듬(stuttering)을 갖는다. 이런 장애는 일반인에서보다 투렛을 갖고 있는 환자에게 5~20배 더 많이 발견된다.
- 토렛은 운동패턴 발생기에 있어 결함을 갖는다. 운동패턴 발생기는 뇌줄기와 겉질에서 발견되고 전자회로움직임 [(hard-wired movements) (예, 뻗기, 잡기, 걷기, 똑바로 서기)] 의 다양성을 만든다.
- 이 움직임 패턴은 모든 몸 자세에서 포함되며, 출산시 나타난다 ; 이는 애기가 움직임을 시작하려할 때 준비되어 있다.
- 도파민에 증가된 민감성은 운동패턴 발생기의 과오적 억제(faulty inhibition)를 유발한다.
- 틱 장애를 치료하기 위해 사용된 동일한 약물(이전에 언급했던 비 신경펩티드와 신경펩티드)은 투렛증후군을 치료하는데도 사용된다.

치료

- 비-신경펩티드 약(예, 클론다인, 구아판신, 바클로펜, 그리고 클로나제팜)은 약한 틱의 억제제로 사용된다.
- 뉴로펩틱 약, 도파민 수용성 길항제(예, 리스페리돈, 오란자핀, 집라시돈 그리고 큐티아핀)는 심한 틱장애 시 사용된다.

운동조절에서 소뇌 역할(The Cerebellum's Role in Motor Control)

소뇌(Cerebellum)

- 소뇌는 움직임의 협응 자세유지와 평형을 담당한다.
- 주요기능은 고유수용성감각인 반면 최근에는 이동주의집중, 연습-관련 학습, 공간 조직화와 기억과 같은 소뇌의 다른 기능이 발견되고 있다. 소뇌는 또한 환경적 요구에 기능적으로 반응하기 위해 예견하고 준비하는 겉질성 기반 인지 기능에 같이 공동으로 협력하여 일하는 것으로 나타났다.
- 운동수행에 관련하여 소뇌는 운동계의 "에러-수정 교정체"라고 불린다. 이는 몸에서 고유수용감각 정보를 받아 정확한 운동 조절의 성취를 위해 근육과 관절활동을 수정하는 정보를 되먹임 해준다.

3개의 소뇌엽(Three Cerebellar Lobes)

원시소뇌(타래결절엽)(Archicerebellum, Flocculonodular Lobe)

- 타래결절엽은 아래소뇌다리를 통해 안뜰핵으로부터 입력을 받는다.
- 이 소뇌엽은 균형과 공간지남력에 역할을 담당한다.
- 이 엽의 손상은 균형과 보행문제를 야기한다.

옛소뇌(앞엽)(Paleocerebellum, Anterior Lobe)

- 옛소뇌는 앞과 뒤척수소뇌로를 받는다.
- 위소뇌다리를 통해 안뜰핵과 그물체에 날신경섬유를 보냄으로써 근육긴장에 영향을 미친다.
- 앞엽은 몸과 팔다리의 정확한 움직임에 역할을 담당한다.

새소뇌(뒤엽)(Neocerebellum, Posterior Lobe)

- 새소뇌는 대뇌반구로부터 정보를 받는다.
- 겉질로부터의 정보는 다리뇌핵으로 내려가고 그리고 나서 중간소뇌다리를 통해 소뇌로 간다.
- 새소뇌는 선행적 움직임을 계획(움직임이 어떻게 일어나는지)와 어떤 인지기능에 역할을 담당한다.

소뇌 병변(CEREBELLAR LESIONS)

새소뇌 병변(Neocerebellar Lesion)

새소뇌 병변(Neocerebellar Lesion)은 다음과 같다.

- 같은쪽 실조증(Ipsilateral ataxia): 뒤엽은 겉질로부터 정보입력을 받는다. 뒤기둥은 의식적 고유수용감각을 중재한다. 이 겉질 입력의 상실은 실조증을 야기한다.
- 같은쪽 저긴장과 반사저하증(hyporeflexia)
- 겨냥이상(Dysmetria): 거리를 판단하는 것이 무능력, 목표지나치기, 목표지점보다 더 나가기, 물체를 잡을 때 거리의 과소측정이 나타난다. 조화운동곤란이 있는 자는 부정확한 움직임의 재조정을 위해 시각적 실마리(cue)를 사용한다.
- 측정 과대증(Hypermetria)은 물건을 잡기 위해 필요한 거리의 과다 측정이 포함된다(목표 지나치기).
- 측정 과소증(Hypometria)은 물건을 잡기 위해 필요한 거리의 과소 측정이다(목표 못미치기).
- 연속운동 반복불능증(교호운동불능, Adiadochokinesia): 빠르고 교대로(Alternating) 움직임을 수행하는데 있어 무능력. 연속운동 반복불능증은 손상된 능력이다. 빠르고 교대 움직임은 2관절 자세를 거꾸로 했다가 바로 하는 스윗치하는 능력이 포함되고 예를 들면, 아래팔의 뒤엎침과 엎침이다. 환자는 움직임의 속도를 증가시키려고 시도할 때 이동과 지연이 나타난다.
- 움직임 분리: 부드럽고 조화된 움직임보다는 분리된 부분의 연속으로 수행되는 움직임이다. 협동장애(dyssynergia)로 언급된다.
- 힘없음(Asthenia): 근육약화
- 의도 떨림(Intention Tremor): (파킨슨병에서 발생하는 휴식 떨림과는 반대로) 움직이는 동안 발생한다.
- 반발(Rebound) 현상: 상호간의 움직임을 조절하는데 무능력, 예: 치료사는 환자의 굽힌 팔에 저항을 준다. 치료사가 저항을 놓았을 때, 환자는 그의 움직임 속력을 조절 또는 조정하지 못해 손으로 가슴을 친다. 이는 즉각적인 고유수용 되먹임을 상실했기 때문에 발생한다 - 그의 몸을 치는 것을 막을 수 있도록 빠르게 그의 팔 움직임 속력을 조절할 수 없다.

- 조화운동못함 걷기(Ataxic gait, 흔들걸음): 뒤엽은 겉질로부터 입력을 받는다. 뒤기둥은 의식적인 고유수용감각을 중재한다. 이 겉질 입력의 상실은 조화운동못함 걷기(Ataxic Gait)를 야기한다.
- 단음(Staccato) 목소리: 맞지 않는 말 (broken speech), 말의 조절은 고유수용감각 기능이다.

옛소뇌 병변(Paleocerebellar Lesion)

- 옛소뇌 또는 앞엽의 병변은 폄근 긴장에 있어 심한 장애를 나타낸다.
- 이는 옛소뇌엽이 척수소뇌로를 받기 때문이다.
- 척수소뇌로가 상실할 때, 폄근 긴장도의 증가를 야기한다.

원시소뇌 병변(Archicerebellar Lesion)

- 원시소뇌, 또는 타래결절엽의 병변은 부조화된 몸통움직임(실조증)을 야기한다.
- 타래결절엽은 안뜰핵, 쐐기소뇌로와 입쪽소뇌로부터 입력을 받는다.
- 이 안뜰 입력의 상실은 균형결핍(특히, 몸통과 팔)을 야기한다.
- 눈떨림증은 소뇌가 안쪽세로다발을 거쳐 눈돌림 신경계통과 연결되기 때문에 발생한다.

운동조절과 운동학습(MOTOR CONTROL AND MOTOR LEARNING)

- 운동조절은 (1)중추신경계통과 말초신경계통 감각, 운동 그리고 고유수용성 정보와 (2)원하는 운동 행위를 수행하기 위해 근육과 관절 움직임의 협응이다.
- 운동조절은 통합된 근육과 관절움직임의 선별과 정확한 설정을 위해 환경/말초신경계통로부터 감각정보에 적절하게 반응하고 해석하는 것도 포함된다.
- 운동조절은 감각정보처리 피드백, 운동계획 선별, 선별된 운동계획의 집행, 운동계획의 효율성의 평가와 특별히 목표된 운동 목표를 성취하기 위한 운동계획 수정을 사용할 수 있는 능력에 의존한다.
- 폐쇄순환 운동조절은 (1)감각자극에 반응하기 위한 운동적 반응 (2)고육수용기와 환경으로부터 피드백과 (3)근육과 관절 움직임의 수정은 지속적인 움직임을 성취하기위해 계속 필요한데 예를 들면, 한다리와 발을 이용하여 짧게, 3-발걷기(3-foot strides)에 공을 가로지르며 점진적으로 차는 것이다.
- 미리되먹임 운동조절은 의식적 수준에서 감각자극을 통합하기 위해 너무 빨리 일어나는 움직임이 포함된다. 열린 순환조절은 빠른 움직임은 의식적 과정 전에 집행되고 종결되는 미리되먹임 조절 기전을 포함된다 (예, 자신의 방향으로 물건이 빠르게 다가올 때 피하기 위해 빨리 머리를 숙이는 것)
- 운동학습은 목표된 운동관제의 정확성과 유연성을 획득하기 위한 정상 움직임의 연습이다.
- 운동학습은 중추신경계통에 의해 저장되고 재현되고 시행될 수 있는 특별한 운동과제를 위한 운동프로그램의 발달도 포함한다.
- 운동학습은 원하는 기술의 반복된 연습에서 획득할 수 있는 환자에게 사용되고 움직임 실수를 수정하기 위한 피드백을 인지적으로 사용할 수 있는 환자에게 사용된다.
- 운동학습은 실제 연습, 의식적 연습과 피드백에 의존한다.
- 운동합습은 재학습운동기술은 실제 생활 환경에서 행해지는 연습일대 가장 잘 획득되어진다는 이론에 근거한다.
- 실제 생활 활동을 수행함으로써 정상움직임을 재학습하는 환자를 도와주기 위해 단서, 안내와 피드백이 제공된다.
- 피드백은 운동학습에 중요하고 환자의 감별과 움직임에 반응하기 위한 감각정보의 처리가 포함된다.

- 피드백에는 환자가 정확성과 정밀함을 획득하기 위해 움직임을 평가하고 수정할 수 있도록 하는 시각, 고유수용기와 안뜰정보가 포함된다.
- 고유하고 증가된 피드백은 정상 움직임을 느낌이 무엇인지를 이해할 수 있도록 돕기위해 사용된다. 고유한 피드백은 환자의 움직임에 관한 고유수용기와 촉각정보를 제공한다.
- 증가된 피드백은 외부자극(치료사부터 언어적 단서와 거울앞에서 자신의 움직임을 관찰하는 시각적 단서)으로 부터 환자의 움직임에 관한 정보를 제공한다.
- 지속적인 연습은 단순운동기술이 숙달될 때 까지 반복적으로 재현하는 것이 포함된다. 예를 들면, 환자는 접시에 동일사이즈의 음식을 찾기위해 손목폄을 동반한 손바닥쥐기를 연습할 수도 있다.
- 가변적인 연습은 특수한 활동의 요구에 일치하는 운동패턴을 수정할 수 있는 능력이 포함된다. 가변적인 연습은 지속적 연습보다는 더 높은 수준의 기술이고 지속적인 연븟이 충분히 수행되고 난 후 적용해야 한다. 예를 들면, 환자는 다양한 사이즈와 무게를 가진 음식접시가 주어지고 분산된 음식항목을 찾아보도록 요구한다. 이 활동의 요구는 환자에게 크기와 사이즈가 다양한 각 음식 항목에 일치하는 다양한 잡기와 쥐기패턴을 요구한다.
- 수행의 지식은 질, 속도와 정확성에 근거한 환자의 움직임에 관한 다른 것으로부터 정보를 포함하는 증가된 피드백의 유형이다. 재활치료사는 환자가 그들의 특수한 활동들을 위한 운동계획을 획득할 수 있도록 돕기위해 수행의 지식을 사용한다. 예를 들면, 치료사는 뻗기동안 손상된 어깨 굽힘을 보상하기 위해 어깨 올림을 사용하는 것에 대해 언어적 피드백을 제공할 수 있다.
- 결과의 지식은 증가된 피드백의 한 유형이고 환경에서 목표된 활동에 관하여 환자의 활동결과에 관한 다른 것으로부터 피드백이 포함된다. 예를 들면, 반복된 연습과 피드백 뒤에 환자는 증가된 어깨 굽힘과 감소된 어깨 올림을 통해 음식을 더 잡을 수도 있다.
- 의식적 연습은 신체 움직임을 실제 시도하는 것 없이 운동패턴을 개선하기 위해 인지적 리허설을 이용하는 연습의 형태이다. 예를 들면, 환자는 치료에서 원하는 움직임 패턴을 연습하기 시작할 때 치료사는 그 이전에 침대에서 어깨 올림 없이 어깨 안정화를 이용하여 컵을 잡기 위해 뻗기 수행을 정신적으로 리허설하게 하고 오후에 15분을 교육시키는 것에 사용할 것이다.
- 연습의 유형과 양은 운동학습원리를 이용할 때 반드시 고려되어야 한다. 가변적 연습에 관한 연구에서 (과제 또는 환경의 변화요구에 대처하기 위해 빠른 기술수정을 환자에게 요구한다) 지속적 연습(변화가 없는 단순운동과제을 반복적으로 연습하기를 요청)과 비교할 때 학습의 일반화를 더 촉진할 수 있다고 한다. 운동패턴은 실제 생활 활동 요구를 자극할 수 있는 다양한 자세, 높이, 범위를 사용하여 연습되어야 한다.
- 밀집한 연습(쉬는 시간이 전체 연습시간보다 적은 것)과 분산된 연습(쉬는 시간이 전체 연습시간보다 같거나 더 많은 것)의 사용은 반드시 고려되어야 한다.

참고문헌 (References)

1. Zilles K, Amunts K. Centenary of Brodmann's map—conception and fate. *Nat Rev Neurosci.* 2010;11(2):139-145. doi:10.1038/nrn2776.
2. Pakkenberg B, Pelvig D, Marner L, et al. Aging and the human neocortex. *Exper Gerontol.* 2003;38(1):95-99. doi:10.1016/S0531-5565(02)00151-1.
3. Soudry Y, Lemogne C, Malinvaud D, Consoli SM, Bonfils P. Olfactory system and emotion: common substrates. *Eur Ann Otorhinolaryngol Head Neck Dis.* 2011;128(1):18-23. doi:10.1016/j.anorl.2010.09.007.
4. Lui JH, Hansen DV, Kriegstein AR. Development and evolution of the human neocortex. *Cell.* 2011;146(1):18-36. doi:10.1016/j.cell.2011.06.030.
5. Calautti C, Jones PS, Naccarato M. The relationship between motor deficit and primary motor cortex hemispheric activation balance after stroke: longitudinal fMRI study. *J Neurol Neurosurg Psychiatry.* 2010;81(7):788-792. doi:10.1136/jnnp.2009.190512.
6. Kocak M, Ulmer JL, Sahin Ugurel M, Gaggl W, Prost RW. Motor homunculus: passive mapping in healthy volunteers by using functional MR imaging—Initial results 1. *Radiology.* 2009;251(2):485-492. doi:10.1148/radiol.2512080231.
7. Chouinard PA, Paus T. The primary motor and premotor areas of the human cerebral cortex. *Neuroscientist.* 2006;12(2):143-152. doi: 10.1177/1073858405284255.
8. Monfils MH, Plautz EJ, Kleim JA. In search of the motor engram: motor map plasticity as a mechanism for encoding motor experience. *Neuroscientist.* 2005;11(5):471-483. doi: 10.1177/1073858405278015.
9. Hanakawa T, Dimyan MA, Hallett M. Motor planning, imagery, and execution in the distributed motor network: a time-course study with functional MRI. *Cereb Cortex.* 2008;18(12):2775-2788. doi: 10.1093/cercor/bhn036.
10. Péran P, Catani S, Falletta Caravasso C, Nemmi F, Sabatini U, Formisano R. Supplementary motor area activation is impaired in severe traumatic brain injury Parkinsonism. *J Neurotrauma.* 2014;31(7):642-648. doi:10.1089/neu.2013.3103.
11. Jantz JJ, Watanabe M, Everling S, Munoz DP. Threshold mechanism for saccade initiation in frontal eye field and superior colliculus. *J Neurophysiol.* 2013;109(11):2767-2780. doi:10.1152/jn.00611.2012.
12. Chainay H, Humphreys GW. Ideomotor and ideational apraxia in corticobasal degeneration: a case study. *Neurocase.* 2003;9(2):177-186. doi:10.1076/neur.9.2.177.15073.
13. Wortzel HS, Frey KL, Anderson CA, Arciniegas DB. Subtle neurological signs predict the severity of subacute cognitive and functional impairments after traumatic brain injury. *J Neuropsychiatr Clin Neurosci.* 2009;21(4):463-466.
14. Jaramillo SPI, Uribe CSU, Jimenez FAG, Cornejo-Ochoa W, Restrepo JFÁ, Román GC. Accuracy of the Babinski sign in the identification of pyramidal tract dysfunction. *J Neurol Sci.* 2014;343(1):66-68. doi:10.1016/j.jns.2014.05.028.
15. Tejus MN, Singh V, Ramesh A, Kumar VR, Maurya VP, Madhugiri VS. An evaluation of the finger flexion, Hoffman's and plantar reflexes as markers of cervical spinal cord compression—a comparative clinical study. *Clin Neurol Neurosurg.* 2015;134:12-16. doi:10.1016/j.clineuro.2015.04.009.
16. Zafeiriou DI. Primitive reflexes and postural reactions in the neurodevelopmental examination. *Pediatr Neurol.* 2004;31(1):1-8. doi:10.1016/j.pediatrneurol.2004.01.012.
17. Nelson AB, Kreitzer AC. Reassessing models of basal ganglia function and dysfunction. *Annu Rev Neurosci.* 2014;37:117-135. doi:10.1146/annurev-neuro-071013-013916.
18. Wiecki TV, Frank MJ. A computational model of inhibitory control in frontal cortex and basal ganglia. *Psychol Rev.* 2013;120(2):329-355. doi:10.1037/a0031542.
19. Hart H, Radua J, Nakao T, Mataix-Cols D, Rubia K. Meta-analysis of functional magnetic resonance imaging studies of inhibition and attention in attention-deficit/hyperactivity disorder: exploring task-specific, stimulant medication, and age effects. *JAMA Psychiatry.* 2013;70(2):185-198. doi:10.1001/jamapsychiatry.2013.277.
20. Grueter BA, Rothwell PE, Malenka RC. Integrating synaptic plasticity and striatal circuit function in addiction. *Curr Opin Neurobiol.* 2012;22(3):545-551. doi:10.1016/j.conb.2011.09.009.
21. Saunders A, Oldenburg, IA, Berezovskii VK, et al. A direct GABAergic output from the basal ganglia to frontal cortex. *Nature.* 2015;521(7550):85-89. doi:10.1038/nature14179.
22. Bednark JG, Campbell ME, Cunnington R. Basal ganglia and cortical networks for sequential ordering and rhythm of complex movements. *Front Hum Neurosci.* 2015;9:421. doi:10.3389/fnhum.2015.00421.
23. Gittis AH, Berke JD, Bevan MD, et al. New roles for the external globus pallidus in basal ganglia circuits and behavior. *J Neurosci.* 2014;34(46):15178-15183. doi: 10.1523/JNEUROSCI.3252-14.2014.
24. Gao S, Singer HS. Complex motor stereotypies: an evolving neurobiological concept. *Future Neurol.* 2013;8(3):273-285. doi:10.2217/fnl.13.4.
25. Kim HF, Hikosaka O. Parallel basal ganglia circuits for voluntary and automatic behaviour to reach rewards. *Brain.* 2015;138(Pt 7):1776-1780. doi.org/10.1093/brain/awv134.

26. DeLong MR, Georgopoulos AP. Motor functions of the basal ganglia. In: *Comprehensive Physiology*. Published online 2011. doi:10.1002/cphy.cp010221.
27. Freeze BS, Kravitz AV, Hammack N, Berke JD, Kreitzer AC. Control of basal ganglia output by direct and indirect pathway projection neurons. *J Neurosci*. 2013;33(47):18531-18539. doi:10.1523/JNEUROSCI.1278-13.2013.
28. Saint-Cyr JA. Frontal-striatal circuit functions: context, sequence, and consequence. *J Int Neuropsychol Soc*. 2003;9(01): 103-128. doi:10.1017/S1355617703910125.
29. Jin X, Costa RM. Start/stop signals emerge in nigrostriatal circuits during sequence learning. *Nature*. 2010;466(7305): 457-462. doi:10.1038/nature09263.
30. Hawley JS, Weiner WJ. Hemiballismus: current concepts and review. *Parkinsonism Relat Disord*. 2012;18(2):125-129. doi:10.1016/j.parkreldis.2011.08.015.
31. Lanska DJ. Early controversies over athetosis: I. Clinical features, differentiation from other movement disorders, associated conditions, and pathology [published online ahead of print January 14, 2013]. *Tremor Other Hyperkinet Mov*. doi: 10.7916/D8TT4PPH.
32. de Gusmão CM, Berkowitz AL, Hung AY, Westover MB. Cerebrospinal fluid shunt-induced chorea: case report and review of the literature on shunt-related movement disorders. *Pract Neurol*. 2015;15(1):42-44. doi:10.1136/practneurol-2014-000913.
33. Wexler A. Stigma, history, and Huntington's disease. *Lancet*. 2010;376(9734):18-19. doi:10.1016/S0140-6736(10)60957-9.
34. Albanese A, Bhatia K, Bressman SB, et al. Phenomenology and classification of dystonia: a consensus update. *Mov Disord*. 2013;28(7):863-873. doi:10.1002/mds.25475.
35. Stannard WA, Chilvers MA, Rutman AR, Williams CD, O'Callaghan C. Diagnostic testing of patients suspected of primary ciliary dyskinesia. *Am J Respir Crit Care Med*. 2010;181(4):307-314. doi:10.1164/rccm.200903-0459OC.
36. Kim J, MacMaster E, Schwartz TL. Tardive dyskinesia in patients treated with atypical antipsychotics: case series and brief review of etiologic and treatment considerations. *Drugs Context*. 2014;3:212259. doi:10.7573/dic.212259.
37. Kordower JH, Olanow CW, Dodiya HB, et al. Disease duration and the integrity of the nigrostriatal system in Parkinson's disease. *Brain*. 2013;136(8):2419-2431. doi:10.1093/brain/awt192.
38. Irwin DJ, Lee VMY, Trojanowski JQ. Parkinson's disease dementia: convergence of [alpha]-synuclein, tau and amyloid-[beta] pathologies. *Nat Rev Neurosci*. 2013;14(9):626-636. doi:10.1038/nrn3549.
39. Belujon P, Grace AA. L-dopa treatment duration versus Parkinson's disease progression: the dorsal-ventral divide. *Mov Disord*. 2013;28(2):120-121. doi:10.1002/mds.25334.
40. Collins L, Cummins G, Barker RA. Parkinson's disease: diagnosis and current management. *Prescriber*. 2015;26(5):16-23. doi:10.1002/psb.1316.
41. Okuma Y. Freezing of gait in Parkinson's disease. *J Neurol*. 2006;253(7):vii27-vii32. doi:10.1007/s00415-006-7007-2.
42. Nombela C, Hughes LE, Owen AM, Grahn JA. Into the groove: can rhythm influence Parkinson's disease? *Neurosci Biobehav Rev*. 2013;37(10):2564-2570. doi:10.1016/j.neubiorev.2013.08.003.
43. Odekerken VJ, van Laar T, Staal MJ, et al. Subthalamic nucleus versus globus pallidus bilateral deep brain stimulation for advanced Parkinson's disease (NSTAPS study): a randomised controlled trial. *Lancet Neurol*. 2013;12(1):37-44. doi:10.1016/S1474-4422(12)70264-8.
44. Ambasudhan R, Dolatabadi N, Nutter A, Masliah E, Mckercher SR, Lipton SA. Potential for cell therapy in Parkinson's disease using genetically programmed human embryonic stem cell–derived neural progenitor cells. *J Compar Neurol*. 2014;522(12):2845-2856. doi:10.1002/cne.23617.
45. Olanow CW. Parkinson disease: Gene therapy for Parkinson disease—a hope, or a dream? *Nat Rev Neurol*. 2014;10(4): 186-187. doi:10.1038/nrneurol.2014.45.
46. Louis ED. Essential tremor. *Lancet Neurol*. 2005;4(2):100-110. doi:10.1016/S1474-4422(05)00991-9.
47. de Alvarenga PG, de Mathis MA, Dominguez Alves AC, et al. Clinical features of tic-related obsessive-compulsive disorder: results from a large multicenter study. *CNS Spectr*. 2012;17(02):87-93. doi:10.1017/S1092852912000491.
48. Dale RC, Merheb V, Pillai S, et al. Antibodies to surface dopamine-2 receptor in autoimmune movement and psychiatric disorders. *Brain*. 2012;135(Pt 11):3453-3468. doi:10.1093/brain/aws256.
49. Swedo SE, Leonard HL, Garvey M, et al. Pediatric autoimmune neuropsychiatric disorders associated with streptococcal infections. *FOCUS*. 2014;2(3):496-506. doi:10.1176/foc.2.3.496.
50. Thomas R, Cavanna AE. The pharmacology of Tourette syndrome. *J Neural Transm*. 2013;120(4):689-694. doi:10.1007/s00702-013-0979-z.
51. Leckman JF, Bloch MH, Smith ME, Larabi D, Hampson M. Neurobiological substrates of Tourette's disorder. *J Child Adolesc Psychopharmacol*. 2010;20(4):237-247. doi:10.1089/cap.2009.0118.
52. Lochner C, Fineberg NA, Zohar J, et al. Comorbidity in obsessive–compulsive disorder (OCD): a report from the International College of Obsessive-Compulsive Spectrum Disorders (ICOCS). *Compr Psychiatr*. 2014;55(7):1513-1519. doi:10.1016/j.comppsych.2014.05.020.
53. Kurlan R. Tourette's syndrome. *N Engl J Med*. 2010;363(24):2332-2338. doi:10.1056/NEJMcp1007805.

54. Albin RL, Mink JW. Recent advances in Tourette syndrome research. *Trends Neurosci*. 2006;29(3):175-182. doi:10.1016/j.tins.2006.01.001.
55. Chen SHA, Ho MHR, Desmond JE. A meta-analysis of cerebellar contributions to higher cognition from PET and fMRI studies. *Hum Brain Mapp*. 2014;35(2):593-615. doi:10.1002/hbm.22194.
56. Herzfeld DJ, Pastor D, Haith AM, Rossetti Y, Shadmehr R, O'Shea J. Contributions of the cerebellum and the motor cortex to acquisition and retention of motor memories. *Neuroimage*. 2014;98:147-158. doi:10.1016/j.neuroimage.2014.04.076.
57. Roostaei T, Nazeri A, Sahraian MA, Minagar A. The human cerebellum: a review of physiologic neuroanatomy. *Neurol Clin*. 2014;32(4):859-869. doi:10.1016/j.ncl.2014.07.013.
58. Stoodley CJ, Valera EM, Schmahmann JD. Functional topography of the cerebellum for motor and cognitive tasks: an fMRI study. *Neuroimage*. 2012;59(2):1560-1570. doi:10.1016/j.neuroimage.2011.08.065.
59. Bhanpuri NH, Okamura AM, Bastian AJ. Predicting and correcting ataxia using a model of cerebellar function. *Brain*. 2014;137(Pt 7):1931-1944. doi:10.1093/brain/awu115.
60. Strata P, Provini L, Redman S. On the concept of spinocerebellum. *Proc Natl Acad Sci U S A*. 2012;109(11):E622-E622. doi: 10.1073/pnas.1121224109.
61. Shumway-Cook A, Woollacott MH. *Motor Control: Translating Research into Clinical Practice*. 4th ed. Philadelphia, PA: Lippincott, Williams, and Wilkins; 2011.
62. Magill R, Anderson D. *Motor Learning and Control: Concepts and Applications*. 10th ed. New York, NY: McGraw-Hill; 2010.

임상검사문제(Clinical Test Questions)

22장

1. 이유씨는 뇌손상으로 인해 그의 몸 오른쪽의 수의적 운동조절을 상실했다. 이유씨의 뇌손상은 __________뇌반구에 위치하고 __________운동영역에 위치한다.

1. 왼쪽(left)
2. 오른쪽(right)
3. 일차(primary)
4. 운동앞(premotor)

a. 1, 3
b. 2, 3
c. 1, 4
d. 2, 4

2. 그의 뇌손상의 결과로서 제이슨은 특정과제를 위한 정확한 운동계획을 시행하는데 어려움을 보인다. 예를 들면, 셔츠를 주면 소매에 그의 머리를 집어넣으려고 시도한다. 이것은 ________로 언급되고 _______운동영역손상으로 야기된다.

1. 실어증(aphasia)
2. 실행증(apraxia)
3. 일차(primary)
4. 운동앞(premotor)

a. 1, 3
b. 2, 3
c. 1, 4
d. 2, 4

3. 토니엘은 교통사고로 외상성뇌손상을 당했다. 그의 의사는 그의 세 번째 손가락의 손톱을 눌렀을 때 반응은 토니엘은 불수의적으로 엄지의 모음과 두 번째 손가락의 굽힘을 보였다. 이 원시반사는 __________라 부르고 신경학적 손상 이후에 재출현은 ____________의 손상을 의미한다.

1. 바빈스키 징후(Babinski sign)
2. 호프만 징후(Hoffman sign)
3. 겉질(cortex)
4. 소뇌(cerebellum)

a. 1, 3
b. 1, 4
c. 2, 3
d. 2, 4

4. 치료사가 토니엘의 무게중심점을 옮겼을 때 그는 넘어지는 것을 막기위해 그의 다리와 팔을 펴는 대신에 왼쪽으로 넘어졌다. 무게중심점이 옮겨졌을 때 넘어지는 것을 막기위해 팔과 다리를 뻗는 능력은 고위수준반응으로 __________라 부른다. 이 반응이 상실될 때 _________손상을 나타내고 환자는 넘어지는 위험에 놓이게 된다.

1. 보호 폄(protective extension)
2. 균형 반응(equilibrium reaction)
3. 뇌줄기(brainstem)
4. 바닥핵(basal ganglia)

a. 1, 3
b. 1, 4
c. 2, 3
d. 2, 4

5. 반다리씨는 2년전에 파킨슨병으로 진단받았고, 시작, 지속과 움직임 멈추기하는 것이 어렵고; 근육강직(예, 톱니바퀴과 납파이프 경직); 그리고 휴식떨림이 나타난다. 파킨슨병은 ___________의 병변으로 야기되고 신경전달물질 ___________의 고갈로 야기된다.

1. 소뇌(cerebellum)
2. 바닥핵(basal ganglia)
3. 노르에프네피린(norepinephrine)
4. 도파민(dopamine)

a. 1, 3
b. 1, 4
c. 2, 3
d. 2, 4

6. 쇼씨는 그의 반대편 팔다리의 폭력적인 몸둥이질을 보이는 신경학적 운동장애를 가지고 있다. 이 상태는 _______로 알려져 있고 ___________에 병변으로부터 야기된다.

1. 반무도병(hemiballismus)
2. 무도병(chorea)
3. 바닥핵(basal ganglia)
4. 소뇌(cerebellum)

a. 1, 3
b. 2, 3
c. 1, 4
d. 2, 4

7. 정신분열증을 위해 성인 기간동안 뉴로펩티드 약물 복용후에, 에이프릴은 혀내밀기, 얼굴찡그리기, 본태눈꺼풀연축(blepharospasm)과 입맛다시는 소리를 나타냈다. 이 불수의적 움직임은 종합적으로 ___________라 불리고 도파민 수용기 대항제의 장기 치료로부터 야기된다.

a. 틱(tics)
b. 무도병(chorea)
c. 지연발생운동이상증(tardive dyskinesia)
d. 특발성 근긴장 이상(idiopathic dystonia)

8. 그라함여사는 실조증, 의도진전, 깨진 말과 안구진탕을 보인다. 그녀의 의사는 ___________의 병변을 추측한다.

1. 바닥핵(basal ganglia)
2. 뇌줄기(brainstem)
3. 겉질(cortex)
4. 소뇌(cerebellum)

9. 씬은 어깨움츠림, 목구멍청수, 눈깜박, 머리경련 같은 틱을 보인다. 가끔 그는 음성틱과 단어와 소리를 반복적으로 지른다. 씬은 이런 반복적인 운동과 음성틱을 당분간 억압할 수 있지만 그의 억제는 그의 화가 더이상 조절되지 못하게 될 때까지 쌓여간다. 이 상태를 ___________라 알려져 있고 ___________의 병인으로부터 야기된다.

1. 강박 장애(obsessive compulsive disorder)
2. 투렛증후군(Tourette syndrome)
3. 도파민 계통(dopamine system)
4. 노르에프네피린 계통(norepinephrine system)

a. 1, 3
b. 2, 3
c. 1, 4
d. 2, 4

10. 헨리는 6살이고 그는 꼬이는 자세를 발생시키는 심한 근육수축에 의해 비정상적이고 반복적인 움직임을 나타낸다. 이런 근육수축은 몇시간 동안 지속될 수 있고 잠자는 동안 사라진다. 걱정에는 더 악화된다. 예를 들면, 헨리는 그의 목을 과다폄해서 강하게 수축한다. 이런 비정상적인 트위스팅 움직임은 집합적으로 ___________라 부르고 ___________병인으로부터 야기된다.

1. 근긴장 이상(dystonia)
2. 무도병(chorea)
3. 소뇌(cerebellar)
4. 바닥핵(basal ganglia)

a. 1, 3
b. 2, 3
c. 1, 4
d. 2, 4

정답

1. a
2. d
3. c
4. b
5. d
6. a
7. c
8. d
9. b
10. c

23장

중추신경계통의 감각기능과 기능부전

Sensory Functions and Dysfunctions of the Central Nervous System

몸감각겉질(Somatosensory Cortex)

중심뒤이랑(역시 1차 몸감각 1 또는 SS1이라 부름)

- SS1은 말초에서 들어오는 감각정보의 감별을 담당한다.
- 이 신경학적 영역은 감각자료의 해석(Interpretation)은 담당하지 못한다.
- 모든 감각자료는 중심뒤이랑을 도착하기 전에 시상을 통해 간다.
- SS1은 역시 감각 인체모형(Hounculus) 부위이다.

감각 인체모형(Sensory Homunculus)

- 감각 인체모형은 중심뒤이랑에 위치하고 각각의 몸부위의 감각겉질 표현이다.
- 몸 반대쪽으로부터 몸감각의 몸형태배열이다.
- 감각 인체모형은 중심앞이랑의 운동 인체모형과 유사하다.
- 얼굴, 손과 입은 외부세계의 탐구를 위해 많은 부위를 갖고 있다.
- 운동 인체모형처럼 감각 인체모형은 영구적인 조직화를 갖고 있지 않다.
- 손상 또는 병이 발생하면 인체모형에 가소성(plasticity)이 있다.
- 예를 들면, 맹인용 점자(braille)를 읽는 사람은, 책을 읽는 손가락은 1차 몸감각겉질에 있어 매우 큰 부위를 갖고 있다.
- 절단 부위에 있어, 다른 몸부위가 절단된 부위에 상용되었던 겉질 부위를 적절화한다.

1차 몸감각 부위(SS1)에 대한 병변

- 1차 몸감각영역 병변은 반대 몸부위의 감각상실을 야기한다.
- 상실은 어느 쪽 감각 인체모형이 손상 입었는가에 따라 좌우한다.

2차 몸감각 부위 2(Secondary Somatosensory Area 2)(SS2)

- SS2는 감각정보의 해석을 담당한다.
- 이곳은 들어오는 감각정보에 의미를 붙이는 영역이다.
- SS2는 중심이랑 바로 뒤에 있다.

2차 몸감각 부위2(SS2)의 병변

- 촉각실인증(Tactile Agnosia)
  - 촉각실인증은 감각정보에 의미를 붙이는 것에 무능력을 의미하는 용어이다.
  - 촉각실인증(Tactile Agnosia)은 두점(Two-Point)식별장애, 입체실인증(무입체인지증 [Asterognosis]), 서화실인증(Agraphesthesia)와 동시자극의 소거(다음의 장에서 모두 서술됨)

올리버 색(Oliver Sacks) 이야기

- 색(Sacks)은 태어날 시 장님이었던 60세 여성을 서술하고 있다. 그녀는 너무 과보호되어, 그녀의 손으로 그녀의 외부를 탐색하는 것조차도 하지 못하였다.
- 성인이 되어서, 그녀는 감각 해부학적 구조가 정상임에도 불구하고 그녀의 손으로 물체와 감각를 확인할 수 없었다.
- 그녀의 감각 겉질이 전혀 자극되지 않았다.
- 60살에 그녀는 손에 물체와 감각을 확인하기 위해 그녀의 손을 사용하도록 학습함으로써 겉질지도에 영역을 재창출해야 했다.
- 이는 어떻게 겉질이 사용 또는 어떻게 겉질이 사용 또는 의존되는가에 대한 예이다.

출처: Sacks, O. 모자를 그의 부인으로 혼돈한 남자. 뉴욕: Harper Perennial: 1987.

겉질적으로 기초한 감각과 운동기능의 일시성

- 감각과 운동기능의 겉질 표현은 일시성이고 사용에 의존된다.
- 이 일시성과 사용 의존성은 인체모형(hounculi)뿐만 아니라 겉질의 모든 영역에 나타난다.
- 예를 들면, 겉질성 귀머거리가 된 사람은 청각 겉질 부위가 시각사용을 위해 재배치된다.
- 겉질성 장님이 된 사람에 있어 시각 겉질 부위가 청각과 촉각 사용을 위해 재배치된다.
- 일차감각은 피부수용기, 척수신경, 척수로(뒤기둥과 척수시상로 및 몸감각부위(SS1)에 의해 중재된다.

몸감각과 시각겉질(So matosensory and Visual Cortices)

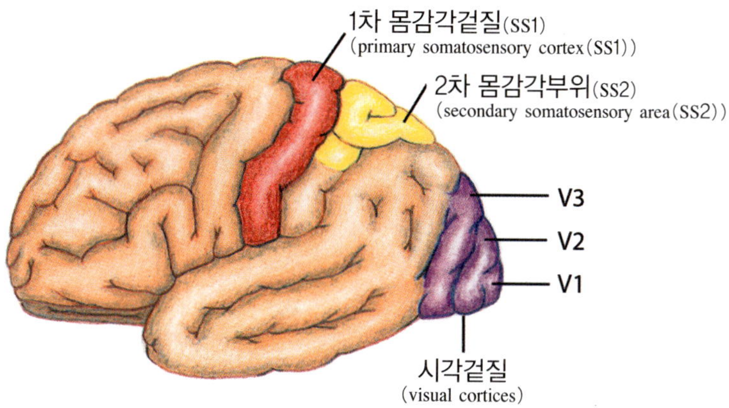

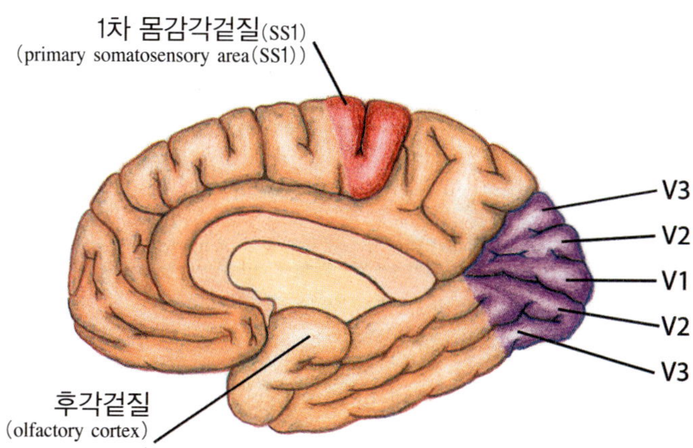

감각의 두 분류(Two Classifications of Sensation)

일차감각(Primary Sensation)

- 일차감각은 통증 및 온도, 가벼운 촉각, 압각, 진동 및 고유수용감각이 포함된다.

겉질감각(Cortical Sensation)

- 겉질감각은 2차 몸겉질(SS2)과 뒤 다양식연합겉질(Posterior Multimodal Association Cortex)에 의해 중재된다.
- 겉질감각은 다음의 촉각실인증을 포함한다.
- **입체실인증(Astereognosis)**
  - 오직 촉각만으로 물체를 확인하는 것이 무능(감각은 살아있으나 겉질의 해석 기능이 고장남)
- **두점 식별(Two-point discrimination)**
  - 터치된 것이 한점인가 두점인가를 결정하는 능력상실(감각은 살아 있으나 감각 겉질해석이 손상됨)
  - 두점식별은 촉각계(aesthesiometer)라 불리는 규정된 도구에 의해 평가되어야 한다.
- **서화실인증(Agraphesthesia)**
  - 감각해부 구조가 정상임에도 불구하고 손상 쪽의 반대편 손에 쓴 글자를 해석하는 능력의 상실이다. 감각의 겉질해석이 손상되었다.
- **동시적 자극의 소거(Extinction of simultaneous stimulation)**
  - 또한 더블 동시소거(double simultaneous extinction)라 부른다.
  - 동시에 두 개의 다른 몸부위에 터치한다; 한쪽은 손상된 곳 다른쪽은 손상되지 않은 곳.
  - 소거는 손상된 쪽에 촉각 감각을 환자가 느낄 수 없을때 발생한다(만약 촉각이 비손상된 쪽에만 적용된다면 느낄수 있을지라도).
  - 동시적 자극소거는 손상된 쪽에서 촉각을 수행하는 신경세포가 손상되지 않은 쪽에서의 감각을 수행하는 신경세포에 겉질성 제거이다.
- **중량실인증(Abarognosis)**
  - 다른 것들과 연관하여 물건의 무게를 정확하게 추측하는 능력의 소실(감각기관은 정상이다: 감각의 겉질(겉질)성 해석이 손상됨)
- **대상실인증(Atopognosia)**
  - 감각의 정확한 기시점을 지적하는 능력이 소실(감각기관은 정상이다: 감각의 겉질(겉질)성 해석이 손상됨)

시각 겉질(Visual Cortex)

일차 시각겉질(V1)(Primary Visual Cortex)

- V1은 시각겉질(VI), 시상의 가쪽무릎핵과 중간뇌의 위둔덕에서 시각적 정보를 받는다.
- 이 신경학적 영역은 모양, 색깔, 정위와 방향의 감별 같은 시각적 입력 감별을 담당한다(해석은 아님).
- 일차 시각 겉질은 뒤통수엽의 가장 뒤쪽 영역에 위치한다.

일차 시각겉질의 병변(Lesions to the Primary Visual Cortex V1)

- 일차 시각겉질의 병변은 시각상실을 야기한다(시각 해부학적 구조가 정상임에도 불구하고)

V1 병변은 겉질의 시각장애를 만든다(Lesions in V1 Produce Cortical Blindness)

- V1이 병변을 입었을 때, 시각정보가 망막, 시각신경, 시각로를 통해 시상의 가쪽무릎핵에 도달한다. 여기에 시각정보는 일차 시각겉질(V1)으로 진행하기 보다는 오히려 시각연합영역으로 진행한다.

감각 징후와 증상(Sensory signs and Syptoms)	의심이 가는곳(Suspect)
• 입체실인증(Astereognosis), 서화실인증(agraphesthesia)	• 반대쪽 마루엽 손상
• 날카로움에 대해 감소된 감각(반지각 과민:Hemihyperesthesia)	• 척수로 손상
• 단지 먼쪽 팔다리가 지각과민을 나타낸다.	• 말초신경병(Peripheral neuropathy)

- 시각적 정보는 가쪽무릎핵에 의해 무의시적으로 전해지는 것이다. 원시시각계를 구성하는 이런 핵은 고위수준겉질 처리과정을 위한 시간이 필요없이 시각정보를 즉각적으로 반응할 수 있도록 유기체를 발달시켜왔다.
- 가쪽무릎핵은 원시적 유기체의 시각적 처리과정에 큰 역할을 담당하고 있다.
- 인간에서, 시각의 이 유형은 무의식적 시각 또는 숨은 시각(blind Sight)으로 알려져 있다.
- V1 손상이 있는 환자가 움직이는 물체에 관해 추측을 하거나 색깔을 구분하라고 할때, 그들의 능력은 우연보다 낫다.
- 이는 시각적 정보가 이미 처리되었지만 이는 겉질 밑(subcortical, 또는 무의식적)수준이다.
- 환자는 그렇지만 어떤 것을 의식적을 본다는 것을 깨닫지 못하며 자주 그들의 추측이 꽤 정확하다는 것에 놀란다. 그들의 시각은 의식적 단계에서 처리되지 않는다.

시각연합영역(V2와 그이상)(Visual Association Areas, V2 and Up)

- 시각겉질은 30개의 특수한 부위보다 더 많다.
- V2(와 그 이상)는 시각적 입력의 해석을 담당한다.
- 이는 의미가 들어오는 시각적 자료에 붙어 있는 곳이다.
- V1은 출생시 성숙한 모습을 갖고 있다. 시각연합영역은 그렇지 못하다. 이들은 경험 획득에 의존한다.

시각연합영역의 병변(Lesions to the Visual Association Areas)

- 시각연합영역에 대한 병변은 시각실인증을 야기하는데 시각적 정보에 의미를 붙이는데 무능력을 의미한다.

V2

- V2는 해석을 위해 V1에서 적절한 시각 연합영역으로 시각정보를 보낸다.
- V2는 특수화된 시각연합영역에 의해 더 세밀한 정보를 처리한다.
- 이 시각연합영역은 공간 특성, 색깔, 도형-배경 변별과 지남력을 분석하기 위해 특수화된 영역이다.

V3

- V3은 식별할 수 있는 모양을 인지할 수 있는 능력인, 구별(discrimination)을 구성하는 해석을 담당한다.

V3에 대한 병변(Lesion to V3)

- 누구도 완전하고 독점적인 시각형성의 상실을 보고한 적은 없다.
- 영역 V3는 V1과 V2 둘레에 고리를 형성한다. V3의 모든 것을 파괴할 정도로 큰 병변은 거의 확실하게 V1을 파괴하여 완전 시각장애를 만드는 원인이 된다.
- V4가 역시 형태식별[선 오리엔테이션(line orientation)에 관함]에 역할을 하기 때문에, V4 또한 무너져 버릴 것이다.

V4

- V4는 색깔 시각, 선 지남력과 기하학무늬의 해석을 담당한다.

올리버 색(Olive Sacks) 이야기

- 색은 어릴적부터 시각장애였던 자를 서술하였다. 그의 눈은 40대에 수술로 재생되었을 때, 그는 시각 해부학적 구조가 정상이라 할지라도 의미를 갖고 칼라, 형태 및 동작의 일관성있는 시각화를 하지 못하였다.
- 이는 시각연합영역이 단지 직접적인 경험과 사용으로 발달한다는 것을 암시한다.

출처: Sacks, O. 화성의 인류학자. 뉴욕: Vintage: 1985.

경험에 의한 깊이지각(Depth perception) 발달

- 깊이지각은 물건이 다른 물건에 대해 가까이 있는지 또는 멀리 있는지를 해석하는 능력이다.
- 깊이지각(다른 겉질적 기술과 같이)에 대한 연구를 보면, 오로지 경험에 의해 발달한다고 밝히고 있다.
- 깊은 안개가 낀 곳(확장적 시야는 엄청난 안개농도에 의해 방해 받는다)에 사는 사람은 깊이지각이 정교한 수준으로 발달할 수가 없다.

색상시각의 연속(Sequence of Color Vision)

- 일차 시각영역인 V1은 시각정보의 어떤 유형을 감별하고 더 많은 시각처리를 위해 V2로 시각정보를 보낸다.
- V2는 색상이 포함된 시각정보를 정의하고 더 나은 과정을 위해 V4로 정보를 보낸다.
- V4는 색상시각정보를 해석한다. V4가 손상을 입으면, 사람은 세상을 회색으로만 본다.

- 사람이 인지할 수 있는 형태 없이 추상적인 색깔 그리기를 볼 때 V4는 PET 스캔상 가장 높은 대뇌 혈류를 갖는다.

V4에 대한 병변(Lesions to V4)

- V4 병변은 사람이 단지 회색 부위만 보는 색맹(Archromatopsia)을 만든다.
- 이는 망막에 있는 막대기 수용기가 손상되었기 때문에 발생한 색맹과는 다르다.
- 색맹에 있어, 사람은 색깔이 비슷한 기억을 상기하거나 회상하지 못한다.
- 만약 망막과 V1 부위가 정상이라면, 형태, 깊이 및 동작의 지식은 보존된다.

V5

- V5는 시각적 동작 해석을 담당한다(움직이는 물체를 감별).
- 사람이 컴퓨터 스크린상 움직이는 흑백 사각형의 패턴을 볼 때 V5는 PET스캔상 가장 높은 대뇌 혈류를 갖는다.

V5에 대한 병변(Lesion to V5)

- V5에 대한 병변은 움직이는 세계를 보거나 이해하지 못하는 동작맹(Akineptosia)을 만든다.
- 휴식동안, 물체는 완전하게 보거나 이해할 수 있다.
- 동작시 물체가 사라진것처럼 보인다.

- 시각의 다른 특성은(색상과 형태) 남아 있다.

2개의 시각 겉질성 흐름(Two Visual Cortical Streams)

- 2개의 주요 시각 겉질성 흐름이 있다:
  1. 등쪽 흐름: 시각정보의 이 흐름은 V1에서부터 마루엽까지 등쪽으로 달리고 시각적 움직임과 활동의 분석을 담당한다.
  2. 배쪽 흐름: 시각정보의 이 흐름은 V1에서 관자엽까지 복쪽으로 뻗고 시각적 세계와 물체 인지의 지각을 담당한다.

주위 구조에 대한 연합과 투사와 관련된 시각영역

- 모든 시각영역은 직접적이고 반복적으로 서로 연결되어 있다.
- 시각정보는 궁극적으로 다른 감각자료와 연합된 후 다발모델(몸감각, 시각, 그리고 청각정보는 서로 통합되고 해석되어진다) 관련 부위로 보내진다. 여기에 시각정보는 다른 감각정보(맛, 소리, 촉각, 냄새 등)와 통합된다.
- 이 정보는 시각 기억의 저장을 위해 해마(hippocampus)로 보내진다. 해마는 의사결정을 위해 현 시각정보와 과거의 시각기억과 비교를 한다.
- 시각정보는 정서과정을 위해 가장자리계통로 보내진다. 시각정보는 감정적 연합이 이루어진 비슷한 시각정보와 비교를 한다.

  그리고 정서와 더불어 시각정보의 연합을 위해 가장자리계통의 다른 부위로 보내진다. 여기서 이미 정서적 연합이 이루어진 비슷한 시각정보와 비교를 한다. 새로운 시각 자극이 감정적 연합에서 행복하지 않은 시각적 기억과 비슷하면 시각적 자극은 비슷한 슬픈감정이 유도될 수 있다.

청각겉질(Auditory Cortex)

1차 청각영역(A1)(Primary Auditory Cortex, A1)

- 관자엽의 오목아래면 겉질, 즉 섬(Insular)에 위치. 환경에서 소리 감지에 책임을 짐.
- A1은 해석을 위해 청각정보를 청각관련 부위에 보낸다.

A1에 대한 병변(Lesions to A1)

- 한쪽 반구가 손상을 입었다면, 한쪽 귀머거리가 발생한다.
- 양쪽 반구가 손상을 입었다면, 양쪽 귀머거리가 발생한다.
- A1이 손상으로 겉질난청(Cortical deafness)환자는 무의식적 수준에서 청각적 정보를 처리할 수 있는 능력은 남아 있을 지도 모른다.
- 이 능력은 아래둔덕(inferior colliculus, 중간뇌의)과 안쪽무릎핵(medial geniculate nucleus, 시상의)의 청각적 경로에서 얻어졌을 수도 있다.
- 연구가들은 일부 겉질난청환자는 큰 소리에 놀라는 반응은 여전히 존재한다는 것을 발견했다. 그런 환자라 할지라도 의식적으로 소리를 들을 수 없다.

청각연합영역(Auditory Association Areas)

- 겉질에는 여러개의 청각 관련 부위가 있다.
- 청각 자료의 해석에 책임이 있다.
- 이 부위는 시각 관련과 같이 정확하게 지도가 그려져 있지 않다.
- 다른 청각관련 부위는 특정 청각정보를(동물소리, 인간언어, 기계소리) 판독한다.

청각연합영역 병변(LEsion to the Auditory Association Areas)

- 청각관련 부위병변은 청각인지 불능을 야기한다.

브로카 영역(Broca's Area)

- 브로카 영역은 단지 왼쪽반구에만 있다.
- 말의 운동(Motoric)적인 면만 중재하며, 언어의 말에 관한 표현만 담당한다.
- 브로카 영역은 가쪽틈새 위에 위치하고 운동앞영역의 아래이마이랑 안에 있다.

브로카 영역의 병변(LEsions to Broca Area)

- 브로카 영역 손상은 실어증[표현성 실행증 (Aphasia)] 또는 비유창함(Nonfluent)이 있다.
- 환자가 그들에게 무엇을 말하는지를 이해할 수 있으나 의미적인 문장을 형성할 수 없다.

베르니케 영역(Wernicke's Area)

- 단지 왼쪽 반구에만 있고 관자엽의 위관자 이랑(superior temporal gyrus)에 위치한다.
- 이 언어영역은 말한 단어의 이해에 책임을 진다.

베르니케 영역의 병변(Lesion to Wernicke's Area)

- 베르니케 영역 손상은 수용성실어증을 유발한다.
- 환자는 무슨 애기를 들었는지 이해할 수 없다.
- 그러나 완전한 문장을 만들 수 있다(단어의 뜻이 다른사람에 의해 말해진 것과 관련이 없을지라도).

청각겉질(Auditory Cortices)

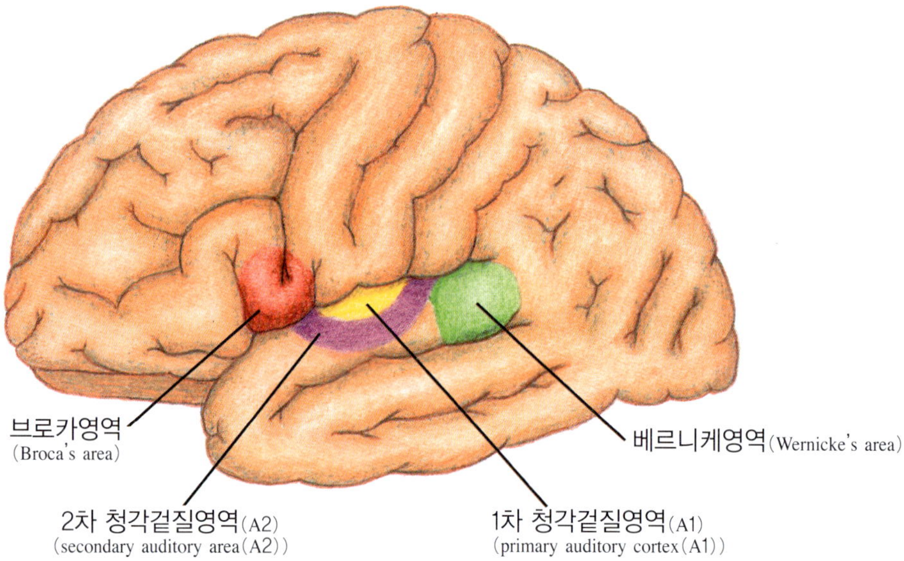

참고문헌 (References)

1. Feldman DE, Brecht M. Map plasticity in somatosensory cortex. *Science*. 2005;310(5749):810-815. doi:10.1126/science.1115807.
2. Wrigley PJ, Press SR, Gustin SM, et al. Neuropathic pain and primary somatosensory cortex reorganization following spinal cord injury. *Pain*. 2009;141(1):52-59. doi:10.1016/j.pain.2008.10.007.
3. Ruben J, Schwiemann J, Deuchert M, et al. Somatotopic organization of human secondary somatosensory cortex. *Cereb Cortex*. 2001;11(5):463-473. doi: 10.1093/cercor/11.5.463.
4. Binkofski F, Reetz K, Blangero A. Tactile agnosia and tactile apraxia: cross talk between the action and perception streams in the anterior intraparietal area. *Behav Brain Sci*. 2007;30(02):201-202. doi:10.1017/S0140525X07001409.
5. Kerr CE, Shaw JR, Wasserman RH, et al. Tactile acuity in experienced Tai Chi practitioners: evidence for use dependent plasticity as an effect of sensory-attentional training. *Exper Brain Res*. 2008;188(2):317-322. doi:10.1007/s00221-008-1409-6.
6. McGlone F, Reilly D. The cutaneous sensory system. *Neurosci Biobehav Rev*. 2010;34(2):148-159. doi:10.1016/j.neubiorev.2009.08.004.
7. Carlson MG, Brooks C. The effect of altered hand position and motor skills on stereognosis. *J Hand Surg*. 2009;34(5):896-899. doi:10.1016/j.jhsa.2009.01.029.
8. van Nes SI, Faber CG, Hamers RM, et al; PeriNomS Study Group. Revising two-point discrimination assessment in normal aging and in patients with polyneuropathies. *J Neurol Neurosurg Psychiatry*. 2008;79(7):832-834. doi:10.1136/jnnp.2007.139220.
9. Mørch CD, Andersen OK, Quevedo AS, Arendt-Nielsen L, Coghill RC. Exteroceptive aspects of nociception: insights from graphesthesia and two-point discrimination. *Pain*. 2010;151(1):45-52. doi:10.1016/j.pain.2010.05.016.
10. Birch HG, Belmont I, Karp E. The relation of single stimulus threshold to extinction in double simultaneous stimulation. *Cortex*. 1964;1(1):19-39. doi:10.1016/S0010-9452(64)80011-3.
11. Angel RW. Barognosis in a patient with hemiaraxia. *Ann Neurol*. 1980;7(1):73-77. doi: 10.1002/ana.410070113.
12. Li W, Piëch V, Gilbert CD. Perceptual learning and top-down influences in primary visual cortex. *Nat Neurosci*. 2004;7(6):651-657. doi:10.1038/nn1255.
13. Stoerig P. Functional rehabilitation of partial cortical blindness? *Restor Neurol Neurosci*. 2007;26(4-5):291-303.
14. Dougherty RF, Koch VM, Brewer AA, Fischer B, Modersitzki J, Wandell BA. Visual field representations and locations of visual areas V1/2/3 in human visual cortex. *J Vision*. 2003;3(10):586-98. doi:10.1167/3.10.1.
15. Bouvier SE, Engel SA. Behavioral deficits and cortical damage loci in cerebral achromatopsia. *Cereb Cortex*. 2006;16(2):183-191. doi:10.1093/cercor/bhi096.
16. Zeki S. Thirty years of a very special visual area, area V5. *J Physiol*. 2004;557(1):1-2. doi: 10.1113/jphysiol.2004.063040.
17. James TW, Humphrey GK, Gati JS, Menon RS, Goodale MA. Differential effects of viewpoint on object-driven activation in dorsal and ventral streams. *Neuron*. 2002;35(4):793-801. doi:10.1016/S0896-6273(02)00803-6.
18. Hasson U, Nir Y, Levy I, Fuhrmann G, Malach R. Intersubject synchronization of cortical activity during natural vision. *Science*. 2004;303(5664):1634-1640. doi:10.1126/science.1089506.
19. Weinberger NM. Specific long-term memory traces in primary auditory cortex. *Nat Rev Neurosci*. 2004;5(4):279-290. doi:10.1038/nrn1366.
20. Clarke S, Bellmann A, Meuli RA, Assal G, Steck AJ. Auditory agnosia and auditory spatial deficits following left hemispheric lesions: evidence for distinct processing pathways. *Neuropsychologia*. 2000;38(6):797-807. doi:10.1016/S0028-3932(99)00141-4.
21. Fadiga L, Craighero L, D'Ausilio A. Broca's area in language, action, and music. *Ann N Y Acad Sci*. 2009;1169(1):448-458. doi:10.1111/j.1749-6632.2009.04582.x.
22. Weiller C, Isensee C, Rijntjes M, et al. Recovery from Wernicke's aphasia: a positron emission tomographic study. *Ann Neurol*. 1995;37(6):723-732. doi:10.1002/ana.410370605.

24장

시상 및 뇌줄기의 감각과 운동역할 : 기능과 기능장애

시상(THALAMUS)

- 시상은 사이뇌의 한부분으로 간주된다.
- 이 구조는 감각과 운동정보의 모든 유형을 위해 주요 연결과 처리중추이다.
- 두 개의 시상엽(각 반구에 한 개씩)이 있다.
- 26쌍의 핵이 있다.
- 감각과 운동 정보를 위한 거의 모든 주요 구조물은 시상과 연결된다. 구조물에는 겉질(모든 엽), 뇌줄기, 그물체, 시상하부, 가장자리계 구조물(예, 편도체와 해마), 바닥핵과 소뇌가 포한된다.
- 최근 연구된 시상핵의 4부분은 다음과 같다:
  1. 배가쪽핵(Ventrolateral nucleus): 1차 운동부위(M1)에 투사한다.
  2. 가쪽무릎핵(Lateral geniculate nucleus): 1차 시각부위(V1)에 투사한다.
  3. 안쪽무릎핵(Medial geniculate nucleus): 1차 청각부위(A1)에 투사한다.
  4. 배쪽뒤가쪽핵(Ventral posterolateral nucleus): 1차 몸감각부위(S1)에 투사한다.

시상경로(Thalamuc Pathway)

감각들신경경로(Sensory Afferent Pathway)

- 말초신경계통의 감각수용기는 척수신경에 감각정보를 투사한다. 척수신경은 척수로(spinal cord tracts)에 감각정보를 운반한다. 감각정보는 그후 그물체에 의해 처리되는 뇌줄기로 투사된다. 감각정보는 시상 그리고 마지막으로 겉질(SS1)으로 간다.
- 감각정보는 PNS의 척수신경(spinal nerves)에서 SC로 운반된다. 감각정보는 그 후 안쪽소뇌다리를 통해 소뇌로 투사되는 척수에서 뇌줄기까지 여행한다. 소뇌는 감각정보를 위소뇌다리를 통해 시상으로 보낸다. 시상에 있어 감각정보 겉질로 수송되거나 뇌줄기를 통해 돌아간다.

운동날신경경로(Motor Efferent Pathway)

- 운동정보는 겉질(1차 운동영역-M1)에서 시상까지 보내진다. 시상수준에서, 운동정보는 뇌줄기, 척수 그리고 말초신경계통의 근육으로 보내진다.
- 또는 운동정보는 시상에서 소뇌, 척수 및 배쪽뿔의 운동신경세포로 투사된다.

렌즈핵고리경로(Ansa Lenticularis Pathway)

- 렌즈핵고리 경로는 바닥핵에서 시상의 등가쪽핵(ventrolateral nucleus)까지 운동정보를 운반한다. 정보는 그리고 나서 1차운동영역(M1)에 보내진다.
- 이 경로는 바닥핵시상과 겉질에 각각 연결되도록 한다.

위둔덕경로(Superior Colliculi Pathway)

- 중간뇌의 위둔덕은 시각경로의 시상 가쪽무릎핵에서 감각정보를 받는다.
- 위둔덕은 이 정보를 안쪽세로다발(medial longitudinal fasciculus)을 통해 시상에 보내진다.
- 이 경로는 시각정보에 반응하여 눈과 머리의 위치를 조절하는 정보를 운반한다.
- 원시시각계를 형성하는 위둔덕(상구)와 가쪽무릎핵(외측슬상체)사이에서 전달된 시각정보는 겉질성맹환자에게 나타나는 현상으로 무의식적 또는 겉질밑수준에 몇몇 시각정보를 처리하는 능력이 남아있기 때문이다.

아래둔덕경로(Inferior Colliculi Pathway)

- 중간뇌의 아래둔덕은 안쪽무릎핵과 청각겉질에서 감각정보를 받는다.
- 아래둔덕은 이 정보를 청각정보의 처리를 위해 시상과 청각겉질에 다시 보낸다.
- 이 경로는 원시청각경로로서 무의식적 또는 겉질밑수준의 처리과정을 담당한다. 예를 들면, 겉질난청환자는 문이 쾅하고 닫히는 소리가 들리지 않았음에도 쾅 하고 닫혀져 있는 문에 놀랠 것이다.

시상중앙등쪽핵 경로(Thalamic Mediodorsal Nucleus Pathway)

- 시상중앙등쪽핵은 측두겉질, 흑색질 및 편도로에서 감각정보를 받거나 투사한다.
- 중앙등쪽핵이 손상을 입었을 때, 기억상실이 발생한다.

시상에 대한 병변(Lesions to the Thlamus)

중추성 뇌졸중 후 통증(Central Post-Stroke Pain)

- 중추성 뇌졸중 후 통증은 혈관 불충분(또는 시상을 손상시키는 뇌졸중과/또는 중추신경계통에 인접한 영역)과 감각지각의 변화가 포함된다.
- 환자는 병변 반대쪽에 감각(특히 통증과 유해한 자극)에 대해 과감각 또는 저감각을 나타낼 수도 있다.
- 초기에 환자는 감각상실과 반대쪽 몸에 아린감(tingling)을 경험한다. 발병후 몇주후에 환자는 손상된 몸부분에 타는 듯한 통증과 심한 통증으로 진행한다.

시상(Thalamus)

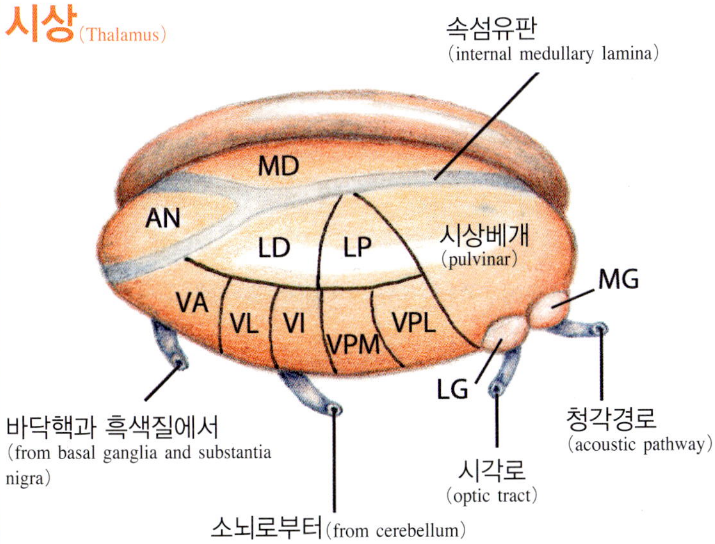

- AN – 앞핵(Anteroir Nuclei)
- LD – 가등쪽핵(Lateral Dorsal Nucleus)
- LG – 가쪽무릎핵(Lateral Geniculate Nucleus)
- LP – 가뒤쪽핵(Lateral Posterior Nucleus)
- MD – 안등쪽핵(Mediodorsal Nucleus)
- MG – 안쪽무릎핵(Medial Geniculate Nucleus)
- VA – 배앞쪽핵(Ventral Anterior Nucleus)
- VI – 배쪽중간사이핵(Ventral Intermedial Nucleus)
- VL – 배가쪽핵(Ventrolateral Nucleus)
- VPL – 배쪽뒤가쪽핵(Ventral Posterolateral Nucleus)
- VPM – 배쪽뒤안쪽핵(Ventral Posteromedial Nucleus)

시상 종양(Thalamic Tumors)

- 환자는 시상핵의 어디에 관련되었는가에 따라 특정 증상을 나타낸다:
  - 앞가쪽핵 병변은 M1과의 전달을 파괴한다. 관련된 몸 부위의 마비를 야기
  - 가쪽무릎핵 병변은 V1과의 전달을 파괴한다. 이는 겉질맹을 야기할 수 있다.
  - 안쪽무릎핵의 병변은 A1과의 전달을 파괴한다. 소리에 대한 겉질난청 또는 과/저 민감성이 발생할 수 있다.
  - 뒤가쪽핵 병변은 SS1과의 전달을 파괴한다. 감각이상, 저감각 및 또는 작열통(Causalgia)이 발생할 수 있다.
- 배쪽 뒤안쪽핵과 배쪽 뒤가쪽핵의 병변은 모든 형태의 감각소실을 야기한다(몸의 반대편으로부터 순수촉각, 식별촉각, 그리고 고유수용성 자극).
- 시상손상은 다른 주변구조의 임상적 징후 손상을 야기한다. 예를 들면, 시상손상은 중간뇌에 침범되어 혼수(coma)를 야기한다.

뇌줄기(BRAINSTEM)

- 뇌줄기는 계통발생적으로 뇌의 오래된 부분이고 생존에 필요한 자율기능(vegetative functions)을 조절한다. 호흡과 원시적 상동(stereotyped)반사.
- 원시적 상동반사는 다음이 포함된다:
  - 기침, 구역질반사(Cough and gag reflex)
  - 동공반응(Pupillary response)
  - 자발적 삼킴 반사(Spontaneous swallowing reflex)
- 뇌줄기는 역시 그물체를 조절한다.

그물체(Reticular Formation)

- 그물체는 뇌줄기에 불완전하게 위치해 있다.
- 이것은 신경세포와 섬유들로 구성된 그물과 비슷하다.
- 그물은 숨뇌, 다리뇌, 그리고 중간뇌에 걸쳐 뻗어 있다. 섬유는 척수, 시상하부, 시상 그리고 겉질까지 연결되어 있다.
- 그물활성계통은 입쪽중간뇌(rostral midbrain)에 확산적으로 위치해 있다.
- 그물억제계통은 꼬리쪽중간뇌(caudal midbrain)에서 꼬리쪽숨뇌(caudal medulla)까지 확산적으로 위치해 있다.
- 그물체는 겉질로 들어가는 감각정보 그리고 겉질과 겉질밑 영역으로부터 나오는 운동정보를 스크린한다.

그물체(Reticular Formation)의 주요기능

- 그물체는 신경계통의 전 영역과 광대하게 연결되어있기 때문에 다른 유형의 기능을 많이 가지고 있다.
- 그물체(망상체)의 기능과 중요성은 다음과 같다.
- 의식의 조절
  - 그물활성계통은 각성상태를 담당한다.
  - 그물활성계통의 병변은 혼미상태(stuporous state)를 야기한다. 그물활성계통이 상실될 때 그물억제계통이 우세해지고 높은 비몽사몽(somnolence)을 일으킨다.
  - 그물억제계통은 수면과 무의식의 상태를 담당한다.
  - 그물억제계통 병변은 지속적인 깨임을 야기한다. 그물억제계통이 상실되면 그물활성계통이 우세해지고

높은 각성상태를 일으킨다.

- 근긴장도 조절
  - 그물척수로는 알파와 감마 운동신경세포의 활동에 영향을 줄 수 있다.
  - 그물체는 근긴장도와 반사활동에 영향을 미친다.
  - 안뜰척수로와 그물척수로를 따라 그물체는 항중력근육의 긴장도에 영향을 미친다.
- 통증조절
  - 그물체는 통증조절을 위한 관문기전에 핵심적인 역할을 담당한다.
  - 그물척수로는 뇌줄기의 그물체에 연접하는 들척수신경을 통해 말초로부터 통증정보를 받는 내림감각로이다.
  - 그물척수로는 숨뇌 그물체에서 기시한다.
  - 뇌줄기의 라파핵에 도달된다. 라파핵은 숨뇌에 위치한 핵집단이다. 중심부를 따라 위치해 있다.
  - 라파핵이 흥분될 때 통증감소를 위해 통증기원의 위치까지 내림경로를 통해 엔돌핀을 유리한다.
- 심장리듬 조절
  - 그물체와 시상하부는 수면과 깸 주기와 심장리듬(circadian rhythms)조절에 공동으로 작용한다.

그물체의 감각처리장애(SEnsory Processing Disorder of the Reticular Formation)

- 주의결함과 활동장애(Attention DEficit Hyperactivity Disorder; ADHD), 학습장애(Learning Disability), 자폐성 및 촉각 방어가 있는 아동에 있어, 그물활성계통이 과하게 일하고 있을지 모른다.
- 이런 아동은 외부감각 자료를 쉽게 스크린하거나 여과시킬 수 없다. 그래서 그들은 임의로 무조직화된 방법으로 외부의 거의 모든 감각자극에 반응한다.
- 반대로, 어떤 아동의 경우 그물억제계통이 과하게 일하고 있다. 이런 아동은 중추신경계통에 들어가려고 시도하는 감각정보를 등록하는 것이 어렵다.
- 감각 처리장애(또는 조절장애) 아동은 발달하고 적절하게 기능하기 위해 그들의 신경계통이 요구하는 감각정보의 유형을 획득하기 위해서 자극의 특수한 유형을 찾을 수도 있다.
- 감각 통합치료는 좀더 기능적으로 감각정보를 처리하는 뇌의 능력을 획득할 수 있는 감각자극을 아동에게 제공한다.
- 과다 – 그물활성계통(hyper-reticular activating systems)을 가진 아동을 위해서는 느린 흔들음, 깊은 압각 및 진동은 몸을 진정화시키는데 필요한 안뜰감각의 유형이다.
- 과다 – 그물억제계통(hyper-reticular inhibiting systems)을을 가진 아동을 위해서는, 뇌를 각성시키는 감각자극이 필요할 수도 있다.

감각처리장애를 위한 약치료

- 리탈린(Ritalin)과 염산메틸페니데이트(methylphenidate)의 다른 제품은 ADHD의 치료에서 약한 중추신경계통자극제로 사용된다.
- 염산메틸페니데이트은 그물체의 그물체를 균형있게 하려는 약이다. 이것은 과활동 그물활성계통을 안정시키거나 만약 느릿(sluggish)하다면 그물활성계통을 자극할 수 있다.
- 염산메틸페니데이트는 양쪽에 증가된 신경전달로 인해 도파민과 노르에피네프린 신경전달물질 계통 손상을 치료하는 약이다.

그물활성계통(Reticular Activation System)

- 그물활성계통은 그물체의 하부조직이다.
- 그물활성계통은 들어오는 중요한 감각정보에 집중하도록 겉질을 각성시킨다.
- 이 과정은 불필요한 자료를 걸러 개인이 의지적으로 다른 활동에 초점을 맞추는데 있어 중요하다.
- 중요한 감각자료가 그물활성계통에 의해 감지되었을 때, 겉질을 각성시키고 그리고 나서 몸을 각성시켜 활동을 준비한다.
- 겉질은 몸을 각성시키기 위해 시상, 시상하부, 가장자리계, 안뜰계 및 자율신경계통(ANS)을 사용한다.

그물억제계통(Reticular Inhibiting System)

- 그물억제계통은 특정 감각자료에 반응하여 몸을 안정화 시키기 위해 겉질과 겉질밑중추에서 정보를 받는다.
- 그물억제계통은 느린 흔들음(rocking), 깊은 압각 및 진동과 같은 감각자극을 통해 몸을 안정화시키기 위해 안뜰계와 같이 일을 한다.

뇌줄기 손상과 의식장애(Brainstem Damage and Disorders of Consciousness)

- 심한 뇌줄기손상은 변화된 의식과 혼수상태를 야기할 수 있다.
- 뇌줄기가 침범된 장애가 있는 의식상태는 두 개의 유형이 있다: 지속적인 식물상태(persistent vegetative state)와 뇌사(brain death)

지속적 식물상태(Persistent VEgetative State)

- 지속적 식물상태는 혼수보다는 덜한 의식장애로 간주된다.
- 지속적 식물상태에서, 그물활성계통이 포함된 뇌줄기는 정상으로 남아있다.
- 신경학적 파괴의 충격이 대뇌반구에 위치한다. 비록 PET와 fMRI 상에서 자극에 반응하는 몇몇 겉질 영역에서 잔여 활성화가 보인다고 할지라도, 그런 겉질성 활동은 의식을 위해 필요한 다른 영역에 도달하는 것이 단절되었다.
- 식물상태에서, 환자는 그들의 눈을 뜰 수 있고 수면-깸 주기를 보이지만 인지기능과 의식은 없다.
- 식물상태는 자주 심장 또는 호흡정지를 일으켜 몇 분동안 뇌에 혈류부족(허혈:Ischemia)과 산소부족(저산소증)의 원인이 된다.
- 뇌줄기는 허혈과 저산소증에는 꽤 저항적이다. 뇌에 4-6분간 전체 혈류와 산소 소실은 뇌줄기가 견디는 동안 방대한 겉질 파괴를 야기한다.
- 몇일에서 몇 달후에 환자는 눈이 떠 있는 무의식의 상태로 깨워질 것이다. 이 상태를 식물상태라 부른다.
- 뇌줄기가 남아있기 때문에 기침, 입천장 및 구역질반사는 정상으로 남아있다.
- 이는 호흡감염을 감소시키며 예측수명(life Expectancy)(특히, 생명유지기술시스템)을 연장시킨다.

뇌사(Brain Death)

- 뇌사는 모든 뇌줄기 기능이 상실되었을 때 발생한다.
- 심장박동은 자율신경계통 조절에 있어 반자동이기 때문에 지속할 수 있다.
- 이 혼수상태는 그물활성계통에 방대한 손상으로 인해 깨어나지 않는자의 상태(눈이 감김)이다.
- 기침, 구역질 및 입천장반사를 잃으면, 6개월~1년 안에 치명적인 호흡 감염을 야기한다.

뇌줄기에 있어 뇌신경핵 손상(Cranial Nerve Nuclei Damage in the Brainstem)

- 뇌신경핵은 뇌줄기에 위치해 있다.
- 이들은 같은쪽 몸구조물을 지배한다.
- 뇌줄기 장애는 어떤 뇌줄기핵이 상실했는가에 좌우된다.
- 뇌신경핵의 장애에 대해서는 8장 참조하라.

뇌줄기의 척수로 손상(Spinal Cord Tract Damage in the Brainstem)

- 내림운동로와 오름감각로는 뇌줄기를 통해가며 몸 반대쪽 운동과 감각을 중재한다.
- 척수로가 뇌줄기 손상으로 인해 상실했을 때, 몸 반대쪽에 반마비와 반감각이상증이 나타난다.
- 척수 손상과 질병에 관해서는 18, 19장 참조하라.

고정증후군(Locked-In Syndrome)

- 고정증후군은 혼수(coma)상태 처럼 보이고, 의식상실은 되지 않았지만 눈움직임 외에 다른 의사소통 방법을 가지고 있지 않은 상태로 의식이 깨어 있다.
- 그런 환자는 눈동자 움직임 외에 말하고 근육을 조절할 수 있는 능력이 상실되었다.
- 환자는 수직으로 눈을 움직이고 깜박일 수는 있다. 이런 움직임은 질문에 반응할 수 있다.
- 고정증후군은 배쪽 다리뇌에 경색이나 출혈로 인해 야기될 수 있다.
- 증후군은 외상성 뇌손상, 혈관질병, 탈말이집 질병 또는 약물중독에 의해 야기될 수 있다.
- 고정증후군을 가지고 있는 환자의 대부분은 기능이 회복되지는 않는다: 물론, 다시 의사소통 할 수 있도록 돕는 실험연구가 시도되고 있는 중이다.
- 몇몇 환자의 운동겉질에 전극을 삽입하는 연구들이 보고 되고 있다. 이 전극이 커서를 움직일 수 있도록(컴퓨터 화면) 신호를 전환시켜 컴퓨터로 메시지를 보내게 된다. 특정활동을 나타내는 아이콘이나 스펠을 사용하기 위해 커서를 조작할 수 있게 된다. 예비실험에서 성공을 거두었고 표준화되기 전에 많은 연구들이 필요할 것이다.

참고문헌(References)

1. Haber SN, Calzavara R. The cortico-basal ganglia integrative network: the role of the thalamus. *Brain Res Bull.* 2009;78(2):69-74. doi:10.1016/j.brainresbull.2008.09.013.
2. Sherman SM, Guillery RW. *Functional Connections of Cortical Areas: A New View from the Thalamus.* Cambridge, MA: MIT Press; 2013.
3. Jones EG. *The Thalamus.* 2nd ed. Cambridge, United Kingdom: Cambridge University Press; 2007.
4. May PJ. The mammalian superior colliculus: laminar structure and connections. *Prog Brain Res.* 2006;151:321-378. doi:10.1016/S0079-6123(05)51011-2.
5. Schreiner CE, Winer JA. *The Inferior Colliculus.* New York, NY: Springer; 2005.
6. Zikopoulos B, Barbas H. Prefrontal projections to the thalamic reticular nucleus form a unique circuit for attentional mechanisms. *J Neurosci.* 2006;26(28):7348-7361. doi:10.1016/S0165-0173(02)00181-9.
7. Montagna P, Provini F, Plazzi G, et al. Bilateral paramedian thalamic syndrome: abnormal circadian wake-sleep and autonomic functions. *J Neurol Neurosurg Psychiatry.* 2002;73(6):772-774. doi:10.1136/jnnp.73.6.772.
8. Joseph R. *Brain and Cerebellum: Medulla, Pons, Midbrain, Reticular Formation, Arousal, Vision, Hearing, Norepinephrine, Serotonin, Dopamine, Sleeping, Dreams, REM, Cranial Nerves, Motor Control.* Cambridge, MA: Cosmology Science; 2011.
9. Yeo SS, Chang PH, Jang SH. The ascending reticular activating system from pontine reticular formation to the thalamus in the human brain. *Front Hum Neurosci.* 2013;7:416. doi:10.3389/fnhum.2013.00416.
10. Vanini G, Wathen BL, Lydic R, Baghdoyan HA. Endogenous GABA levels in the pontine reticular formation are greater during wakefulness than during rapid eye movement sleep. *J Neurosci.* 2011;31(7):2649-2656. doi: 10.1523/JNEUROSCI.5674-10.2011.
11. Schepens B, Stapley P, Drew T. Neurons in the pontomedullary reticular formation signal posture and movement both as an integrated behavior and independently. *J Neurophysiol.* 2008;100(4):2235-2253. doi:10.1152/jn.01381.2007.
12. Lima D, Almeida A. The medullary dorsal reticular nucleus as a pronociceptive centre of the pain control system. *Prog Neurobiol.* 2002;66(2):81-108. doi:10.1016/S0301-0082(01)00025-9.
13. Malatesta M, Fattoretti P, Baldelli B, Battistelli S, Balietti M, Bertoni-Freddari C. Effects of ageing on the fine distribution of the circadian CLOCK protein in reticular formation neurons. *Histochem Cell Biol.* 2007;127(6):641-647. doi:10.1007/s00418-007-0284-8.
14. Nofzinger EA, Buysse DJ, Germain A, Price JC, Miewald JM, Kupfer DJ. Functional neuroimaging evidence for hyperarousal in insomnia. *Am J Psychiatry.* 2004;161(11):2126-2128.
15. Steriade M. Sleep, epilepsy and thalamic reticular inhibitory neurons. *Trends Neurosci.* 2005;28(6):317-324. doi:10.1016/j.tins.2005.03.007.
16. Reynolds S, Lane SJ. Sensory overresponsivity and anxiety in children with ADHD. *Am J Occup Ther.* 2009;63(4):433-440. doi:10.5014/ajot.63.4.433.
17. Faraone SV, Buitelaar J. Comparing the efficacy of stimulants for ADHD in children and adolescents using meta-analysis. *Eur Child Adolesc Psychiatry.* 2010;19(4):353-364. doi:10.1007/s00787-009-0054-3.
18. Monti MM, Laureys S, Owen AM. The vegetative state. *BMJ.* 2010;341:292-296. doi:10.1136/bmj.c3765.
19. Bernat JL, Larriviere D. Areas of persisting controversy in brain death. *Neurology.* 2014;83(16):1394-1395. doi:10.1212/WNL.0000000000000883 1526-632X.
20. Stoll J, Chatelle C, Carter O, Koch C, Laureys S, Einhäuser W. Pupil responses allow communication in locked-in syndrome patients. *Curr Biol.* 2013;23(15):R647-R648. doi:10.1016/j.cub.2013.06.011.

25장

오른쪽 뇌와 왼쪽 뇌의 기능과 장애

Right vs Left Brain Functions and Disorders

대뇌반구 우월성(HEMISPHERAL DOMINANCE)

- 일반적으로 뇌의 한쪽이 우월한 조절을 갖는다.
- 특정인은 왼쪽 또는 오른쪽 뇌 우월성일 것이고 대부분의 사람에 있어 왼쪽 반구가 우월하다.
- 반구 우월성은 왼손잡이인 경우에는 반대일 것이다. 또는 단지 특정한 뇌기능이 오른쪽 반구에서 우월할 것이다.

왼쪽 뇌기능(LEFT BRAIN FUNCTIONS)

- 왼쪽 대뇌반구는 몸의 오른쪽 운동기능을 조절한다.
- 왼쪽 대뇌반구는 몸의 오른쪽 감각기능을 받는다.
- 왼쪽 대뇌는 언어, 특히 청각과 쓴 단어의 해석과 표현에 역할을 한다.
- 왼쪽 뇌반구는 특히 말의 구체적인 뜻을(단어의 함축적인 또는 심벌(Symbolic)적인 것에 반대) 해석한다.
- 예를 들면, 왼쪽 대뇌반구는 이야기의 문학적인 뜻을(숨어 있거나 또는 심벌적인 뜻) 해석한다.
- 왼쪽 대뇌반구는 쉽게 관찰되거나 측정될 수 있는 구체적인 기능을 조절한다:
  - 쓰거나 또는 말한 단어의 구체적인 뜻을 해석
  - 계산
  - 알파벳 글자쓰기
  - 문장읽기
  - 모양을 분류
  - 과제(Task)의 순차적 단계

오른쪽 대뇌기능(RIGHT BRAIN FUNCTIONS)

- 오른쪽 대뇌반구는 뇌의 왼쪽 운동기능을 조절한다.
- 오른쪽 대뇌반구는 몸의 왼쪽 감각정보를 받는다.
- 오른쪽 대뇌반구는 지각 해석을 한다(인간은 그들의 환경을 어떻게 받아들이는지).
- 오른쪽 대뇌반구는 함축적이고 창조적(구체적이고 논리적인 것에 반대)인 정보해석을 한다.
- 오른쪽 대뇌반구는 쉽게 관찰되지 않는 함축적인 기능(환경에 관련한 자신의 지각에 관련한 기능)을 조절한다.
- 오른쪽 대뇌반구는 역시 언어에 있어 역할을 하나, 이야기 또는 농담의 심벌 함축적인 해석이다.
- 오른쪽 대뇌반구는 다른 사람의 말투와 제스처를 해석하는 것과 유사하다. 즉, 단어 뒤에 의미를 이해한다.
- 오른쪽 대뇌반구는 시각과 공간 지각, 언어 지각, 운동계획 지각, 몸도해 지각 및 촉각 지각을 뜻한다.

왼쪽 대뇌반구 장애(LEFT HEMISPHERE DISORDERS)

- 왼쪽 대뇌반구 손상은 다음을 야기한다:
  - 베르케와 브로카의 실어증
  - 반대 운동과 감각에 문제
  - 계산무능(Acalculia): 수학문제의 계산하는 것의 무능
  - 쓰기실어증[실서증(Agraphia)]: 손상/질병 전에 친숙했던 글을 쓰는 것에 대한 무능
  - 읽기실어증[실독증(Alexia)]: 손상/질병전에 친숙했던 글을 읽는 것에 무능

오른쪽 대뇌반구 장애(RIGHT HEMISPHERE DISORDERS)

- 오른쪽 대뇌반구 장애는 신체 인지에 있어 장애를 갖는다.
- 오른쪽 대뇌반구 장애는 신체적 실제성을 왜곡한다. 그들은 환경과 또는 자기자신 몸 지각을 왜곡한다:
  - 시각-공간장애
  - 신체도식 지각장애
  - 실행증(운동 계획 지각적문제)
  - 지각적 언어장애
  - 촉지각 장애
  - 청지각 장애
  - 반대쪽 운동과 감각문제

해부학적 손상과 증상 사이의 관계 (THE CORRELATION BETWEEN ANATOMICAL DAMAGE AND SYMPTOMATOLOGY)

- 특정 증상과 정확하게 해부학적 손상을 관련시키는 것은 어렵다.
- 이는 인간 뇌의 개인적 차이에 기인한다.
- 각각의 인간 뇌는 고랑(Sulci)와 이랑(Gyri) 패턴에 따라 변한다.
- 또한 손상과 증후를 연관시키는 것이 어려운 것은 신경가소성(neuroplasticity) 때문이다.

서번트 증후군(Savant Syndrome)

- 서번트 증후군은 대개 거의 모든 일상생활에 두드러진 손상을 가지고 IQ 40–70사이인 사람에게 나타난다. 그런 손상에도 불구하고 서번트 증후군 사람들은 음악, 미술, 수학과 기억 같은 분야에서 탁월한 재능을 가지고 있다.
- 예를 들면, 뮤지컬 서번트 증후군을 가진 사람은 어떠한 음악훈련 없이도 악기를 연주하고 음을 조절할 수 있는 놀라운 수준을 가지고 있다.
- 미술 서번트 증후군이 있는 사람은 자신의 기억속에 저장된 사람과 물체를 그림이나 조각으로 완벽하게 복제할 수 있다.
- 수학적 서번트 증후군이 있는 사람은 믿을 수 없는 속도와 정확성을 가지고 계산 할 수 있다.
- 다른 서번트 증후군이 있는 사람은 많은 언어를 기억할 수(그러나 이해는 안됨)있거나 또는 역사, 통계 그리고 지리적 능력 같은 분야에서 두각을 나타낼 수 있다. 그런 사람들은 초기억(superior memory) 능력을 가진 것 처럼 보인다.
- 서번트 증후군에 대한 한 설명은 오른쪽 뇌반구의 과도한 특수화 때문이다 라고 한다. 그런 과도한 특수화와 동시에 왼쪽 뇌반구에 손상이 동반해서 일어나기도 한다.
- 케스취윈드와 갈라버다가 지은 *뇌 편측화* 하는 책에는 자궁안에서 오른쪽 뇌반구에 비해 왼쪽 뇌반구가 늦게 발달한다고 주장한다. 이는 태아 환경에서 왼쪽 뇌반구가 더 상처받기 쉽기때문이라고 한다.
- 케스취윈드와 갈라버다는 테스토스테론(testosterone)이 느리게 뇌를 성장시키고 왼쪽 뇌반구에 신경학적 연결 발달을 손상시키기에 남자에게서 보여진다고 주장한다. 남자에서 오른쪽 뇌는 왼쪽 뇌반구에 손상을 보상하기 위해 더 커지고 더 오른쪽이 활성화된다.
- 이 이론의 주장대로 서번트 증후군은 여성에 비해 남성에게서 6:1의 비율로 높게 나타난다. 여성에 비해 많은 남성비율은 또한 독서장애, 지연된 언어, 지연된 손우세성, 말더듬, 주의력결핍 과잉행동증후군(ADHD), 학습장애 그리고 자폐증 같은 다른 중추신경계통손상유형을 보인다.
- 서번트 증후군과 연관된 문제는 오른쪽 뇌기능(예, 창의성, 예술적 능력, 시공간감각능력, 그리고 추상력)에 제한되어져 가게 된다.
- 서번트 증후군이 있는 사람에서 오른쪽과 왼쪽을 비교하는 신경학적 영상검사를 사용하기 시작했다고 보고하고 있다. 초기 연구들은 왼쪽 뇌반구가 손상되어 오른쪽 뇌반구의 과잉발달이 야기한다고 보고했다.
- 다른 연구를 보면 치매가 시작된 성인에서 서빈트 중후군 같은 능력이 잠깐 보인다고 한다. 그런 환자들은 그림그리기, 정교한 악기 연주 능력이 발달함을 보여준다. 이런 서빈트 중후군은 SPECT영상에서 질병과정의 결과로 왼쪽 뇌반구에 손상을 보인다고 밝혔다.
- 어떤 연구가들은 서빈트 같은 능력은 많은 인구에서 더 드러날 것이라고 주장했다. 이런 연구들은 보면 서빈트 능력은 더 많은 인구에서 존재하고 있지만, 왼쪽 뇌반구 기능이 활성화되는 사회에서는 점점 능력이 사라지게 된다고 밝혔다.

신경가소성(Neuroplasticity)

- 신경가소성은 뇌의 다른 영역이 손상된 부위가 다시 중재되어 기능을 할 때 발생한다.
- 손상이 다른 영역에 발생할 때까지 인간뇌는 활동하지 않는 방대한 양의 뇌 물질을 함유하고 있는 것처럼 보인다. 이때, 먼저 사용하지 않았던 부위가 활동적이며, 손상부위의 기능을 점령한다.
- 같은 뇌 기능은 장해 / 병이 발생할 때까지 오른쪽 우월하게 남아있는 여러개의 분리한 뇌 부위에 의해 나누는 것이 가능하다. 이는 보상적인 면에서 뇌자신이 변할려는 시도일 것이다.
- 연구가들은 인체모형(homunculus)의 영역 손상이 보여주는 것은 옆으로 나란히 있는 겉질영역의 대체를 유발한다. 예를 들면, 몸통에 해당하는 인체모형이 손상 받으면, 이 영역은 팔 표현 영역에 의해 대체될 수도 있다.
- 신경가소성은 중추신경계통(CNS)이 완전히 성숙되었다기 보다는 계속 발달되고 있기 때문에 아동에 있어서 가장 변화 가능하다.
- 뇌가 변하거나, 또는 내적과 외적자극에 반응하는 뇌자체의 재인지의 의견은 모든 재활개념의 근거가 된다.

신경가소성은 다음의 것에 좌우한다(Neuroplasticity Is Dependent Upon)

- 신경손상의 심각성
- 연령(더 젊은 뇌는 더 큰 신경가소성을 소유하는 경향이 있다.)
- 병전의 건강상태
- 손상된 뇌부위의 손상전 사용: 손상되기전 더 많이 사용하고 그리고 나서 손상된 뇌 영역은 기능회복에 더 큰 가능성을 가지게 된다.

강제유도치료(Constraint-Induced Movement Therapy)

- 강제유도치료(CIMT)는 손상측 사지의 기능적 사용을 촉진하기 위해 환자의 비손상사지를 억제하는 재활 기법이다.
- 환자의 비손상지에 30분 치료 세션동안 강압을 하고 일주일에 5일 이상 하루에 5시간 강압을 하게 된다. 이 시간동안 자신의 손상측 사지를 사용하기 위해 노력해야 한다.
- 손상측에 과제 지향적 치료시냅스 연결의 리모델링(신경가소성 기전)과 가지돌기의 성장과 가지화를 촉진한다.
- CIMT 에 관한 연구에서는 신경학적 손상(예, 외상성뇌손상과 뇌졸중)환자에게 효과가 있다고 설명한다.
- 환자로부터 치료에 대한 승낙을 받기가 때때로 어려운데 이는 신경학적 손상을 가진 환자는 강제 도구에 의해 긴장되어 화를 낸다거나 쉽게 피로해지기 쉽기 때문이다. CIMT의 높은 비용이 또한 하지 못하게 되는 이유이다.

임상검사문제(CLINICAL TEST QUESTIONS)

23장 –25장

1. 최씨는 오른쪽 두 번째 몸감각영역에 종양진단을 받았다. 그 결과로서 그는 그의 왼손으로 물건을 확인하는 것이 어렵다(시각이 차단된 채로). 이 장애를 무엇이라 부르는가?

a. 촉각 실인증(tactile agnosia)

b. 일차 감각(primary sensation)

2. 예를 들면, 작은물체가 최씨의 왼쪽 손에 놓여일 때(시각이 차단된채로) 그는 그것을 해석할 수 없다. 이것을 무엇이라 부른다:

a. 두점 식별능력(two–point discrimination)

b. 서화실인증(agraphesthesia)

c. 입체인지실인증(astereognosis)

d. 위치감각결여(atopognosia)

3. 마리노우스키여사는 V4 에 종양이 있다. 그녀는 물건들이 여전히 있을 때는 물건을 해석할 수 있고 정확하게 볼 수 있다. 하지만 그녀는 움직이는(도로에서 움직임는 차처럼) 물체는 해석할 수 없다. 이것은 무엇과 연관되는가?

a. 완전색맹(achromatopsia)

b. 동작맹(akinetopsia)

c. 질량실인증(abarognosia)

d. 지리적 지남장애(topographical disorientation)

4. 노박여사는 왼쪽대뇌반구의 운동앞영역의 아래 이랑에 뇌졸중이 발생했다. 그녀는 들려지는 말은 이해할 수 있다. 하지만 반응하려고 할 때 그녀는 의미있는 문장을 형성할 수 없다. 실어증의 유형을 __________무엇이라 하는가?

1. 브로카 실어증(Broca aphasia)
2. 베르니케 실어증(Wernicke aphasia)
3. 수용성 실어증(receptive aphasia)
4. 표현성 실어증(expressive aphasia)

a. 1, 3

b. 2, 3

c. 1, 4

d. 2, 4

5. 죠는 외상성 뇌손상 후에 의식을 잃었고 손상 후 2개월만에 회복되었다. 그는 그의 눈을 뜰수 있고 정상적인 수면-깸 주기를 보여주지만 인지적 기능 또는 의식이 없다. 죠의 기침, 구토와 삼킴반사는 정상으로 남아있다. 이 변화된 의식상태는 ____________라 부르고 ___________에 심한 손상을 야기한다.

   1. 뇌사(brain death)
   2. 지속적 식물상태(persistent vegetative state)
   3. 겉질(cortex)
   4. 뇌줄기(brainstem)

   a. 1, 3
   b. 2, 3
   c. 1, 4
   d. 2, 4

6. 죠의 친구 알레드로는 조와 함께 교통사고를 당했고 또한 외상성 뇌손상을 당했다. 알레드로는 무각성상태로 자고-깸(눈 감은 채)상태이다. 모든 인지기능은 상실되었을 뿐만아니라 기침, 구토와 삼킴반사도 상실되었다. 알레드로의 심박동은 자율신경계통 조절에 의해 계속되고; 알레드로는 심한 호흡감염 때문에 생명유지장치에 의존하고 있다. 혼수의 이 형태는 ___________라 부르고 심한 뇌손상으로부터 __________까지 야기한다.

   1. 뇌사
   2. 지속적 식물상태
   3. 겉질
   4. 뇌줄기

   a. 1, 3
   b. 2, 3
   c. 1, 4
   d. 2, 4

7. 약물 남용 후에 그녀의 배쪽 다리뇌에 손상을 입었고 린은 말하는 능력을 포함하여 모든 수의적 근육조절이 상실되었다. 그녀의 눈동자 움직임을 조절하는 근육만 남아 있고 조절할 수있다. 린은 병원 침대에 의식이 있는 상태로 누워있다. 이 상태를 무엇이라 하는가?

   a. 뇌사(brain death)
   b. 지속적 식물상태(persistent vegetative state)
   c. 혼수(coma)
   d. 고정증후군(locked-in syndrome)

8. 그의 뇌졸중 후 도나텔씨는 다른 사람과 의미있는 언어적 의사소통을 표현하는 것이 어렵고 그의 오른쪽에 반마비와 반감각이상이 있다. 그의 뇌졸중은 어느 대뇌반구에 일어났는가?

a. 왼쪽

b. 오른쪽

9. 그녀의 뇌졸중 후에 제킨씨는 병변의 반대쪽에 감각에 과민감각으로 발전하였다. 과민감각은 타는 듯한, 구토와 수면장애를 유발하는 고통스러운 통증으로 진행되었다. 이 증후군은 ____________라 부르고 ___________로부터 야기될 수 있다.

a. 중추성 뇌졸중 후 통증(central post-stroke pain)

b. 중추성 과민감성 증후군(central hypersensitivity syndrome)

c. 중추신경계통 구조 가까이와 시상에 혈관 기능부전(vascular insufficiency to the thalamus and nearby CNS structures)

d. 감각척수로에 혈관 기능부전(vascular insufficiency to the sensory spinal cord tracts)

10. 노리씨는 뇌줄기에 뇌졸중이 발생했고 의식의 상태를 담당하는 구조가 손상되었다. 그 결과로서 그는 반혼수, 무의식 상태로 누워있다. 어느 구조가 손상되었는가?

a. 그물 억제계계(reticular inhibiting system)

b. 그물 활성계(reticular activating system)

정답

1. a
2. c
3. b
4. c
5. b
6. c
7. d
8. a
9. a
10. b

26장

중추신경계통의 지각기능과 기능부전

Perceptual Functions and Dysfunctions of the Central Nervous System

중추신경계통의 다양식영역(MULTIMODAL AREAS OF THE CENTRAL NERVOUS SYSTEM)

- CNS의 다양식영역을 수렴성(Convergence)연합영역이라 부른다.
- 모든 감각영역(다음에 언급된 리스트)은 다양식 연합영역에 정보를 보낸다:
  - 몸감각연합영역(Somatosensory association area)
  - 청각연합 영역(Auditory association area)
  - 시각연합영역(Visual association area)
  - 운동연합영역[Motor association area)(이마앞겉질:Prefrontal cortex)]
  - 후각겉질[Olfactory cortex (관자엽에 있는 이상겉질)]
  - 미각겉질[Gustatory cortex (이마 섬)]
- 이 정보는 수렴되고 점차 통합되어진다.
- 뇌에 있어 세개의 다양식 연합영역이 있다:
  1. 뒤 다양식 연합영역(Posterior multimodal association area)
  2. 앞 다양식 연합영역(Anterior multimodal association area)
  3. 가장자리 다양식 연합영역(Limbic multimodal association area)

뒤 다양식 연합영역(Posterior Multimodal Associtation Area)

- 이 다양식 연합영역은 뒤통수, 관자 및 마루엽이 만나는 부위 즉, 뇌의 뒤쪽에 위치한다.
- 뒤 다양식 연합부위는 몸감각영역, 시각연합부위 및 청각연합부위에 의해 처리되는 감각정보를 연합한다.
- 이곳은 냄새, 시각, 촉각, 미각과 소리가 감각경험을 형성하기 위해 모두 모이는 곳이다.
- 예를 들면, 뒤 다양식 연합부위는 파도의 색깔과 물마루(crest)가 있는 바다소리, 모래 위에 발이 있는 느낌, 공기에서 짠물의 맛과 바다의 냄새를 하나의 감각경험을 하나로 화합하여 연결한다.
- 감각자료의 5가지 형태를 연합한 후에, 뒤 다양식 연합영역은 이 정보를 (1)감각정보에 반응하기 위해 행동을 시작하기 위한 앞 다양식 연합영역(anterior multimodal association area)과 (2)감각정보에 의해 생성되는 감정과 연관된 기억을 형성하는 가장자리 다양식 연합영역(limbic multimodal association area)에 보낸다.

앞 다양식 연합영역(Anterior Multimodal Associtation Area)

- 앞 다양식 연합영역은 운동계획을 한곳에 저장하는 이마앞 겉질에 위치한다.
- 앞 다양식 연합영역은 뒤 다양식 연합영역으로부터 통합된 감각정보를 취하여 어떤 운동계획을 수행할 것인가에 관해 결정한다.
- 한번 결정이 만들어진 후에, 앞 다양식 연합영역은 이 정보를 적절한 운동계획인지 평가하기 위해 운동앞 영역에 보낸다.

- 적절한 운동계획이라고 평가되면 1차 운동영역(M1)은 운동계획을 이행한다.
- 예를 들면, 이전에 설명된 감각정보에 반응하기 위해, 바다에서 수영하기 위해 요구되어지는 운동계획의 이행을 결정할 수도 있다.

가장자리 다양식 연합영역(Limbic Multimodal Association Area)

- 가장자리 다양식 연합영역은 마루엽, 관자엽과 이마엽의 안쪽 면에 위치하고 해마체, 띠이랑과 편도가 포함된다.
- 가장자리 다양식 연합영역은 앞과 뒤 다양식 연합영역으로부터 통합된 감각정보를 취하고 기억을 통한 감정과 동기를 연결시킨다. 다른 말로 하면 이 연합영역은 사건(행동의 특별한 유형을 보상하고 반복할지 결정하는)에 반응하기 위해 감정의 생성을 담당하고 미래 행동을 가이드하는 우리의 감정의 기억을 형성한다.
- 예를 들면, 아이스크림을 먹음으로써 미각정보가 가장자리 연합영역에 긍정적인 감정을 생성하고 아이스크림을 반복적으로 먹고 의도적 보상되어지고 긍정적 감정의 기억을 형성하여 아이스크림을 계속 찾는 행위를 한다.

다양식 연합영역의 손상(Impairment of the Multimodal Association Area)

- 오른쪽대뇌반구의 다양식 연합영역이 지각에 있어 중요한 역할을 하기때문에(환경과 환경에서 자기자신의 관계를 어떻게 받아들일지) 오른쪽 다양식 연합영역에 대한 손상은 지각적 장애를 야기한다.

지각적 손상(Perceptual Impairment)

- 지각적 손상은 왼쪽보다는 오히려 오른쪽 대뇌반구(특히 오른쪽 뒤 다양식 연합영역)의 기능이상을 포함한다.
- 뒤 다양식 연합영역의 오른쪽 대뇌반구 장애는 신체적 실제성(physical reality)의 재인지에 손상을 뜻한다.

다양식 연합영역(Multimodal Association Areas)

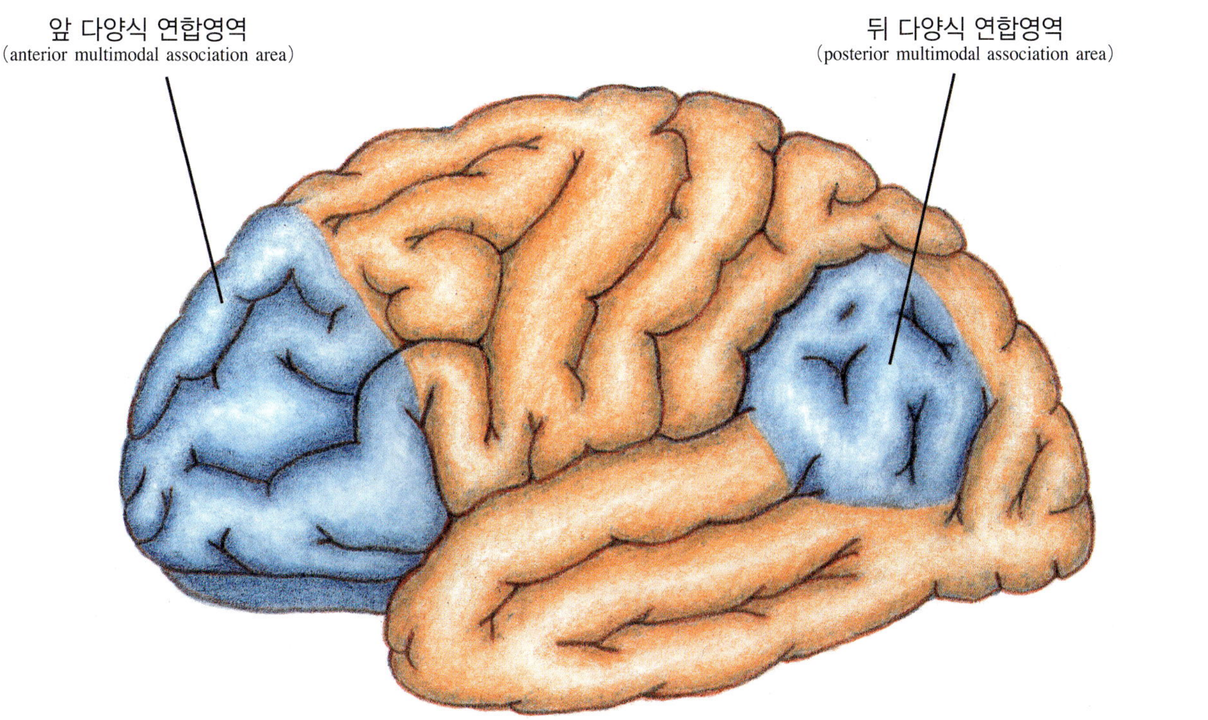

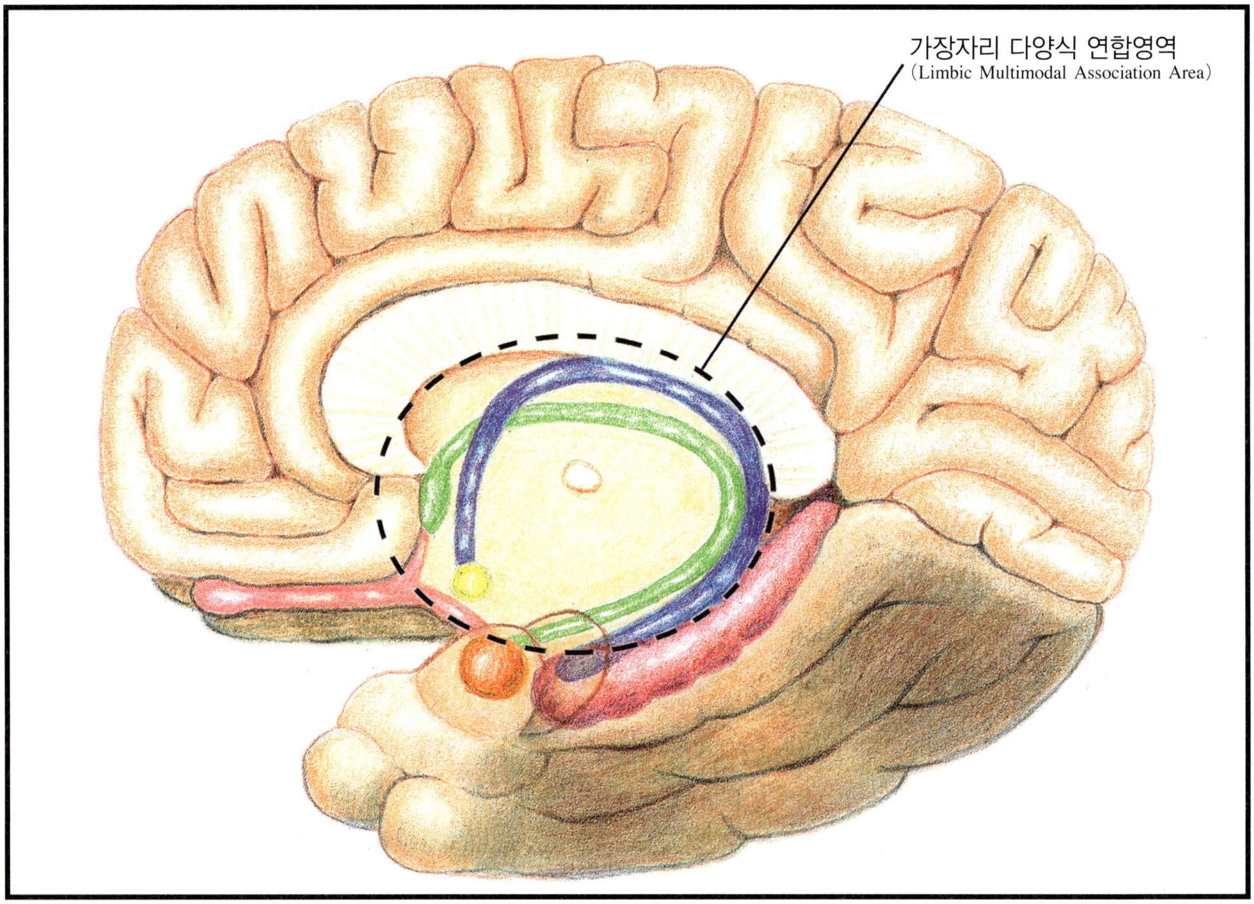

- 신체적 실제성이 점점 왜곡된다.
- 환경에 대한 자기자신의 관계가 점점 왜곡된다. 자기 자신의 몸에 대한 자기 자신의 관계도 점점 왜곡된다.
- 지각에 있어 여러 가지 유형이 있다:
  - 시각적 지각[Visual perception (공간적 지각을 포함)]
  - 신체도식 지각(Body schema perception)
  - 언어지각[Language perception (표현과 수용언어 지각을 포함)]
  - 운동계획 지각[Motor planning perception (또는 실행)]
  - 촉각지각(Tactile perception)
  - 청각적 지각(Auditory perception)

시지각 장애(Visual Perceptual Disorders)

시각실인증(실인증, Visual Agnosia)

- 시각실인증은 비슷한 물체와 사람을 확인하고 재인지하는 것의 무능력에 대한 용어이다(비록 시각적 해부학 구조는 정상으로 남아있어도).
- 시각실인증을 유발하는 병변은 대개 뒤 다양식 연합부위의 오른쪽 대뇌반구에 위치한다.

올리버 색 이야기

얼굴실인증(Prosopagnosia)

- 모자를 그의 아내로 착각하는 남자, 환자는 심한 자동차 사고 후에 3주간 혼수상태였던 32세 남자에 대한 올리버 색에 대한 묘사이다. 환자는 의식과 기능이 돌아옴으로써 그는 친근한 얼굴(심지어 가족구성원과 가까운 친구)을 인식하는 무능력에 대해 호소하기 시작했다. 그러나 그가 확인할 수 있는 3명이 있었다. 그들은 독특한 특징을 가진 직장동료들이 호소하기 시작했다. 첫 번째 남자는 눈을 꿈벅거리며, 두 번째 남자는 그의 볼에 큰 사마귀가 있으며, 세 번째 남자는 꽤 키가 크고 밀렀다. 환자는 그들의 딘일 특출한 모습 때문에 이 사람들을 구별할 수 있었다 그는 대부분의 다른 사람들은 그들의 목소리로 구분할 수 있다. 사실상, 환자는 심지어 거울에 있는 자신의 얼굴도 인식하기 어렵다. 사람을 목소리에 의해 구분하였다.

부분시각인식못함증(동시실인증, Simultanognosia)

- 색은 또한 부분시각인식못함증을 가지고 있는 환자에 대해 묘사했다. 내셔널 지오그래픽의 책을 보라고 그에게 요구했을 때 환자는 단지 독립적으로 미세한 모습(밝은색깔 또는 모양)만 찍을 수 있었다; 그러나 그 특별한 장면을 전체적으로 모습을 보고 통합할 수 없었다, 단지 레이다 스크린 위의 광점 같은 세세한 것만 주시하였다. 그는 풍경 또는 모습에 대해서 감각이 없었다. 나는 겉표지를 그에게 보여 줬다(사하라 모래언덕: 선이 끊어지지 않고 방대함). 그는 강이 보인다고 하였다. 그리고 파라솔이 여기저기 있는 작은 하숙집이 있다고 하였다. 그는 존재하지 않는 모습을 얘기하고 있었다.

출처: Sacks, O. 모자를 그의 부인으로 혼돈한 남자. 뉴욕: Harper Perennial: 1987.

얼굴실인증(상모실인, Prospagnosia)

- 얼굴실인증은 각 사람 얼굴이 다른 사람과 구별되도록 하는 독특한 뼈 구조와 얼굴근육위치를 받아들이지 못하기 때문에 비슷한 얼굴을 확인하지 못하는 무능력을 말한다(오른쪽 대뇌반구의 기능).
- 왼쪽 대뇌반구는 얼굴상세함을 통해 얼굴을 확인하는 기능이 있다. 얼굴실인증이 있는 사람은 친구와 가족을 인식할 수 없지만, 만약 얼굴에 독특한 모습(사마귀와 상처같은)에 의해 특정화할 수있다면 구별할 수 있다. 예를 들면, 한사람은 그의 부인이 코에 사마귀를 가지고 있기 때문에 아내를 구별할 수 있지만 코에 사마귀가 있는 모든 사람을 그의 아내로 생각할 수있다.

부분시각인식못함증(동시실인증, Simultanognosia)

- 부분시각인식못함증은 전체적으로 시각적 자극을 해석하는데 어려움을 갖는다.
- 환자는 자주 시각적으로 해석할 수 없는 것을 보상하기 위해 물어보고 알아낸다.
- 예를 들면 창문밖을 보고 장면을 묘사해달라고 요청하면 그녀의 시야에 있는 분리된 물체를 시각적으로 해석할 수 있지만 움직이는 차, 상점과 사람이 있는 도시거리에서 보이는 것을 이해하기 위해 시각적 정보를 통합할 수 없다.

변시증(변성인지불능, Metamorphosia)

- 변시증은 물체의 물리적 특성에 대해 시각적 왜곡이 있는데, 실제 것보다 더 물체가 크게, 작게, 또는 무겁게 보인다.
- 예를 들면, 변시증이 있는 환자는 음식을 실제 보다 더 크게 받아들여서 아주 잘게 조각내게 된다. 또한 포크에 있는 음식을 더 크게 받아들여 입을 크게 벌이게 된다.

색상실인증(실인증, Color Agnosia)

- 색상 실인증에 있어 환자는 특별 물체에 적절한 색깔을 붙이는 것에 무능력을 보인다.
- 즉, 그들은 보통 물건의 색깔을 아는 것처럼 보이지 않는다.
- 예를 들면, 환자는 바나나가 파란색이라고 생각할지도 모른다.

색상실어증(Color Anomie)

- 환자는 색깔 이름을 잃어버렸다.
- 그러나 파란 바나나가 낯설다는 것은 계속 인지하고 있다.

대뇌색맹(Cerebral Achromatopsia)

- 대뇌색맹은 V4가 상실될 때 나타나고 세상이 회색형상으로 보일 것이다.
- 색상의 기억이 지워졌다.
- 색상실인증과 색상실어증은 대뇌색맹과는 다르다. 색상실인증이 있는 환자는 색상은 기억하지만 색상과 물체와 연관을 지을 수는 없게 된다. 동시에 색상실어증을 가진 환자는 색상은 기억하지만 특정 색상의 이름을 기억할 수 없다.

시각 – 공간 지각 기능이상(Visual-Spatial Perceptual Dysfunction)

오른쪽 – 왼쪽 식별 기능이상(Right – Left Discrimination Dysfunction)

- 오른쪽과 왼쪽의 개념을 이해하고 사용하는데 어려움이 있다.
- 빠른 검사:
  - 환자에게 왼쪽과 오른쪽 몸부분을 지적하게 요구한다.
  - 치료시설의 현관주위로 왼쪽/오른쪽 방향을 준다. 왼/오른 요구를 이용하여 방향에 지리적 변화를 얼마나 잘 수행하는지를 평가한다.

목표 – 배경 식별 기능이상(Figure – Ground Discrimination Dysfunction)

- 뒷배경에서 목표를 식별하는데 어려움이 있다.
- 빠른 검사:
  - 어지러워진 그릇 서랍에서 포크를 꺼내게 한다.
  - 음식 접시를 이용하여, 하얀 접시에서 감자를 식별하는지를 관찰한다.

형태항상성 기능부전(Form-Constancy Dysfunction)

- 형태에 미묘한 변화 또는 형태 변경(동일 물체의 사이즈 변화같은)에 주의를 기울이기가 어렵다. 물체가 가진 지속적인 물리적 속성(다른 거리, 관점 또는 다른 빛 아래로부터 관찰할 때)을 바르게 관찰할 수 있는 능력이 손상되었다.
- 빠른 검사:
  - 환자는 물체를 옆으로 또는 위로 아래로 변경할때도 물체가 여전히 동일하다는 것을 알고 있나?
  - 관찰자로부터 다른 거리에 놓여 있을 때 크기가 다른 삼각형이라도 동일하다는 것을 알고 있나?
  - 다른 빛 아래 놓여 있는 같은 물체를 동일시 할 수 있는가?

공간 위치 기능이상(Position in Space Dysfunction)

- 위 / 아래, 안 / 바깥, 앞 / 뒤, 다 또는 전/후 같은 위치에 관련한 개념에 어려움이 있다.
- 빠른 검사:
  - 환자에게 위에 언급한 용어를 이용해서 여러 가지 방향을 준다.

– 박스위에 연필을 놓고 책상서랍 안에 박스를 놓게 한다.

– 싱크 밑의 냄비(Pot)를 꺼내게 하여 반대편에 놓게한다. 냄비안에 쌀을 넣는다.

지남력 상실(Topographical Disorientation)

- 한 곳에서 다른 곳까지의 관계를 이해하는데 어려움이 있다.
- 빠른 검사:
  – 병원 주변의 길을 찾으려고 할 때 글로 쓰거나 그림지도를 사용해서 방향을 찾을 수 있는가?

깊이지각 기능이상(Depth Perception Dysfunction)(입체시; Stereopsis)

- 한 물체가 다른 물체보다 환자에게 더 가깝게 또는 더 멀리 있는지를 결정하는데 있어 어려움이 있다.
- 빠른 검사:
  – 다른 것과 관련하거나 환자와 관련하는 자연환경에서 물체가 가까이 있는지 머리 있는지 확인할 수 있는지?

신체도식 지각적 기능이상(Body Schema Perceptual Dysfunction)

- 신체도식이란 자기 자신의 몸의 공간적 특징을 의식하는 것이고, 의식은 현재와 이전 감각 입력에 의해 형성된 것이다.
- 이것은 공간에서 자신 몸의 신경학적 지각이다.
- 이 신경학적 지각은 몸과 몸부위에 관한 촉각, 고유수용감각 및 압각 연합의 통합에서 유래되었다.
- 이 지각적 장애는 또한 신체실인증(somatagnosia)이라고 한다.
- 신체도식 지각적 기능이상은 오른쪽 대뇌반구의 뒤 다양식 연합영역 병변의 결과로서 발생한 것이다.
- 그렇지만, 모두 지각적 장애에서 처럼, 또한 신체도식 지각적 기능이상은 왼쪽 대뇌반구 병변으로부터 기인할 수도 있다.

신체도식은 신체상과는 틀리다(Body Schema Differs from Body image)

- 신체상은 우리가 몸에 관해 갖는 정서적 그리고 인지적 평가이다.
- 예를 들면, 절단된 손을 가진 환자는 신체상의 손상을 가지고 있을 지도 모른다: 그들은 그들의 몸이 지금 손상받았다는 것을 감정적으로 느꼈을 지도 모른다. 그들의 신체 도식은 환상통(그들의 절단된 손을 느끼는)을 포함할지도 모른다. 환상감각의 통증은 쥐어짜고 타는 듯한 통증을 경험할지도 모른다.
- 질병실인증(anosognosia)이 있는 환자[심한 무시 증후군(a severe neglect syndrome)]는 가끔 그들의 신체상에 대해 긍정적인 생각을 가지고 있는데, 왼쪽에 반마비가 있음에도 불구하고 그들의 팔다리가 모두 정상이고 기능적이라고 믿고 있다. 그들의 신체 도식은 왼쪽을 가지고 있지 않다고 말한다. 그들이 왼쪽 팔다리로부터 신경학적 입력 처리과정이 없기 때문에 그들은 왼쪽에 반마비가 존재하고 있다는 것을 인식하지 못하고 있다.

손가락실인증(Finger Agnosia)

- 손가락 실인증은 손가락 서로의 상호관련에 관해 손상된 지각이 있다.
- 역시 자기자신의 손가락 위치와 식별이 손상되어 있다.
- 빠른 검사:
  – 환자에게 두 번째 손가락을 두드리라고 지시하거나 엄지를 가지고 네 번째 손가락을 터치하라고 지시한다.

한쪽무시(Unilateral Neglect)

- 몸의 왼쪽 또는 환경의 왼쪽으로부터 지각을 사용하고 통합하는 것에 무능력함.
- 왼쪽 환경의 의식이 일시적으로 상실되어 있다.
- 오른쪽 무시증후군보다 왼쪽 무시증후군이 더 많이 발생하지만, 오른쪽 무시증후군도 잘 발생한다.
- 오른쪽 무시증후군은 왼쪽 무시증후군보다 더 빨리 해결되는 경향이 있습니다.
- 왼쪽무시는 자주 오른쪽 대뇌반구의 뒤 다양식 연합영역에 병변결과로 기인한다.
- 한쪽 무시가 있는 환자는 몸과 환경의 왼쪽(오른쪽)을 인식하는 훈련에 의해 훈련될 수 있다.
- 빠른 검사:
  - 환자에게 (a)시계 그리고 사람을 그리거나 (b)문장을 읽거나, (c)Hs 지우기(Cross-out the Hs Exercise)를 수행하라고 요구한다.
  - 환자가 식사하는 것을 관찰한다. 환자가 접시의 양쪽에 다 주의 집중하는지 또는 한쪽을 무시하는지 체크한다.

질병실인증(Anosagnosia)

- 질병실인증은 신체 한쪽면에 자기자신의 몸이 마비된 것을 인지하는 것에 대한 부정이며 광범위한 무시이다.
- 한쪽무시가 있는 환자가 몸과 환경의 왼쪽의 인지획득을 위해 가르칠수 있는 반면 질병실인증이 있는 환자는 같은 상황에서 가르쳐지지 않는다.
- 질병실인증은 이상한 정서적 분열(Affective Dissociation)을 동반한다. 환자는 손상받은 팔다리에 대단한 무관심을 나타낸다.
- 그들은 마비된 팔다리를 갖고 있다는 개념을 가지고 있지 않다.
- 환자는 병원직원들에게 "쟁반에 내 팔을 떼어가"라고 말할 것이다.
- 질병실인증은 급성 CVA환자의 일시적인 상태이다. 이는 환자가 회복됨에 따라 해결될 것이다.
- 오른쪽 대뇌반구 병변은 왼쪽 대뇌반구 병변보다 더 심한 무시증후군(neglect syndromes)을 나타낸다.
- 왼쪽무시증후군은 오른쪽무시보다 덜 빨리 나아진다.
- 신경손상 몇 달 후인 환자에게서 왼쪽 무시를 더 잘 보인다. 이는 오른쪽 무시증후군은 신경손상 후 대부분 사라지기 때문이다.
- 때때로 심한 왼쪽무시가 있는 환자는 자주 남은 여생동안 무시증상(환자가 노령이거나 심하게 손상을 입었다면)과 같이 살아야 한다.

동시적 자극의 소거(더블 동시소거)

- 동시적 자극소거는 겉질 몸감각 관련 장애로 분류된다.
- 그렇지만 이는 역시 주의무시 유형으로 간주된다.
- 치료사는 첫째, 손상된 팔다리 둘째, 손상되지 않은 팔다리 두 부위를 터치한다. 환자의 눈은 감겨져야한다.
- 환자는 손상되고 손상되지 않은 두 쪽의 팔다리에 촉각자극을 느낄수 있다.
- 그리고 나서 치료사는 같은 몸 영역에 동시에 터치한다.
- 환자가 손상된 쪽에 촉각감각을 느끼지 못할 때 소거가 발생한다(비록 촉각이 손상쪽에 적용될 때 느낄수 있을지라도)
- 손상된 쪽에 촉각감각을 중재하는 신경세포가 회복됨에 따라, 비 손상쪽에 촉각자극에 의해 재지정될 수 있다.
- 이것을 제한주의 회복단계(limited attention recovery phase)라고 부른다.

- 신경학적 손상이 회복됨에 따라 동시적 자극 소거현상은 사라지게 된다.

언어지각 기능이상(Language Perception Dysfunction)

실어증(Aphasia)

- 실어증이란 언어표현과 이해에 있어 손상을 뜻한다.
- 실어증에는 두 분류가 있다: 수용성과 표현성

수용성실어증(Receptive Aphasia)

- 수용적실어증은 언어 이해에 있어 손상이다.
  - 베르니케실어증은 언어의 문학적 해석을 이해하는데 어려운 것이다. 베르니케실어증은 항상 베르니케(Wernicke)영역이라 언급되는 왼쪽 반구에서 발생한다.
  - 읽기실어증(Alexia)은 쓰여진 단어를 이해하는데 무능하다: 역시 읽지도 못한다. 읽기실어증은 양쪽 대뇌반구 특히 왼쪽 대뇌반구의 병변의 결과로 발생할 수도 있다.
  - 읽기곤란(Dyslexia)은 읽는 능력이 손상된 것이다. 이것은 가장 기본 단위인 음소가 손상되어 단어를 쪼갤수 있는 능력에 문제가 있다.
  - 상징실어증(실상징증, Asymbolia)은 몸짓과 기호를 이해하는데 어려움이 있다. 대개 왼쪽 대뇌반구에 병변이 있음.
  - 단음색어조증(무운율증, Aprosodia)은 회화시 사용하는 음조의 변화(Tonal Inflections)의 이해가 손상되었다. 환자는 사람과의 대화에 있어 정서적 긴장을 지각하는데 어려움이 있다. 단음색어조증은 대개 오른쪽 대뇌반구 병변으로 야기된다.

오른쪽 왼쪽 대뇌반구의 수용성실어증(Receptive Aphasai in the Right vs Left Hemisphere)

- 왼쪽 대뇌반구 병변으로 기안된 수용성실어증을 가진 환자는 단어의 구체적인 뜻을 이해하지는 못할지라도 대화의 정서적 톤을 여전히 보존하고 정확하게 해석할 수 있다.
- 오른쪽 대뇌반구 병변으로 기인된 수용성실어증을 가진 환자는 단어의 구체적인 뜻을 이해할 수 있으나 대화의 정서적인 긴장도는 이해할 수 없다.

표현성실어증(Expressive Aphasia)

- 표현성실어증은 명백하고 의미있는 언어표현에 어려움이 있다.
  - 브로카실어증(Broca's Aphasia)은 환자에게 말하는 것은 알아들으나 그들의 생각을 이해가능한 방법으로 표현하지 못하는 표현성언어장애이다. 자주 그들은 횡설수설한 말을 하거나 이해가 가지 않는 문장을 말한다. 브로카 실어증환자는 (a)정확한 단어를 재현할 수없기 때문에 완전한 문장을 구사할 수 없거나 또는 (b)그들은 잘못된 단어를 실수로 사용하는 것에 어려움을 보인다. 브로카의 실어증은 항상 왼쪽 대뇌반구의 브로카영역병변으로부터 야기된다.
  - 명칭실어증(Anomie)은 사람과 물체의 이름을 기억하거나 표현하는데 무능하다. 사람을 알지만 이름을 기억하지 못한다. 명칭실어증은 얼굴 인식상실증(친근한 얼굴을 인지하지 못함) 하고는 다르다. 명칭실어증으로 인한 병변은 어느 쪽 반구에서도 발생할 수 있다.
  - 문법상실증(Agrammation)은 연속적으로 단어를 정렬하는데 무능하여 지적인 문장을 형성할 수 없다. 왼쪽 대뇌반구의 병변결과로서 발생한다.
  - 쓰기실어증(Agraphia)은 지적인 단어와 문장을 쓰는데 무능하다. 왼쪽 대뇌반구의 병변결과로서 발생한다.

- 계산불능(Acalculia)은 후천성 신경학적 병변의 결과로 수학문제를 계산하는데 있어 무능하다. 계산장애(Dyscalculia)는 수학을 계산하는데 있어 어렵고 발달장애의 결과로 야기된다. 계산 불능을 야기한 병변은 왼쪽 대뇌반구에서 발생한다.
- 감정표현불능(Alexithymia)은 단어를 통해 개인의 감정을 표현하는데 무능하다. 감정표현장애(Dyslexithemia)는 감정에 대해 단어를 엮는 것에 어려움이 있다. 왼쪽 또는 오른쪽 대뇌반구의 손상결과로서 발생할 수 있다.

언어 처리에 있어서의 여성과 남성차이

- 연구에 따르면 여성은 언어처리에 있어 양쪽 대뇌반구를 사용한다. 단어와 문장의 구체성을 해석하는 데는 왼쪽 대뇌반구를 단어와 문장에 딸린 감정을 해석하는데 오른쪽 대뇌반구를 사용한다.
- 여성은 역시 그들의 감정에 단어를 붙이는게 더 수월하다. 이는 오른쪽 대뇌반구에서 발생한 감정에 대해 왼쪽 대뇌반구가 단어를 붙여 사용하는 능력을 요구한다.
- 남성은 언어처리에 있어 왼쪽 대뇌반구를 사용한다. 남성은 언어처리에 있어 두 대뇌반구를 쉽게 연합하지 못하기 때문에 그들의 감정에 대해 단어를 붙이는데 더 어려움을 갖을 것이다. 이것은 난독증(독어장애, dyslexia) 라고 언급된다.

지각 운동기능이상(Perceptual Motor Dysfunction)

- 지각 운동기능이상은 실행증(실행증, Apraxias) 또는 운동계획 손상을 포함한다.
- 실행증은 오른쪽 또는 왼쪽 대뇌반구병변에서 발생할 수 있으나 항상 앞 다양식 연합겉질, 운동앞 영역 과/또는 1차운동겉질의 오른쪽 대뇌반구 병변으로 기인된다.
- 실행증이 있는 환자는 환경에 협상을 하는 것이 요구되는 운동 전략에 왜곡된 지각을 갖는다.
- 실행증에는 여러 개의 분류가 있다:
  - 의식(관념 [Ideational]) 실행증
  - 의식운동(Ideomotor) 실행증 I, II
  - 착의(Dressing) 실행증
  - 2와 3차원 구성(Dimentional Constructional) 실행증

의식실행증(Ideomotor Apraxia)

- 의식실행증은 과제의 운동 요구를 인지적으로 이해하는데 있어 무능이다.
- 예를 들면, 환자는 셔츠가 몸통과 팔에 입혀지는 옷이라는 것을 이해하지 못한다.

의식운동실행증I(Ideomotor Apraxia I)

- 의식운동실행증은 운동패턴의 운동감각기억의 상실: 특히 특정과제에 대한 운동계획이 상실된다.
- 의식운동행위 상실증I 환자는 적절한 운동계획을 평가할 수 없다. 그녀는 과제에 대한 운동학적 요구를 인지적으로 이해할 수 있지만 적절한 운동움직임으로 이행 할 수 없다. 예를 들면, 환자는 셔츠가 몸통과 팔에 입혀지는 옷이라는 것을 이해할 수 있지만 이런 운동계획에 접근할 수 없다.

의식운동실행증II(Ideomotor Apraxia II)

- 의식 운동실행증II을 가진 환자는 적절한 운동계획을 시행할 수 없다. 그녀는 과제에서 요구되는 운동명령을 이해하지만 적절한 운동계획을 수행하려 할 때 부적절한 행위가 수행되어버린다. 예를 들면, 칫솔질 하는 것을 보여달라는 요구에 칫솔질이 자조활동 부분인것은 알고 있다. 칫솔질을 위한 운동계획을 수행하려고 시도할 때 칫솔로 머리를 빗는 다른 운동계획이 활성화되어 버린다.

착의실행증(Dressing Apraxia)

- 착의실행증은 (a)신체도식지각 또는 (b)지각운동 기능에 있어 손상으로 인해 자기 스스로 옷을 입는 것이 무능한 의식운동실행증의 한 유형이다.
- 예: 환자가 팔을 바지다리부분에 넣을려고 하거나, 몸 한쪽만 옷을 입으려고 한다.

2와 3차원 구성실행증(Two-and Three-Dimentsional Constructional Apraxia)

- 실행증의 이 유형은 2와 3차원 디자인 또는 모델을 모방하는데 무능력한 것이다.
- 건축기사인 환자는 2차원 청사진을 그릴 수 없을 것이다.
- 건설업자(building contracter)인 환자는 새집나무통을 서로 조립할 수 없을 것이다.
- 오른쪽 대뇌반구 병변으로 인한 구성실행증이 있는 환자는 공간적으로 비조직화된 방법으로 도구 조각을 맞추거나 물체를 그린다.
- 왼쪽 대뇌반구 병변으로 인한 구성실행증이 있는 환자는 섬세함이 부족한 물체를 그린다. 3차원 물체는 완전하게 공간적으로 조직화되어 있으나, 조각들이 빠져있다.

지각 기능이상(Tactile Perceptual Dysfunction)

촉각실인증(TActile Agnosia)

- 촉각실인증은 몸감각 자료에 뜻을 붙이는 것이 무능력하다.
- 촉각실인증은 2차 몸감각부위(SS2) 병변으로부터 야기된다.
- 접촉과 통증/온도 수용기의 해부학적 구조는 정상으로 남아있다.
- 몸감각 자료에 의미를 부여하는 능력은 겉질성감각(1차 감각의 반대편)과 연관된다.

겉질성감각(Cortical Sensation)

- 겉질성감각은 다음의 촉각실인증 형태를 갖는다:
  - 입체실인증(무입체인지증, Asterognosis): 만지는 것 하나만으로 물체를 확인하는데 있어 무능력이다. 입체실인증은 무형실인증(Ahylognosia)와 형태실인증(Amorphagnosia)로 나누어진다.
    - ◆ 무형실인증은 촉각 하나만으로 다른 물체 다른 유형을 사이를 식별하는 것이 무능.
    - ◆ 형태실인증은 촉각 하나만으로 다른 모양/형태 사이를 식별하는 것이 무능.
  - 두점식별(Two-point discrimination)은 촉각에 의해 한점 또는 2점인지를 구별하는 능력의 상실을 의미한다. 촉각계(esthesiometer)는 2점 식별을 평가하기 위해 사용되는 도구이다.
  - 서화실인증(Agraphesthesia)은 반대손에 쓴 글자를 해석하는 능력을 상실한 것이다.
  - 동시식별소거(Double simultaneous extinction)는 손상된 쪽과 비손상된 쪽에 접촉되었을 때 식별하는 것이 무능; 비손상된 쪽의 신경감각이 손상된 쪽에 접촉을 인지하는 능력을 무능하게 한다.
  - 무게실인증(Abarognosis)은 물건의 무게를 정확하게 측정하는 것이 무능(특히, 다른 것과 비교에 의한)
  - 대상실인증(Atopognosia)은 감각의 정확한 위치를 정확하게 감지하는 것이 무능.

청각 기능이상(AUDITORY PERCEPTUAL DYSFUNCTION)

청각실인증

- 청각실인증은 소리에 의미를 부여하는 것이 무능력에 관한 용어이다.
- 이는 다른 의사소통장애와 같이 동반되어 일어난다.
- 청각을 담당하는 다른 해부학적 기관은 정상이다. 대신 뒤 다발영역(특히, 관자엽의 연합영역)의 병변인 것이다.
- 왼쪽 청각연합영역 병변은 언어에 의미를 부여하는 것에 무능력을 야기한다. 언어는 들을 수 있지만 해석은 되지 않는 것이다.
- 오른쪽 청각연합영역 병변은 비언어적 소이에 의미를 부여하는 것에 무능력을 야기한다. 예를 들면, 기차의 칙칙소리를 해석하는 것이 불가능하다.
- 때때로 환자는 소리간에 구별을 할 수없다. 예를 들면, 청각실인증이 있는 환자는 천둥소리와 기차소리를 구별할 수 없다.

다른 지각 현상(Other Perceptual Phenomena)

공동화(Synesthesia)

- 공동화는 특별자극에 반응하기 위해 감각을 병합할 수 있는 지각적 현상이다.
- 예를 들면, 음악을 들을 때 색을 볼 수 있는 능력을 가지고 있다. 이런 사람들은 어떤 음악은 특정 색과 연관되어 있다. 그런 색은 어떤 음악을 들을 때마다 항상 표현된다.
- 알파벳을 읽을 때마다 색을 볼수 있는 능력을 가진 사람은 특정 문자와 특정 색깔이 항상 연관되어 있다고 보고한다.

유도된 편두통 전조(Migraine-Induced Auras)

- 편두통을 경험하는 사람 중 15%는 항상 편두통에 앞서 전조를 경험한다고 한다.
- 전조는 겉질성으로 발생된 지각 또는 환상(편두통의 전조)으로 나타난다.
- 전조는 감각현상의 모든 형태에 나타날 수 있는데 (예, 냄새, 색, 소리, 맛), 그러나 대부분 시각증상으로 나타난다(플래쉬된 빛, 시각이 지워짐, 그리고 움직이는 색선이 번쩍이는 듯한).
- 전조는 통증감각구조의 활성화하는 신경세포의 겉질성 흥분으로부터 야기되는 신경학적 문제이다. 실제 전조가 나타나는 동안 겉질성- 발생된 환상은 두통이 마치 머리에 주요혈관이 손상된 듯 여겨진다.
- 전조는 5-20분 이상 점차적으로 나타나기도 하고 60분이상 지속되기도 한다. 어떤 환자는 편두통의 경고로 아주 짧게 나타나기도 한다. 두통 자체가 72시간 이상 나타나기도 한다.
- 유도된 편두통 전조를 경험하는 많은 사람은 자신의 일에 영감을 줄수 있다고 보고한다. 이상한 나라의 앨리스의 저나 루이스 캐럴은 유도된 편두통 전조를 경험했다고 한다. 그런 전조는 책에서 특이한 현상으로 기록되어 있다.

참고문헌(REFERENCES)

1. Kayser C, Logothetis NK. Do early sensory cortices integrate cross-modal information? *Brain Struct Funct*. 2007;212(2): 121-132. doi:10.1007/s00429-007-0154-0.
2. Eckert MA, Kamdar NV, Chang CE, Beckmann CF, Greicius MD, Menon V. A cross-modal system linking primary auditory and visual cortices: evidence from intrinsic fMRI connectivity analysis. *Hum Brain Mapp*. 2008;29(7):848-857. doi: 10.1002/hbm.20560.
3. Downar J, Crawley AP, Mikulis DJ, Davis KD. A multimodal cortical network for the detection of changes in the sensory environment. *Nat Neurosci*. 2000;3(3):277-283. doi:10.1038/72991.
4. Damasio AR. The brain binds entities and events by multiregional activation from convergence zones. *Neural Comput*. 1989;1(1):123-132. doi:10.1162/neco.1989.1.1.123.
5. Driver J, Noesselt T. Multisensory interplay reveals crossmodal influences on 'sensory-specific' brain regions, neural responses, and judgments. *Neuron*. 2008;57(1):11-23. doi:10.1016/j.neuron.2007.12.013.
6. Nolte J, Sundsten J. *The Human Brain: An Introduction to Its Functional Anatomy*. Vol. 5. St. Louis, MS: Mosby; 2002.
7. Schmahmann JD, Pandya DN, Wang R, et al. Association fibre pathways of the brain: parallel observations from diffusion spectrum imaging and autoradiography. *Brain*. 2007;130(3):630-653. doi.org/10.1093/brain/awl359.
8. Kucharska-Pietura K, Phillips ML, Gernand W, David AS. Perception of emotions from faces and voices following unilateral brain damage. *Neuropsychologia*. 2003;41(8):1082-1090. doi:10.1016/S0028-3932(02)00294-4.
9. Aviezer H, Hassin RR, Bentin S. Impaired integration of emotional faces and affective body context in a rare case of developmental visual agnosia. *Cortex*. 2012;48(6):689-700. doi:10.1016/j.cortex.2011.03.005.
10. Ramon M, Busigny T, Rossion B. Impaired holistic processing of unfamiliar individual faces in acquired prosopagnosia. *Neuropsychologia*. 2010;48(4):933-944. doi:10.1016/j.neuropsychologia.2009.11.014.
11. Chechlacz M, Rotshtein P, Hansen PC, Riddoch JM, Deb S, Humphreys GW. The neural underpinings of simultanagnosia: Disconnecting the visuospatial attention network. *J Cogn Neurosci*. 2012;24(3):718-735. doi:10.1162/jocn_a_00159.
12. Miwa H, Kondo T. Metamorphopsia restricted to the right side of the face associated with a right temporal lobe lesion. *J Neurol*. 2007;254(12):1765-1767. doi:10.1007/s00415-007-0671-z.
13. Cavina-Pratesi C, Kentridge RW, Heywood CA, Milner AD. Separate channels for processing form, texture, and color: Evidence from fMRI adaptation and visual object agnosia. *Cereb Cortex*. 2010;20(10):2319-2332. doi:10.1093/cercor/bhp298.
14. Roux FE, Lubrano V, Lauwers-Cances V, Mascott CR, Démonet JF. Category-specific cortical mapping: color-naming areas. *J Neurosurg*. 2006;104(1):27-37.
15. Celesia GG. Visual perception and awareness. *J Psychophysiol*. 2015;24(2):62-67. doi:10.1027/0269-8803/a000014.
16. Auer T, Schwarcz A, Aradi M, et al. Right–left discrimination is related to the right hemisphere. *Laterality*. 2008;13(5): 427-438. doi:10.1080/13576500802114120.
17. Tsai CL, Wilson PH, Wu SK. Role of visual–perceptual skills (non-motor) in children with developmental coordination disorder. *Hum Mov Sci*. 2008;27(4):649-664. doi:10.1016/j.humov.2007.10.002.
18. Iaria G, Bogod N, Fox CJ, Barton JJ. Developmental topographical disorientation: case one. *Neuropsychologia*. 2009;47(1):30-40. doi:10.1016/j.neuropsychologia.2008.08.021.
19. Parker AJ. Binocular depth perception and the cerebral cortex. *Nat Rev Neurosci*. 2007;8(5):379-391. doi:10.1038/nrn2131.
20. De Vignemont F. Body schema and body image—pros and cons. *Neuropsychologia*. 2010;48(3):669-680. doi:10.1016/j.neuropsychologia.2009.09.022.
21. Ardila A, Concha M, Rosselli M. Angular gyrus syndrome revisited: acalculia, finger agnosia, right-left disorientation and semantic aphasia. *Aphasiology*. 2000;14(7):743-754. doi:10.1080/026870300410964.
22. Danckert J, Ferber S. Revisiting unilateral neglect. *Neuropsychologia*. 2006;44(6):987-1006. doi:10.1016/j.neuropsychologia.2005.09.004.
23. Orfei MD, Robinson RG, Prigatano GP, et al. Anosognosia for hemiplegia after stroke is a multifaceted phenomenon: a systematic review of the literature. *Brain*. 2007;130(12):3075-3090. doi:10.1093/brain/awm106.
24. Baylis GC, Simon SL, Baylis LL, Rorden C. Visual extinction with double simultaneous stimulation: what is simultaneous?. *Neuropsychologia*. 2002;40(7):1027-1034. doi:10.1016/S0028-3932(01)00144-0.
25. Gorno-Tempini ML, Hillis AE, Weintraub S, et al. Classification of primary progressive aphasia and its variants. *Neurology*. 2011;76(11):1006-1014. doi:10. 1212/ WNL. 0b013e31821103e6.
26. Kurland J, Baldwin K, Tauer C. Treatment-induced neuroplasticity following intensive naming therapy in a case of chronic Wernicke's aphasia. *Aphasiology*. 2010;24(6-8):737-751. doi:10.1080/02687030903524711.
27. Kleinschmidt A, Cohen L. The neural bases of prosopagnosia and pure alexia: recent insights from functional neuroimaging. *Curr Opin Neurol*. 2006;19(4):386-391. doi:10.1097/01.wco.0000236619.89710.ee.

28. Vidyasagar TR, Pammer K. Dyslexia: a deficit in visuo-spatial attention, not in phonological processing. *Trends Cogn Sci*. 2010;14(2):57-63. doi:10.1016/j.tics.2009.12.003.
29. Goldenberg G, Hartmann K, Schlott I. Defective pantomime of object use in left brain damage: apraxia or asymbolia? *Neuropsychologia*. 2003;41(12):1565-1573. doi:10.1016/S0028-3932(03)00120-9.
30. Leon SA, Rodriguez AD. Aprosodia and its treatment. *Perspect Neurophysiol Neurogenic Speech Lang Disord*. 2008;18(2): 66-72. doi:10.1044/nnsld18.2.66.
31. Boo M, Rose ML. The efficacy of repetition, semantic, and gesture treatments for verb retrieval and use in Broca's aphasia. *Aphasiology*. 2011;25(2):154-175. doi:10.1080/02687031003743789.
32. Fridriksson J. Preservation and modulation of specific left hemisphere regions is vital for treated recovery from anomia in stroke. *J Neurosci*. 2010;30(35):11558-11564. doi: 10.1523/JNEUROSCI.2227-10.2010.
33. Kim M, Thompson CK. Patterns of comprehension and production of nouns and verbs in agrammatism: implications for lexical organization. *Brain Lang*. 2000;74(1):1-25. doi:10.1006/brln.2000.2315.
34. Sheldon CA, Malcolm GL, Barton JJ. Alexia with and without agraphia: an assessment of two classical syndromes. *Can J Neurol Sci*. 2008;35(05):616-624. doi:10.1017/S0317167100009410.
35. Ashkenazi S, Henik A, Ifergane G, Shelef I. Basic numerical processing in left intraparietal sulcus (IPS) acalculia. *Cortex*. 2008;44(4):439-448. doi:10.1016/j.cortex.2007.08.008.
36. Berthoz S, Artiges E, Van de Moortele PF, et al. Effect of impaired recognition and expression of emotions on frontocingulate cortices: an fMRI study of men with alexithymia. *Am J Psychiatry*. 2002;159(6):961-967. doi.org/10.1176/appi.ajp.159.6.961.
37. Ingalhalikar M, Smith A, Parker D, et al. Sex differences in the structural connectome of the human brain. *Proc Natl Acad Sci*. 2014;111(2):823-828. doi: 10.1073/pnas.1316909110.
38. Goldenberg G. Apraxia: The cognitive side of motor control. *Cortex*. 2014;57:270-274. doi:10.1016/j.cortex.2013.07.016.
39. Chainay H, Humphreys GW. Ideomotor and ideational apraxia in corticobasal degeneration: a case study. *Neurocase*. 2003;9(2):177-186. doi:10.1076/neur.9.2.177.15073.
40. Sunderland A, Shinner C. Ideomotor apraxia and functional ability. *Cortex*. 2007;43(3):359-367. doi:10.1016/S0010-9452(08)70461-1.
41. Fitzgerald LK, McKelvey JR, Szeligo F. Mechanisms of dressing apraxia: a case study. *Cogn Behav Neurol*. 2002;15(2):148-155.
42. Laeng B. Constructional apraxia after left or right unilateral stroke. *Neuropsychologia*. 2006;44(9):1595-1606. doi:10.1016/j.neuropsychologia.2006.01.023.
43. Hömke L, Amunts K, Bönig L, et al. Analysis of lesions in patients with unilateral tactile agnosia using cytoarchitectonic probabilistic maps. *Hum Brain Mapp*. 2009;30(5):1444-1456. doi:10.1002/hbm.20617.
44. Mulcahey MJ, Kozin S, Merenda L, et al. Evaluation of the box and blocks test, stereognosis and item banks of activity and upper extremity function in youths with brachial plexus birth palsy. *J Pediatr Orthop*. 2012;32:S114-S122. doi:10.1097/BPO.0b013e3182595423.
45. Carello C, Kinsella-Shaw J, Amazeen EL, Turvey MT. Peripheral neuropathy and object length perception by effortful (dynamic) touch: A case study. *Neurosci Lett*. 2006;405(3):159-163. doi:10.1016/j.neulet.2006.06.047.
46. Kubota S, Yamada M, Satoh H, Tsujihata M. A pure form of amorphognosia: a case report. *J Neurol Sci*. 2013;333:e181-e182. doi:10.1016/j.jns.2013.07.741.
47. van Nes SI, Faber CG, Hamers RM, et al; PeriNomS Study Group. Revising two-point discrimination assessment in normal aging and in patients with polyneuropathies. *J Neurol Neurosurg Psychiatry*. 2008;79(7):832-834. doi:10.1136/jnnp.2007.139220.
48. Drago V, Foster PS, Edward D, Wargovich B, Heilman KM. Graphesthesia: a test of graphemic movement representations or tactile imagery?. *J Int Neuropsychol Soc*. 2010;16(01):190-193. doi.org/10.1017/S1355617709990762.
49. Hsu HY, Kuo LC, Jou IM, Chen SM, Chiu HY, Su FC. Establishment of a proper manual tactile test for hands with sensory deficits. *Arch Phys Med Rehabil*. 2013;94(3):451-458. doi:10.1016/j.apmr.2012.07.024.
50. Saygin AP, Leech R, Dick F. Nonverbal auditory agnosia with lesion to Wernicke's area. *Neuropsychologia*. 2010;48(1): 107-113. doi:10.1016/j.neuropsychologia.2009.08.015.
51. Brang D, Hubbard EM, Coulson S, Huang M, Ramachandran VS. Magnetoencephalography reveals early activation of V4 in grapheme-color synesthesia. *Neuroimage*. 2010;53(1):268-274. doi:10.1016/j.neuroimage.2010.06.008.
52. Dalkara T, Nozari A, Moskowitz MA. Migraine aura pathophysiology: the role of blood vessels and microembolisation. *Lancet Neurol*. 2010;9(3):309-317. doi:10.1016/S1474-4422(09)70358-8.

27 장

뇌의 혈액공급 : 뇌혈관 장애

Blood Supply of the Brain : cerebrovascular Disorders

주요 동맥(Major Arteries)

속목동맥(2)(Internal Carotid 2)

경로(Route)

- 속목동맥은 온목동맥(Common Carotid Artery)에서 시작하여, 시각교차(Optic Chiasm) 수준에서 뇌에 들어간다.

공급(Supplies)

- 뇌에 공급하는 주요 동맥이다.

척추동맥(2)(Vertebral Arteries 2)

경로(Route)

- 척추동맥은 숨뇌(Medulla)의 측면을 따라 간다.
- 다리뇌 – 숨뇌 융합바닥에서 뇌바닥동맥을 형성하기 위해 연결된다.
- 앞척수동맥의 근원이다.

공급(Supplies)

- 가쪽 숨뇌 부위를 공급한다.

앞척수동맥(1)(Anterior Spinal Artery 1)

경로(Route)

- 앞척수동맥은 두 개의 작은 가지로 시작한다.
- 두 개의 앞척수 가지는 척추동맥에서 떨어져나가 척수의 숨뇌의 앞 표면을 따라가는 하나의 주요 동맥이 된다.

공급(Supplies)

- 척수동맥은 척수와 숨뇌 앞부위를 공급한다.

소뇌에 공급하는 세 개의 동맥(Three Arteries that Supply the Cerebellum)

뒤아래 소뇌동맥(2)(Posterior Inferior Cerebellar Arteries 2)

경로(Route)

- 뒤아래 소뇌동맥은 숨뇌수준의 척추동맥에서 시작한다.

공급(supplies)

- 등가쪽숨뇌(소뇌다리를 포함), 소뇌의 아래표면 밑 깊은 소뇌핵을 공급한다.

앞아래 소뇌동맥(2)(Anterior Inferior Cerebellar Arteries 2)

경로(Route)

- 앞아래 소뇌동맥은 다리뇌 – 숨뇌 융합부의 척추동맥에서 시작한다.

공급(Supplies)

- 소뇌의 아래면과 깊은 소뇌핵을 공급

위 소뇌동맥(2)(Superior Cerebellar Arteries 2)

경로(Route)

- 위 소뇌동맥은 다리뇌 – 중간뇌 융합부의 뇌바닥동맥에서 시작한다.

공급(Supplies)

- 소뇌에 상면과 깊은 소뇌핵을 공급

뇌바닥동맥(1)(Basilar Artery 1)

- 뇌바닥동맥은 소뇌를 공급하지 않으나, 위 소뇌동맥의 근원이다.

경로(Route)

- 다리뇌의 앞면을 따라간다.
- 위 소뇌동맥의 근원이다.

공급(Supplies)

- 다리뇌의 앞과 가쪽면을 공급한다.

뇌에 대한 혈액 공급(Blood Supply to the Brain)

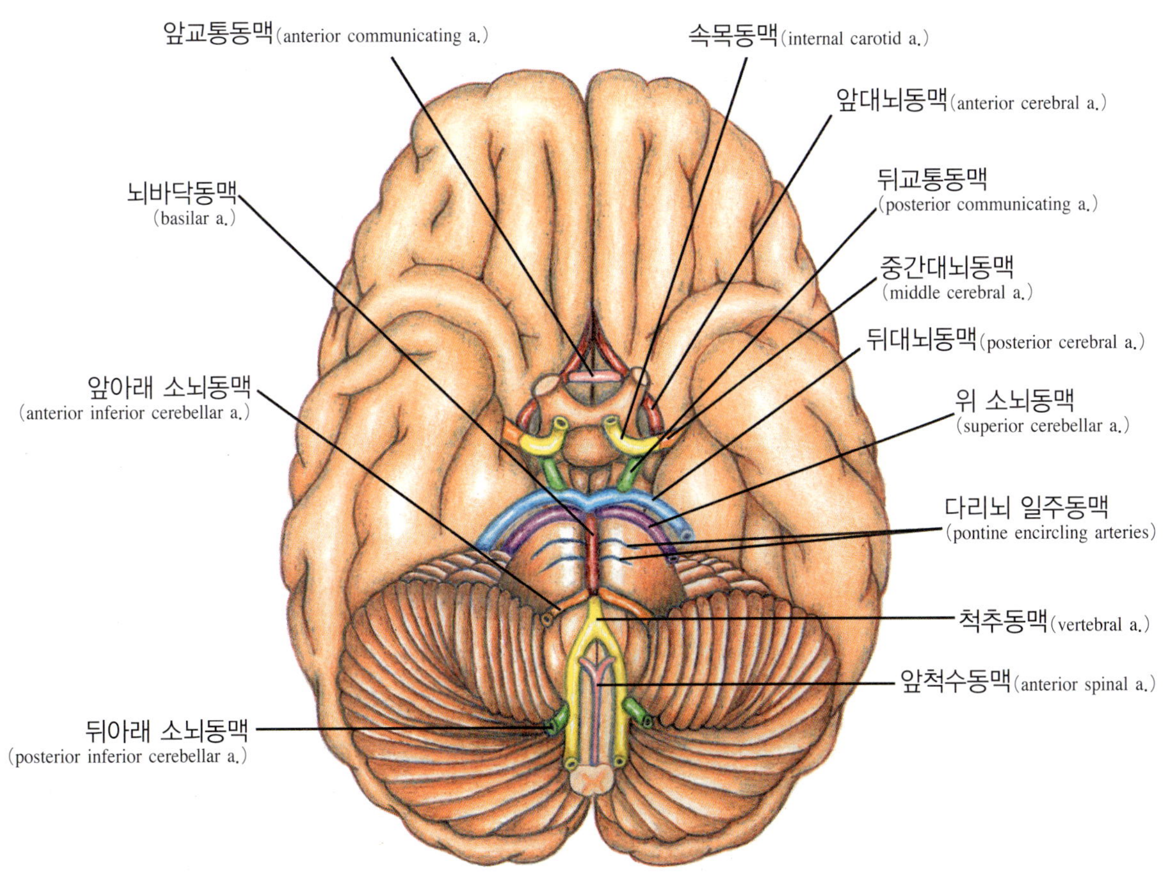

3개의 주요 대뇌동맥(THREE MAIN CEREBRAL ARTERIES)

뒤대뇌동맥(2)(Posterior Cerebral Arteries)

경로(Route)

- 뒤대뇌동맥은 뇌바닥동맥에서 시작한다.

공급(Supplies)

- 관자와 뒤통수엽의 안쪽과 아래쪽, 시상 및 시상하부를 공급한다.

중간대뇌동맥(2)(Middle Cerebral Arteries 2)

경로(Route)

- 중간대뇌동맥은 속목동맥에서 시작하여 가쪽틈새를 통해 뇌표면으로 간다.

공급(Supplies)

- 중간대뇌동맥은 이마, 관자 및 마루엽의 가쪽표면을 공급한다.
- 이마와 관자엽의 아래 표면을 공급한다.

앞대뇌동맥(2)(Anterior Cerebral Arteries 2)

경로(Route)

- 앞대뇌동맥은 속목동맥에서 시작한다.

공급(Supplies)

- 이마와 마루엽의 위, 가쪽 및 안쪽면을 공급한다.
- 또한 바닥핵과 뇌들보를 공급한다.

두 개의 교통동맥과 다발일주동맥 (TWO COMMUNICATING ARTERIES AND MULTIPLE ENCIRCLING ARTERIES)

- 두 개의 교통동맥은 주요 대뇌동맥에 혈액 공급 경로를 제공한다.
- 다발일주동맥은 다리뇌에 혈액 공급 경로를 제공한다.

뒤교통동맥(2)(Posterior Communicating Arteries 2)

경로(Route)

- 뒤교통동맥은 속목동맥과 뒤 대뇌동맥을 연결시킨다.

공급(Supplies)

- 사이뇌, 속섬유막(Internal Capsule) 및 시각교차점에 공급한다.

앞교통동맥(1)(Anterior Communicating Artery 1)

- 앞교통동맥은 두 개의 앞 대뇌동맥을 연결시킨다.

다리뇌 일주동맥(다발, Pontine Encircling ARteries, Multiple)

경로(Route)

- 뇌바닥동맥에서 시작하여 다리뇌를 둘러싼다.

공급(Supplies)

- 다리뇌의 가쪽과 뒤 부위를 공급한다.

대뇌동맥고리(Circle of Willis)

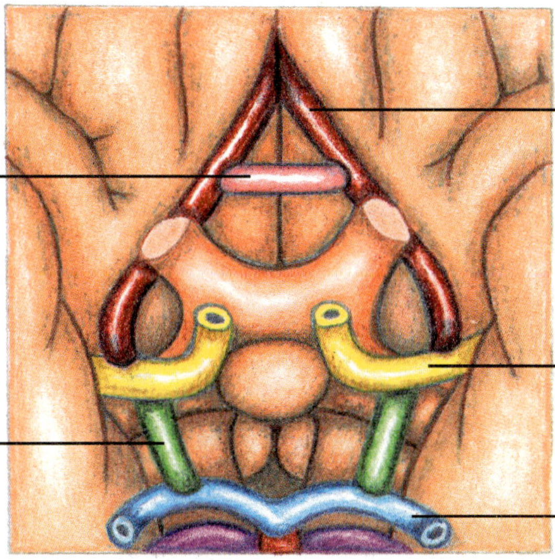

특정 뇌부위의 혈액공급(Blood Supply of Specific Brain Regions)

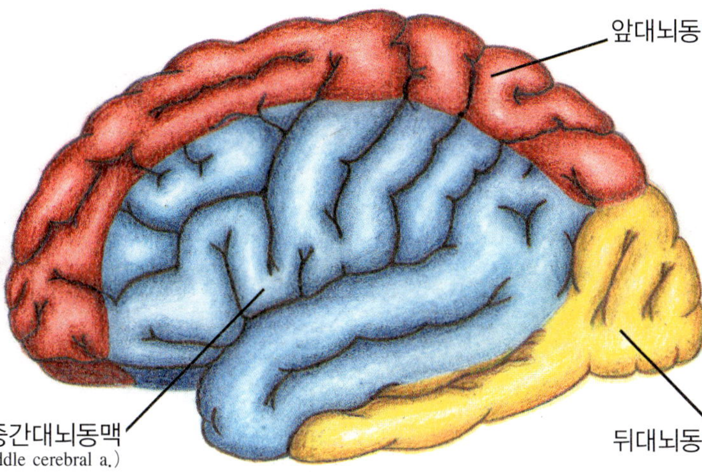

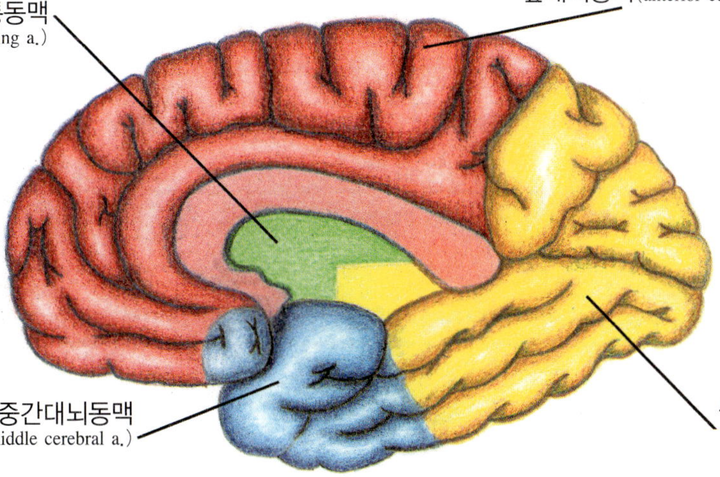

대뇌동맥고리(윌리스 환, CIRCLE OF WILLS)

- 대뇌동맥고리는 막힘(폐색, Occlusion)으로 인해 뇌에 혈류부족을 막기 위한 기능으로 동맥을 서로 연결하는 원이다.
- 대뇌동맥고리의 구성 성분은 다음과 같다:
  - 뒤대뇌동맥(Posterior cerebral arteries)
  - 뒤교통동맥(Posterior communicating arteries)
  - 속목동맥(Internal carotid arteries)
  - 앞대뇌동맥(Anterior cerebral arteries)
  - 앞교통동맥(Anterior communicating artery)

겉질에 동맥막힘의 영역(COMMON AREAS OF ARTERIAL OCCLUSION IN THE CORTEX)

중간대뇌동맥 막힘(Muddle Cereral Arterial Occlusion)

- 중간대뇌동맥은 뇌혈관사고(Cerebrovascular Accident; CVA) 유발에 있어 가장 흔한 부위이다.
- 중간대뇌동맥은 이마, 관자 및 마루엽의 가쪽표면과 이마와 관자엽 아래 표면을 공급한다.

왼쪽 대뇌반구의 중간대뇌동맥 막힘(Middle Cerebral Arterial Occlusion in the Left Hemisphere)

- 왼쪽 대뇌반구의 중간대뇌동맥 막힘은 다음을 야기한다:
  - 반대쪽 반마비(Hemiplegia)(몸의 오른쪽): 1차 운동영역이 병변
  - 반대쪽 감각이상(Hemiparesthesia) (몸의 오른쪽): 1차 몸감각영역이 병변
  - 실어증: 브로카 또는 베르니케 영역(WErnicke's area)이 병변. 다른 언어 영역이 손상되면 다른 유형의 실어증이 야기된다.
  - 인지적 문제: 이마엽 병변으로 인지기능에 손상.
  - 정서(Affective)문제: 왼쪽 대뇌반구가 병변되면, 환자는 정서적 불안과 우울증을 보일수도 있다. 이것은 우울증과 불안정을 나타낼 것이다. 이는 파국반응(catastrophic response)으로 언급된다.

대뇌반구의 중간대뇌동맥 막힘(Middle Cerebral Arterial Occlusion in the Right Hemisphere)

- 오른쪽 대뇌반구의 중간대뇌동맥 막힘은 다음의 것을 야기한다:
  - 반대쪽 반마비(몸의 왼쪽): 1차 운동영역이 병변.
  - 반대쪽 감각이상: 1차 몸감각영역이 병변.
  - 지각적결함: 왼쪽무시증후군은 오른쪽 대뇌반구에서 특히, 뒤 다양식 연합영역에 손상에서 나타난다.
  - 실행증: 앞 다양식 연합영역, 운동앞영역과 /또는 1차 운동겉질이 병변되면 나타날 수도 있다.
  - 인지적문제: 인지기능손상은 이마엽 병변으로 야기된다.
  - 정서문제: 오른쪽 대뇌반구가 병변을 입었을 때 환자는 행복감을 나타내거나 또는 안녕감을 말한다. 만약 무시증후군이 나타나면, 환자는 자신의 결함을 인식하지 못한다.

뒤대뇌동맥 막힘(Posterior Cerebral Arterial Occlusion)

- 뒤대뇌동맥은 관자와 뒤통수엽의 중앙과 아래표면을 공급한다.
- 이 동맥은 시상과 시상하부에 공급하는 것을 도와주나 뒤대뇌동맥에 대한 병변은 시상과 시상하부 기능에 영향을 미치지 않을 것이다.
- 뒤대뇌동맥의 병변은 다음의 것을 야기한다:

- 관자엽 문제로 기억 상실
- 뒤통수엽과 뒤 다양식 연합영역의 손상으로 인해 시지각결함을 야기한다.
- 시각교차점의 폐색으로 인해 시야차단(Cut). 시각 교차는 뒤대뇌동맥과 연결된 뒤교통동맥에 의해 공급받는다.

앞대뇌동맥 막힘(Anterior Cerebral Arterial Occlusion)

- 앞대뇌동맥은 이마와 마루엽의 위, 가쪽 및 중앙면을 공급한다.
- 이 동맥은 역시 바닥핵과 뇌들보 영역을 공급하는데 도움을 준다.
- 앞대뇌동맥 막힘에 대한 병변은 다음을 야기한다:
  - 반대쪽 반마비 :다리에 자주 호발; 1차 운동영역이 병변.
  - 반대쪽 감각이상: 다리에 자주 호발; 1차 몸감각영역이 병변.
  - 인지적문제: 이마엽 문제 때문
  - 실행증: 앞다양식 연합 영역, 운동앞영역과/ 또는 1차 운동영역이 병변.
  - 정서문제: 왼쪽 대뇌반구가 병변되었다면, 정서적 우울증과 불안정이 발생할 것이다. 오른쪽 대뇌반구가 손상을 입었다면, 행복감 또는 정서적 분열이 발생할 것이다.

소뇌의 동맥 막힘(CEREBELLAR ARTERIAL OCCLUSION)

- 소뇌 장애의 3개의 주요 증상은:
  1. 조화운동곤란(Incoordination)
  2. 협동운동실조(Ataxia)
  3. 의도적 떨림(Intention Tremor)

뒤아래 소뇌동맥 막힘(Posterior Inferior Cerebellar Arterial Occlusion)

- 뒤아래 소뇌동맥은 소뇌다리를 공급한다.
- 소뇌동맥막힘은 소뇌 공급에 공급되는 뇌줄기 구조물에 관련한다.
  - 같은쪽 과다 긴장과 과활동적 반사(hyperactive reflexes); 앞·뒤 척수소뇌로가 위 소뇌다리를 통해 가기 때문에 위 소뇌다리의 손상은 같은쪽 과다 긴장과 과활동적 반사를 야기한다.
  - 현기증, 메스꺼움, 눈떨림증과 복시(diplopia); 뒤·아래 소뇌동맥 역시 숨뇌에 혈액공급을 하기 때문에 이 동맥의 막힘은 안뜰신경핵 상실로 인한 현기증, 메스꺼움 및 눈떨림증을 야기한다.
  - 얼굴에 통증과 온도의 같은쪽 상실(척수시상로의 손실 때문에)
  - 몸통과 팔다리에 통증과 온도의 반대편 손실(척수시상로의 손실때문)
  - 의문핵(nucleus ambiguous)의 병발로 삼킴곤란(Dysphagia)과 조음장애(dysarthria)
  - 안뜰핵 병발 때문에 같은쪽 호너증후군[Horner syndrome, 동공축소(miosis), 안검하수(ptosis)]

앞·뒤 소뇌동맥과 위 소뇌동맥 막힘(Anterior Inferior Cerebellar and Superior Cerebellar Arterial Occlusion)

- 이 두동맥 중 하나의 막힘은 다음을 야기한다:
  - 같은 쪽 실조증(실조)
  - 같은쪽 저긴장성과 저반사
  - 겨냥이상(Dysmetria)
  - 연속반복운동불능증(Adiadochokinesia) 및 상반운동반복장애(Dysdiadochokinesia)

- 운동분리(Movement decomposition)
- 무력증(Asthenia)
- 리바운드(Rebound)현상
- 단음(Staccato) 목소리
- 조화운동불능(실조) 걸음(Ataxic gait)
- 의도적 떨림(Intention tremors)
- 협동운동불협응(Incorrdination)
- 안구진탕(Nystagmus)

• 이 동맥 막힘은 숨뇌의 혈액공급에 동맥의 연결때문에 다음을 야기한다;
- 안뜰징후(안구진탕증, 현기증, 메스꺼움)
- 같은쪽 얼굴에 통증과 온도의 손실(척수시상로의 손실 때문)
- 반대편 몸통과 사지에 통증과 요도의 상실(척수시상로의 손실 때문)
- 삼킴곤란(Dysphagia)
- 조음장애(Dysarthria)
- 안면신경마비(Bell palsy)

뇌줄기에 공급하는 동맥의 막힘(Occlusion of Arteries that Supply the Brainstem)

앞 척수동맥 막힘(Anterior Spinal Artery Occlusion)

• 앞 척수동맥은 앞쪽 척수와 숨뇌에 혈액을 공급한다.
- 만약 양쪽 겉질척수로가 병발되면, 병변위치와 아래에 운동기능이 양쪽으로 상실된다.
- 만약 양쪽 척수시상로가 병발되면, 병변위치와 아래에 통증과 온도에서 양쪽으로 상실된다.

척추동맥 막힘(Vertebral Arterial Occlusion)

• 척추동맥은 더부신경핵을 포함한 아래 숨뇌의 가쪽 면에 혈액을 공급한다.
• 더부신경핵이 손실되면, 삼킴곤란이 발생한다.

뇌바닥동맥 막힘(Basilar Arterial Occlusion)

• 뇌바닥 동맥은 겉질척수로와 갓돌림, 삼차와 얼굴신경핵을 포함한 다리뇌에 혈액을 공급한다.
- 만약 반대편 겉질척수로가 손상되면, 반대편 반마비가 발생한다.
- 반대편 뒤기둥이 손상되면, 몸의 반대편 감각 손실이 발생한다.
- 만약 같은 쪽 삼차 신경핵이 손상되면, 얼굴의 같은 쪽 감각손실이 발생한다.
- 만약 갓돌림신경핵이 손상되면, 안쪽 또는 중앙사시가 발생한다.
- 만약 같은 쪽 삼차신경핵이 손상되면, 씹기반사와 각막반사의 같은쪽 감각손실이 발생한다.
- 만약 얼굴신경핵이 손상되면, 안면신경마비와 청각과민이 발생한다.
- 만약 혀밑신경핵이 침범되면, 손상쪽으로 혀의 편위가 발생한다.
- 만약 안뜰핵이 침범되면, 안구진탕증과 균형장애가 발생할 수 있다.

뇌혈관사고(Cerebrovascular Accident)

- 뇌혈관질환(CVA) 또는 뇌졸중은 뇌혈관에 흐르는 혈류가 응고되거나 파열되어 혈관이 막히는 상태를 말한다.
- 뇌혈관사고의 두 가지 주요 유형은 다음과 같다: 뇌허혈(ischemic)과 출혈(hemorrhagic)
- 허혈성 뇌졸중(Ischemic strokes)은 뇌졸중의 가장 흔한 유형이며 혈전증(고정성 응괴) 또는 색전증(이동성 응괴)에 의해 기인된다.
- 출혈성 뇌졸중(Hemorrhagic strokes)은 뇌조직에 출혈되고 고혈압, 동맥류(aneurysms,) 또는 뇌손상에 의해 기인된다. 출혈성 뇌졸중은 가장 치명적인 유형이다.
- 위험요인은 다음과 같다:
  - 나이
  - 성(여성보다 남성이 19% 더 많다)
  - 인종(다른 인종보다 아프리카계 미국인이60% 더 많다)
  - 고혈압
  - 높은 콜레스테롤
  - 흡연
  - 당뇨병
  - 이전 뇌졸중
  - 비만
  - 심장질환

혈전성 뇌졸중(Thrombotic Strokes)

- 혈전은 혈관벽에 있는 플라그에 의해 형성된 응괴이다.
- 허혈성 뇌졸중의 가장 흔한 유형이고 동맥경화성 혈관에 생긴다.
- 플라그 형성이 가장 잘 일어나는 부위는 큰 혈관(속목동맥의 기시, 척추동맥, 그리고 뇌바닥동맥과 척추동맥의 융합부)이다.
- 혈전성 뇌졸중은 몇일에 걸쳐 서서히 나타난다.
- 심장성 동맥경화를 가지고 있는 노인에게 흔히 나타난다.
- 이 뇌졸중은 흥분이나 활동과는 연관이 없고 휴식시에 있는 사람에게도 나타날 수 있다.

뇌혈관사고(Cerebrovascular Accident) (계속)

열공성 경색(Lacunar Infarcts)

- 열공경색은 뇌줄기와 겉질밑층구조의 심부에 위치한 작은 응괴이다.
- 속섬유막, 바닥핵 그리고 뇌줄기에 공급하는 깊게 관통하는 하나의 동맥에서 발견된다.
- 큰 대뇌동맥(중간과 뒤 대뇌동맥)의 작은 분지가 폐색되어 발생된다. 때때로 열공성 경색은 앞대뇌, 척추, 그리고 바닥동맥에도 발생한다.
- 열공성 경색은 작기 때문에 심한 손상은 야기하지 않는다.

색전성 뇌졸중(Embolic Strokes)

- 색전은 혈액 덩어리(응괴)가 기시부로부터 떨어져나가 대뇌혈관을 따라 다니다가 혈류를 막거나 방해하게 된다.
- 색전성 경색은 작은 대뇌혈관을 침범한다. 대부분의 흔한부위는 중간대뇌동맥이다.
- 이 뇌졸중은 갑자기 발병하고 심장질환(류마티스성 심장질환, 동맥류, 그리고 박테리아성 심장내막염)과 연관된다. 심장성 색전증은 최근 심근경색후에 발생하기도 한다.

출혈성 뇌졸중(Hemorrhagic Stroke)

- 출혈성 뇌졸중은 치명적이다.
- 만약 환자가 초기 출혈손상으로 생존한다면 예후는 대개 좋다.
- 출혈성 뇌졸중은 혈관벽이 찢어진 후에 뇌조직에 출혈이 발생된 것이다.
- 이 뇌졸중은 뇌부종과 뇌조직의 압박을 야기하는데 만약 즉시 의학적으로 처치하지 않으면 치명적일 수 있다.
- 출혈성 뇌졸중은 갑자기 발생되고 흥분과 활동과도 연관된다.
- 동맥류성 거미막밑 출혈
  - 동맥류는 응괴형성으로 인해 혈관벽이 부풀어 오른 것이다.
  - 대부분 동맥류는 딸기동맥류라 불리우는 작은 주머니구조를 하고 있다.
  - 딸기동맥류는 대개 대뇌동맥고리(윌스환)이나 두 혈관의 접합부에 자주 발생한다.
  - 동맥류는 시간이 지남에 따라 더 확대대고 파열이 일어날 때 까지 혈관벽을 약하게 한다.

일과성 허혈발작(Transient Ischemic Attack)

- 일과성 허혈발작(TIA)은 작은 뇌졸중(mini strokes)이라고 언급한다.
- 24시간이하로 지속되는(대부분 TIA 1–2시간 이하) 국소적인 허혈성뇌사고로 특징지워진다.
- 일과성 허혈박작의 원인은 동맥경화성과 색전 때문이다.
- TIA는 임박한 큰 뇌졸중의 경고라고 할 수 있다.
- 징후는 다음과 같다:
  - 신체의 한쪽에 경한 약증과 무딘감(Numbness)
  - 일시적 시각손상 [예, 흐린 시력(blurred vision), 시력 쇠퇴(fading vision)]
  - 현기증
  - 낙상
  - 혼란과 일시적 의식 상실(Confusion and possible blackout)

참고문헌 (REFERENCES)

1. Silvestrini M, Cagnetti C, Pasqualetti P, et al. Carotid wall thickness and stroke risk in patients with asymptomatic internal carotid stenosis. *Atherosclerosis.* 2010;210(2):452-457. doi:10.1016/j.atherosclerosis.2009.12.033.
2. Sato K, Ogoh S, Hirasawa A, Oue A, Sadamoto T. The distribution of blood flow in the carotid and vertebral arteries during dynamic exercise in humans. *J Physiol.* 2011;589(11):2847-2856. doi:10.1113/jphysiol.2010.204461.
3. Tsai YD, Liliang PC, Chen HJ, Lu K, Liang CL, Wang KW. Anterior spinal artery syndrome following vertebroplasty: a case report. *Spine.* 2010;35(4):E134-E136. doi: 10.1097/BRS.0b013e3181b52221.
4. Peluso JP, Van Rooij WJ, Sluzewski M, Beute GN, Majoie CB. Posterior inferior cerebellar artery aneurysms: incidence, clinical presentation, and outcome of endovascular treatment. *Am J Neuroradiol.* 2008;29(1):86-90. doi: 10.3174/ajnr. A0758.
5. Lee H, Sohn SI, Cho YW, et al. Cerebellar infarction presenting isolated vertigo frequency and vascular topographical patterns. *Neurology.* 2006;67(7):1178-1183. doi:10. 1212/ 01. wnl. 0000238500. 02302. b4.
6. Kumral E, Kısabay A, Ataç C. Lesion patterns and etiology of ischemia in superior cerebellar artery territory infarcts. *Cerebrovasc Dis.* 2005;19(5):283-290. doi:10.1159/000084496.
7. Schonewille WJ, Wijman CA, Michel P, et al; BASICS Study Group. Treatment and outcomes of acute basilar artery occlusion in the Basilar Artery International Cooperation Study (BASICS): a prospective registry study. *Lancet Neurol.* 2009;8(8):724-730. doi:10.1016/S1474-4422(09)70173-5.
8. Hendrikse J, van der Grond J, Lu H, van Zijl PC, Golay, X. Flow territory mapping of the cerebral arteries with regional perfusion MRI. *Stroke.* 2004;35(4):882-887. doi:10.1161/01.STR.0000120312.26163.EC.
9. Arnold M, Schroth G, Nedeltchev K, et al. Intra-arterial thrombolysis in 100 patients with acute stroke due to middle cerebral artery occlusion. *Stroke.* 2002;33(7):1828-1833. doi:10.1161/01.STR.0000020713.89227.B7.
10. Kang SY, Kim JS. Anterior cerebral artery infarction stroke mechanism and clinical-imaging study in 100 patients. *Neurology.* 2008;70(24 Part 2):2386-2393. doi:10. 1212/ 01. wnl. 0000314686. 94007.d0.
11. Golshani K, Ferrell A, Zomorodi A, Smith TP, Britz GW. A review of the management of posterior communicating artery aneurysms in the modern era. *Surg Neurol Int.* 2010;1:88. doi:10.4103/2152-7806.74147.
12. Castro MA, Putman CM, Sheridan MJ, Cebral JR. Hemodynamic patterns of anterior communicating artery aneurysms: a possible association with rupture. *Am J Neuroradiol.* 2009;30(2):297-302. doi:10.3174/ajnr.A1323.
13. Kumral E, Bayülkem G, Evyapan D. Clinical spectrum of pontine infarction. *J Neurol.* 2002;24(12):1659-1670. doi:10.1007/s00415-002-0879-x.
14. Hendrikse J, van Raamt AF, van der Graaf Y, Mali WP, van der Grond J. Distribution of cerebral blood flow in the circle of Willis. *Radiology.* 2005;235(1):184-189. doi:10.1148/radiol.2351031799.
15. Walz B, Zimmermann C, Böttger S, Haberl RL. Prognosis of patients after hemicraniectomy in malignant middle cerebral artery infarction. *J Neurol.* 2002;249(9):1183-1190. doi:10.1007/s00415-002-0798-x.
16. Hallacq P, Piotin M, Moret J. Endovascular occlusion of the posterior cerebral artery for the treatment of p2 segment aneurysms: retrospective review of a 10-year series. *Am J Neuroradiol.* 2002;23(7):1128-1136.
17. Kumral E, Bayulkem G, Evyapan D, Yunten N. Spectrum of anterior cerebral artery territory infarction: clinical and MRI findings. *Eur J Neurol.* 2002;9(6):615-624. doi: 10.1046/j.1468-1331.2002.00452.x.
18. Cloud GC, Markus HS. Diagnosis and management of vertebral artery stenosis. *Q J Med.* 2003;96(1):27-54. doi:10.1093/qjmed/hcg003.
19. Mattle HP, Arnold M, Lindsberg PJ, Schonewille WJ, Schroth G. Basilar artery occlusion. *Lancet Neurol.* 2011;10(11):1002-1014. doi:10.1016/S1474-4422(11)70229-0.
20. Jauch EC, Saver JL, Adams HP, et al. Guidelines for the early management of patients with acute ischemic stroke a guideline for healthcare professionals from the American Heart Association/American Stroke Association. *Stroke.* 2013;44(3):
870-947. doi: 10.1161/STR.0b013e318284056a.
21. González-Pérez A, Gaist D, Wallander MA, McFeat G, García-Rodríguez LA. Mortality after hemorrhagic stroke. Data from general practice (The Health Improvement Network). *Neurology.* 2013;81(6):559-565. doi:10. 1212/ WNL. 0b013e31829e6eff.
22. Stam J. Thrombosis of the cerebral veins and sinuses. *N Engl J Med.* 2005;352(17):1791-1798. doi:10.1056/NEJMra042354.
23. Chen X, Wen W, Anstey KJ, Sachdev PS. Prevalence, incidence, and risk factors of lacunar infarcts in a community sample. *Neurology.* 2009;73(4):266-272. doi:10. 1212/ WNL. 0b013e3181aa52ea.
24. Goldhaber SZ, Bounameaux H. Pulmonary embolism and deep vein thrombosis. *Lancet.* 2012;379(9828):1835-1846. doi:10.1016/S0140-6736(11)61904-1.

25. Connolly ES, Rabinstein AA, Carhuapoma JR, et al. Guidelines for the management of aneurysmal subarachnoid hemorrhage a guideline for healthcare professionals from the American Heart Association/American Stroke Association. *Stroke*. 2012;43(6):1711-1737. doi:10.1161/STR.0b013e3182587839.
26. Furie KL, Kasner SE, Adams RJ, et al. Guidelines for the prevention of stroke in patients with stroke or transient ischemic attack a guideline for healthcare professionals from the American Heart Association/American Stroke Association. *Stroke*. 2011;42(1):227-276. doi10.1161/STR.0b013e3181f7d043.

임상검사문제(CLINICAL TEST QUESTIONS)

26장에서 27장

1. 엘리롯여사는 뒤통수엽의 V4영역에서 뇌종양을 제거했다. 수술회복후에 그녀는 세상이 온통 회색으로 보이고 물체들이 같은 색상으로 보인다고 말했다. 그녀는 그녀가 보는 물체는 회색이고 그녀의 시지각에서 어떠한 변화를 인식할 수 없다고 한다. 안과검사에서 시각 해부학적 구조는 정상이라고(모든 원뿔과 막대기는 기능적이다) 확진받았다. V4영역의 겉질성 소실의 결과로 형상이 회색으로 보이는 것을 무엇이라 하는가?

a. 색싱명칭실어증(color anomia)
b. 완전색맹(achromatopsia)
c. 변시증(metamorphopsia)
d. 동시실인증(simultanagnosia)

2. 리씨의 뇌졸중 후에 그의 치료사는 시공간 문제를 관찰했다. 치료사는 연필, 지우개와 작은 상자를 리씨에게 주고 방향을 따라 할 것을 요청했다.: "테이블의 위에 박스를 놓아라, 지우개를 상자안에 두라. 상자 다음에 연필을 두라." 리씨는 방향을 따라 하는 것을 어려워했다. 이 시각 – 공간문제를 무엇이라 하는가?

a. 목표 – 배경 구별 장애
b. 지리적 지남력 장애
c. 공간에서 위치 장애
d. 오른쪽 왼쪽 구별 장애

3. 앤드류는 5년전에 외상성 뇌손상을 당했고 지역사회에서 감독자가 있는 아파트에서 룸메이트와 함께 생활하고 있다. 앤드류는 은행에서 단지 1마일 떨어져 있는 곳에 살고 있지만, 그의 집에서부터 은행까지 걸어가는 길을 매번 계속해서 놓치고 있다 이 시 – 공간 장애를 무엇이라 하는가?

a. 공간에서 위치 장애
b. 오른쪽 – 왼쪽 구별 장애
c. 목표 – 배경 구별 장애
d. 지리적 지남력 장애

4. 타란티노씨는 오른쪽 대뇌반구 뇌졸중이고 그 결과로 양쪽 왼쪽 팔과 다리에 반마비와 반감각이상이 나타났다. 이 심한 손상임에도 불구하고 타란티노씨는 그의 결함을 인식하지 못하고 활기차다, 이 아침에 간호사에게 다리를 제거해달라고 요청했다. 이 심한 무시 증후군을 무엇이라 하는가?

a. 질병실인증(anosognosia)
b. 한쪽무시(unilateral neglect)
c. 신체상 불쾌감
d. 문법상실증(aggramation)

5. 웰씨는 사회적 의사소통에서 사용되는 제스처와 기호를 이해하는 것이 어렵고 베르니케 실어증을 동반하고 있다. 수용성실어증의 유형을 무엇이라 하는가?

a. 실율증(aprosodia)
b. 실독증(dyslexia)
c. 상징실어증(asymbolia)
d. 감정표현못함증(dyslexithymia)

6. 칫솔을 줄 때 사뮤엘슨씨는 칫솔은 이를 깨끗하기 위해 사용되는 도구임을 언어로 지적할 수 있지만 그것을 사용하라고 하면 머리를 빗고 있다. 이 운동계획문제를 무엇이라 하는가?
   a. 의식개념 실행증
   b. 의식운동 실행증

7. 사만다는 음악을 들을 때 그녀는 색상으로서 음악을 본다. 단일 감각 경험에 반응하기 위해 다발 감각을 생성하는 능력은 __________라고 하고 이는 지각적 현상이다.
   a. 공감(synesthesia)
   b. 색상감(chromathesia)

8. 오우샤씨는 왼쪽 대뇌반구 중간대뇌동맥 뇌졸중을 당했다. 그는 다음 중 어느 것을 제외하고는 모두 경험했다고 할 수 있다:
   a. 오른쪽 반마비와 반감각이상
   b. 인지손상
   c. 정서(감정) 문제
   d. 실조증 보행

9. 브레든씨는 위 소뇌동맥에 막힘으로 인해 뇌졸중이 발생했다. 그녀는 다음 중 하나를 제외하고 모두 경험하고 있다:
   a. 실조증 보행
   b. 긴장성 저하와 저반사
   c. 겨냥이상과 안구진탕(dysmetria and nystagmus)
   d. 반대쪽에 통증과 온도의 상실

10. 카간씨는 왼쪽 팔과 다리에 약증과 무딘감각, 흐릿 시야, 현기증과 혼란을 경험하고 있다. 그의 딸은 911 에 전화하였는데 그녀는 이런 징후가 다음에서 말하는 것이라고 인식하고 있다:
   a. 시지각 장애
   b. 편두통 – 유도 전조(migraine – induced aura)
   c. 일시적 허혈 손상
   d. 촉각실인증

정답

1. b
2. c
3. d
4. a
5. c
6. b
7. a
8. d
9. d
10. c

28장

일반적 신경진단 검사

Commonly Used Neurodiagnostic Tests

허리천자 [LUMBAR PUNCTURE, (SPINAL TAP)]

- 허리천자는 진단적 평가를 위해 거미막밑 공간으로부터 뇌척수액(CSF)의 샘플을 내보내기 위해 사용되는 침습적 과정이다.
- 다른 진단적 평가의 기술학 발전으로 허리천자는 더 이상 중추신경계통 장애평가에 흔히 사용되지는 않는다.
- 허리천자는 다음을 위해 사용되어진다:
  - 병리학적 상태를 감별하기 위해 CSF를 수집
  - 물뇌증의 진단에서 CSF압력을 측정
  - 영상스캔하는 동안 척수강에 조영제 염색하기
  - 수술과정을 위해 척수에 마취하기
  - 물뇌증의 완화
- 허리천자를 사용하는 장애에는 다음이 포함된다:
  - 중추신경계통(CNS) 감염(뇌염, 뇌막염)
  - 거미막아래공간의 공간 차지하는 병변
  - 다발성 경화증(Multiple sclerosis)
  - 급성 부종 말이집제거 다발신경병증[demyelinating polyneuropathy(길랑-바레 증후군)]
  - 신경면역장애
- 속이 빈 침의 주사를 3-4번째 허리척추뼈의 척수강에 주입하는 과정이다: 그러나 침은 척수신경을 건드려서는 안된다.
- 대부분 5-20ml의 CSF를 수집하고 바늘에 붙은 압력계에 의해 측정된다.
- CSF는 세포숫자, 생화학적 및 면역학적 연구 및 미생물학 분석에 의해 평가된다.
- 과정이 안전한 반면, 어떤 환자는 최소한의 CSF누출로 인해 척추마취두통(spinal headache)을 경험한다.

척수강 조영상(MYELOGRAM)

- 척수강 조영상은 척추, 척수강, 척수, 척추신경뿌리, 그리고 척추 디스크의 상태를 평가하기 위해 X-ray기법 또는 CT와 조영제를 사용한 침습적 평가 방법이다.
- 허리천자는 CSF를 검사하기 위해 사용된다. 조영제를 척수강에 주입하고 나서 그리고 X-선 투시기(x-ray fluoroscope)하고 조영물질에 의해 영상를 기록하는 것이다.
- 척추의 일반적인 X-선은 척추의 뼈만 관찰하는 것만 가능한 반면 척수강 조영상에서 사용되는 조영제가 척수, 신경, 그리고 척수강의 세밀한 관찰을 허락하도록 X-선에 흰색으로 나타난다.
- 척수강 조영상은 다음을 위한 진단과 평가를 위해 사용된다.

- 척수종양
- 척수농양(Spinal abscesses)
- 신경뿌리 충돌로 인해 발생된 척수 탈출증(Herniated discs)

• 척수조영술은 CT와 MRI에 의해 대체되어지고 있다.

뇌파 전위기록술(Electroencephalography)

• EEG는 신경의 전기적 패턴또는 뇌파를 기록할 수 있는 비침습적 검사이다.

• 대부분의 신경학적 영상 연구는 해부학적 병리의 정확한 위치화의 감별을 위해 EEG를 사용한나.

• 오늘날 EEG는 방사상 또는 MRI상 시각화 될 수 없는 비정상적 대뇌 기능을 감지할 수 있게 하는 병리 생리적 도구로 사용된다.

• EEG는 다음의 것에 가장 일반적으로 쓰인다:
- 발작(Seizure: 일시상태), EEG가 발작평가에 유용한 반면에, 두통 또는 현기증의 평가에 있어서는 유용하지 않다.
- 간질(Epilepsy)
- 단순포진 뇌염(Herpes Simplex Encephalitics: 진화하는 상태)
- 치매(Dementia, 전반적인 장애)
- 수면장애(Sleep disorders)

• EEG는 조절된 자극에 반응하기 위해 머리두피 위에 전기적 전위 변화를 측정할 수 있다.

• 전극은 특정 뇌영역위인 머리두피에 놓인다(그리고 점착된 물질가지고 붙여진). 전극은 뇌파를 형성하는 작은 전기적 신호를 감별할 수 있고 EEG기계에 이런 신호를 전송한다. 뇌파전위파가 분석된다.

• EEG의 제한은 다음과 같다:
- 뇌줄기 활동을 잘 감지할 수 없다.
- EEG는 뇌사진단에 유용하지 않다.

유발전위(Evoked Potentials)

• 유발전위검사는 특별 신경경로의 자극에 반응하기 위해 신경학적 전위 활동을 측정한다.

• 유발전위는 어떤 손상이 신경학적 검사상에서 감별하기에 너무 감지하기 어려울 때 탈말이집화로 인해 전기적 신호가 너무 느려도 적용할 수 있는 평가도구이다.

• 자극될 뇌영역위의 머리두피위에 선들이 놓인다. 감각입력은 측정되어지고 신경학적 반응은 기록되어진다.

• 유발전위는 연관된 시각, 청각과 촉각이 포함된 몇 개의 감각기관의 평가에서 사용된다.

시각계(Visual System)

• 시각유발전위검사는 조절된 자극에 반응하여 뒤통수부위에 기록된다.

• 이 평가는 앞-뒤-교차(Pre-Post-Chiasma) 병변과 비대칭 시각 신경염을 감지할 수 있다. 시각신경 병리를 MRI에 의해 감지하기는 어렵기에 시각유발전위는 시각신경병변의 진단을 위한 중요한 부속도구이다.

청각계(Auditory System)

• 청각유발전위검사은 뇌줄기 구조물과 청각기능의 평가를 위해 사용된다.

• 다섯 개의 특정한 파형(Wave)이 속귀신경, 달팽이핵, 위올리브 복합체, 가쪽융기 및 아래둔덕으로부터

기록된다.

- 청각유발전위검사는 신경학적영상 기술의 제한을 해결하기 위한 밑단계 검사이다.

몸감각계(Somatosensory System)

- 팔몸감각 유발전위는 정중(Median) 신경자극 후에 기록된다.
- 다리 몸감각 유발전위는 뒤 정강신경자극 후에 기록된다.
- 몸감각 유발전위는 척수에서 다발성 경화증 플라그(Plaque)를 MRI도 감지하기 어렵기 때문에, 다발성 경화증 진단에 도움을 줄 수 있다.

근전도와 신경전도연구(Electromyography and Nerve Conduction Studies)

- 이는 말초신경과 근장애의 평가와 진단에 가치가 있다.
- 작은 근육간 침 전극의 사용을 통해 자발적이며, 자율적인 그리고 전기적으로 자극된 근활동의 기록을 한다.
- EMG는 평가하고자 하는 특정근육에 매우 가는 바늘을 삽입하는 것이다. 각 바늘은 전극을 포함하고 거기에 선이 붙어있다: 그 선은 오실로스코프로 신호(signals to an oscilloscope)를 전달하고 파 유형의 형태로 전기적 신호를 기록한다.
- 신경전달속도(NCV)는 말초신경의 전기적 자극을 갖는다. 말초신경의 전달비율(자극에 대한)과반응 증폭이 측정된다.
- NCV 절차는 신경 경로를 따라 작은 패드를 피부 표면에 테이핑하는 과정을 포함한다. 이 패드는 평가하에 신경을 전기적으로 자극한다. 신경신호 전달 병리학은 전류가 신경을 따라 이동하면서 감지되며 표면 패드에 의해 감지된다.
- EMG와 NCV는 분야 데이터는 다음 중 차이를 알아낼 수 있다:
  - 1차 운동신경세포 vs 근육질병
  - 말이집탈락(Demyelinating) vs 축삭신경병(axonal neuropathy)
  - 신경뿌리 vs 얼기 장애
- 예를 들면, 이 평가는 운동신경세포질병[근육위축성 가쪽경화증(ALS) 같은]과 근육병[근육긴장디스트로피(such as myotonic dystrophy)] 사이의 차이를 알아낼 수 있다.
- EMG와 NCV는 단일신경병증(mononeuropathy)의 위치와 존재를 알아낼 수 있다. EMG에 의해 가장 잘 감별된 가장 흔한 포착증후군(entrapment syndrome)은 손목관절 터널증후군(Carpal Tunnel Syndrome)이다.

혈관 조영술(Angiography)

- 조영술은 혈관과 기관의 내부 구조물을 보기위해 사용하는 신경학적 이미지방법이다.
- 방사선 비투과 조영제는 구조물에 주사되고 그리고 나서 x-ray투사기(x-ray fluoroscopy)를 이용하여 보면 된다.

대뇌 조영술(Cerebral Angiography)

- 대뇌 조영술은 좁아지거나 막힘이 있는 뇌의 혈관을 관찰하기 위해 사용되어진다.
- 대뇌 조영술은 속목동맥(뇌에 공급하는)을 통해 조영물질을 주사하기 위해 몸에 카테터를 삽입하는 침습적 방법이다.
- 카테터의 삽입은 대개 넙다리동맥이 사용되어 진다. 삽입후, 카테터는 평가하고자 하는 대뇌의 정확한 위치까지 동맥계를 통해 빠져나간다.
- X선 투사기는 혈액을 통해 흐를 때 조영제를 이미지하는데 사용된다.

- 대뇌 조영술은 다른 검사들(CT 스캔 같은)후에 병변을 구별하기 하기 위해 대개 사용된다.
- 신경학적 혈관계의 좋은 시각화를 제공하고 신경외과적 수술과정 전에 사용된다.
- 대뇌 조영술은 다음과 감별에 사용된다:
  - 급성 뇌졸중 [Acute cerebrovascular accident (CVA)]
  - 대뇌 문합과 협착(Cerebral anastomoses and occlusions)
  - 동맥류(Aneurysm)
  - 동정맥 기형(Arteriovenous malformation)
  - 뇌종양(Tumor)
  - 혈관협착(Arterial stenosis)

자기공명조영술(Magnetic Resonance Angiography)

- 자기공명조영술(MRA)는 대뇌 혈관질환과 심장질환을 감별하고 진단하기 위한 MRI 기법이다.
- MRA는 조영제의 사용없이 대뇌혈관 구조를 평가하는 비침습적 방법이다. 때때로 조영제는 해상을 얻기 위해 사용되기도 한다.
- 이 기법은 대뇌 혈관질병을 감별하기 위해 폭넓게 사용된다.
- 예를 들면, MRA는 보편적인 혈관조영술로는 관찰되지 않는 동맥류을 감별할 수 있다.

CT조영술(Computerized Tomography Angiography)

- CT조영술(CTA)은 뇌와 신체를 통하는 혈류를 관찰하기 위해 CT를 사용하는 비침습적 영상방법이다.
- CT는 영상의 전산분석을 가진 X선의 사용을 결합시킨다.
- X선을 다른 각도로부터 횡단적 영상을 만들기까지 환자의 몸을 통과시킨다. 이런 영상은 3차원사진에 전산화함으로써 평가된다.
- CTA는 완전 CVA를 막기 위해서 일시적 허혈발작(TIA)을 감별할 수 있다.
- CTA를 사용한 대뇌 동맥검사는 두통, 현기증, 이면, 그리고/또는 실신을 보고하는 환자의 정확한 진단에 도움을 줄 수가 있다.

자기공명영상(MRI: Magnetic Resonance Imaging)

- MRI는 뇌의 전기자석 변위를 감지하기 위해 자석과 전파를 사용한다.
- 고주파는 양성자(수소 원자의 핵)로 향하게 된다. 양성자는 이미지를 형성하기 위해 컴퓨터로 처리할 수있는 무선 신호를 방출한다.
- 관상, 시상 및 수평면의 횡단면으로 이미지를 볼 수 있다. 이러한 단면 슬라이스는 1/4 인치만큼 얇을 수 있다.
- MRI는 환자에게 이온화방사(ionizing radiation)를 누출하지 않는다.
- 심장, 큰혈관, 연부조직 및 뇌의 영상를 제공하는데 유용하다.
- MRI는 CT보다 더 민감하다.
- MRI가 다양한 면에서 고영상을 제공하기 때문에 해부학적 영상을 위한 임상적 그리고 연구용 도구로 우선이 되고 있다.
- MRI로 진단하기에 가장 유용한 것은 다음과 같다:
  - 동맥경화(Arteriosclerosis)
  - 동맥정맥기형(Arteriovenous malformations)

- 척추디스크(Vertebral disc disease)
- 척추 협착증(Spinal stenosis)
- 척추변형[(전이), Spinal metastases]
- 캬리 기형(Chiari malformation)
- 척추뼈갈림증(Spina bifida)
- 척수종양(Spinal cord tumors)
- 말이집탈락 및 퇴행 뇌장애(Demyelinating and degenerative brain disorders)
- 뇌출혈, 경색 및 공간-점령 병변(Brain hemorrhages, infarcts, and space-occupying lesions)

기능적 자기공명영상(FMRI: FUNCTIONAL MAGNETIC RESONANCE IMAGING)

- fMRI는 신경학적활동 중에 뇌 기능과 대사 과정을 측정할 수 있는 특성을 가진 보편적 MRI의 고영상과 결합시킨 비침습적 도구이다.
- fMRI는 혈액 산소수준이 감소나 증가로 인한 자기 공명신호에 작은 변화를 구별할 수 있다. 혈액 산소수준의 변화는 뇌조직의 세포성 활동에 반응하는 것이다.
- 이 영상기법은 다양한 신경학적 병변(특히 신경행동학적 질환, 정신분연증, 우울증, 자폐증)에 뇌 조직이 어떻게 기능하는지를 검사하기 위한 연구들을 가능하게 했다.
- 연구가들은 fMRI를 가지고 인지, 언어와 말, 움직임, 그리고 감각같은 기능을 책임지는 뇌영역이 어디인지를 구별할 수 있게 되었다.
- fMRI는 정상, 질병된 또는 손상된 뇌활동이 어떤지 더 잘 이해할 수 있게 하였다.
- 부가적으로 신경외과의는 수술적 과정에서 뇌 지도화 할수 있는 fMRI를 이용한다.

확산텐서영상(DIFFUSION TENSOR IMAGING)

- 확산텐서영상(DTI)은 MRI의 한 유형이다.
- MRI가 회색질을 구성하는 신경세포체의 정확한 검사를 가능한 반면 DTI는 백색질을 구성하는 축삭을 영상하는데 큰 특별함을 가지고 있다고 연구자들은 주장한다. DTI는 생존 물체와 사후 유기체 둘다에서 신경학적 섬유의 연결성과 네트워크를 캡쳐한다.
- DTI에서 방사주파수와 자장기울기파장(magnetic field gradient pulses)은 뇌에서 물분자 움직임을 추적하기 위해 사용되어진다.
- 연구가들은 파킨슨, 헌팅턴, 다발성 경화증, 간질(epilepsy), 알츠하이머, 정신분열증(schizophrenia), 인지손상과 발달장애(실독증, 자폐스펙트럼장애와 ADHD)같은 신경퇴행성 질병에 신경학적 네트워크 기능이상을 연구하기 위해 DTI를 사용한다.
- DTI는 외상성뇌손상, 뇌종양과 뇌졸중에 국소적 병변에 사용된다.
- DTI연구로부터 획득한 지식에는 마래에 치료계획을 위한 임상적 사용, 임상적 표시 이전의 감별과 질병진행 이전에 미세조직적 비정상의 감별을 위해 사용된다.

전산단층조영술(COMPUTERIZED TOMOGRAPHY, CT)

- CT는 컴퓨터 처리후에 비슷한 회색 스케일 형태에서 나타내기 위해 조직에 광자(Photon)를 씌운다.

- 뇌의 CT 스캔에서 수많은 X선이 다양한 각도에서 머리뼈와 뇌를 통과하고 나서 조직의 횡단적 영상을 만들기 위해 같이 연결된다.
- CT는 비침습적, 그러나 조영제는 고영상을 얻기 위해 정맥내로 투여된다.
- MRI가 CT 스캔보다 민감도가 더 높을지라도 뇌공간의 새로운 혈액 감지에 있어 MRI보다 CT가 더 좋다. 이런 이유로, 뇌혈관 사고(CVA) 영상에 더 유용하다.
  - 응급 CT는 간혹 뇌졸중에서의 출혈을 스캔하는 것을 빠뜨리곤 한다. 이는 항응고제제(출혈성 뇌졸중에는 금기증인)를 써야 할지를 결정짓는 것에 중요한 부분이다.
  - 뇌졸중의 아급성기에서 CT스캔은 뇌부종과 경색을 구별하기 위해 사용되어진다.
- CT 스캔은 다음을 감별하는 것에 효과적이다:
  - 거미막밑 출혈(Subarachnoid hemorrhages)
  - 경막밑 혈종(Subdural collections of blood)
  - 신생물(Neoplasms)
  - 혈관이형(Vascular anomalies) (예, 동맥류와 동정맥기형)

핵자기공명분광기(NUCLEAR MAGNETIC RESONANCE SPECTROSCOPY)

- 핵자기공명분광기는(또한 NMR 분광기로 불리운다) 전통적 MRI하드웨어에 전산 소프트웨어 프로그램을 적용한 영상기법이다.
- NMR 분광기는 분자 구조물의 합성 결정하거나 합성의 출현을 결정할 수 있다.
- 특정한 원자(atom)핵이 특징적 성질을 갖고 있다는 것에 기초를 두고 있다. 그 결과 신호로 받아져 영상으로 보일 수 있다.
- MRS는 비침습적이고 이온화된 방사선에 환자가 노출되지 않아도 된다.
- 다음과 같은 평가와 모니터링(Monitoring)에 중요한 도구이다:
  - CVA의 진행(Progression of CVA)
  - 허혈손상(Ischemic Injury)
  - 뇌속 종양(Intracranial tumors)
  - 다발성 경화증(Multiple sclerosis)
  - 치매(Dementia)
  - 뇌질환(Encephalopathies)
- NMR 분광기는 다른 진단이 이루어지지 못할 때 MRI와 더불어 MRS가 사용된다. 예를 들면, 다음에 사용된다:
  - 신생물질로부터 CVA의 식별
  - 재발성암, 종양 및 괴사(Necrosis)가 다른 진단방법을 할 수 없을 때 선명한 진단을 할 수 있다.

양전자 방사단층 촬영(POSITRON EMISSION TOMOGRAPHY, PET)

- PET은 주사된 방사핵으로부터 양전자 방사의 측정에 의해 이루어진다.
- PET 스캔은 두가지 기술의 통합이다. CT와 방사선추적.
- 추적(트레이서)은 몸에 주입되고 감마선을 방출하는 방사선에서 이름 붙여진 물질이다. 감마선은 우리 뇌와

몸에서 다양한 대사 과정를 관찰하기 위해 PET에 의해 검출된다. 이 추적은 CT와 MRI에 사용되는 조영제와 비슷하다.

- 트레이서가 몸에 흡수되고 이어 스캔된다. PET은 양전자 방출 방사핵의 내부 분배에 의해 몸을 횡단으로 영상화 한다.
- PET에서 사용된 방사선 동위원소는 스캔에 의해 탐지되지만 몸을 안전하게 통과한다.
- fMRI, PET과 같이 혈액 산소량과 글루코스(glucose) 수준에 감소 또는 증가로부터 기인된 세포학적 변화를 측정할 수 있다. 달리 말하면 PET은 특별한 활동을 수행할 때 국소적 대뇌혈류에 변화를 측정한다(PET 스캔의 제한 안에서).
- PET은 산소요구와 글루코스 수준외에 다음을 측정할 수 있다:
  - 혈류(Blood flow)
  - 혈액 용적(Blood volume)
  - 조직 산도(Tissue acidity)
  - 약물 활동(Drug activity)
- PET은 또한 악성종양의 성장비율을 측정하는 진단적 도구로 사용된다.
- PET 과 fMRI는 신경행동학적 장애에 신경해부학적 조직이 어떤 기능을 하는지를 평가하는 연구들을 가능하게 했다.
- PET은 동위원소를 만들기 위한 사이클로트론(cyclotron)이 요구되기 때문에 의료센터와 큰 연구기관에서 제한적으로 사용된다.
- fMRI 와 같이 PET은 방사선 물질의 정맥내 주입이 필요하다.

단일광자단층촬영(Single Photon Emission) CT

- 단일광자단층촬영(SPECT)는 뇌의 추적약(Tracer drug) 위치를 결정하는데 있어 방사 감지기를 사용한다.
- 간단하게 SPECT는 핵상 영상의 유형이고 일차적으로 뇌에서 동맥과 정맥을 통한 혈류흐름이 어떠한지를 보는데 사용된다.
- PET과 같이 SPECT는 CT와 방사선 추적의 두 가지 방법에 기초를 두고 있다.
- 스캔이전에 환자는 방사선이라고 이름 붙여진 화학적 추적을 가지고 환자에게 주입되고 감마선을 방출한다. 감마선은 SPECT 스캔에 의해 감별될 수 있다.
- 컴퓨터가 감마선에 의해 방출된 정보를 수집하고 2차원과 횡단적 영상에 정보를 전달시킨다.
- SPECT는 PET과는 다른데 SPECT 추적은 주위조직에 의해 흡수된 것 보다 오히려 더 뇌혈류에 남아있다.
- SPECT는 긴 반감기(long half-life)를 가진 추적을 사용하는데 4시간 이상 스캔의 연장된 시리즈가 포함된 연구를 가능하게 한다.
- fMRI 와 PET과 같이 SPECT는 기능적 과제를 수행하는 동안 뇌영역의 활동이 어디서 나타나는지를 감별하는 것에 사용된다. SPECT는 fMRI보다 더 좋지 않은 영상을 가지고 있고 신경행동적 장애의 검사에 덜 효과적인 것으로 나타났다.
- 반면 SPECT는 PET 보다 덜 민감하고 PET 보다 덜 비싸고 더 유용하다.

CT사용하는 신경학적 적응증

- 급성 뇌혈관 질환
- 급성 머리외상(Acute head trauma)
- 대뇌바깥 종양(특히 뇌막암)
- 대뇌속 칼슘화 또는 뼈병변
- 허리뼈 수술전 계획
- 거미막밑 출혈

MRI 사용하는 신경학적 적응증

- 목뼈손상
- 말이집탈락 장애
- 머리외상(급성 단계 후)
- 염증성 장애
- 두개 내 종양
- 머리척주전이(Osseous vertebral column metastases)
- 뒤오목(Fossa) 및 머리척추 접합부 병변
- 발작(Seizures)
- 척수병변

참고문헌(REFERENCES)

1. Peterson MA, Pisupati D, Heyming TW, Abele JA, Lewis RJ. Ultrasound for routine lumbar puncture. *Acad Emerg Med.* 2014;21(2):130-136. doi: 10.1111/acem.12305.
2. Song KJ, Choi BW, Kim GH, Kim JR. Clinical usefulness of CT-myelogram comparing with the MRI in degenerative cervical spinal disorders: is CTM still useful for primary diagnostic tool? *J Spinal Disord Tech.* 2009;22(5):353-357. doi:10.1097/BSD.0b013e31817df78e.
3. Schomer DL, Da Silva FL. *Niedermeyer's Electroencephalography: Basic Principles, Clinical Applications, and Related Fields.* 5th ed. Philadelpia, PA: Lippincott Williams & Wilkins; 2012.
4. Colon E, Visser SL, de Weerd JPC, Zonneveldt A. *Evoked Potential Manual: A Practical Guide to Clinical Applications.* New York, NY: Springer; 2013.
5. Tobimatsu S, Celesia GG. Studies of human visual pathophysiology with visual evoked potentials. *Clin Neurophysiol.* 2006;117(7):1414-1433. doi:10.1016/j.clinph.2006.01.004.
6. Picton T. *Human Auditory Evoked Potentials.* San Diego, CA: Plural; 2010.
7. Cruccu G, Aminoff MJ, Curio G, et al. Recommendations for the clinical use of somatosensory-evoked potentials. *Clin Neurophysiol.* 2008;119(8):1705-1719. doi:10.1016/j.clinph.2008.03.016.
8. Weiss LD, Weiss JM, Silver JK. *Easy EMG: A Guide to Performing Nerve Conduction Studies and Electromyography.* 2nd ed. Elsevier Health Sciences; 2015.
9. Bradac GB. *Cerebral Angiography: Normal Anatomy and Vascular Pathology.* 2nd ed. New York, NY: Springer; 2014.
10. Carr JC, Carroll TJ, eds. *Magnetic Resonance Angiography: Principles and Applications.* New York, NY: Springer; 2011.
11. Rubin GD, Rofsky NM, eds. *CT and MR Angiography: Comprehensive Vascular Assessment.* Philadelphia, PA: Lippincott, Williams, & Wilkins; 2008.
12. Bushong SC, Clarke G. *Magnetic Resonance Imaging: Physical and Biological Principles.* 4th ed. St. Louis, MS: Mosby; 2014.
13. Huettel SA, Song AW, McCarthy G. *Functional Magnetic Resonance Imaging.* 3rd ed. Saunderland, MA: Sinauer; 2014.
14. Soares JM, Marques P, Alves V, Sousa N. A hitchhiker's guide to diffusion tensor imaging. *Front Neurosci.* 2013;7:31. doi:10.3389/fnins.2013.00031.
15. Romans L. *Computed Tomography for Technologists: A Comprehensive Text.* Philadelphia, PA: Lippincott, Williams, & Wilkins; 2010.
16. Keeler J. *Understanding NMR Spectroscopy.* 2nd ed. New York, NY: Wiley; 2010.
17. Saha GB. *Basics of PET Imaging: Physics, Chemistry, and Regulations.* 2nd ed. New York, NY: Springer; 2010.
18. Wernick MN, Aarsvold JN, eds. *Emission Tomography: The Fundamentals of PET and SPECT.* San Diego, CA: Elsevier; 2004.

29장

신경전달물질 : 인간행동의 신경화학적 기초

Neurotransmitters : The Neurochemical Basis of Human Behavior

- 신경전달물질(Neurotransmitters)은 신경세포의 종말 단추(Bouton)에 저장되어 방출되는 화학물질이다. 이것들은 연접간격(Synaptic Cleft)으로 방출된다.
- 인간행동의 대부분은 뇌에서 신경전달물질의 활동에 의해 중재된다. 연구가들은 행동학적 병인은 하나 또는 더 이상 신경전달물질계에 불균형 때문에 넓게 확장되어 있다고 설명한다. 신체적 질병은 특별한 신경전달물질 경로 장애(예, 파킨슨병) 때문에 발생한다고 한다.
- 신경전달물질은 신경세포의 종말단추로부터 유리되고 저장되어 있는 화학물질이다: 그것들은 연접간격으로 유리된다.
- 연접간격에서 신경전달물질은 효소분해자에 의해 파괴될 수 있고 연접후 신경세포가 다시 재점화하기위해 재분극할 수 있기 때문에 신경전달물질이 고장난 화학적물질에 의해 파괴될 수 있다.
- 신경전달물질은 과정에서 연접전간격 종말단추에 의해 재흡수할 수 있는데 이를 재흡수(reuptake)라고 부른다.
- 때때로 신경전달물질에 장기노출 때문에 연접후 간격 신경세포에 신경전달물질 수용기의 수가 감소한다. 이를 신경 내림조절(Down Regulation)이라 한다.
- 신경전달물질은 크게 4개의 그룹으로 분류할 수 있다.
  1. 아미노산(Amino acids)(예, 글루타민, GABA, 아스파트산, 글리신)
  2. 펩티드(Peptides)(예, 바소프레신, 소마토스타틴)
  3. 모노아민(Monoamines)(예, 노르에피네프린, 도파민, 세로토닌)
  4. 아세틸콜린(ACh)(Acetylcholine)
- 뇌에 다발 신경전달물질계통이 있다[창자신경계통(enteric nervous system)에서].
- 말초신경계통에서, 단지 2개의 신경전달물질이 사용된다: 아세틸콜린(ACh)과 노르에피네프린(norepinephrine)
- 신경전달물질은 수용기 부위가 어디에 붙느냐에 따라 흥분성 또는 억제성이 될 수 있다. 그것들은 뇌의 제동장치와 가속장치 역할을 한다.

주요 신경전달물질(MAJOR NEUROTRANSMITTERS ABOUT WHICH INFORMATION IS KNOWN)

- 아세틸콜린(Acetycholine:ACH)
- GABA(아미노뷰트릭산 Gamma aminobutyric acid)
- 글루타메이트(Glumate:GLU)
- 도파민(Dopamine:DA)
- 세로토닌(Serotonin:5-HT)
- 노르에피네프린 (Norepinephrine:NE)
- 물질 P(Substance P)

- 엔돌핀(Endorphins)
- 히스타민(Histamine)

아세틸콜린(ACETYCHOLINE: ACH)

- ACh는 첫 번째 신경전달물질로 발견되어졌다.
- ACh는 말초신경계통에 있어 근활동 조절에 중요한 신경절달물질이다. 뇌에는 비교적 적은 ACh 수용기가 있다.
- 말초신경계통에서, 이 신경전달물질은 대부분 흥분성 효과를 가지고 있고 신경근연접에서 활동을 촉진한다.
- 중추신경계통에서, ACh은 콜린계의 부분이고 억제성 효과를 가지고 있다.
- 신경근연접부의 운동 말단의 너무 많은 ACh는 운동곤란(dyskinesia)을 야기한다. 운동곤란은 무의식 근수축으로 특징지어지는 과운동장애이다.
- 신경근연접부의 ACh의 결여는 마비를 야기한다.
- 중추신경계통에 있어, ACh는 ANS 조절에 중요한 역할(예를 들면, 심박동의 조절)을 한다.
- ACh의 두 가지 주요 분류:
  1. 니코틴이라 불리우는 빠른 활동 수용기(담배에서 톡신에 의해 활동되어지기 때문이다)
  2. 무스카린이라 명명되는 느린 활동 수용기(무스카린 톡신에 의해 활동되어지기 때문–독버섯에 발견)
- 아세틸콜린에스테라아제(AChE)는 가수 분해 효소로 신경근 접합부에서 ACh의 활동을 멈추게 한다. 그들은 아세틸콜린에스테라아제를 억제하기 때문에 사린가스 같은 신경약물(화학무기로 사용된) 효과로 작용한다. 이것은 근육과 샘의 지속적인 통증 자극을 야기한다.
- 어떤 살충제와 동일하게 작용하는데 그것들은 곤충에서 아세틸콜린에스테라아제를 억제하기 때문이다.
- 어떤 독사에 포한된 톡신은 니코틴 수용기를 차단하고 마비를 야기할 수 있다. 예를 들면, 큐라레는 마비에 원인이 되는 식물 적출물이다. 큐라레는 어떤 남부 어메리칸 인디언 족에서 환자를 마비시키는데 사용된다.
- 보톨리누스 독소는 또한 ACh를 차단함으로써 마비를 일으키는 작용을 하는 독소이다. 보톨리누스에서 파생된 보톡스는 담당 근육을 일시적으로 마비시킴으로써 얼굴 주름을 감소시키기 위한 미용적 치료로 유명하다.

알츠하이머병(Alzheimer disease)

- 뇌에서 ACh결핍은 알츠하이머병에서 중요한 요인으로 작용한다. 아세틸콜린에스테라아제를 억제하는 어떤 약물은 병의 치료에 효율성을 보인다고 밝혔다.

중증근무력증(Myasthenia Gravis)

- 중증근무력증은 근육 약화와 피로가 특징인 질병이다. 이 질병은 몸에서 ACh 수용기에 대항하는 항체를 부적절하게 생산할 때 발생된다. 이것은 ACh 전달이 손상되었기 때문에 야기된다. 아세틸콜린에스테라아제를 억제 하는 약물은 중증 근무력증의 치료에 효과적임을 밝혔다.

가바(GAMMA Aminobutyric Acid, GABA)

- GABA는 주요 억제성 신경전달물질이다.
- 본질적으로 세포의 기능을 차단하고 불안을 야기하는 흥분성 신경전달물질에 브레이크로 작용한다.
- GABA와 같은 억제성 신경전달물질이 없으면 뇌세포는 조절없이 발화(fire)할 것이다(간질발작에서와 같이).

- GABA는 흑색질과 창백핵에 높게 집중되어 있다. 시상하부, 중뇌수도주위회색질(periaqueductal gray matter)(중간뇌), 그리고 해마를 포함한 다른 신경영역에 GABA가 집중되어 있다.
- 머리뼈의 알려진 GABA 수용기가 있다: GABA-A와 GABA-B
  1. GABA 부족은 불안 장애, 불면증 및 간질을 가져온다.
  2. GABA 과다는 기억상실과 새로운 학습에 대한 무능력을 가져온다.
- GABA-B 차단하는 약물은 학습과 기억을 좋게 한다는 연구논문이 있다.

가바와 불안장애(GABA and Anxiety Disorders)

- 불안과 패닉을 경험 한 사람은 이 신경전달물질의 결핍이 수반된 가바 시스템에 불균형을 가지고 있을지도 모른다.
- 벤조디아페닌은 불안장애의 치료에서 사용되는 약의 종류이다[예, 아낙스(알라조팜)], 발륨(디아제팜), 아티반(로라제팜)].
- 이런 약은 GABA-A수용기에 가바의 효과를 늘리는 작용을 한다.
- 벤조디아페닌의 장기간 사용은 적응(다른 말로 가바 수용기가 약의 민감성 또는 수에 증가하고 시간에 따라 효과가 덜해지는)을 초래한다.
- 벤조디아페닌의 더 많은 복용은 불안으로부터 감소를 일으키기 위해 필요하다. 이것을 내성이라 한다.
- 벤조디아페닌 사용의 중단은 가바 수용기의 감소된 민감성을 야기할 수 있고 불안 증대를 야기할 수 있다.
- 어떤 건강보조 식품회사에서 수면보조와 불안 치료제로서 가바를 판매했다. 하지만 그런 보조품의 효능에 대한 연구는 아직 집중적으로 다루어지지 못한 상태이다.

글루타메이트(GLUTAMATE)

- 글루타메이트는(글루타탄산염 또는 GLU로 알려져 있고) CNS의 가장 흔한 신경전달물질이고 뇌에서 모든 신경전달물질의 반 정도를 차지한다.
- CNS의 주요 흥분성 신경전달물질의 하나이고 학습과 기억에 중요한 역할을 한다.
- 어떤 연구가들은 알츠하이머 병에서 글루타메이트가 새로운 학습과 기억을 획득할 수 있다고 믿고 있다.
- 손상된 글루타메이트기전은 몇 개의 신경학적 장애(헌틴턴 병, 허혈, 자폐, 다발성 경화증, 파킨슨병, 정신분열증, 경기, 알츠하이머병과 근육위축가쪽경화증을 포함하는) 에서 확인되었다.
- 글루타메이트는 또한 억제성 신경전달물질 가바의 합성을 위한 전구물질로서 활동한다.
- 이것은 음식에도 광범위하게 사용되는데 우아미(예, 풍부한)의 맛을 내는 역할을 한다. 글루타메이틱 산(MSG, monosodium glutamate)의 나트륨 소금은 맛을 내기 위해 대부분 음식에 사용된다.

간질발작(Epileptic Seizures)

- 글루타메이트의 과활동은 간질발작을 만든다.
- 뇌의 흥분과 억제 사이에는 섬세한 균형이 있다.
- 간질에 있어 뇌화학은 너무 흥분쪽으로 치우친다.
- 이론가들은 어떤 장애(알츠하이머 병, 정신분열증, 파킨슨병, 간질 또는 CVA)는 본질적으로 하나 또는 더 많은 신경전달물질계의 불균형이 발생한 것이라고 제안했다.

흥분성(Excitotoxicity)

글루타메이트의 과도한 방출은 신경손상과 세포사 또는 흥분성을 유발할 수 있다. 자주 뇌 외상은 (예를 들면, CVA, 뇌손상)은 글루타메이트의 과도한 방출을 발현시켜 순수외상에서 발생되는 것보다 더 많은 신경세포의 세포사를 야기시킬 수 있다.

- 예를 들면, CVA에 있어 이론 학자들은 뇌세포를 죽이는 것이 산소 결핍뿐만 아니라 너무 많은 글루타메이트 방출이라고 믿고 있다.
- 뇌가 위험을 느낄때(머리사고 또는 CVA), 글루타메이트가 정상시보다 1000배 이상 방출된다.
- 이는 극심한 CNS 뇌손상이 발생했을 때 통증이 없는 죽음 과정을 가속화하는 방법이다.
- 개인의 생명을 구하려는 의지에서 의사는 뇌세포의 많은 양을 죽이는 글루타메이트의 방출을 막아야한다.
- 글루타메이트의 방출은 TBI와 CVA에서 초기 뇌손상보다 오히려 더 큰 손상을 야기한다.
- 연구가들은 심한 뇌사고 후에 글루타메이트의 방출을 즉시 막을 수 있는 약을 만늘려 하고 있다.
- 그러나 그런 약은 사고 한시간 이내에 주어야 하며, 가끔 환자가 이 시간내에 병원에 도착하지 못할 때가 있다.
- 다른 방법을 이용한 신경세포에 결합하도록 하는 약을 발달시키려 하고 있다. 본질적으로 연구가들은 글루타메이트가 뇌에서 일을 하는 방법을 바꾸려 하고 있다.

도파민(DOPAMINE:DA)

- 도파민계는 운동계, 인지 그리고 동기부여 및 보상에 있어 주요 효과가 있다.
- 연구가들은 CNS에 있어 도파민의 근원을 정의하였고, 중간뇌의 흑색질, 중간뇌의 덮개와 시상하부의 활꼴핵(arcuate nucleus)이 포함된다.

뇌에서 4가지 도파민성 경로(Dopaminergic Tracts in the Brain)

- 흑색질줄무늬 경로는 흑색질로부터 줄무늬체까지 전해지고 뇌의 도파민의 많은 부분을 담당한다.
- 결절노두계 경로(The tuberoinfundibular tract travels)는 시상하부의 활꼴핵에서 뇌하수체줄기까지 전해진다. 이 경로는 D2 수용기를 통해 프로락틴(prolactione) 호르몬의 방출을 조절한다.
- 중간 가장자리 경로는 배쪽 뒤판(ventral tegmental) 영역에서 가장자리계까지 전해진다.
- 중간 겉질계 경로는 배쪽 뒤판 영역에서 새겉질(특히 앞이마 영역)까지 전해진다.

파킨슨병

- 도파민은 바닥핵에 영향을 미치고 그래서 움직임에 영향을 미친다.
- 흑색질과 흑색질줄무늬경로의 도파민 상실은 움직임의 부족, 빠른걸음 및 불분명한(Masked) 얼굴을 야기하는 파킨슨병의 주요원인이다.
- L-도파 같은 도파민 전구물질은 파킨슨병의 징후를 어느정도 완화할 수 있다.

정신분열증

- 너무 많은 도파민은 정신분열(환각, 현혹, 조직화 되지 않은 생각 및 생각부족)을 야기한다.
- 중간 가장자리 경로(mesolimbic pathway)에서 도파민 신경세포은 정신병과 정신분열증과 연관되어 있다.
- 페노디아지네스는 D2 도파민 수용기를 차단하는 항 정신병 약물의 분류이다. 이런 약들은 정신병 증상을 감소시키는데 효과적이다.
- 앰페타미네와 코카인 같은 약은 도파민 수준을 크게 증가시키고 정신병을 일으킬 수 있다.
- 현대의 항정신성 약물은 어느 정도 도파민 수용기의 기능을 차단하기 위해 만들어진 것이다.
- D2 도파민 수용기의 차단은 우울증 재발과 연관되어 있다. 그런 차단은 SSRIs로 알려진 항우울제 약물의 효과를 감소시킬 수 있다.

- 정신분열을 치료하는 오래된 약분류는 지연성운동이상증(Tardive Dyskinesia)이라 부르는 파킨슨증과 같은 증상의 원인이 된다. 지연성운동이상증은 무의식적 근수축에 의해 특징되어지는 과운동적 장애(입맛다심 : Lip Smaking), 반복적인 혀내밈 및 눈꺼풀연축(Belpharospasm)이다. 새로운 약분류인 클로자핀(Clozapine)은 파킨슨증의 유도없이, 정신분열 영향을 감소시킨다.

보상시스템과 중독(The Reward System and Addiction)

- 도파민은 뇌의 보상시스템에 중요한 역할을 하고 섭식과 성활동처럼 높은 쾌감 경험에 관한 반응에 방출된다.
- 도파민은 중독(Addiction) 과정에서 관련된다.
- 사람들이 코케인, 헤로인 및 엠피타민과 같은 약을 취할 때, 뇌에서 높은 수준의 도파민 양을 갖게 한다.
- 이런 약물로 인한 도파민의 이 부자연적 상승은 뇌의 갑작스런 습격과 같다. 이 갑작스런 습격을 맞대응하기 위해 뇌는 도파민 생산을 감소시키기 시작한다.

인지기능

- 이마엽에서의 도파민장애는 기억, 주의집중, 그리고 문제해결 같은 인지기능 감소를 일으킨다고 알려져 있다.
- 어떤 연구가들은 이마엽앞겉질(prefrontal cortex)에서 감소된 도파민은 주의집중장애(ADD)와 우울증과 정신분열증의 부정적 증상(예, 사회적 위축, 무감동, 무쾌감증)을 일으키는 주요요인이라고 주장한다.

세로토닌(SEROTONIN)

- 세로토닌은 위장 경로(GI tract)와 CNS에서 세로토닌계 신경세포과 합성한다.
- CNS에서 숨뇌(연수)의 라파핵(raphe nuclei)의 신경세포은 세로토닌 방출의 근원이다.
- CNS에서 14개의 확인된 세로토닌계가 있다.
- 세로토닌은 잠, 정서적 조절 및 침착, 통증조절 및 탄수화물 섭식행동(feeding behaviors, 약간의 먹기 장애에서 발생)에 역할을 한다.

심장리듬과 수면과 깸 주기의 조절(Regulation of Circadian Rhythms and Sleep–Wake Cycles)

- 신체에서 세로토닌의 농도가 가장 풍부한 곳은 송방울샘(비록 이 샘은 신경전달물질로서 세로토닌을 사용하지 않을지라도)이다. 송방울 샘에서 세로토닌은 멜라토닌(심장 리듬, 일상패턴, 그리고 수면과 깸의 주기를 조절에 중요한 역할을 하는 물질)을 합성하기 위해 사용된다.
- 시상하부의 위교차핵(SCN)은 라파핵으로부터 세로토닌을 투입함으로써 광범위하게 지배되어지고 심장리듬 조절하는 것에도 역할을 담당한다.
- 낮은 세로토닌수준은 계절성 우울증에서 심장리듬 조절에 위교차핵(SCN)이 방해를 할지도 모른다.
- 세로토닌의 고갈은 노인에서 수면 –깨임 주기의 방해와 연관될지도 모른다.

우울증, 화, 강박장애(Depression, Anger, Obsessive–Compulsive Disorder)

- 세로토닌의 낮은 수준은 우울증과 자살에 연관된다.
- SSRIs(Selective Serotonin Re–uptake Inhibitors)는 연접이전 신경세포의 세로토닌 재흡수를 차단함으로써 뇌의 세로토닌 수준을 증가시키는 항우울물질의 분류이다.
- 우울증에 대한 크래머(Kramer)의 점화(Kindling) 이론은 만성, 재발 우울증의 생리학적 과정을 서술하였다.
  첫 번째 3가지 또는 4가지 우울한 에피소들은 세로토닌계에 지속적인 변화를 일으킨다.
  각각 연속되는 우울한 에피소드는 연접관들(synaptic Vessels)이 더욱더 적은 양의 세로토닌을 생산하고 방출하게 작용한다. 한번 세로토닌계가 덜 반응적이되면 세로토닌계는 중재 없이는 절대 정상 활동수준으로 돌아가지 못한다.

- 세로토닌의 낮은 수준은 공격, 화 및 난폭함에 관련된다. 어떤 연구가들은 충동과 공격은 자신의 세로토닌계의 반응과 매우 연관되어 있다고 제안한다. 세로토닌이 덜 활동적이거나 책임이 있을수록, 더 공격적이거나 난폭적이다. SSRIs는 화, 우울증, 성급함을 감소시킨다.
- 너무 적은 세토토닌은 우울증과 화에 더하여 강박장애(OCD)와도 연관된다. SSRIs는 OCD 치료에도 효과적이다.

욕구와 섭식장애(Appetite and Eating Disorders)

- 세로토닌 수준은 또한 식욕과 탄수화물 식사 행동에 역할을 담당한다.
- 낮은 세로토닌 수준은 증가된 식욕과 탄수화물 추구에 연관된다. 다식증 환자에 대한 연구에서 낮은 세로토닌이 폭식행동을 일으킨다고 설명했다.
- 항우울제 프로작(Prozac) (플로옥세틴, fluoxetine)은 폭식과 강압적 섭식장애(eating disorders)를 가진 환자 치료에 효과적으로 사용된다.

노르에피네프린(NOREPINEPHRINE:NE)

- 또한 노아드레날린이라고도 불리운다.
- 뇌에서 모든 노르에피네프린경로는 청색반점(origin in the locus ceruleus, 다리뇌에 있는 핵)에서 기시한다.
- 노르에피네프린과 ACh은 말초신경계통(PNS)에서 사용되는 유일한 2개의 신경전달물질이다.
- CNS에서 노르에피네프린은 혈액에 호르몬으로서 속질(부신의)로부터 방출된다.
- 노르에피네프린은 또한 연접전이(synaptic transmission)를 하는 동안 노아드레날린성 신경세포로부터 방출되는 신경전달물질이다.

변화와 주의(Alertness and Attention)

- 노아드레날린성 신경세포은 그물활동계통의 청색반점으로부터 투사되어 각성/깨임에 큰 역할을 담당한다.
- 그물활성계, 노르에피네프린의 연결 때문에 환경으로부터 감각정보에 대한 주의를 증가시킴으로써 자신의 환경에 활동적 감시 역할을 한다. ADHD를 가진 사람을 위한 약물적 중재에 중요한 약이 될 것인데 왜냐하면 집중과 인지적 조직화를 얻기 때문이다.
- 정신자극적 약물(리탈린, 콘서타, 덱세드린, 그리고 아더랄 같은)은 ADHD를 가진 사람에서 노아드레날린과 도파민 수준을 증가시키기 위해 널리 처방되어진다.
- 스트라터라(Strattera, 아토목세틴)는 도파민 보다 노르에피네프린에 유일하게 영향받는 ADHD 치료에서 선택적 노르에피네프린 재흡수 억제제로 가끔 사용된다.
- 스트라터라는 남용할 가능성이 낮고 오랜시간동안 신체에서 활동할 수 있다. 스트라터라는 ADHD를 가진 환자에게 효과적임을 보여주었다.

스트레스 호르몬(Stress Hormone)

- 노르에피네프린(NE)는 스트레스 호르몬으로서 전투/전투 반응, 심박동율 증가, 지방저장으로부터 에너지 방출, 그리고 근수축 증가를 만들어내는 교감신경계통 활동에 있어서 중요한 역할을 감당한다.
- NE의 과활동은 공포, 불안, 패닉 (겉질과 가장자리부위를 통해)을 만든다.
- 프로패놀(Propanolol)과 같은 베타차단제는 NE가 베타 수용기에 붙는것을 방지한다. 이는 땀, 빠른 심장박동(빈맥, tachycardia)과 다른 스트레스 상황에서 발생할 교감신경계통 징후를 방지한다.

- 음악가, 배우 및 연설가는 교감신경계통 징후를 감소하기 위해 그리고 평온을 찾기 위해 공연전에 베타차단제를 먹는다는 것이 알려져 있다.

우울증(Depression)

- 노아드레날린의 낮은 수준은 우울증과 깊은 연관이 있다.
- 세로토닌-노르에피네프린 재흡수 억제제(Serotonin-norepinephrine reuptake inhibitors:SNRIs)는 뇌에서 세로토닌과 노르에피네프린의 양을 증가시키는 항우울제의 한 분류이다.
- SNRIs에 대한 최근 근거는 도파민 수준도 증가시킬지 모른다고 밝혔다.
- SSRIs와 같이 SNRIs는 우울증의 치료에서 효과를 보였다.

물질 P(SUBSTANCE P)

- 물질 P는 신경전달물질과 신경조절물질로 기능하는 신경펩티드로 알려져있다.
- 중추신경계통에서 물질 P는 감정조절, 화, 스트레스, 신경통, 호흡리듬, 신경독소, 혈관확장, 구역과 구토와 통증지각과 연관된다.
- 물질 P는 유해수용기경로에서 신경전달물질로 활동하고 말초수용기에서 중추신경계통로 통증 신호를 전달한다. 유해수용기경로는 통각을 중재한다.
- 물질 P는 척수의 등쪽뿔, 흑색질, 편도, 시상하부와 대뇌겉질에서 발견된다.
- 어떤 연구가는 물질 P가 섬유근육통(fibromyalgia)에 역할을 감당한다고 주장한다. 통증완화제 캡사이신(고추에서 활동하는 구성요소)은 C섬유 신경의 숫자를 감소시킴으로써 물질 P수준을 감소시키거나 이런 신경들이 덜 예민해지도록 하는 역할을 보인다.
- 숨뇌에 있는 구토중추는 다른 신경전달물질(예, 도파민, 히스타민, 세로토닌)과 함께 물질 P의 수준을 높게 만든다. 구토중추에서 물질 P의 활동은 구토반사를 유발한다. 물질 P 대항제인 에멘드(Emend, 에프리젠트)는 항암화학요법과 관련된 구토를 관리하는데 사용되는 구토방지제(antiemetic) 이다.

아편유사펩티드(OPIOID PEPTIDES)

- 아편유사펩티드에는 엔돌핀(endorphins), 엔케팔린(enkephalins)과 다이놀핀(dynorphins)이 있다.
- 이런 펩티드는 솔방울샘과 시상하부에서 생산되는 신경전달물질이다. 아편수용기의 높은 집중수렴은 중추신경계통의 감각, 가장자리와 시상하부 영역에서 발견된다. 편도와 수도관주위회색질(periaqueductal gray, 중간뇌에 있는)이 아편수용기에 특별히 높은 집중수렴을 보인다.
- 아편유사는 진통작용을 하는 아편제(오퓸opium, 몰핀morphine, 헤로인heroin)와 닮았고 안녕감을 준다. 그들은 몸의 자연 진통제(body's natural painkillers)또는 자연 몰핀으로서 언급된다.
- 아편유사는 뇌의 보상시스템인 중간겉질가장자리계통(mesocorticolimbic)에 의해 만들어지는 행복감에 큰 역할을 담당한다. 도파민과 같이 아편유사제는 중독기전에 기여한다.
- 아편유사제의 주요활동은 유해수용기 또는 통증정보의 억제이다. 엔돌핀은 통증 조절자로서 물질 P와 같이 일한다. 진통제 캡사이신(고추에서 활동하는 구성요소)은 엔돌핀의 유리를 자극한다. 국소크림의 형태인 캡사이신은 만성통증 유형의 치료를 위해 효과적으로 사용된다.
- 어떤 연구가들은 엔돌핀유리는 통증치료에서 프라시보효과(placebo effect)를 보이는 것을 발견했다.
- 다른 연구에서 침(acupuncture)이 엔돌핀 생성을 촉진하고 통증 완화를 유도한다고 주장한다.

• 통증 조절에 더하여 아편유사펩티드는 심장, 위와 혈관기능에 역할을 한다.
• 아편유사펩티드의 낮은 수준은 화와 공포와 연관된다.
• 어떤 아편유사펩티드는 만족과 기쁨 조절에 역할을 담당한다는 근거가 된다.

히스타민 (HISTAMINE)

• 히스타민은 감염반응, 소화(CTI)과정과 장조절에 기능을 하고 신경전달물질로 역할을 담당하는 화학물질이다.
• 몸에서 너무 많은 히스타민은 종괴와 배혈구를 생산한다. 히스타민은 소화기경로의 세포와 시상하부의 조면유듀체핵(tuberomammillary)에서 저장되고 유리된다.
• 히스타민은 알러지 반응에 반응하기 위해 유리되고 (1)혈관확장과 증가된 혈류와 (2)감염부위에 증가된 혈류를 유발한다. 혈관확장은 감염부위에 백혈구로 활동하도록 하고 알러지와 종괴부위에 감염을 씻도록 돕는다. 분자수준에서 히스타민은 포식작용을 자극하고 T세포기능을 자극하는 것은 항체 반응에 둘 다 필요하다.
• 소화기경로(GI tract) 기능에서 히스타민은 위산을 생성하고 위운동을 증가시킨다.
• 히스타민은 또한 깸과 각성에 기능을 한다. 오래된 항히스타민(antihistamines)은 혈관–뇌장벽(blood–brain barrier)을 통과하여 졸림을 만들고 새로운 항히스타민은 혈관–뇌장벽을 통과하지 못하여 잠을 유도하지 않는다.

신경전달물질의 복합기능 (NEUROTRANSMITTERS CAN OVERLAP IN FUNCTION)

• 여러 가지 다른 신경전달물질이 같은 종류의 행동을 조정할 수 있다.
• 기능 조절의 이 여분(Redundancy)은 CNS와 PNS에서 볼 수 있다.
• 이 여분은 풀프루프 시스템(foolproof system, 안전장치)을 창조하는 신경계통의 방법같고, 만약 어느 것이 나빠지면, 고치는 것과 유사한 백업(back–up) 신경시스템이다. 이는 인간의 생존을 위한 진화적 보호책이다.
• 도파민, 세로토닌과 아편유사펩티드(opioid peptides)는 화, 우울증, 긴장 및 중독 행동에 대한 기능과 장애를 조절한다.
• 노르에피네프린은 안녕, 불안과 각성을 조절한다.
• GABA와 글루타메이트는 기억과 학습을 관장한다.
• 아세틸콜린과 도파민은 운동활동의 조절역할을 담당한다.
• 각성과 의식에 관련된 신경전달물질은 도파민, 노르에피네프린, 아세틸콜린, 히스타민과 글루타메이트이다.
• 각성과 의식에 관련된 뉴로펩타이드(Neuropeptide)는 코티코트로핀 방출호르몬(CRH), 타이로트로핀(Thyrotropin) 방출호르몬(TRH)과 혈관활동 작은창자 펩티아드(Vasoactive Intestinal Peptide:VIP)이다. 이 물질의 하나 또는 더 이상의 결여는 잠을 유발한다.

우울증의 치료에서 신경전달물질의 역할

- 우울증은 그들의 생애 중에서 적어도 한 번 이상 경험하는 사람이 인구 중 대략 16%에 이르는 임상적 질환이다.
- 발병하는 평균나이는 20대의 중간에서 말기이도 남성에 비해 여성에서 2대 1의 비율로 많다.
- 우울증은 다음과 같은 특성을 종종 가진다: 무쾌감증(즐거운 활동을 경험할 때 흥미를 상실), 슬픔, 공포, 무력함, 죄의식, 주의집중 어려움, 감소된 기억능력, 에너지의 상실, 심리운동적 동요, 그리고 수면양상, 식욕, 그리고 체중변화.
- 우울증의 원인은 유전적, 심리적, 의학적 상태 그리고 다이어트를 포함하는 다양한 요인에 의한 것이다.
- 세로토닌, 노르에피네프린 그리고 도파민이 포함된 몇가지 신경전달물질은 우울증과 연관이 된다.

선별적 세로토닌 재흡수 억제제(SSRI, Selective Serotonin Reuptake Inhibitors)

- SSRI는 표준화된 약으로 간주되는 항우울제의 한 분류이다.
- 연구가들은 우울증의 원인에서 세로토닌의 낮은 수준이 가장 크다고 제안한다.
- SSRI는 신경세포에서 세로토닌의 재흡수를 막음으로써 그래서 뇌에서 사용되어질 양을 증가시키는 것이다.
- SSRI는 플로세틴(프로작), 파로세틴(팍실), 에스시탈로팜(렉사프로), 시탈로프람(셀렉사), 그리고 세르탈린(조로트)가 포함된다.
- 이런 항우울제는 오래된 약으로서 효과적인 반면 몇 가지 부작용이 있고 그래서 내성이 쉽게 발생한다.

노르에피네프린 재흡수 억제제(NRIs,Norepinephrine Reuptake Inhibitors)

- 연구가들은 어떤 환자에서 우울증의 원인에 노르에피네프린의 낮은 수준이 요인일지도 모른다고 밝혔다.
- NRIs 는 연접전 신경세포에서 노르에피네프린의 재흡수를 막는 새로운 항우울제이고 그래서 뇌에서 사용되어질 양을 증가시킨다.
- 노르에피네프린이 주의집중과 동기를 조절할 수 있는 신경전달물질의 하나이기 때문에 NRIs는 각성과 감정 뿐만아니라 주의집중에 긍정적인 영향을 가지고 있다고 생각하고 있다.
- NRIs 에 포함되는 약물로는 레보섹틴(앤드로낙스)와 아토목세핀(스트라테라)이 있다.

우울증의 치료에서 신경전달물질의 역할(계속)

세로토닌-노르에피네프린 재흡수 억제제(SNRIs, Serotonin-Norepinephrine Reuptake Inhibitors)

- SNRIs는 노르에피네프린과 세로토닌에 작용하는 새로운 항우울제이다. 최근 연구에서 SNRIs는 도파민 수준에 영향을 미친다고 말한다.
- 그들은 전형적으로 SSRI치료에 반응이 없는 환자에게 2차적 약물로서 사용한다.
- SSRI와 같이 오래된 항우울제보다 부작용이 나타나지 않고 우울증약물로서 효과적이다.
- 벤라팍신(venlafaxine, 에펙서)와 둘로섹틴(duloxetine, 심발타)가 예로 포함된다.

노르에피네프린- 도파민 재흡수 억제제(Norepinephrine-Dopamine Reuptake Inhibitors: NDRIs)

- 부프로피온(Bupropion, 웰부트린)은 NDRI의 하나로 도파민의 재흡수를 억제하는 것으로 여겨진다.
- 그것은 또한 세로토닌과 노르에피네프린이 재흡수를 차단하지만 삼환약물과 비교할 때 효과는 덜하다.
- 부프로피온은 어떤 환자에서는 효과적으로 나타났다.
- 증가된 안절부절증, 동요, 그리고 불면증(어떤 환자에게 참을 수 없는 고통을 줄지도 모르는)에 효과가 있다. 또한 도파민 수준에도 영향을 미칠지도 모른다는 주장한다.
- 높은 용량이 처방될 때 부프로피온은 간질을 유발할 수 있고 그래서 간질장애가 있는 환자에게는 금기화되어 있다.
- 부프로피온은 식욕감소를 자극할 수 있는 항우울제로서 또한 신경성식욕부진 환자에게도 금기되어진다.

삼환약물 항우울제(Tricyclic Antidepressants)

- 삼환약물(tricyclic)은 항우울제의 오래된 약제이고 아미트리필린과 데시프라민같은 약이 포함된다.
- 삼환약물은 노르에피네프린과 세로토닌의 재흡수를 차단한다.
- 그것들의 효율성이 SSRI와 동등하거나 더 큰 반면, 그것들의 부수적 영향(SSRI보다 더 많다) 때문에 오랫동안 지속적인 사용은 되지 않고 있다. 삼환약물의 과복용은 또한 치명적(죽음)에 이를 가능성을 가지고 있다.
- 대개 삼환약물은 SSRI, NeRIs, SNRIs와 NDRI에 반응하지 않는 환자에게 적용한다.

모노아민산화효소 억제제(MAOIs, Monoamine Oxidase Inhibitors)

- MAOIs는 세로토닌과 노르에피네프린을 파괴하는 모노아민옥시다아제(monoamine oxidase)효소를 차단한다.
- MAOIs는 삼환약물보다 비슷하거나 더 효과적이지만 어떤 특정 음식과 약물과 함께 할때 치명적 작용을 할 가능성 때문에 거의 사용하지 않는다.
- SSRI, NeRIs, SNRIs, NDRI와 삼환약물에 반응하지 않는 환자에게 나딜(Nardil)같은 MAOIs를 사용한다. MAOIs를 복용하는 환자는 약물과 음식의 상호작용을 억제할 수 있는 엄격한 다이어트를 하여야 한다.
- 새로운 MAOIs가 최근에 모클로베미드(마네릭스)라 불리워지며 개발되었다. 이 약은 모노아민옥시다아제 A(RIMA)의 가역성 억제제로서 언급되어 진다. 왜냐하면 뇌에서 매우 특정한 화학적 경로로 사용하고 그것은 치명적인 약/음식과 상호작용의 대처를 취하지 않아도 되고 환자가 모클로베미드를 섭취할 때 엄격한 다이어트를 하지 않아도 되기 때문이다.

강박장애의 치료에서 신경전달물질의 역할

- OCD는 강박적인 생각과 걱정을 포함하는 불안장애의 한 유형이다. 강박적인 걱정을 완화시키기 위해 사람은 강제적인 행동을 획득해서 점차 의식적이 되어간다(예를 들면, 같은 방식으로 반복되게 수행).
- OCD의 예는 불결과 세균의 두려움(예, 강박적 손씻기), 점검장애(예, 문이 잠겨졌는지에 대한 반복적 체크), 수세기 장애(예, 바닥 타일같은 그런 물건을 의식적으로 세기) 그리고 사재기 장애(예, 하루에 필요되어 지는 것이 없어질 것 같은 두려움).
- 인구의 약 2.5%에서 그들의 삶에서 OCD의 형태를 경험하게 될 것이다.
- 이 장애는 모든 연령그룹과 남성과 여성중에 비슷하게 발생한다.
- 연구가들은 OCD의 원인은 유전적과 어떤 신경전달물질계의 불균형이라고 믿고 있다.
- 어떤 연구가들은 아동기에 연쇄구균의 감염에 의해 때때로 발생될 수 있다고 제안한다. 연구가들은 OCD 증후군의 시작 이전 3개월에 연쇄구균의 감염이 높은 비율로 나타난다고 한다. 몇 번 연쇄 감염을 경험한 아이가 다음해에 OCD로 발전할 위험율이 거의 14배라고 한다. 이것은 뇌바닥핵(OCD와 연관된 신경학적 부위)를 포함한 감염이 다른 인체시스템을 공격하는 것을 쳐부수는 항체가 채워진다고 주장한다.
- OCD로 진단된 사람의 PET 스캔은 이마엽과 뇌바닥핵과 연관된 신경학적 회로에 기형을 보여준다. 뇌바닥핵이 정상적으로 신체 움직임에 관한 이마엽으로부터 메시지를 여과시킨다. OCD에서 이 과정의 기능장애는 강박적인 사고와 의식적인 강박행동을 야기할지도 모른다.
- 신경전달물질이 이마엽과 도파민과 세로토닌이 포함된 뇌바닥핵 사이 경로에서 발견된다.
- 이런 신경전달물질의 역할은 아직 명확하지 않다. SSRIs는 약물은 장애의 도파민 악화증후군의 활동을 증가시키는 반면 OCD의 치료에서 효과를 보인다.

항우울제 약치료(Antidepressant Drug Treatment)

- OCD의 약치료를 위한 일차 선택은 선택적인 세로토닌 재흡수를 억제 SSRIs: 플루로섹틴(프로작), 플루복사민(루복스), 세르트랄린(졸로트), 파로섹틴(팍실), 에스시탈로프람(렉사프로) 또는 시탈로프람(셀렉사)하는 것이다.
- 벤라팍신(에펙서), SNRI 로 최근 변경되어 가고 있다.
- 어떤 연구가들은 클로미프라민 [(아나프라닐), 삼환 항우울제] 는 최근에 알려진바로 아마 가장 효과적인 약일 것이다. 클로미프라민은 연접이전 신경세포로부터 노르에피네프린과 세로토닌의 재흡수를 차단하는 것이다.
- 대개, OCD는 우울증의 치료에서 정상적으로 적용되는 양보다 항우울제 이상의 고용량을 요구한다. 항우울제는 우울증을 치유할 때보다 OCD를 치유할 때 더 오랫동안 작용할 수 있다: 대개 3개월 정도(우울증에 있어서는 2-4주 정도인 것과 비교하면).
- 모든 치유된 환자의 약 반이상은 증상으로부터 완화를 경험하지만, 약을 중단했을 때 자주 재발이 되곤 한다. 만약 치료가 계속된다면 약 80%에서 완전하게 중지되지는 않지만, 증상의 완화를 경험하게 된다. 거의 모든 경우 장애가 평생동안 남아 있고 치유하지 않고 놔두게 되면 더 악화될 것이다.

불안장애의 치료에서 신경전달물질의 역할

- 불안장애는 과도한 공포, 걱정과 그리고 심리적 스트레스가 나타나서 자신의 일상생활이 방해를 받게 된다.
- 불안장애의 신체적 증상은 호흡의 단축, 가슴 두근거림, 흉통, 심리운동적 불안, 안절부절, 땀 그리고 숨막히는 감각을 포함한다.
- 불안장애는 패닉, 광장공포증, OCD, 후외상성 스트레스 장애(PTSD), 일반적인 불안장애, 급성 스트레스 장애, 사회적 공포증, 그리고 특정 공포증이 포함된다.

불안장애의 치료에서 신경전달물질의 역할(계속)

- 최근 연구에서 불안장애는 몇몇 신경전달물질계의 기능이상에 의해 발생된다고 제안한다.
- 일차 신경전달물질은 불안장애의 원인으로 역할을 하는데 세로토닌, 노르에피네프린, GABA, 그리고 도파민이 포함된다.
- 최근 불안장애의 치료에서 가장 효과적인 약물은 가바와 세로토닌계에 영향을 미친다.
- 불안을 치료하기 위해 일차적으로 사용되는 약은 불안완화제라 불리운다.

벤조디아제피네(Benzodiazepines)

- 벤조디아제피네는 1950년과 60년대에 개발된 약이다.
- 대개 벤조디아제피네에는 알프락졸람(아낙스), 디아제팜(발륨), 로라제팜(아티반), 글로나제팜(클로노핀) 그리고 트리아졸팜(할시온)이 포함된다.
- 벤조디아제피네는 빨리 작용하고 내성이 좋아 불안완화제로 고도의 효과를 보인다.
- 벤조디아제피네를 사용함으로써 문제점은 졸음, 손상된 기억, 그리고 불협응이다. 거기다가 신체적 의존성은 오랜기간 사용 후에 위축증후군의 양상을 동반하여 나타날 수 있다.

선별적 세로토닌 재흡수 억제제(SSRIs, Selective Serotonin Reuptake Inhibitors)

- SSRIs가 항우울제로서 개발된 반면, 불안장애의 치료에서도 어떤 효과를 보였다.
- 내성이 좋고 항우울제의 오래된 약보다 부작용 효과도 작고 그리고 신체적 의존(벤조디아제피네를 보라)의 가능성도 작기 때문에 SSRIs는 불안의 치료에서 첫 번째로 사용되는 약이다.
- 벤조디아제피네가 불안장애의 치료에서 일차적으로 언급된다: SSRIs의 내성이 없거나 반응이 없는 환자가 있을 때 여전히 첫 번째로 사용되는 약이다.

세로토닌과 노르에피네프린 재흡수 억제제(SNRIs, Serotonin and Norepinephrine Reuptake Inhibitors)

- 벤락팍신(Venlafaxine, 에펙서)는 SNRI의 하나로서 최근에 일반적인 불안장애의 치료에 승인되어졌다.
- 벤락팍신의 효율성과 근거는 불안장애의 다른 유형까지 확대되어질 수도 있다.
- SNRIs를 적용할 때 어떤 환자에서 좋지 않은 내성을 보이는 부작용 효과를 보일 수도 있다. 대개 부작용은 체중증가, 성기능 장애, 그리고 동요가 있다.

GABA 증진 약물들(GABA-Enhancing Pharmaceuticals)

- 연구가들은 불안과 다른 감정장애의 원인으로 중요한 역할을 하는 신경전달물질 GABA의 근거를 발견하기 시작했다.
- 많은 양의 연구 데이터에서 가바계에 영향을 미치는 약은 불안치료에 높은 효과를 보인다고 한다.
- 그런 약은 벤조디아제피네과 티아게빈, 발프로에이트(valproate), 비가바트린(vigabatrin)과 가바펜틴 같은 어떤 항경련약이다. 지난 몇 년에 항경련약은 양극성과 단극성 우울증(unipolar depression)의 치료에서 감정 안정제로서 널리 사용되었다.
- 가바증진 약은 불안치료에서 효율성이 알려져 있다. 티아게빈, 토피라메이트(topiramate), 발프로에이트, 그리고 카바메제핀(carbamazepine, 가바를 얻을 가능성을 가진 항경련약들)은 후외상장애 증후군(PTSD)의 치료에서 효율성을 보였다. PTSD의 한 유형은 생생하고 무서운 꿈에서부터 잠이 깨는 것이다. 티아게빈은 PTSD에 수면장애를 정상화하고 플래시백의 빈도를 감소시켜준다.
- 티아게빈(Tiagabine)은 가바 재흡수를 억제할 수 있는 유일한 방법을 통해 중추신경계통 가바 수송을 얻어낸다. 티아게빈은 선택적 가바 재흡수 억제(SBRI)를 할 수 있다. 티아게빈은 가바를 세포외액에서 200%까지 증가시킬 수 있다.

불안장애의 치료에서 신경전달물질의 역할(계속)

- 게바펜틴(Gabapentin)은 신경아교세포로부터 신경전달물질의 방출을 획득함으로써 일차적으로 가바를 증진시킨다. 게바펜틴은 벤조디아제핀, 디아제팜(그러나 벤조디아제핀 장기 사용시에 기억손상을 가끔 보일 수 있다)의 불안완화제로서 동일한 효과를 보인다. 가바펜틴은 패닉장애, 사회적 공항, OCD 와 PTSD에 효과를 보인다.
- 티아가빈과 가바펜틴은 벤조디아제피네처럼 고도의 효과를 가지고 있지만 벤조디아제피네의 특성인 금단시 신체적 의존성 또는 위축 증후군은 없다.

섭식장애의 치료에서 신경전달물질의 역할

- 오늘날, 많은 연구가들은 섭식장애의 원인은 다요인이고 유전적, 신경전달물질, 그리고 호르몬 이상 거기다가 문화적 요인까지 포함되어 있다고 믿고 있다.
- 식욕부진(거식증)은 음식 섭취에 심한 감소(굶주림의 관점), 극심한 체중감소, 왜곡된 신체상, 그리고 체중과 음식에 대한 강박이 특징이다.
- 다식증은 본인이 강제로 하제(예, 구토, 완화제 사용, 과도한 운동)에 의한 무절제 된 혼란 섭취의 경험이 반복되는 것이 특징이다.
- 섭식장애 환자의 90%이상은 청소년기와 젊은 여성이다. 몇년 동안 이것이 나타나는 것은 장애의 원인의 중심에 있는 것은 가는(마름)것에 대한 사회적 문화적 기대로서 해석된다.
- 최근에 섭식장애를 일으키는 일차적 원인으로서 유전적, 신경화학적, 그리고 호르몬 이상에 대한 관점에서 많은 연구가 증가하고 있다.

섭식장애의 치료에서 신경전달물질의 역할(계속)

세로토닌(Serotonin)

- 세로토닌 경로의 이상은 섭식장애의 시작과 지속에 관여한다. 신체 성장에 관한 연구에서는 뇌에서 증가한 세로토닌 수준은 식욕부진(거식증)행동을 발생시킨다고 제안한 반면, 감소된 세로토닌 수준은 다식증 행동(bulimic behaviors)을 일으킬 줄도 모른다고 했다.
- 많은 양의 근거에서 증가된 세로토닌 활동은 식욕억제와 연관된다고 밝히고 있다. 식욕억제에 관한 약물은 뇌에서 새로토닌 수준을 증가시킴으로써 비만 치료에 사용된다. 연구가들은 증가된 세로토닌 수준은 음식을 거부하게 되는데 그것은 식욕부진(거식증)의 흔한 특성이다.
- 세로토닌의 감소된 수준은 증가된 식욕과 연관된다. 높은 세로토닌 수준은 굶주림의 고통과 다식증의 특징인 만족감을 느낄 수 없게 된다.
- 다식증을 가진 사람은 포만중추(satiation response center)에 장애를 가지고 있을 지도 모른다. 뇌의 포만중추는 앞중앙(복내측) 시상하부에 위치한다. 뇌의 이 부분이 자극될 때 포만감이 발생하고 섭식도 멈추게 된다. 이와는 대조적으로 바깥(외측) 시상하부는 배고픔을 지배한다. 이것이 자극될 때 계속해서 배고픔을 느끼게 되고 섭식행동은 발화된다. 정상적으로 두 개의 시상하부는 정상 체중과 섭취 패턴을 유지하기 위해 협동적으로 일을 한다. 이 시스템에 병변이 생기면 섭식장애는 나타날 수 있다.
- 세로토닌은 안녕감과 만족의 느낌과 연관되어 있다. 탄수화물이 풍부한 식이를 먹은 후에 신체는 이 트리토판(tryptophan, 세로토닌의 선구물질) 당으로 전환된다. 다식증을 가진 사람은 그들 자신의 세로토닌 수준을 증가시키기 위한 시도인 폭팔적인 섭식 행동이 일어날지도 모른다.
- 식욕부진(거식증)을 가진 사람은 뇌의 세로토닌 수준이 비정상적으로 높은 수준을 일으키는 과활동 세로토닌계를 가지고 있을지도 모른다. 세로토닌의 매우 높은 수준은 신경성, 자극, 그리고 신경과민과 연관된다. 식욕부진(거식증)을 가진 사람은 불편한 감정을 조절하는 방법으로 음식을 거부할지도 모른다.
- 어떤 연구가들은 섭식장애가 있는 사람은 빨리 먹거나 폭식하는 것에 중독되어갈 수도 있다고 주장한다. 빠르게와 폭식은 다른 중독 물질과 행동처럼 둘 다 뇌에서 도파민을 방출되고 오피오이드(opioid, 아편유사제)가 발현된다. 섭식장애가 있는 사람은 빨리와 폭식을 하는 동안 뇌의 보상센터가 화학적으로 방출되어 중독화되어갈지도 모른다.

동반이환 장애(Comorbid Disorders): 우울증, 섭식장애와 강박장애

- 우울증과 섭식장애는 높은 동반이환적인 것이 있다. 섭식장애가 있는 사람은 또한 우울증을 가지고 있기 때문이고, 연구가들은 두 병리사이에 심리 사회적 연결이 있다고 제안한다. 세로토닌과 노르에피네프린의 낮은 수준은 우울증과 섭식장애를 가진 사람 둘 다에서 발견된다.
- SSRIs와 SNRIs는 항우울제 약으로 우울증과 식욕부진(거식증)의 치료에 효과적임을 발견할 수 있다.
- 연구가들은 다식증과 OCD사이에도 높은 동반이환을 또한 발견할 수 있다고 한다. 다식증을 가진 사람의 많은 사람이 OCD를 또한 가지고 있다. 동등하게 OCD를 가진 사람은 자주 비정상적 섭식행동의 형태를 보인다고 한다. 즉, 두 그룹사이에 생화학적 유사성이 세로토닌계안에서 넓게 분포한다고 할 수 있다.
- 호르몬 바소프레신은 섭식장애와 OCD를 둘다 가진 사람에서 비정상적임을 또한 발견할 수 있었다고 한다. 연구가들은 바소프레신 수준이 OCD, 거식증, 그리고 다식증을 가진 사람에서 비정상적으로 증가한다고 밝혔다. 바소프레신은 신체적 또는 감정적인 스트레스에서 반응 할 때 정상적으로 방출되는 것이다. 바소프레신이 비정상적으로 상승된 수준은 섭식장애가 있는 어떤 사람에서 강박적 행동을 보일 수 있다고 한다.

정신분열증의 치료에서 신경전달물질의 역할

- 정신분열증(Schizophrenia)은 비조직화된 사고와 지각에 의해 특징지워지는 시리즈성 심리적 장애이다.
- 정신분열증의 양성증후군(비정상적 행동의 출현)은 망상, 섬망, 비조직화된 말과 인지, 심하게 비조직화된 행동, 그리고 긴장성 행동이 있다.
- 정신분열증의 음성증후군(비정상적 행동의 부재)은 사회적 위축, 고립, 자조활동의 불량, 둔감한 정서와 감정 그리고 자발적 사고의 결여가 있다.
- 정신분열증은 100명에서 한명에게 나타나고 모든 문화와 모든 사회경제간 그룹에서 발생한다. 남성과 여성이 동등하게 발생되지만, 성별에 의해 시작 나이는 구별된다(남성은 20대 초반 여성은 20대 후반에 시작한다).

정신분열증에서 신경학적 손상부위(Neural Regions Involved in Schizophrenia)

- 뇌 이상(Brain abnormalities)은 이마엽, 관자엽, 가장자리계(특히, 대상회, 편도핵 그리고 해마), 시상, 그리고 소뇌가 포함된 몇몇 영역에서 발생한다. 이 모든 영역은 정신분열증을 가진 사람에서 감소된 용적을 발견할 수 있다.
- 부가적으로 많은 연구에서 겉질 면적이 감소한다고 밝히고 있는데 비정상적으로 넓은 고랑, 넓어진 뇌실공간, 그리고 회색질과 백색질의 용적 감소를 설명한다.
- 영상 스캔은 이마엽에서 대뇌혈류와 글루코스 대사(glucose metabolism)가 감소된다고 또한 보여준다.

정신분열증에서 신경전달물질 손상(Neurotransmitters Involved in Schizophrenia)

- 정신분열증의 도파민 가설에서 도파민 계가 과잉활동에 의해 발생된다고 제안한다. 과도한 도파민은 운동, 인지 그리고 감정적 기능에 분열을 일으킬 수 있다.
- 연구에서 도파민의 과도한 양은 정신병을 야기할 수 있다고 나타냈다. 최근 연구들은 D1 도파민수용기의 수 감소가 뇌에서 도파민 수준을 증가시킬 수도 있다고 밝혔다.
- 비정상적인 도파민이 정신분열증의 원인에서 주요 원인으로 간주되는 반면, 연구가들은 다른 신경전달물질이 중요한 역할을 감당할 수 있다는 근거를 제시하기 시작했다. 세로토닌, 글루타메이트, 가바 그리고 아세틸콜린이 여기에 해당된다.
- 예를 들면, 정신분열증으로 진단받은 성인의 하루 뇌에서 발견된 글루타메이트 수용기는 불규칙적으로 낮은 수준때문에 이것은 글루타메이트계 결함이 정신분열증을 야기한다고 주장한다. 글루타메이트계의 기능이상은 좋지 않은 인지기능과 연결되고 도파민 수준에 영향을 미칠 수 있다.
- 연구가들은 정신분열증의 원인이 다른 신경전달물질에 병적인 영향을 미치는 하나의 신경전달물질(도파민같은)에 불균형이거나 다양한 신경전달물질계의 불균형으로 야기될 수 있다고 제안한다.

약물적 중재(Pharmaceutical Intervention)

- 정신분열증의 약물치료는 두가지 주요 유형이 있다(1기 항정신병제와 2기 항정신병제제가 있다).
- 제 1기 항정신병약물은 클로프로마진, 플루페나진, 그리고 할로페리돌 같은 약이다. 이런 약은 도파민 길항제로서 바인딩(binding)으로부터 수용기까지 도파민을 멈추게 하는 역할을 감당한다. 제1기 항정신병약물은 지발성 운동마비(운동 움직임을 조정하지 못하는)같은 위험한 영향에 노출될 위험이 높다.
- 제 2기 항정신병약물은 클로자핀, 올란자핀, 리스페리돈, 퀘티아핀, 아니술프라이드, 그리고 지프라시돈 같은 약물이다. 이런 약은 바인딩으로부터 그들의 수용기 자리까지 도파민과 세로토닌을 막는 역할을 감당한다. 그들은 1기 약에 비해 부정적인 효과가 적기 때문에 널리 처방되고 있다.

참고문헌 (REFERENCES)

1. Andreassi JL. *Psychophysiology: Human Behavior & Physiological Response.* 4th ed. New York, NY: Psychology Press; 2013.
2. Kruk ZL. *Neurotransmitters and Drugs*. New York, NY: Springer; 2014.
3. Del Arco A, Mora F. Neurotransmitters and prefrontal cortex–limbic system interactions: implications for plasticity and psychiatric disorders. *J Neural Transm*. 2009;116(8):941-952. doi:10.1007/s00702-009-0243-8.
4. Hurst R, Rollema H, Bertrand D. Nicotinic acetylcholine receptors: from basic science to therapeutics. *Pharmacol Therapeut*. 2013;137(1):22-54. doi:10.1016/j.pharmthera.2012.08.012.
5. Lund BM, Peck MW. *Clostridium Botulinum. Guide to Foodborne Pathogens.* 2nd ed. Wiley; 2013.
6. Hernandez CM, Dineley KT. α7 nicotinic acetylcholine receptors in Alzheimer's disease: neuroprotective, neurotrophic or both? *Curr Drug Targets*. 2012;13(5):613-622. doi:10.2174/138945012800398973.
7. Verschuuren JJ, Huijbers MG, Plomp JJ, et al. Pathophysiology of myasthenia gravis with antibodies to the acetylcholine receptor, muscle-specific kinase and low-density lipoprotein receptor-related protein 4. *Autoimmun Rev*. 2013;12(9): 918-923. doi:10.1016/j.autrev.2013.03.001.
8. Gao Y, Heldt SA. *Gamma-Aminobutyric Acid. Phobias: The Psychology of Irrational Fear.* Santa Barbara, CA: ABC-CLIO; 2015.
9. Möhler H. The GABA system in anxiety and depression and its therapeutic potential. *Neuropharmacology.* 2012;62(1): 42-53. doi:10.1016/j.neuropharm.2011.08.040.
10. Boulware MI, Heisler JD, Frick KM. The memory-enhancing effects of hippocampal estrogen receptor activation involve metabotropic glutamate receptor signaling. *J Neurosci*. 2013;33(38):15184-15194. doi: 10.1523/JNEUROSCI.1716-13.2013.
11. Ahmed I, Bose SK, Pavese N, et al. Glutamate NMDA receptor dysregulation in Parkinson's disease with dyskinesias. *Brain*. 2011;134(Pt 4):979-86. doi:10.1093/brain/awr028.
12. Ramoz N, Reichert JG, Smith CJ, et al. Linkage and association of the mitochondrial aspartate/glutamate carrier SLC25A12 gene with autism. *Am J Psychiatry.* 2014;161(4):662-669. doi:10.1176/appi.ajp.161.4.662.
13. Goff DC, Coyle JT. The emerging role of glutamate in the pathophysiology and treatment of schizophrenia. *Am J Psychiatry.* 2014;158(9):1367-1377. doi.org/10.1176/appi.ajp.158.9.1367.
14. Naylor DE. Glutamate and GABA in the balance: convergent pathways sustain seizures during status epilepticus. *Epilepsia*. 2010;51(s3):106-109. doi: 10.1111/j.1528-1167.2010.02622.x.
15. Nguyen D, Alavi MV, Kim KY, et al. A new vicious cycle involving glutamate excitotoxicity, oxidative stress and mitochondrial dynamics. *Cell Death Disease*. 2011;2(12):e240. doi:10.1038/cddis.2011.117.
16. Gantz SC, Ford CP, Neve KA, Williams JT. Loss of Mecp2 in substantia nigra dopamine neurons compromises the nigrostriatal pathway. *J Neurosci*. 2011;31(35):12629-12637. doi: 10.1523/JNEUROSCI.0684-11.2011.
17. Beaulieu JM, Gainetdinov RR. The physiology, signaling, and pharmacology of dopamine receptors. *Pharmacol Rev*. 2011;63(1):182-217. doi:10.1124/pr.110.002642.
18. Sánchez-Danés A, Richaud-Patin Y, Carballo-Carbajal I, et al. Disease-specific phenotypes in dopamine neurons from human iPS-based models of genetic and sporadic Parkinson's disease. *EMBO Mol Med*. 2012;4(5):380-395. doi:10.1002/emmm.201200215.
19. Howes OD, Kambeitz J, Kim E, et al. The nature of dopamine dysfunction in schizophrenia and what this means for treatment: meta-analysis of imaging studies. *Arch Gen Psychiatry*. 2012;69(8):776-786. doi:10.1001/archgenpsychiatry.2012.
20. Seeman P. All roads to schizophrenia lead to dopamine supersensitivity and elevated dopamine D2High receptors. *CNS Neurosci Therapeut*. 2011;17(2):118-132. doi: 10.1111/j.1755-5949.2010.00162.x.
21. Volkow ND, Wang GJ, Fowler JS, Tomasi D, Telang F. Addiction: beyond dopamine reward circuitry. *Proc Natl Acad Sci U S A*. 2011;108(37):15037-15042. doi: 10.1073/pnas.1010654108.
22. Tye KM, Mirzabekov JJ, Warden MR, et al. Dopamine neurons modulate neural encoding and expression of depression-related behaviour. *Nature*. 2013;493(7433):537-541. doi:10.1038/nature11740.
23. Volkow ND, Wang GJ, Newcorn JH, et al. Motivation deficit in ADHD is associated with dysfunction of the dopamine reward pathway. *Mol Psychiatry*. 2011;16(11):1147-1154. doi:10.1038/mp.2010.97.
24. Risch N, Herrell R, Lehner T, et al. Interaction between the serotonin transporter gene (5-HTTLPR), stressful life events, and risk of depression: a meta-analysis. *JAMA*. 2009;301(23):2462-2471. doi:10.1001/jama.2009.878.
25. Ciarleglio CM, Resuehr HES, McMahon DG. Interactions of the serotonin and circadian systems: nature and nurture in rhythms and blues. *Neuroscience*. 2011;197:8-16. doi:10.1016/j.neuroscience.2011.09.036.
26. Thase ME, Haight BR, Richard N, et al. Remission rates following antidepressant therapy with bupropion or selective serotonin reuptake inhibitors: a meta-analysis of original data from 7 randomized controlled trials. *J Clin Psychiatry*. 2005;66(8):974-981.

27. Kramer PD. *Listening to Prozac.* Revised ed. New York, NY: Penguin Books; 2007.
28. Hakulinen C, Jokela M, Hintsanen M, et al. Serotonin receptor 1B genotype and hostility, anger and aggressive behavior through the lifespan: the Young Finns study. *J Behav Med.* 2013;36(6):583-590. doi:10.1007/s10865-012-9452-y.
29. Matsumoto R, Ichise M, Ito H, et al. Reduced serotonin transporter binding in the insular cortex in patients with obsessive-compulsive disorder: a [11 C] DASB PET study. *Neuroimage.* 2010;49(1):121-126. doi:10.1016/j.neuroimage.2009.07.069.
30. Lee. Y, Lin PY. Association between serotonin transporter gene polymorphism and eating disorders: a meta-analytic study. *Int J Eat Disord.* 2010;43(6):498-504. doi: 10.1002/eat.20732.
31. Aston-Jones G, Cohen JD. An integrative theory of locus coeruleus-norepinephrine function: adaptive gain and optimal performance. *Annu Rev Neurosci.* 2005;28:403-450. doi:10.1146/annurev.neuro.28.061604.135709.
32. Howells FM, Stein DJ, Russell VA. Synergistic tonic and phasic activity of the locus coeruleus norepinephrine (LC-NE) arousal system is required for optimal attentional performance. *Metabol Brain Dis.* 2012;27(3):267-274. doi:10.1007/s11011-012-9287-9.
33. Arnsten AF. Stimulants: therapeutic actions in ADHD. *Neuropsychopharmacology.* 2006;31(11):2376-2383. doi:10.1038/sj.npp.1301164.
34. Flannery G, Gehrig-Mills R, Billah B, Krum H. Analysis of randomized controlled trials on the effect of magnitude of heart rate reduction on clinical outcomes in patients with systolic chronic heart failure receiving beta-blockers. *Am J Cardiol.* 2008;101(6):865-869. doi:10.1016/j.amjcard.2007.11.023.
35. Machado M, Einarson TR. Comparison of SSRIs and SNRIs in major depressive disorder: a meta-analysis of head-to-head randomized clinical trials. *J Clin Pharm Therapeut.* 2010;35(2):177-188. doi:10.1111/j.1365-2710.2009.01050.x.
36. Abrahamsen B, Zhao J, Asante CO, et al. The cell and molecular basis of mechanical, cold, and inflammatory pain. *Science.* 2008;321(5889):702-705. doi:10.1126/science.1156916.
37. Finan PH, Zautra AJ. Fibromyalgia and fatigue: central processing, widespread dysfunction. *Phys Med Rehabil.* 2010;2(5):431-437. doi:10.1016/j.pmrj.2010.03.021.
38. Udenfriend S, Meienhofer J, eds. *Opioid Peptides: Biology, Chemistry, and Genetics: The Peptides: Analysis, Synthesis, Biology.* Vol. 6; reprint of original edition. New York, NY: Academic Press; 2014.
39. Sun Y, Gan TJ, Dubose JW, Habib AS. Acupuncture and related techniques for postoperative pain: a systematic review of randomized controlled trials. *Br J Anaesth.* 2008;101(2):151-160.doi: 10.1093/bja/aen146.
40. Gosnell BA, Levine AS. Reward systems and food intake: role of opioids. *Int J Obesity.* 2009;33:S54-S58. doi:10.1038/ijo.2009.73.
41. Haas HL, Sergeeva OA, Selbach O. Histamine in the nervous system. *Physiol Rev.* 2008;88(3):1183-1241. doi:10.1152/physrev.00043.2007.
42. American Psychiatric Association. *Diagnostic and Statistical Manual of Mental Disorders.* 5th ed. Arlington, VA: American Psychiatric Association; 2013.
43. Hedges DW, Brown BL, Shwalb DA, Godfrey K, Larcher AM. The efficacy of selective serotonin reuptake inhibitors in adult social anxiety disorder: a meta-analysis of double-blind, placebo-controlled trials. *J Psychopharmacol.* 2007;21(1):102-111. doi: 10.1177/0269881106065102.
44. Xu W, Gray DL, Glase SA, Barta NS. Design and synthesis of reboxetine analogs morpholine derivatives as selective norepinephrine reuptake inhibitors. *Bioorganic Med Chem Lett.* 2008;18(20):5550-5553. doi:10.1016/j.bmcl.2008.09.007.
45. Montgomery SA. Tolerability of serotonin norepinephrine reuptake inhibitor antidepressants. *CNS Spectrums.* 2008;13(S11):27-33. doi:10.1017/S1092852900028297.
46. El Mansari M, Guiard BP, Chernoloz O, Ghanbari R, Katz N, Blier P. Relevance of norepinephrine–dopamine interactions in the treatment of major depressive disorder. *CNS Neurosci Therapeut.* 2010;16(3):e1-e17. doi:10.1111/j.1755-5949.2010.00146.x.
47. Fangmann P, Assion HJ, Juckel G, González CÁ, López-Muñoz F. Half a century of antidepressant drugs: on the clinical introduction of monoamine oxidase inhibitors, tricyclics, and tetracyclics. Part II: tricyclics and tetracyclics. *J Clin Psychopharmacol.* 2008;28(1):1-4. doi: 10.1097/jcp.0b013e3181627b60.
48. Zajecka JM, Zajecka AM. A clinical overview of monoamine oxidase inhibitors: pharmacological profile, efficacy, safety/tolerability, and strategies for successful outcomes in the management of major depressive disorders. *Psychiatr Ann.* 2014;44(11):513. doi:10.3928/00485713-20141106-07.
49. Swedo SE, Leonard HL, Garvey M, et al. Pediatric autoimmune neuropsychiatric disorders associated with streptococcal infections. *FOCUS.* 2014;2(3):496-506. doi:10.1176/foc.2.3.496.
50. Welter ML, Burbaud P, Fernandez-Vidal S, et al. Basal ganglia dysfunction in OCD: subthalamic neuronal activity correlates with symptoms severity and predicts high-frequency stimulation efficacy. *Translat Psychiatry.* 2011;1(5):e5. doi:10.1038/tp.2011.5.
51. Koran LM, Hackett E, Rubin A, Wolkow R, Robinson D. Efficacy of sertraline in the long-term treatment of obsessive-compulsive disorder. *Am J Psychiatry.* 2014;159(1):88-95. doi:10.1176/appi.ajp.159.1.88.

52. Marcourakis T, Bernik MA, Neto FL, Shavitt RG, Gorenstein C. Clomipramine demethylation rate is important on the outcome of obsessive–compulsive disorder treatment. *Int Clin Psychopharmacol.* 2015;30(1):43-48. doi: 10.1097/YIC.0000000000000050.
53. Mathew SJ, Coplan JD, Gorman JM. Neurobiological mechanisms of social anxiety disorder. *Am J Psychiatry.* 2014;158(10):1558-1567. doi:10.1176/appi.ajp.158.10.1558.
54. Offidani E, Guidi J, Tomba E, Fava GA. Efficacy and tolerability of benzodiazepines versus antidepressants in anxiety disorders: a systematic review and meta-analysis. *Psychother Psychosomat.* 2013;82(6):355-362. doi:10.1159/000353198.
55. Garakani A, Murrough JW, Iosifescu DV. Advances in psychopharmacology for anxiety disorders. *Psychopharmacology.* 2014;12(2):152-162. doi:10.1176/appi.focus.12.2.152.
56. Reinares M, Rosa AR, Franco C, et al. A systematic review on the role of anticonvulsants in the treatment of acute bipolar depression. *Int J Neuropsychopharmacol.* 2013;16(2):485-496. doi:10.1017/S1461145712000491.
57. Pollack MH, Matthews J, Scott EL. Gabapentin as a potential treatment for anxiety disorders. *Am J Psychiatry.* 2014;155(7):992-993. doi:10.1176/ajp.155.7.992.
58. Wang HR, Woo YS, Bahk WM. Anticonvulsants to treat post-traumatic stress disorder. *Hum Psychopharmacol Clin Exper.* 2014;29(5):427-433. doi: 10.1002/hup.2425.
59. Smink FR, van Hoeken D, Hoek HW. Epidemiology of eating disorders: incidence, prevalence and mortality rates. *Curr Psychiatr Rep.* 2012;14(4):406-414. doi: 10.1007/s11920-012-0282-y.
60. Bailer UF, Kaye WH. Serotonin: imaging findings in eating disorders. *Behav Neurobiol Eat Disord.* 2011;6:59-79. doi:10.1007/7854_2010_78.
61. Compan V, Laurent L, Jean A, Macary C, Bockaert J, Dumuis A. Serotonin signaling in eating disorders. *Wiley Interdiscip Rev Membr Transp Signal.* 2012;1(6):715-729. doi: 10.1002/wmts.45.
62. Mischoulon D, Eddy KT, Keshaviah A, et al. Depression and eating disorders: treatment and course. *J Affect Disord.* 2011;130(3):470-477. doi:10.1016/j.jad.2010.10.043.
63. Milano W, De Rosa M, Milano L, Riccio A, Sanseverino B, Capasso A. A comparative study between three different SSRIs in the treatment of bulimia nervosa. *Curr Neurobiol.* 2013;4(1&2):39-42.
64. Mas S, Plana MT, Castro-Fornieles J, et al. Common genetic background in anorexia nervosa and obsessive compulsive disorder: preliminary results from an association study. *J Psychiatr Res.* 2013;47(6):747-754. doi:10.1016/j.jpsychires.2012.12.015.
65. Perlstein WM, Carter CS, Noll DC, Cohen JD. Relation of prefrontal cortex dysfunction to working memory and symptoms in schizophrenia. *Am J Psychiatry.* 2001;158(7):1105-1113. doi:10.1176/appi.ajp.158.7.1105.
66. Karlsson P, Farde L, Halldin C, Sedvall G. PET study of D1 dopamine receptor binding in neuroleptic-naive patients with schizophrenia. *Am J Psychiatry.* 2002;159(5):761-767. doi:10.1176/appi.ajp.159.5.761.
67. Goff DC, Coyle JT. The emerging role of glutamate in the pathophysiology and treatment of schizophrenia. *Am J Psychiatry.* 2001;158(9):1367-1377. doi:10.1176/appi.ajp.158.9.1367.
68. Cannon TD, Huttunen MO, Dahlström M, Larmo I, Räsänen P, Juriloo A. Antipsychotic drug treatment in the prodromal phase of schizophrenia. *Am J Psychiatry.* 2002;159(7):1230-1232. doi:10.1176/appi.ajp.159.7.1230.

30장

중독의 신경학적 기질

The Neurologic Substrates of Addiction

- 중독은 유전학적 요인에서 근원된 신경생물학적 현상이다.
- 최근 연구에 따르면, 중독의 과정은 다음과 같다.
  - 중독에 대한 인간의 위험요인은 유전적, 신경화학적, 그리고 환경적 요인에 의해 영향 받는다.
  - 뇌가 한번 물질에 중독되면 뇌는 항상 약물과 사회심리적 중재가 없다면 중독된 상태를 유지하려할 것이다.
  - 중독된 뇌는 여러 해 절제를 함에도 불구하고 이 상태를 유지하려 한다.
- 중독의 과정은 반복되는 일시적인 경감과 재발에 의한 것이다. 경감과 재발은 약한 도덕적 특성 또는 불량한 의지적 조절에 의한 중재보다 신경학적 과정에 의해 더 광범위하게 조정된다.

중독 경험(The Addiction Experience)

- 초기에는 알코올 또는 다른물질을 많이 사용하면 남용자에게 기쁜 감각을 경험하게 만든다.
- 물질에 매우 빠르고 반복된 노출을 하고나면 초기에 행복한 느낌을 만들어냈던 그 물질의 양으로는 더 이상 그 효과가 나타나지 않는다.
- 사람은 안녕감(sensation of well-being)을 얻기 위해 더 많은 물질을 찾게 된다.
- 초기에 얻은 그 행복감은 결코 다시 얻을 수 없다. 대신 사람은 단지 정상적인 느낌을 얻기 위해 더 많고 많은 양의 물질을 요구하게 된다. 물질이 없으면 우울해지고, 불안해지고 그리고 자주 아프다고 느끼게 된다.
- 중독을 멈추려는 이런 관점에서 사람은 그들의 의지적 사용에 대한 조절력을 상실하게 된다(지속시간을 더 길게 하기 위해 예상하는 것과 보다 더 많이 섭취하게 된다).
- 뇌는 물질에 중독되어가고 쾌락을 얻기 위해 심한 갈망을 유도하기 시작할 것이다. 그런 신경화학적 충동 갈망은 물질을 강제로 요구하게 되고 사용하게 되는데 이것은 결국 그들의 건강, 재산 그리고 인간관계를 손상시키는 결과를 초래하게 된다.

중독 과정의 신경생물학적 기전(Neurobiology of the Addiction Process)

뇌의 보상시스템: 중간가장자리 도파민계(Mesolimbic Dopamine System)

- 물질의 남용으로 인해 유도된 행복감은 뇌의 보상시스템에 영향을 미친다.
- 뇌의 보상시스템은 중간뇌가장자리계(mesocorticolimbic), 또는 중간가장자리계통이라 불린다. 이 시스템은 복잡한 신경회로를 구성하는데 생존적 지지를 하는 기쁨 행동을 계속할 수 있도록 독려한다. 예를 들면, 중간가장자리계에서 제공하는 행복에 관한 신경화학적 역할은 식욕, 갈증해소 그리고 성행위가 있다.
- 연구가들은 만성적 물질사용은 중간가장자리계의 구조와 기능에 변화를 불러 일으킬 수 있고 사람이 마지막 물질 경험 후에 몇 년 동안 지속될 수 있다고 주장한다.
- 뇌보상 시스템의 3가지 주요 변화는 다음과 같다:

1. 인내(Tolerance) – 물질을 만성적으로 사용할 때는 더 이상 같은 행복감이 나타나지 않는다.
2. 갈망(Cravings) – 중독된 뇌는 물질사용을 단계적으로 증가시켜 물질에 대한 요구가 심해진다.
3. 민감화(Sensitization) – 금욕의 기간 동안 뇌는 물질 부족에 적응하기 위해 물질에 대한 높은 민감화(금욕의 기간 후에 물질의 섭취는 더 높은 기쁨을 경험하게 해준다)가 시작된다. 이것은 재발을 야기한다.

- 중간가장자리계에 이런 변화는(만성물질사용에 반응하기 위한) 점진적으로 줄어들게 사용하고 금욕에 대한 시도에 실패하게 되고 재발이 반복된다.

중간가장자리계의 신경해부학적 구조(Neuroanatomical Structures of the Mesolimbic System)

- 중간가장자리계는 겉질, 중간뇌, 그리고 가장자리계의 상호연결된 신경해부학적 구조를 이룬다.
- 이 시스템은 행동이 보상되어질 것인지 또는 기피할 것인지를 상호연결하여 이 정보를 의사결정하고 행동하는 기능을 가진 다른 뇌영역에 전달한다.
- 중간가장자리계의 1차 신경로는 중간뇌의 배쪽 뒤판영역에서 시작한다. 이 영역은 이마엽의 가장 심부 아래에 위치한 기댐(accumbens) 핵에 투사한다.
- 이 시스템에 사용되는 1차 신경전달물질은 도파민이다.
- 대부분의 약물 남용은 뇌보상시스템에서 도파민 수준을 증가시키기 위한 능력 때문에 중독화될 가능성이 있다.
- 약물남용은 강하게 활동하고 비중독성 물질의 과도한 사용은 이 보상시스템(식욕과 성욕같은)촉진시킬 수 있다.
- 중간뇌의 배쪽뒤판영역은 보상을 측정하는 측량계의 역할을 한다. 이것은 특정물질 또는 행동이 얼마나 기쁨을 주는 지에 대한 정보를 다른 뇌영역에 신호를 보내게 된다.
- 편도는 가장자리계 구조로서 행위가 행복한지 또는 공격적인지를 해석하는 역할을 감당한다. 편도가 손상될 때 행복감을 더 이상 느낄 수 없게 된다.
- 편도는 해마(또 다른 가장자리계 구조)와도 연결되어 있다. 해마는 사건에 실린 감정적인 기억을 저장하고 기록한다(약물로 유도된 행복상태 또는 극도의 불안 그리고 위축과 연관된 신체적 병과 같은)
- 이런 겉질밑구조는 겉질의 이마엽으로 메시지를 전달하고, 이 정보를 의식적 수준에서 처리하고 의사를 결정하고 활동을 개시한다.

중독은 또한 학습과 기억을 방해한다.

- 뇌의 신경화학적 중독은 학습과 기억의 변형된 유형을 초래한다.
- 연구가들은 중독이 이마엽의 변형을 가져오며 다음과 같이 야기한다고 한다:
  - 보상의 과잉가치화
  - 보상획득과 연관된 위험의 저평가
  - 그들의 부정적결과를 가진 중독적 행위와의 연결에 대한 감소된 능력

프라이밍(Priming)(기폭제)

- 중독과 연관된 또 다른 인지적 변형을 프라이밍이라 한다.
- 프라이밍은 약물사용과정에서 침범된 사람과 약물로 유도된 상태의 행복감과 연관시키기 위해 사람이 학습되는 현상이다.
- 예를 들면, 거울에서 흰색선을 맞추는 것은 물질의 소비와 같은 뇌영역을 활성화하여 예상된 기쁨을 제공할 수 있다.

- 약물추구와 획득이 연관된 어떤 감각자극은 프라이밍과 재발을 야기한다(물질의 시각적 이미지화, 약물을 사용하기 위한 장비, 그리고 물질의 맛과 냄새).
- 연구가들은 코카인 중독자들에게 코카인을 사용하는 어떤 사람의 비디오를 보여주었을 때 fMRI와 PET영상에서 가장자리계통이 밝게 나타나는 것으로 보고했다. 게임중독증이 있는 사람에게 슬롯 머신의 이미지를 보여줄 때 이와 같은 현상을 발견했다. 이 발견은 가장자리계가 게임, 섭식장애 그리고 강박적 쇼핑과 같은 비 약물적 중독에도 같은 반응을 보인다는 것을 나타낸다.

도파민(Dopamine)

- 모든 약물 남용은 쏟아지는 도파민을 받기 위해 기댐핵을 촉진한다. 중독과 연관된 반복적인 약물사용은 뇌의 보상시스템에서 뉴런의 구조를 변경하는 화학적 공격과 유사하다.
- 도파민 D2수용기의 낮은 수준을 가진 사람은 중독과 물질남용에 대한 위험이 더 크다.
- 도파민 D2수용기의 낮은 수준을 가진 사람은 내재적 보상(취미를 즐기거나 맛난 음식 섭취) 활동으로부터 행복감을 느낄 수 있는 경험이 더 작게 된다.
- 연구가들은 도파민 D2수용기의 낮은 수준을 가진 사람은 섭식장애로 비만이 되거나 거식증(bingeeating disorder)이 되기 쉽다. 도파민 D2수용기의 낮은 수준을 가진 사람은 음식으로부터 만족감과 희열감을 얻기 위해 과잉으로 섭취하는 경향이 있다.
- D2수용기가 모자라는 수준은 과도하게 손씻기와 체크장애(집념 – 강박반응성장애 (obsessive–compulsive disorder)를 보라)를 포함하는 강제적 행위와 연관된다.

델타포스비(Delta FosB)

- 델타포스비는 행동과 중독물질의 유형에서 정의되는 유전자전사인자(gene transcription factor)이다. 기댐핵에서의 도파민 D1신경세포에서 델타포스비의 과활동은 뇌의 보상센터에서 신경가소성 변화를 야기한다.
- 델타포스비는 물질에 대한 사용자의 민감성을 증가시키고 갈구와 재발의 경험을 담당할지도 모른다.
- 유전성 과활동은 생체지표로서 사용될 수 있다.

내성력과 의존증(Tolerance and Dependence)

- 내성력과 의존증은 중독의 초기 단계에 나타난다. 내성력은 약물에 뇌가 덜 반응하게 하는 것이다. 중간가장자리계의 보상반응이 사라지기 시작하면 사람들은 감정과 동기가 저하되는 것을 경험하게 된다.
- 물질에 대한 더 절실함은 다시 정상 감정으로 돌아오게 하는 가장 쉽고 빠른 방법이다.
- 의존증은 약을 섭취(적용)하지 않았을 때 일어나는 신체적 병이다.
- 내성력과 의존증은 뇌의 보상회로를 억압하는 만성 약물사용 때문에 일어난다.
- 만성 약 사용은 약을 지속함으로써 적응하기 위한 중간가장자리계에 신경학적 수용기에 의해 야기된다(정상감각을 얻기 위해 더 높은 약복용을 요구하게 된다).
- 내성력과 의존증에서 기술된 신경생리학적 기전은 크레브(CREB)로 알려진 단백질에 침범된 것이다(cAMP 반응하는 원소를 감싼 단백질).
- 크레브는 유전자를 조정하는 단백질이다. 약물을 과잉섭취할 때 기댐핵에 도파민 수준이 증가하고 크레브의 활동을 야기시킨다.
- 만성 약물사용은 크레브의 지속적인 활동을 야기하고 뇌의 보상시스템의 반응을 결국 사라지게 한다.

민감화(Sensitization)

- 민감화는 절제의 기간 후에 약물사용에 높게 반응하는 것이다.
- 물질의 절제기간(몇 주, 달 또는 심지어 몇 년) 후에 뇌는 물질에 재노출 시 민감하게 반응한다.
- 민감화는 절제기간이 몇 년이라할 지라도 재발을 유발할 수 있는 신경생리학적 과정이다.
- 물질에 반복 노출된 후에 크레브활동이 증가하고 물질에 내구성이 증가한다. 이 기간동안 사람은 뇌보상경로를 자극하기 위해 더 많은 양의 약을 요구하게 된다.
- 만약 사람이 물질사용을 끊을 수 있다면 크레브 활동은 감소하게 될 것이다. 내구성을 감소시키기 시작하고 민감화가 우세해지는 과정에서 강박적인 약물 요구에 대한 강한 갈망이 시작된다.

민감화에서 글루타메이트의 역할

- 글루타메이트는 학습과 기억형성에서 중요한 신경전달물질이다.
- 물질의 남용은 배쪽 뒤판영역에서 글루타메이트의 민감화를 변형시키고 기댐핵에 더 오래 반응하도록 변형시킨다.
- 연구가들은 연장되고 높아진 글루타메이트 민감성은 약물사용과 연관된 기억의 신경로를 강화시킨다고 주장한다. 이 현상은 물질남용 경험이 기억형성을 변형시키게 된다.
- 사람들은 그들의 경험을 실제보다 더 긍정적이고 더 즐거운 경험이라고 기억하는 경향이 있다. 그들은 항상 약물 남용에 연관된 위험을 평가절하하고 중독이 실제 삶에 부정적인 문제를 일으키지 않을 것이라고 믿고 있다.

중독적 강박행동(Addictions to Compulsive Behaviors)

- 물질외에 사람은 중독적 강박행동을 일으킬 수 있다.
- 중독은 뇌의 기쁨을 느끼게 하는 회로(Circuit)에서 화학적 변화로 발생하는 어떤 반복적 행동으로 개인이 중독적 행동을 지속하게 한다.
- 중독은 다음과 같은 것을 포함한다:
  - 중독적 물질 또는 행위의 사용을 감소, 정지 또는 조절하는 시도에 실패
  - 책임감과 의무감의 무시
  - 중독적 행동에 소비하는 시간이 더 증가한다.
  - 건강, 재정, 일 그리고 가족에 연관된 문제를 일으킴에도 불구하고 행동에 동참하거나 약물남용을 지속한다.
- 위 요소가 중독적 강박 행동의 정의를 문헌상 기술한 것이다. 물질 사용 외에 중독적 행동은 다음의 것을 갖는다:
  - 먹는 장애[Eating disorders (식욕감퇴 anorexia, 폭식 bulimia, 강제적인 과도한 먹기 compulsive binge eating)]
  - 일[Work (일중독 workaholism)]
  - 관계 / 섹스 (Relationships/sex)
  - 도박(Gambling)
  - 쇼핑(Shopping)
  - 병적도벽(Kleptomania)
  - 운동(Exercise)

– 비디오게임과 인터넷 과사용(Video gaming and Internet overuse)

• 이 반복적인 행동은 건강하다는 느낌을 갖게끔 뇌의 화학적 변화를 일으키는 원인이 된다.

중독은 또한 집착이다

• 중독은 의식을 침해하는 재발적 현상이다.
• 중독은 바닥핵에서 시작하는 뇌고리(Loop)에 의해 중재된다.
• 뇌고리의 비정상은 발화를 멈추지 않는 재발적 전기뇌파를 가져서 뇌가 멈추지 않는다.
• 연구가들은 집념생각과 강제적인(Compulsive) 행동 사이에는(바닥핵이 중요한 역할을 함) 연결이 있다고 주장한다.
• 바닥핵은 뇌의 1차적 생존중추 부위이다.
• 집념은 생존과 조절(음식, 돈과 소유물, 청결과 순서)에 관련된 아이디어와 행동에 관련한다.
• OCD는 모든 중독의 구성요소이다.
• OCD의 원인론은 중독과정의 기초라고 믿고 있는 세로토닌과 도파민계의 기능장애에서 기원된다고 믿고 있다.
• OCD는 가끔 다음과 같은 망상(집념)을 가지고 있다:
  – 사물의 대칭성(Symmetry of objects)
  – 체킹 행동(Checking behaviors)
  – 청결(Cleanliness)
  – 순서화(Orderliness, 규칙)
  – 숫자셈(Counting)
  – 섹스, 종교, 큰 재앙에 관한 공격적인 생각(Invasive thoughts about sex,religion, or catastrophic events)
  – 반복적으로 마음을 통해가는 공격적인 음악(Invasive music that runs through the mind repetitively)

강박억제제로서 세로토닌(Serotonin as an Obsession Blocker)

• 세로토닌은 강박반응성 행위를 야기하는 신경학적 회로를 차단하는 것을 도와준다.
• SSRI는 뇌에서 세로토닌을 증진시키며, 강박반응성장애의 치료제로서 효과를 보였다.

중독적 행위는 교차 – 중독이다(Addictive Behaviors Can Be Cross-Addicting)

• 중독이 있는 사람은 자주 재활 프로그램을 떠나게 되고 다른 중독 물질 또는 강박적 행위와 연결된 이전의 중독적 행위를 절제하기 위해 남게 되기도 한다.
• 예를 들면, 게임중독이 있는 사람이 재활 후 게임행위는 사라졌지만 강박적 쇼핑을 시작하게 되는 것이다.
• 하나의 물질 또는 강박적 행위로부터 다른 것으로의 전환은 중독적 상태에서 뇌를 유지하려는 신경화학적 기전이 적용되지 않기 때문이다.
• 중독된 뇌의 활동은 비슷한 물질을 사용하거나 강박적 행위와 견줄만한 것으로 뇌의 보상회로에 극적인 영향을 주길 갈망한다.
• 개인은 자주 다른 중독으로 가기 위해 한 중독에서 회복한다.

중독행동은 유전적(Addictive Behaviors Are Heritable)

• 중독행동이 유전과 신경화학적에 기초를 두었다는 증거가 있다.
• 중독행동의 원인이 되는 세로토닌/도파민의 부족은 가족에 물려지는 경향이 있다.
• 중독의 신경생리학적기질은 같은 가족의 구성원에서 비슷할 지라도 중독의 유형은 각개인 구성원에 따라

중독된 뇌의 치유(Treating the Addicted Brain)

- 중독 치료에서 약물적 효과는 신체적 의존과 위축에 의해 많이 연관된다.
- 이와는 대조적으로 갈망과 재발(지속적인 중독의 실제 과정)에 효과적인 약물 개발하는 것은 어렵다.
- 갈망과 재발이 없는 중재는 뇌의 중독된 상태를 치유하는 것을 불가능하게 한다. 이것은 중독치료의 비효율성에 맞서는 주요 요인이다(중재는 뇌의 중독된 상태를 남겨둔 채 의존, 위축, 그리고 환경적 스트레스를 야기한다).
- 중재 받는 사람은 높은 재발성을 가진 중독된 뇌로 남겨지게 된다.

약물직 치료를 위한 3가시 주요 섭근

1. 약물은 신경학적 목표에 도달하는 것을 막기에 그래서 마약의 효과를 둔하게 나타내게 된다.
2. 약물은 중독물질의 해로운 효과를 일으키지 않고 마약의 역할을 흉내내게 한다(그래서 갈망을 줄여준다).
3. 약물은 신경학적 중독과정을 멈추게 하고 그래서 갈망, 민감화 그리고 재발을 감소시켜준다.

마약의 목표를 차단(Blocking Drug Targets)

- 중독을 치료하기 위한 대부분의 약물적 접근은 물질이 신경학적 목표에 도달하지 못하도록 막는 것이다.
- 날트렉손(Naltrexone)은 마약의 길항약으로서 아편과 알코올 중독을 치료하기 위해 사용된다.
- 날트렉손(Naltrexone)은 뇌에서 마약수용기를 차단하도록 만들어져서 마약 작용을 막는 것이다.
- 이것은 또한 마약에 의존하는 사람에 마약 중지 작용을 일으킨다.
- 날트렉손(Naltrexone)에 관한 연구에 의하면 마약 금단이후 첫 3개월에 재발의 위험을 36% 감소시킨다고 밝혔다.
- 아무튼 날트렉손(Naltrexone)복용 때문에 탐닉을 멈추게 하고 이것을 사용하기 시작하는 많은 사람은 결국 약섭취를 하지 않아도 되게 한다.
- 복합물질 남용은 또한 문제가 많다. 반면 날트렉손(Naltrexone)은 아편의 영향을 차단하고 다른 불법 마약물에 영향을 미치지 않는다.

마약 작용을 모방(Mimicking Drug Action)

- 약은 마약목표를 차단하고 갈망하지 못하고 재발하지 못하도록 한다.
- 대조적으로 뇌에서 마약의 작용을 모방하는 약은 재발을 일으키는 갈망을 감소시킬 수 있다.
- 메타돈(Methadone)은 오래 작용하는 오피오이드(마약성분)수용기의 길항제로서 헤로인 중독의 치료제로 사용된다.
- 메타돈의 긴작용 때문에 사람들은 지속적인 아편수용기 활동의 낮은 수준을 가진 약물을 섭취한다. 갈망을 막고 사람이 안정적인 고용과 가정 삶으로 돌아갈 수 있도록 가능하게 해준다.
- 메타돈 지속성은 논쟁중이고 어떤 주장은 약물중독을 더 강화한다고 주장한다.
- 아무튼 메타돈 지속성은 효과를 지지하는 연구가 필요하다.
- 메타돈의 지속성을 주장하는 사람들은 덜 우울해지고 안정적인 고용과 가정 삶을 영위할 수 있다고 주장하고 범죄를 덜 저지르게 하고 에이즈(HIV)나 감염에 접촉될 가능성을 줄여준다고 주장한다.
- 메타돈과 다른 작용기간이 긴 아편 길항제 [레보-알파아세틸 메타돌(LAAM)같은] 은 효과적인데 왜냐하면 심신에 해로운 영향을 일으키지 않는 중독성 물질을 뇌에서 받아들이도록 하는 것이라고 믿고 있다.

중독 과정을 불완전하게 함(Halting the Addiction Process)

- 중독과정과 재발의 끝에 약은 반드시 갈망을 감소시키고 민감화를 중지시킬 것이다.
- 반면 약은 마약의 목표를 차단시키고 마약의 작용을 모방할 수 있도록 하는 것은 갈망과 민감화를 이루는 약을 개발(중독을 지속시키는 것이 주요 요인)하는 것은 더 어려울 것이다.
- 오늘날, 그런 약은 개발되고 있지만 사람에게는 아직 검증되지는 않았다.

다르게 나타날 수 있다.

- 예를 들면, 알코올 중독자의 자녀들은 자주 OCD 또는 먹기장애와 반대로(vice versa) 될 수 있다.
- 같은 생리학적 가족 구성원은 문화적 영향, 환경적 요인, 그리고 특별한 사회심리적 기질의 결과로 세로토닌과 도파민계에서 동일한 부족이 서로 다른 중독 행동으로 나타날 수 있다.

참고문헌 (REFERENCES)

1. Kalivas PW, Volkow ND. The neural basis of addiction: a pathology of motivation and choice. *Am J Psychiatry.* 2005;162(8):1403-1413. doi:10.1176/appi.ajp.162.8.1403.
2. Koob GF, Volkow ND. Neurocircuitry of addiction. *Neuropsychopharmacology.* 2010;35(1):217-238. doi:10.1038/npp.2009.
3. Addolorato G, Abenavoli L, Leggio L, Gasbarrini G. How many cravings? Pharmacological aspects of craving treatment in alcohol addiction: a review. *Neuropsychobiology.* 2005;51(2):59-66. doi:10.1159/000084161.
4. Pitchers KK, Balfour ME, Lehman MN, Richtand NM, Yu L, Coolen LM. Neuroplasticity in the mesolimbic system induced by natural reward and subsequent reward abstinence. *Biol Psychiatry.* 2010;67(9):872-879. doi:10.1016/j.biopsych.2009.09.036.
5. Russo SJ, Dietz DM, Dumitriu D, Morrison JH, Malenka RC, Nestler EJ. The addicted synapse: mechanisms of synaptic and structural plasticity in nucleus accumbens. *Trends Neurosci.* 2010;33(6):267-276. doi:10.1016/j.tins.2010.02.002.
6. Niehaus JL, Murali M, Kauer JA. Drugs of abuse and stress impair LTP at inhibitory synapses in the ventral tegmental area. *Eur J Neurosci.* 2010;32(1):108-117. doi:10.1111/j.1460-9568.2010.07256.x.
7. Belujon P, Grace AA. Hippocampus, amygdala, and stress: interacting systems that affect susceptibility to addiction. *Ann N Y Acad Sci.* 2011;1216(1):114-121. doi:10.1111/j.1749-6632.2010.05896.x.
8. Torregrossa MM, Corlett PR, Taylor JR. Aberrant learning and memory in addiction. *Neurobiol Learn Mem.* 2011;96(4):609-623. doi:10.1016/j.nlm.2011.02.014.
9. Everitt BJ, Robbins TW. Neural systems of reinforcement for drug addiction: from actions to habits to compulsion. *Nat Neurosci.* 2005;8(11):1481-1489. doi:10.1038/nn1579.
10. Thomas MJ, Kalivas PW, Shaham Y. Neuroplasticity in the mesolimbic dopamine system and cocaine addiction. *Br J Pharmacol.* 2008;154(2):327-342. doi:10.1038/bjp.2008.77.
11. Potenza MN. The neurobiology of pathological gambling and drug addiction: an overview and new findings. *Phil Transact R Soc B Biol Sci.* 2008;363(1507):3181-3189. doi:10.1098/rstb.2008.0100.
12. Davis C, Levitan RD, Yilmaz Z, Kaplan AS, Carter JC, Kennedy JL. Binge eating disorder and the dopamine D2 receptor: genotypes and sub-phenotypes. *Prog Neuropsychopharmacol Biol Psychiatry.* 2012;38(2):328-335. doi:10.1016/j.pnpbp.2012.05.002.
13. Schneier FR, Martinez D, Abi-Dargham A, et al. Striatal dopamine D2 receptor availability in OCD with and without comorbid social anxiety disorder: preliminary findings. *Depression Anxiety.* 2008;25(1):1-7. doi: 10.1002/da.20268.
14. Vialou V, Robison AJ, LaPlant QC, et al. [Delta] FosB in brain reward circuits mediates resilience to stress and antidepressant responses. *Nat Neurosci.* 2010;13(6):745-752. doi:10.1038/nn.2551.
15. Hyman SE, Malenka RC, Nestler EJ. Neural mechanisms of addiction: the role of reward-related learning and memory. *Annu Rev Neurosci.* 2006;29:565-598. 10.1146/annurev.neuro.29.051605.113009.
16. McPherson CS, Lawrence AJ. The nuclear transcription factor CREB: involvement in addiction, deletion models and looking forward. *Curr Neuropharmacol.* 2007;5(3):202. doi:10.2174/157015907781695937.
17. Leao RM, Cruz FC, Marin MT, da Silva Planeta C. Stress induces behavioral sensitization, increases nicotine-seeking behavior and leads to a decrease of CREB in the nucleus accumbens. *Pharmacol Biochem Behav.* 2012;101(3):434-442. doi:10.1016/j.pbb.2012.01.025.
18. Kalivas PW, LaLumiere RT, Knackstedt L, Shen H. Glutamate transmission in addiction. *Neuropharmacology.* 2009;56:169-173. doi:10.1016/j.neuropharm.2008.07.011.
19. Voon V, Pessiglione M, Brezing C, et al. Mechanisms underlying dopamine-mediated reward bias in compulsive behaviors. *Neuron.* 2010;65(1):135-142. doi:10.1016/j.neuron.2009.12.027.
20. Frascella J, Potenza MN, Brown LL, Childress AR. Shared brain vulnerabilities open the way for nonsubstance addictions: carving addiction at a new joint?. *Ann N Y Acad Sci.* 2010;1187(1):294-315. doi:10.1111/j.1749-6632.2009.05420.x.
21. Fontenelle LF, Oostermeijer S, Harrison BJ, Pantelis C, Yücel M. Obsessive compulsive disorder, impulse control disorders and drug addiction. *Drugs.* 2011;71(7):827-840. doi:10.2165/11591790-000000000-00000.
22. American Psychiatric Association. *Diagnostic and Statistical Manual of Mental Disorders.* 5th ed. Arlington, VA: American Psychiatric Association; 2013.
23. Besiroglu L, Çetinkaya N, Selvi Y, Atli A. Effects of selective serotonin reuptake inhibitors on thought-action fusion, metacognitions, and thought suppression in obsessive-compulsive disorder. *Compr Psychiatry.* 2011;52(5):556-561. doi:10.1016/j.comppsych.2010.10.003.
24. Sussman S, Black DS. Substitute addiction: a concern for researchers and practitioners. *J Drug Educ.* 2008;38(2):167-180. doi: 10.2190/DE.38.2.e.
25. Agrawal A, Lynskey MT. Are there genetic influences on addiction: evidence from family, adoption and twin studies. *Addiction.* 2008;103(7):1069-1081. doi: 10.1111/j.1360-0443.2008.02213.x.

26. Spanagel R, Vengeliene V. New pharmacological treatment strategies for relapse prevention. *Addiction.* 2013;13:583-609. doi:10.1007/978-3-642-28720-6_205.

27. Lobmaier P, Gossop M, Waal H, Bramness J. The pharmacological treatment of opioid addiction—a clinical perspective. *Eur J Clin Pharmacol.* 2010;66(6):537-545. doi:10.1007/s00228-010-0793-6.

28. Krupitsky E, Nunes EV, Ling W, Illeperuma A, Gastfriend DR, Silverman BL. Injectable extended-release naltrexone for opioid dependence: a double-blind, placebo-controlled, multicentre randomised trial. *Lancet.* 2011;377(9776):1506-1513. doi:10.1016/S0140-6736(11)60358-9.

29. Kleber HD. Methadone maintenance 4 decades later. *JAMA.* 2008;300(19):2303-2305. doi:10.1001/jama.2008.648.

30. Anglin MD, Conner BT, Annon J, Longshore D. Levo-alpha-acetylmethadol (LAAM) versus methadone maintenance: 1-year treatment retention, outcomes and status. *Addiction.* 2007;102(9):1432-1442. doi: 10.1055/s-0028-1083818.

임상검사문제(Clinical Test Questions)

28장에서 30장까지

1. 조아킴은 축구사고 후에 팔신경얼기손상을 입었는데 그는 무감각, 약화와 마비가 오른쪽 아래팔과 손에 나타났다. 조아킴의 의사는 말초신경손상을 평가하고 검사를 했다. 이 검사는 전기적 활동을 감별하기 위해 어떤 특별한 근육에 가는 주사를 삽입하여 검사하는 것이다. 이 검사는 무엇이라 하는가?
   a. 척수강조영상(myelogram)
   b. 뇌파(electroencephalogram)
   c. 근전도(electromyelogram)
   d. 컴퓨터단층촬영(computed tomography)

2. 마테스의 의사는 그가 급성 척수손상으로 응급실에 내원한 후에 이 검사를 지시했다. 이 검사는 연부조직에 감지하기 힘든 전자기장을 감별하기 위해 자석과 무전을 사용한다. 이 검사는 마테오의 손상수준의 높은 해상도를 제공한고 이것은 무엇인가?
   a. 양전자방출촬영(positron emission tomography)
   b. 자기공명영상(magnetic resonance imaging)
   c. 양전자방출 단층촬영(single photon emission tomography)
   d. 컴퓨터단층촬영(computed tomography)

3. 폴리토씨는 중증근무력증을 진단받았다. 이 질병은 특별한 신경전달물질 수용기 부위에서 대항하는 항체를 부적절하게 생산할 때 발생한다. 이 신경전달물질은 신경근육접합부에 저장되고 근육뼈대 움직임을 담당한다. 이 신경전달물질이 억제될 때 근육약화와 피로가 발생한다. 이 신경전달물질을 무엇이라 하는가?
   a. 가바(GABA)
   b. 도파민(dopamine)
   c. 노르에피네프린(norepinephrine)
   d. 아세틸콜린(acetylcholine)

4. 마레로여사는 파킨슨병을 진단받았다. 흑색질과 흑색질연결로(nigrostriatal pathway)부터 이 신경전달물질의 상실이 파킨슨병의 일차적인 원인이고, 움직임 결핍을 야기하고, 종종걸음(festinating gait)과 가면얼굴(masked face)을 유발한다. 이 신경전달물질은?
   a. 도파민(dopamine)
   b. 세로토닌(serotonin)
   c. 노르에피네프린(norepinephrine)
   d. 글루타메이트(glutamate)

5. 아델피는 강박반응성장애와 우울증이 있다. 하나의 주요 신경전달물질은 자고 깸의 주기혼란, 섭식장애, OCD, 우울증과 폭력성과 연관된다:
   a. 노르에피네프린
   b. 세로토닌
   c. 물질 P
   d. 글루타메이트

6. 유해수용성 신경로에 신경전달물질로서의 이 뉴로펩티드 활동은 통증감각의 전이에 침범된다:

a. 글루타메이트
b. 도파민
c. 물질 P
d. 엔돌핀

7. 이전 신경전달물질이 통증감각을 담당하는 반면, 이 신경펩티드는 ____라 부르고 통증의 억제를 담당하고 몸의 자연발생적인 진통제(body's natural painkiller)로 언급되는 것은?

a. 도파민
b. 가바
c. 세로토닌
d. 오피오이드(엔돌핀, 엔케팔린, 다이놀핀)

8. 존슨은 코카인 중독이다. 이 신경전달물질이 뇌의 중간가장자리계통(보상중추)에 수준을 더 높일 때 뇌는 점점 물질을 탐닉, 추구, 갈구하게 된다.

a. 도파민
b. 세로토닌
c. 글루타메이트
d. 가바

9. ____________은 약물이 그런 특별한 물질에 뇌가 덜 반응하도록 할 때 일어난다. 중간가장자리계통의 보상반응이 점차 감소하고 사람은 기쁨을 느끼기 위해 더 많은 물질을 필요로 한다.

a. 내성(tolerance)
b. 프라이밍[priming(기폭제)]
c. 갈구(cravings)
d. 민감화(sensitization)

10. ____________는 금욕의 기간 이후에 물질에 높게 반응하는 것이다. 증가된 보상물질의 재노출하려는 뇌반응이다. 이 현상은 금욕의 기간 후에 재발을 유발하는 기전이다.

a. 내성
b. 프라이밍(기폭제)
c. 갈구
d. 민감화

정답

1. c
2. b
3. d
4. a
5. b
6. c
7. d
8. a
9. a
10. d

31 장

기억의 신경학적 기전

Neurologic Mechanisms of Memory

기억에 관한 초기이론(Early Theories About Memory)

- 20년 전, 기억 이론은 컴퓨터 모델에 기초를 두었다.
- 기억은 저장해 두었다가 필요할 때 의식적으로 빼낼 수 있는 컴퓨터 파일에 비교되었다.
- 오늘날, 기억이 어떻게 작동하는지에 대해 더 잘 알려져 있다. 정보는 실험적 연구와 대뇌손상이 있는 환자 연구를 통해 얻어졌다.

기억은 사실에 기초를 둔 현실의 기록이 아니다.

- 우리들의 기억은 현실의 문학적 기록 또는 수동적(passive)인 것은 아니다. 대신에 우리의 기억들은 시간이 지남에 따라 점점 정확성을 잃고 왜곡되기에 특별한 사건의 재창조이다.
- 예를 들면, 특정사건은 한 가족의 여러 구성원에 있어 다르게 기억된다. 몇 명은 기억을 잊어 버렸으나 다른 사람은 그 사건을 확고하게 기억한다.
- 몇 명은 기억을 잊어 버렸으나 다른 사람은 그 사건을 확고하게 상기한다.
- 사람이 정확하게 한 사건에 있어 모든 항목을 상기하지는 못한다.
- 우리는 자주 일반적인 감각(sense)에서 만들어진 또는 꼭 발생할 것이란 예상에 맞는 것을 상기하나, 실제적 사건의 한 부분이 아닐 수도 있다.
- 최근에 그릇된 기억은 조기 아동학대(childhood abuse)에 문제시되는 쟁점이 되고 있다. 몇 명은 만약 그릇된 기억들이 전혀 일어나지 않았던 사건 기억을 야기하는 심리학적 기술의 부산물이라고 얘기하고 있다.

기억은 뇌 네트워크에 의해 기호화된다.

- 개인의 경험은 다발대뇌 구조물을 포함한 뇌 네트워크에 의해 기호화된다. 혼자 기억 기능을 다루는 단일 해부학적 구조물은 없다.
- PET 스캔으로 연구자는 사람이 특정 사건을 기억하는 동안 뇌 활동을 관찰할 수 있게 되었다.
- 기억은 전에 만나서 형성되어 연결된 뇌 네트워크에 의해 기호화된다.
- 먼저 존재한 구조는 새로운 기억을 어떻게 개인이 기호화하며 저장하는지에 강력한 영향을 미친다. 개인이 무엇을 기억할 것이며 왜 기억할 것인지에 대해 영향을 미친다.
- 강한 정서적 중요성을 갖는 기억은 더 쉽게 기억된다. 아마도 해마와 편도(둘다 가장자리계 정서중추)는 강한 정서적 구성성분을 갖는 장기(long-term) 기억 저장에 있어 중요한 역할을 한다.
- 장기기억이 가진 정서적 중요성은 사건이 개인의 심리적 판단에 기초를 둔 왜곡이 있을 수 있다.
- 인간 기억은 그래서 연상시키는 영향에 의해 변형된다. 기억은 실제적인 스냅샷(snapshots) 또는 비디오 보다는 오히려 실제를 왜곡할 수 있다.

기억의 형태(TYPES OF MEMORY)

단기기억(short-term memory)

• 단기기억(STM)은 1시간이하 전에 발생된 다른 사람과 사건을 기억할 수 있는 능력을 말한다.

• STM은 능력에 의해 제한되거나 다른 주어진 시간에 유지할 수 있는 정보의 양에 의해 제한된다.

• STM은 또한 기간에 의해 제한적인데 항목시간의 길이는 감퇴가 일어나기 전에 유지할 수 있다. 이 시간제한은 많은 연구가들은 개략적으로 초(seconds)라고 간주한다. 임상적으로 환자가 몇 분전 또는 몇 시간전 일어난 사건을 기억할 수 없다면 STM손상이라고 말한다.

작동기억(Working Memory)

• 작동기억은 단기기억(STM)의 하위구성이고 순간적인 인식에 관여한다.

• 작동기억은 또한 획득된 정보의 탐구와 검색의 역할을 감당한다. 우리는 일시적 저장과 정보의 사용에서 작동기억을 사용한다.

장기기억(Long term memory)

• 장기기억(LTM)은 적어도 몇시간 이상 전에 발생된 한 과거, 친근한 다른 사람 그리고 사건을 기억할 수 있는 능력을 말한다.

• LTM은 STM에서 LTM저장까지 항목을 기호화할 수 있는 능력에 의존할 뿐만 아니라 작동기억과정에 의해 순간에서 사용될 수 있는 LTM으로 부터 항목을 탐구하고 검색할 수 있는 능력이다.

최근기억(Recent Memory)

• 최근 기억은 때때로 장기기억의 구성분자로 간주된다. 최근 기억은 몇 시간에서 몇주 이전에 일어난 사건/정보를 회상해낼 수 있는 능력을 말한다.

과거기억(Remote Memory)

• 과거기억은 장기기억의 구성분자로서 먼 과거(예, 몇 년전)에 일어난 사건/ 정보를 회상해 낼 수 있는 능력을 말한다.

미래계획 기억(Prospective Memory)

• 미래계획 기억은 미래에 수행해야 할 사건을 기억하는 능력이다[예, 일차진료의(primary care physician)와 약속한 진료를 기억하는 것].

의미기억(Semantic Memory)

• 의미기억은 사실(사람의 생일, 나라의 수도, 대통령 이름)의 상기이다.

• 의미기억은 단어의 정의와 어떻게 문법의 규칙을 사용하는가를 포함한다.

일화기억(Episode Memory)

• 일화기억은 개인에게 발생하는 중요한 사건(학교의 첫째 날, 웨딩, 출산)이다.

섬광기억(Flashbulb Memory)

• 섬광기억은 일화기억의 한 유형이고 고조된 명료성을 가지고 기억된 높은 감정적사건의 이미지와 감각 경험이다. 많은 사람들이 가진 순간의 섬광기억의 예로는 케네디대통령 암살사건, 첫 번째 달 착륙, 9/11이다.

절차적기억(Procedural memory)

• 절차적기억은 특정과제에서 관련된 단계(step)의 회상이다[예를 들면, 손목의 고크업스프린트(cock-up splint)제작하는 단계를 아는 것이나 구멍난 타이어를 바꾸어 끼우는 단계를 아는 것].

외현기억(Explicit Memory)

- 외현기억은 정보의 의식적, 의지적 회상을 포함한다.
- 기억의 이런 유형은 하루를 통해 얻어진 정보의 노력이 필요한 회상(recollection)이 요구된다(예를 들면, 친숙하지 않은 요리의 단계를 기억하거나 새로운 직업장소로 운전해가는 방향을 기억하는 것).
- 외현기억은 개인이 그 또는 그녀가 의식적으로 무엇을 얻었는지를 아는 지식이다(예를 들면, 피아니스트는 피아노에 익숙하기 위해 강도 높은 훈련을 받아야 한다는 것을 안다).

암묵기억(Imlicit memory)

- 암묵기억(내현기억)은 현재 순간에 어떤 과제를 완성하기 위해 이전에 배운 정보의 무의식, 무의지적 회상을 포함한다.
- 암묵기억은 지난 경험의 의식적 인지 없이 과제수행에 이전에 학습된 정보가 돕는다(농구기술의 숙달은 축구를 처음 할때도 수행에 도움이 될 수도 있다).
- 암묵기억은 그 또는 그녀가 의지적으로 무엇을 얻었는지를 알지 못하는 지식이다. 예를 들면, 건망증이 있는 사람은 피아노를 어떻게 치는가에 대해 어떻게 얻었는지에 대해 의식적으로 알지 못한다. 그러나 피아노 의자에 앉았을 때 유창하게 칠 수 있다.

근원기억(Source Memory)

- 근원기억은 어떻게 정보를 배웠는지의 상기이다. 예를 들면, 해부학자는 특정 해부수업에 어깨 관절에 관해 특정정보를 배웠다는 것을 상기할 것이다.
- 자주 사람은 사실을 기억하나 어떻게 그 사실을 배웠는가를 상기할 수는 없다. 한 예는 변호사의 법정증언의 리허설이다. 변호사가 증인을 과하게 리허설하면, 증인은 실제적으로 관찰한 사건정보와 리허설한 정보를 혼돈할 것이다.

지각적 기억(Perceptual Memory)

- 기억은 또한 감각과 지각에 의해 분류될 수 있다.

시각기억(Visual Memory)

- 시각기억은 그들의 고유한 시각적 특성을 회상함으로써 물건과 사람을 정확하게 구분할 수 있는 능력을 말한다.

후각기억(Olfactory Memory)

- 후각기억은 그들의 고유한 후각적 특성을 회상함으로써 생물과 무생물을 정확하게 구분할 수 있는 능력을 말한다.

미각기억(Gustatory Memory)

- 미각기억은 그들의 고유한 미각적 특성을 회상함으로써 물체를 정확하게 구분할 수 있는 능력을 말한다.

몸감각기억(Somatosensory Memory)

- 몸감각기억은 그들의 고유한 체성 감각적 특성을 회상함으로써 생물과 무생물을 정확하게 구분할 수 있는 능력을 말한다.

청각기억(Auditory Memory)

- 청각기억은 그들의 고유한 청각적 특성을 회상함으로써 물건, 동물 그리고 사람을 정확하게 구분할 수 있는 능력을 말한다.

분야기억과 관찰자 기억(Field Memories vs Observer Memories)

- 분야와 관찰자 기억은 기억되는 사건에 대한 개인 자신의 전망이다.

분야기억(Field Memories)

- 분야기억에 있어, 개인은 기억에서 그들 자신을 보지 않는다. 기억은 그 또는 그녀의 눈을 통해 봄으로써 기억된다.

관찰자 기억(Observer Memories)

- 관찰자 기억에 있어, 개인은 그 자신의 이미지를 기억된 사건으로 연합한다. 개인은 사건의 원래 관점(perspective)이 분야관점에서부터 보기 때문에 원래 배경이 변화된다. 개인은 이제 기억된 사건안에서 그 자신 또는 그녀 자신을 시각화할 수 있다.

분야와 관찰자 기억은 시간의 요인이다.

- 더 최근기억은 분야관점에서 기억되며, 오래된 기억은 관찰자 관점에서 기억된다.
- 이는 시간 현상이다. 개인의 시간이 지나감에 따라 기억되는 사건으로 개인자신을 일체화하는 경향이 있다.

기억상실증(Amnesia)

역행성 기억상실증(Retrograde Amnesia)

- 역행성 기억상실증은 뇌손상에 있어 당연한 결과이다.
- 이 유형은 개인 전체 과거 기억상실이 있으며, 이 상실은 손상 또는 외상후에 발생한다.
- 개인의 과거 기억은 손상 후 어떤시점에 회복한다.
- LTM은 자주 뇌손상에서 회복함에 따라 환자에게 돌아온다. 이것은 삶을 통해 노인(70평생)이 될 때까지 해마에서 일어나는 신경발생(새로운 뇌세포의 발생) 때문이다.
- 개인의 의식 상실을 가져온 사고나 외상후 만약 역행성 기억상실증이 발생하면 그 사고를 대부분 절대 기억하지 못할 것이다. 이 현상은 사건에 대한 기억이 개인의 기억상실 전에 단기기억에서 장기기억으로 전이되지 못했기 때문이라는 설이 있다.
- 역행성 기억상실에서 침범된 신경영역은 해마, 사이뇌와 관자엽이다: STM에서 LTM저장까지 정보의 기호화가 침범된 모든 조직들.

진행성 기억상실증(Anterograde Amnesia)

- 진행성 기억상실증은 뇌 손상사고후에 발생(손상 또는 질병과정 후에)하는데 이는 사람이 정상적으로 남아있는 개인의 지난 기억을 통해 날마다 발생하는 기억을 기억할 수 없게 되는 것이다.
- 진행성 기억상실증은 기호화하는 과정의 장애이다(단기기억에서 장기기억 저장으로 전이 할 수 없다). 사실상 개인이 어떤 새로운 장기기억으로 발전시킬 수 없다.
- 손상의 신경학적 영역에는 해마, 사이뇌 그리고 관자엽이 포함된다. 또한 STM에서 LTM저장의 기호화에서 기능과 이런 신경조직에서 이마겉질과 연결하는 경로가 손상받았다.

일시적 완전 기억상실증(Transient Global Amnesia)

- 일시적 완전 기억상실증(TGA)은 자신의 과거 기억을 잃고 매일 매일 일어나는 현재의 일들도 기억할 수 없는 것을 말한다.
- TGA환자는 점차 다른 인지손상을 보이고 대개 청명하고 의식이 또렷하다(lucid).
- 그들은 의식의 지난 몇 초를 연상할 수 있고 그들의 이름과 가족구성원같이 아주 깊게 각인된 개인정보를

연상할 수 있다.

- TGA발병은 빠르고 명확한 신경학적 손상은 나타나지 않고(외상성뇌손상 또는 뇌졸중 같은) 대개 24시간 또는 그 이하에서 청명해진다.
- TGA의 병인이 명확하지 않다고 할지라도 연구가들은 가능성 원인들을 간질발병(epileptic event), 편두통전조증상(migraine–like aura), 또는 어떤 특정 뇌영역에 산소 공급된 혈액폐색이 빠르게 진행되기 때문이라고 주장한다.
- 가능한 심리학적 원인에는 높은 걱정 수준과/또는 우울증과 외상이다.

기호화 과정(THE ENCODING PROCESS)

- 기호화 과정은 회상될 수 있는 저장된 기억으로 뇌가 사건을 전환하는 실제적 단계이다.
- STM은 단지 기호화하여 저장되지 않는 한 몇 초 동안 지속된다.
- 정보 기호화는 STM에서 LTM 저장까지 이동하는 것이다. 이것은 또한 이미 학습된 정보와 연결된 새로운 정보와 연관시킨다.
- 기호화 과정은 저장된 정보를 상기시키기 위해 쉽게 접근할 수 있는 신경적 회로를 형성할 수 있다. 달리 말하면 새롭게 학습된 정보는 회상되어질 수 없다.
- STM의 하위구성분자로서 작동기억이라 불리는데 정보를 상기시킬 수 있다. 작동기억은 이마앞엽 겉기능과 순간 대 순간 의식의 구성이다. 작동기억은 역시 오래된 정보의 찾기와 복구 역할을 한다.
- LTM은 뇌의 기록장치(brain's archival system)이다. 연구가들이 단지 이해하기 시작하는 해마체와 다른 겉질 영역의 기능이다.

어떻게 정보가 저장되는가?

- 물체에 관한 기억은 조각들이 단편화되고 뇌의 다른 영역에 저장된다.
- 예: 연장도구 이름의 저장은 중앙 관자엽과 왼쪽 운동앞영역의 기능이다.
  - 인간은 도구가 만드는 소리와 관련하여 도구에 이름을 붙였다. 이는 청각과 관자엽의 기능이다.
  - 인간은 역시 작용에 의해 도구에 이름을 붙였다. 이는 운동앞부위 기능이다.
- 동물이름의 저장은 중앙 뒤통수엽의 주요 기능이다.
  - 인간은 동물의 모습으로 동물을 분류하고 있다(뒤통수엽의 기능).
  - 인간은 동물이 만드는 소리로 동물을 분류하고 있다(관자엽의 기능).
  - 동물 터치에 느끼는 것은 마루엽의 기능이다.
  - 동물의 움직임 특징에 대한 저장은 운동앞영역의 기능처럼 보인다.
- 환자가 동작에 이름을 붙이는 것이 어려울 때(예: 수영, 운전), 이는 이마앞엽 손상을 뜻한다. 이마앞엽은 동작이 진행되어 운동계획이 저장되는 곳이다.

영속적인 기억의 확립(Establishing a Durable Memory)

- 들어오는 정보는 기억 저장에 이미 존재한 의미있는 지식과 연관함으로써 철저하게 또는 깊게 기호화되어야 한다.
- 인간 기억계통은 가장 정서적 중요성이 무엇인지와 가장 중요한 것은 무엇인지를 기억하려 하기 때문에 만들어진다(built).
- 편도와 해마는 정서적 중요성을 갖는 기호화 기억(encoding memories)에 중요한 역할을 한다.

이마엽의 기억기능(Frontal Lobe Memory Functions)

- 이마앞엽은 단기기억의 장소이고 다음과 같은 넓은 기능을 담당한다:
  - 순간 대 순간 의식
  - 단기기억에서 장기기억 저장까지 기호화
  - 획득된 정보를 탐구하고 상기시키기
  - 정보의 근원을 회상하기
- 운동앞영역은 사물과 사람의 운동활동과 연관된 정보를 특별하게 저장한다.

마루, 뒤통수 및 관자엽의 기억기능

- 마루, 뒤통수 및 관자엽은 사물과 사람의 다양한 속성의 저장에 참여한다.
- 예를 들면, 이마엽은 사물이나 사람의 몸 감각과 시공간적 특성에 관한 정보를 저장한다. 뒤통수엽은 사물이나 사람의 시각적 특성에 관한 정보를 저장한다.
- 관자엽은 사물이나 사람의 청각적 특성에 관한 정보를 저장한다.

해마와 편도체

- 해마와 편도체는 정서적 중요성을 가진 장기기억(LTMs)의 저장과 관문을 담당한다.
- 어떤 연구가들은 이런 구조물의 병리는 외상사건의 이미지가 멈추어지지 않는 외상후 스트레스 장애의 증상을 보일지도 모른다고 제안한다.
- 연구가들은 또한 편도체가 억압되었던 특별한 장기기억의 회상을 막는 통로로서 활동한다고 주장한다.

기호화의 연상기억장치(ENCODING AND MNEMONIC DEVICES)

- 연상기억장치는 학습을 촉진하고 학습된 자료의 회상시키는 기술이다.
- 기호화는 보관자료에서 새롭게 학습되거나 경험된 정보를 첨부함으로써 STM에서 LTM저장으로 이동과정이다.

장소방법(Method of Loci)

- 장소방법은 자신의 집의 시각적 지도를 창조하는 연상기억장치이다.
- 예를들면, 소다, 감자칩과 비누를 사는 것을 기억하려면, 방의 부엌바닥에 소다를 엎지르며, 감자칩이 침대위에 흐트러져 있으며, 목욕탕이 비눗방울로 가득차있게 하여 시각화한다.
- 가게에서, 각기 방에서 보았던 것을 회상하고 자신의 집 주위를 정신적 산책(mental walk)하면서 물건을 살 것이다.
- 시각적 이미지 창출과 정신적 위치화로 연결하는 인지적 행동은 깊고 정교한 기호화(Deep Elaborative Encoding) 형태이다.

두문자어(Acronyms)

- 두문자어는 의미있는 문장의 형태에서 획득되어지는 각 단어의 첫 음절에 관한 기억장치의 다른 형태이다.
- 예를 들면, 총 두문자어는 생물계의 분류(계, 문, 강, 목,과, 속, 종)는 "필립 왕은 맛난 스파케티를 먹기 위해 왔다"
- 행성의 순서를 기억하기 위한 일반적인 두문자어(수성, 금성, 지구, 화성, 목성, 토성, 천왕성, 해왕성, 명왕성)는 "낭비벽이 심한 엄마인 마리는 90마리의 앵무새를 우리에게 팔았다"
- 학생이 뇌신경과 뼈를 기억하는데 사용하는 두문자어가 있다.

운율(Rhymes)

- 운율은 학습과 기억을 촉진시키는 기억장치의 다른 형태이다.
- 각 달의 날수를 기억하기 위한 가장 친숙한 운율적 방법은 학습과 기억을 촉진하기 위해 사용하는 운율의 효율성은 다음과 같다: "9,4,6,11월은 30일, 그리고 나머지는 31일. 2월은 28일. 4년에 한번씩은 29일에 끝난다"

이마엽 부위 손상과 기호화 문제 (Damage to Frontal Lobe Regions and Encoding Problems)

- 이마앞 겉질은 깊고 정교한 부호화에 중요한 역할을 담당한다.
- 이마엽 부위에 계속적인 손상이 있는 환자는 자주 기호화 문제를 갖고 있다. 즉, 그들은 STM에서부터 LTM저장까지 정보를 움직일 수 없다.
- 그런 환자는 STM상태가 되는 새로운 정보를 조직화하고 분류화하는 것에 실패한다. 그들은 저장하고 재생하기 위해 비슷한 획득된 정보를 가진 새로운(novel)정보를 연합시키는 것을 어려워한다.
- 문제는 LTM저장보다 작업기억의 과정에 있다. 이마엽에 손상에 먼저 LTM이 쉽게 회복된다. 이것은 이마엽손상환자는 24시간 안에 일어난 사건은 기억할 수 없는 반면 그들의 과거에 일어난 사건은 회상할 수 있는데 STM에서 LTM 저장까지 더 이상 사건을 이동할 수 없고 더 이상 LTM이 될 수 없기 때문이다.
- 뇌손상에서 신경조직발생(neurogenesis)과정 때문에 LTM은 여전히 정상으로 남아 있다. 신경발생은 새로운 뇌세포의 발생이다. 연구가들은 신경발생은 전생애를 통해 해마(LTM의 자리)에서 일어난다고 주장한다.
- 해마영역은 사람이 새로운 사건을 기호화할 때 활성화된다.
- 그 자극이 이미 연관된 자극인지, 새로운 자극인지를 결정하기 위해 뇌는 해마를 활성화시킨다.
- 관련이 발견(또는 없을 때) 된다면, 이마앞겉질은 새 자극을 기호화하기 위한 준비를 할 것이다.
- 이마엽손상환자는 새로운 기억을 기호화하는 능력을 상실한다.

복원기억(Reconstructions of Memory)

- 뇌는 재생과정 retrieval process 동안 구축 활동을 한다.
- 이론가들은 기억심상(engrams)(또는 단순신경로)은 각각 저장된 기억을 위해 존재한다. 오늘날 연구가들은 지난 기억의 구축은 신경학적 경로와 구조의 연속(series)이라고 이해하고 있다.
- 복원기억은 많은 해부학적 원인제공자인 여러개 뇌부위로부터 정보의 일시적 구성이다.
- 우리가 우리의 기억을 조각 그림 맞추기(Jigsaw puzzle)같은 유사한 방식으로 복원한다. 퍼즐의 조각은 사건을 충분히 기억할수 있을 때까지 복원된다. 기억의 파편들은 마치 퍼즐의 조각을 잃어버린 것처럼 버려질지도 모른다. 다른 조각들이 동일한 기억으로부터 부정확하게 빌려져 올지도 모르도 우리가 회상하려고 시도하려고 할 때 혼돈될 수도 있다.
- 기억이 복원에서, 뇌의 지각영역은 시각과 연관되고 뒤 다중연합영역(수렴지역)과 통합된 청각과도 연관된다.
- 뒤 다중연합영역은 서로의 감각부위 그리고 전에 존재한 지식을 결합시키는 코드를 갖고 있다.
- 가장자리연합영역은 획득된 정보와 감각파편을 묶는 코드가 포함된다.
- 연구자들은 가장자리와 뒤다중 연합영역은 분리된 겉질영역에서 저장된 정보의 위치를 지적하는 인덱스(목록)유형이 포함된다고 주장한다.

- 목록은 기억이 겉질부위 사이의 직접적인 연결에 의해 서로 연결될 수 있을 때까지 사건을 서로 포함하는 시각, 청각 및 생각을 추적하는데 필요시 된다. 목록은 그리고 나서 특정한 사건을 상기하는데 더 이상 필요하지 않다.

강화프로세스(The Consolidation Process)

- 강화는 회상되고 획득된 정보를 효율적으로 검색할 수 있는 신경학적 네트워크를 안정적이고 강하게 형성하는 과정이다.
- LTM에서 강화는 사람들이 그들의 과거경험에 관해 얘기하며 생각하기 때문에 발생한다.
- 기억이 오래될수록 그런 과거사건 리허설에 대한 기회가 더 커진다.
- 과거 경험에 관한 생각과 얘기는 겉질 저장 영역사이에 직접연결을 증진시킨다.
- 경험이 반복적으로 회복하면서 강화되면 더 이상 다중연합영역에 의존하지 않는 목록(index)역할을 하게 될 것이다.
- 잠은 역시 강화프로세스에서 중요한 역할[특히, 빠른 눈 움직임: Rapid Eye Movement(REM)]을 한다.
- 자는 동안 해마체는 궁극적으로 저장될 새로운 경험을 겉질부위로 최근 경험을 되돌려 보내는 역할을 한다.

시간 경과와 기억 감퇴(The Passage of Time and Decreasing Memory)

- 시간이 지나감에 따라 인간은 이전 것을 회상하는데 방해되는 새로운 경험을 기호화하고 저장한다.
- 사건발생 1년후에 어떤 실마리와 더불어 쉽게 접근될 수 있다.
- 더 많은 시간이 흘러 기억이 흐려질 때, 특정하게 사건을 기억하는 실마리 범위가 점차적으로 좁아진다.
- 이는 인간이 갑자기 그리고 뜻밖에 잊어버린 기억을 기억할 때, 이것은 빛바랜 기억을 쉽게 끌어낼 수 있는 회상 실마리가 우연히 발견되었기 때문이다.

REFERENCES

1. Schacter DL, Guerin SA, Jacques PLS. Memory distortion: an adaptive perspective. *Trends Cogn Sci.* 2011;15(10):467-474. doi:10.1016/j.tics.2011.08.004.
2. Ramirez S, Liu X, Lin PA, et al. Creating a false memory in the hippocampus. *Science.* 2013;341(6144):387-391. doi:10.1126/science.1239073.
3. Roozendaal B, McGaugh JL. Memory modulation. *Behav Neurosci.* 2011;125(6):797-824. doi.org/10.1037/a0026187.
4. Kamiński J, Brzezicka A, Wróbel A. Short-term memory capacity (7±2) predicted by theta to gamma cycle length ratio. *Neurobiol Learn Mem.* 2011;95(1):19-23. doi:10.1016/j.nlm.2010.10.001.
5. Baddeley A. Working memory. *Curr Biol.* 2010;20(4):R136-R140. doi:10.1016/j.cub.2009.12.014.
6. Konkle T, Brady TF, Alvarez GA, Oliva A. Scene memory is more detailed than you think: the role of categories in visual long-term memory. *Psychol Sci.* 2010;21(11):1551-1556. doi:10.1177/0956797610385359.
7. Schacter DL, Addis DR, Hassabis D, Martin VC, Spreng RN, Szpunar KK. The future of memory: remembering, imagining, and the brain. *Neuron.* 2012;76(4):677-694. doi:10.1016/j.neuron.2012.11.001.
8. Schacter DL, Addis DR, Buckner RL. Remembering the past to imagine the future: the prospective brain. *Nat Rev Neurosci.* 2007;8(9):657-661. doi:10.1038/nrn2213.
9. Binder JR, Desai RH. The neurobiology of semantic memory. *Trends Cogn Sci.* 2011;15(11):527-536. doi:10.1016/j.tics.2011.10.001.
10. Chadwick MJ, Hassabis D, Weiskopf N, Maguire EA. Decoding individual episodic memory traces in the human hippocampus. *Curr Biol.* 2010;20(6):544-547. doi:10.1016/j.cub.2010.01.053.
11. Lanciano T, Curci A, Mastandrea S, Sartori G. Do automatic mental associations detect a flashbulb memory? *Memory.* 2013;21(4):482-493. doi:10.1080/09658211.2012.740050.
12. Lum J, Kidd E, Davis S, Conti-Ramsden G. Longitudinal study of declarative and procedural memory in primary school-aged children. *Aust J Psychol.* 2010;62(3):139-148. doi:10.1080/00049530903150547.
13. Kantak SS, Mummidisetty CK, Stinear JW. Primary motor and premotor cortex in implicit sequence learning—evidence for competition between implicit and explicit human motor memory systems. *Eur J Neurosci.* 2012;36(5):2710-2715. doi:10.1111/j.1460-9568.2012.08175.x.
14. Duarte A, Henson RN, Graham KS. Stimulus content and the neural correlates of source memory. *Brain Res.* 2011;1373:110-123. doi:10.1016/j.brainres.2010.11.086.
15. Brady TF, Konkle T, Alvarez GA. A review of visual memory capacity: beyond individual items and toward structured representations. *J Vision.* 2011;11(5):4. doi:10.1167/11.5.4.
16. Sultan S, Mandairon N, Kermen F, Garcia S, Sacquet J, Didier A. Learning-dependent neurogenesis in the olfactory bulb determines long-term olfactory memory. *J Fed Am Soc Exper Biol.* 2010;24(7):2355-2363. doi:10.1096/fj.09-151456.
17. Miranda MI. Taste and odor recognition memory: the emotional flavor of life. *Rev Neurosci.* 2012;23(5-6):481-499. doi:10.1515/revneuro-2012-0064.
18. Haegens S, Osipova D, Oostenveld R, Jensen O. Somatosensory working memory performance in humans depends on both engagement and disengagement of regions in a distributed network. *Hum Brain Mapp.* 2010;31(1):26-35. doi:10.1002/hbm.20842.
19. Cohen MA, Evans KK, Horowitz TS, Wolfe JM. Auditory and visual memory in musicians and nonmusicians. *Psychon Bull Rev.* 2011;18(3):586-591. doi:10.3758/s13423-011-0074-0.
20. Sutton J. Observer perspective and a centred memory: some puzzles about point of view in personal memory. *Philos Stud.* 2010;148(1):27-37. doi:10.1007/s11098-010-9498-z.
21. McCarthy RA, Pengas G. Transient retrograde amnesia: a focal and selective (but temporary) loss of memory for autobiographical events. *Cortex.* 2015;64:426-428. doi:10.1016/j.cortex.2014.12.012.
22. Aggleton JP. Understanding anterograde amnesia: disconnections and hidden lesions. *Q J Exper Psychol.* 2008;61(10):1441-1471. doi:10.1080/17470210802215335.
23. Bartsch T, Deuschl G. Transient global amnesia: functional anatomy and clinical implications. *Lancet Neurol.* 2010;9(2):205-214. doi:10.1016/S1474-4422(09)70344-8.
24. Murty VP, Ritchey M, Adcock RA, LaBar KS. fMRI studies of successful emotional memory encoding: a quantitative meta-analysis. *Neuropsychologia.* 2010;48(12):3459-3469. doi:10.1016/j.neuropsychologia.2010.07.030.
25. Schacter DL. *Searching for Memory: The Brain, the Mind, and the Past.* New York, NY: Basic Books; 2008.
26. Nadel L, Samsonovich A, Ryan L, Moscovitch M. Multiple trace theory of human memory: computational, neuroimaging, and neuropsychological results. *Hippocampus.* 2000;10(4):352-368. doi: 10.1002/1098-1063(2000).
27. Phelps EA. Human emotion and memory: interactions of the amygdala and hippocampal complex. *Curr Opin Neurobiol.* 2004;14(2):198-202. doi:10.1016/j.conb.2004.03.015.
28. Warden MR, Miller EK. Task-dependent changes in short-term memory in the prefrontal cortex. *J Neurosci.* 2010;30(47):15801-15810. doi: 10.1523/JNEUROSCI.1569-10.2010.

29. Olson IR, Berryhill M. Some surprising findings on the involvement of the parietal lobe in human memory. *Neurobiol Learn Mem*. 2009;91(2):155-165. doi:10.1016/j.nlm.2008.09.006.
30. Harrison SA, Tong F. Decoding reveals the contents of visual working memory in early visual areas. *Nature*. 2009;458(7238):632-635. doi:10.1038/nature07832.
31. Wixted JT, Squire LR. The medial temporal lobe and the attributes of memory. *Trends Cogn Sci*. 2011;15(5):210-217. doi:10.1016/j.tics.2011.03.005.
32. Roozendaal B, McEwen BS, Chattarji S. Stress, memory and the amygdala. *Nat Rev Neurosci*. 2009;10(6):423-433. doi:10.1038/nrn2651.
33. Dalgleish T, Navrady L, Bird E, Hill E, Dunn BD, Golden AM. Method-of-loci as a mnemonic device to facilitate access to self-affirming personal memories for individuals with depression [published online February 12, 2013]. *Clin Psychol Sci*. doi:10.1177/2167702612468111.
34. Izura C, Playfoot D. A normative study of acronyms and acronym naming. *Behav Res Meth*. 2012;44(3):862-889. doi:10.3758/s13428-011-0175-8.
35. Taconnat L, Baudouin A, Fay S, et al. Aging and implementation of encoding strategies in the generation of rhymes: the role of executive functions. *Neuropsychology*. 2006;20(6):658. doi:10.1037/0894-4105.20.6.658.
36. Blumenfeld RS, Ranganath C. Prefrontal cortex and long-term memory encoding: an integrative review of findings from neuropsychology and neuroimaging. *Neuroscientist*. 2007;13(3):280-291. doi: 10.1177/1073858407299290.
37. Deng W, Aimone JB, Gage FH. New neurons and new memories: how does adult hippocampal neurogenesis affect learning and memory? *Nat Rev Neurosci*. 2010;11(5):339-350. doi:10.1038/nrn2822.
38. Hassabis D, Maguire EA. The construction system of the brain. *Phil Transact R Soc B Biol Sci*. 2009;364(1521):1263-1271. doi:10.1098/rstb.2008.0296.
39. Klingberg T. Training and plasticity of working memory. *Trends Cogn Sci*. 2010;14(7):317-324. doi:10.1016/j.tics.2010.05.002.
40. Fogel SM, Smith CT. The function of the sleep spindle: A physiological index of intelligence and a mechanism for sleep-dependent memory consolidation. *Neurosci Biobehav Rev*. 2011;35(5):1154-1165. doi:10.1016/j.neubiorev.2010.12.003.
41. Inda MC, Muravieva EV, Alberini CM. Memory retrieval and the passage of time: from reconsolidation and strengthening to extinction. *J Neurosci*. 2011;31(5):1635-1643. doi:10.1523/JNEUROSCI.4736-10.2011.

32장

정서의 신경학적 기질

The Neurologic Substrates of Emotion

- 뇌가 감정을 어떻게 처리하는지에 대한 최근 연구는 기능자기공명영상법 functional magnetic resonance imaging(fMRI)과 양전자단층촬영 positron emission tomography(PET) scans에 의해 최근 몇 년간 발전해오고 있다. 영상스캔(Imaging scans)은 사람이 특정한 감정을 경험할 때 어느 뇌영역이 활성화되는지를 연구가들이 확인할 수 있게 한다.
- 기억과 같은, 연구가들은 감정은 단지 하나의 대뇌계통(넓게 가장자리계통)에 의해 처리된다고 믿어왔다. 오늘날의 연구가들은 감정은 다양한 대뇌네트워크에 의해 처리된다고 믿고 있다.

감정에 관련된 주요 신경해부학적 구조 (Major Neuroanatomical Structures Involved in Emotion)

- 감정처리에 관련된 주요 해부학적 구조들은 다음과 같다:
  - 이마앞겉질(prefrontal cortex, 왼쪽과 오른쪽 반구 양쪽에서)
  - 가장자리계통(편도, 해마, 그리고 띠이랑을 포함)
- 감정처리에서 이차적 구조물에 포함되는 것은:
  - 시상(thalamus)
  - 앞섬영역(관자엽의, anterior insular region)
  - 투명사이막(septum pellucidum)

정서에 있어 왼쪽 · 오른쪽 반구의 역할 (Role of the Left vs the Right Hemisphere in Emotion)

- 왼쪽 · 오른쪽 반구는 정서처리에 있어 다른 역할을 갖는다.
- 양쪽 대뇌반구는 상호교차조절관계(마치 상호억제처럼, mutual cross-modulatory relationship)활동을 하는데 이는 각 대뇌반구가 다른 사람의 본능적 감정반응을 체크하는 것을 유지하는 것과 같다.
- 두 반구는 정서의 다른 종류과정을 위해 특수화되어 있다(마치 인지, 감각, 지각 및 운동기술에 특수화되어 있는 것처럼).

왼쪽 · 오른쪽 반구의 이마앞영역 (Prefrontal Areas of the Left vs the Right Hemisphere)

- 영상스캔은 왼쪽 이마앞영역의 활성화는 긍정적(positive) 정서와 행복감각과 관련 있다는 것을 보여준다.
- 오른쪽 이마앞영역은 활동은 초조, 신경질적, 고통, 불안, 슬픔과 우울의 정서와 관련된다.
- 반복 경두개자기자극(repeated transcranial magnetic stimulation, rTMS)을 통한 왼쪽 이마앞영역의 자극은 자신의

기분을 향상시키는 것으로 나타난다.

- rTMS에 의한 오른쪽 이마앞영역의 자극은 대상자의 기분을 슬프게 한다.

오른쪽 · 왼쪽 반구는 부정적과 긍정적 정서로 나뉜다
(Right and Left Hemispheres May Divide Negative and Positive Emotions)

- 양전자방출단층촬영술 (single photon emission computed tomography scans, SPECT)을 이용하여 오른쪽 이마앞엽의 증가된 전기적 활성화는 슬픔, 우울 및 불안의 감정을 나타낸다.
- 행복과 즐거움의 정서적 상태는 SPECT를 이용한 왼쪽 이마앞엽의 전기적 활성화를 증가시킬 때 나타난다.
- 아이를 엄마와 떼어놓을 때 아이의 고통은 오른쪽 이마앞엽에 증가된 활성화를 보인다. 그들 자신을 비관론자라고 정하는 사람은 역시 오른쪽 이마앞엽의 증가된 활성화를 보인다.
- 전에 우울하였던 사람(그러나 현재 우울증을 보이지 않음)는 전혀 우울증을 경험하지 않았던 사람과 비교할 때 감소된 왼쪽 이마앞엽 활동을 보인다. 이 발견은 크래머의 우울증점화이론(Kramer's Kindling Theory of Depression)을 지지한다– 각각 우울한 일화는 뇌의 구조와 화학적 균형에 영구적인 변화를 야기한다. 그런 변화는 우울적인 일화의 재현을 일으키는 경향이 있다.

뇌손상 부위와 관련된 두 가지 증후군
(Two Syndromes Related to the Site of Brain Injury)

왼쪽 이마앞엽손상(left pre frontal lobe damage)

- 왼쪽 반구에 손상이 일어나면 정상인 오른쪽 대뇌반구에서 정서조절의 통제를 담당한다.
- 왼쪽 뇌 손상은 낙담과 우울에 대한 오른쪽 대뇌반구의 성향을 유리시킨다.
- 왼쪽 이마엽손상 환자는 정서적으로 충동적, 우울하며 낙담적이다. 이것을 때때로 파국반응(catastrophic reaction)이라 부른다. 파국반응은 뇌손상 급성기동안 나타나는 경향이 있다.

오른쪽 이마앞엽손상(right prefrontal lobe damage)

- 오른쪽 이마앞엽손상 환자는 그들의 손상에 무관심하다(질병실인증, anosognosia라고 불림). 환자는 이상행복감(euphoria)과 안녕(well-being) 상태를 표현한다.
- 이것은 오른쪽 대뇌반구손상은 왼쪽 대뇌반구가 감정조절 통제를 담당하도록 하기 때문이다.
- 왼쪽 대뇌반구는 낙관주의와 행복(well-being)경험에 대한 내적 정서요소를 가지고 있다.
- 장애의 낙관적인 거부와 손상된 지절의 무시는 오른쪽 뇌손상의 급성기에 임상적으로 관찰된다.

왼쪽 반구는 양쪽 반구의 정서적 반응을 조절한다.
(Left Hemisphere Regulates the Emotional Response of Both Hemispheres)

- 왼쪽 반구에 병적손상이 없을 때에는 왼쪽 반구가 양쪽반구의 정서적 반응을 조절하는 것처럼 보인다.
- 양쪽 반구손상이 있을 때에는 환자가 우울하게 되는 경향이 있다(한쪽 왼쪽 반구 손상에서처럼).
- 양쪽 반구손상에서, 그것은 마치 오른쪽 반구손상이 발생하지 않았어도 같이 공존하는 것처럼 보인다. 왼쪽 반구는 오른쪽 뇌의 부정적 정서반응을 완화시킬 수 없고 환자는 점점 우울해지는 경향이 있다.
- 왼쪽 반구는 개인의 정서적 평정 균형에 역할을 할지도 모르기에 그래서 정상적인 상황에서 오른쪽 뇌의 경향은 우울증을 감당하지 않는다.

- 만성적 우울증 환자는 왼쪽 뇌의 능력(오른쪽 뇌의 정서적 부정정서를 완화할 수 있는)이 각각의 우울에피소드마다 점점 감소하게 된다.

치료적 중요성(THERAPEUTIC SIGNIFICANCE)

- 만약 우울환자가 오른쪽 대뇌반구에 높은 활성화를 보이면 왼쪽 뇌기능을 자극하는 활동을 제공하면 기분이 좋아질지도 모른다.
- 이것은 우울환자에 인지치료의 효율성을 나타낸다. 연구에서는 약물치료를 고려한 인지치료는 오로지 약물치료만 했을 때 보다 더 효과적이라고 밝혀졌다.
- 그들의 사고패턴이 어떤지를 결정하고 그들의 인지 사고방식을 평가하는 인지치료는 실화에 근거한 것이다. 만약 자신의 사고패턴이 비현실적 근거인지를 발견한다면 치료사는 환자의 사고방식을 변경한다. 이런 활동은 왼쪽 인지기능을 필요로 한다.
- 작업치료는 우울환자에게 제공하는 왼쪽 뇌기능 자극 활동은 우울증을 위해 효과적인 치료이다(만약 약물치료와 병행했을 때).
- 또한 일중독(workaholism)도 왼쪽뇌기능을 자극함으로써 같은 효과를 볼 수 있다. 일중독자들은 근본적인 우울증을 자가 중재하기 위해 일을 하는 것인지도 모른다.

눈확 이마 대 뒤가쪽 이마엽병변(ORBITOFRONTAL VS DORSOLATERAL FRONTAL LOBE LESIONS)

- 뇌손상/질병의 부위에 연관된 두 가지 정서적 증상이 있다.

눈확 이마엽병변(orbitofrontal lobe lesions)

- 눈확 이마엽병변이 있는 환자는 충동적이고 탈억제(disinhibition)를 보인다.
- 눈확 이마부위는 뇌의 집행기능(executive functions)을 중재한다. 눈확 이마부위가 병변을 입을 때 집행기능은 손상되기 시작한다.
- 환자는 부족한 판단력, 위험한 행동, 야단법석 및 사회적으로 부적절한 행동을 한다.
- 환자는 더 쉽게 짜증을 내고, 불안해하고, 공격적이고 그리고 화를 낼지도 모른다.

뒤가쪽 이마엽병변(dorsolateral frontal lobe lesions)

- 뒤가쪽 이마엽손상된 환자는 감소된 추진력(drive) 및 동기부여(motivation), 무기력 그리고 생기 없는 감정을 보인다.
- 그런 환자는 드물게 활동을 시작하거나 감정을 나타낸다. 마치 그들의 정서적 중추가 무디어져 간다.

정서에 있어 편도 역할(THE AMYDLA'S ROLE IN EMOTION)

- 편도는 정서처리에 있어 여러 가지 역할이 있다.
- 편도는 중앙가장자리 도파민계통 또는 뇌의 기쁨 중추 부분이다.
- 편도에 손상을 입은 환자는 내적 행복감이 제공되는 사람과 활동으로부터 얻는 기쁨을 경험하지 못한다[무쾌감증(anhedonia)으로서 언급].
- 편도에 양쪽 손상을 입은 환자는 공포 감정을 경험하지 못한다.
- 이런 환자는 위험상황을 인지하는 데 어려움이 있어, 결국 위험을 택하는 행동을 한다.
- 편도는 앞띠이랑, 이마앞엽부위 및 오른쪽 반구와 더불어 상황이 위험한지 아닌지를 평가한다.

- 이 회로(circuit)는 내부와 외부환경에 관한 되먹임을 위해 두 경로를 따라 전달하는 반응을 생성한다.
  - 한 경로는 자극에 대한 몸의 교감 반응을 체크하기 위해 교감신경계통로 간다. 교감신경계통로부터의 정보는 그 후 2차 몸감각영역(SS2)로 보내진다.
  - 두 번째 경로에서 SS2는 자극에 대한 적절한 반응의 인지적 결정을 위해 시상과 이마앞엽에 정보를 보낸다. 예를 들면:
    - ◆ 개인이 사자의 소리를 들었다.
    - ◆ 교감신경계통이 활성화되기 시작한다.
    - ◆ 교감신경계통 정보가 SS2로 간다.
    - ◆ SS2는 이 정보를 시상을 통해 이마앞겉질로 보낸다.
    - ◆ 사자가 동물 우리에 있다는 것을 알고 이마앞겉질은 편도의 초기 공포반응을 무효화시킨다.

편도장애가 있는 환자는 다른 자에게서 공포를 인지하지 못한다
(PATIENTS WITH LESIONED AMYGDALAS CANNOT RECOGNIZE FEAR IN OTHERS)

- 같은 편도 손상을 입은 환자는 다른 감정을 가진 얼굴을 차트를 통해 직면했을 때, 관찰된 얼굴에서 공포의 감정을 인지하지 못한다. 그렇지만, 그들은 행복과 화남의 표현을 정의할 수는 있다.
- 그들은 공포의 얼굴을 표현해 보도록 요구되었을 때 환자는 할 수 없다.

편도는 사회적과 정서적 실마리의 인지에 역할을 할 것이다.
(THE AMYGDALA MAY PLAY A ROLE IN THE RECOGNITION OF SOCIAL AND EMOTIONAL CUES)

- 자폐성[autism spectrum disorder(ASD)] 이 있는 자가 가장자리구조물(특히 편도)이 손상되었다는 근거가 있다.
- 사회적 실마리(social cues)를 해석하고 적절한 감정반응[예: 슬픔, 공감(Empathy)] 또는 다른 사람의 행복)을 표현하는 능력은 자폐증은 대개 손상받았다.
- 앞섬영역, 편도 및 해마체는 생각과 기억에 대한 정서적 연결을 하는데 있어 관련되어 있다. 만약 한 부위가 손상을 입으면, 개인은 중요하고 의미 있는 경험을 확인하는데 있어 어려움이 있다.
- 이런 개인은 다른 사람에게 의미 있는 사건인지를 인식하는 데 어려움이 있고 감정적으로 중요한 경험의 다른 사람 의견에 반응하는 데 감정 없이 반응하는 경향이 있다. 이것이 자폐성(ASD)의 한 특징이다.

편도와 외상후 스트레스장애
(THE AMYGDALA AND POST-TRAUMATIC STRESS DISORDER)

- 외상후(Post-Trauma) 스트레스장애(PTSD)를 경험하는 자의 PET스캔에 있어서 편도는 점점 높게 활성화되고 아마도 과활동적이다.
- PTSD가 있는 개인은 외상 사건이 다시 몸 전체에 발생하고 있다는(편도와 다른 가장자리계통이 흘러서 통증기억을 가진 시각, 청각 그리고 몸감각겉질로 간다) 느낌을 얘기한다.
- PTSD의 다른 현상은 뇌의 언어영역이 PTSD 경험동안 정지(brain shut down)하는 것이다. PTSD 에피소드를 경험하는 사람은 사건에 관해 단어로 그들의 감정을 표현 할 수 없다고 한다[감정표현불능증(alexithymia)으로 언급된다].

- 그들의 감정을 언어를 이용해 표현할 수 없고 사건을 인지적으로 분석하는 왼쪽 반구는 있지만 오른쪽 반구의 정서적 반응을 통합할 수 없다.
- 외상사건은 그들 자신이 가진 과한 몸감각경험으로 계속 경험되어지고 왼쪽 반구로부터 조정없이 자신의 의식을 침해한다.
- PTSD의 치료는 유의하게 효과적이지 못하다. 이는 가장자리계통에 영구적으로 입력된 극도의 공포가 포함된 감정기억을 찾는 것과 연관된다. 이런 기억이 억압될 수는 있을지 몰라도 영원히 지워지지는 않을 수도 있다.
- 치료 목표는 범람하는 경험을 줄이고 개인이 PTSD가 발생할 때 이것을 가라앉히는 인지와 정서적 전략을 사용하도록 도와야 한다.

긴장, 패닉발작, 공포증, 및 강박관념장애에 있어 가장자리계통의 역할 (The Limbic System's Role in Anxiety, Panic Attacks, Phobias and Obsessive Compulsive Disorder)

- 걱정, 패닉발작, 공포증(panic attacks, phobias)와 강박관념장애[obsessive-compulsive disorder(OCD)]을 가진 개인의 PET스캔상 가장자리구조물[특히 앞띠이랑, 편도 및 앞가쪽겉질(부해마회위치)]에 있어 과활동을 나타낸다. 다른 구조는 역시 뒤쪽눈확이마겉질 및 섬엽을 포함한다.
- 이 회로는 걱정 회로(Circuit)로 인용된다.
- 청색반점(locus caeruleus: 노아에피네프린을 분비함으로 몸의 활동을 일으키는 뇌줄기의 부분)은 역시 긴장, 패닉발작, 공포증, 강박관념장애 동안 활성화된다.
- 편도에서 겉질까지 이르는 경로는 겉질로부터 다시 편도까지 돌아가는 경로의 수보다 더 많다.
- 이는 편도가 위협의 상황과 위험할 때 겉질을 각성하기 위한 구조물임을 입증한다.
- 그런 대뇌구조는 위험을 의식적으로 재인지하고 전송하기 위한 뇌의 의도로서 받아들여질지도 모른다.
- 현대 사회에서 개인의 생존 대처는 현재 진행형이고 또 명확한 끝이 보이지 않기에(예, 실직에 대한 두려움) 편도의 각성계가 너무 혹사되어가서 기능장애가 될지도 모른다.
- 그런 상황에서 겉질로부터 편도까지에 이르는 신경로의 수가 감소되고 의식적 마음이 인지적 자각을 통해 편도의 공포신호를 막을 수 없게 될 수도 있다.
- 안정성 촉진을 위해 세포구축적 설계가 한번 적응되면 부적응 전략이 될지도 모른다.

사이막 영역과 화(The Septal Area and Anger)

- 화를 중재하는 것처럼 보이는 다른 뇌 부위는 사이막영역이다[아래 뇌들보(Subcallosal) 영역 과 투명사이막이 만나는 각각의 대뇌반구부위]. 이 영역은 후각, 시상하부 및 해마체연결(Connection)을 갖는다.
- 사이막영역의 역할은 가장자리 구조와 사이뇌(특히, 시상과 시상하부) 사이의 소통을 제공한다.
- 만약 고양이에게 사이막영역을 전기자극하면, 고양이는 흥분하여 달려들 것이다.
- PET 스캔은 개인이 화를 경험할 때 사이막영역에 활성화가 증가한다.
- 동물에 있어 사이막영역 장애는 분노와 과도정서(hyper-emotionality)를 만든다.
- 인간에 있어 사이막영역 파괴는 환경 자극에 대해 정서적 과반응을 보인다.

남녀 정서의 신경학적 기질의 차이

(Differences in the Neurologic Substrates of Emotion Between Males and Females Brains)

- 남녀 뇌는 뇌활동의 다른 패턴을 사용해 특정 정서를 만든다.
- 여성이 슬픔을 느낄 때, 남성보다 더 많은 앞쪽가장자리계통의 활성화를 경험한다.
- 몇 개의 연구에 있어 여성은 남성보다 더 심오한 슬픔을 경험하는 경향이 있다. 이는 여성이 남성보다 우울증을 2배 더 경험한다는 연구결과를 지지한다.
- 여성이 중요한 감정을 경험동안 두개 반구를 활성화시키기 때문에, 그들의 정서에 단어를 더 넣을 수 있다(왼쪽반구 언어영역을 사용해 정서와 더불어 단어를 관련시키는데 요구되는 과정). 그 결과 여성은 남성보다 그들의 정서를 더 잘 인식할 것이다.
- 남성은 중요한 정서의 경험동안 두 반구를 쉽게 연합하지 못한다. 이는 그들의 정서에 단어를 붙이는데(또는 그들의 정서를 의식하는데) 더 크게 어려워한다.

우울증(Depression)

- 우울증은 인구의 약 16%가 전 생애를 통해 적어도 한번 이상 경험하게 된다.
- 발병일의 평균나이는 20대 후반이다.
- 최근에는 이 분포 폭이 감소되고 있지만 우울증 경험은 남자에 비해 여자가 두배 이상 많다고 보고되고 있다.
- 발병율의 남성/여성의 차이는 55세 이후에 사라지게 된다(대부분 여성은 폐경기때 경험하게 된다)
- WHO에 의한 보고에 의하면, 대부분 우울증은 미국에서는 무능력을 야기하고 2020년 세계에서 무능력을 일으키는 두 번째 요인이 될 것이라고 예상한다.
- 우울증의 일차적인 징후는 다음과 같다:
  - 극도의 슬픈 감정
  - 무쾌감증(Anhedonia), 이전에 행했던 활동으로부터 행복감을 더 이상 경험할 수 없거나 느끼지 못하는 것
  - 식욕의 변화(식욕의 상실 또는 증가)
  - 수면패턴의 변화(불면증, 과도한 수면, 또는 수면장애)
  - 심리적 동요 또는 지체
  - 정신적 과/또는 신체적 피로와 에너지 상실
  - 죄책감, 무능력 과/또는 희망상실
  - 감소된 주의집중력과 정신적 기능의 느림
  - 최근 특별한 계획 있거나 또는 없이 자살을 실행하거나 시도를 하여 죽임에 이른다.
- 불안과 공포는 우울증과 동반된다.
- 우울증의 신경학적 기질은 다음과 같다:
  - 이마앞겉질({특히, 왼쪽 대뇌반구})의 감소된 활동
  - 앞띠이랑의 감소된 활동
  - 편도와 해마(편도와 해마의 증가된 활동은 겉질의 각성시스템을 자극시킨다. 다른 말로 하면 겉질로 메시지를 보내고 걱정의 과정과 부정적 사고에 심사숙고하도록 하는 인지과정을 자극하게 된다)의 증가된 활동
- 부가적으로 세로토닌, 노르에피네프린, 그리고 도파민 같은 신경전달물질이 우울증과 연관된다. 그런 신경전달물질이 불균형화되면 감정과 정서의 조절장애를 일으킨다.

거울(Mirror) 신경세포와 감정적 지각

- 거울신경세포는 학습을 촉진하기 위한 특수화된 세포이다.
- 거울기능을 가진 특수화된 세포는 인간이 관찰하는 새로운 행동(novel behavior)을 관찰하고 그리고 나서 그런 행동을 모방할 때 마다 신경세포집단이 활성화된다는 것을 연구가들에 의해 발견되었다.
- 사람이 모든 모방 이전의 운동행동, 언어, 그리고 감정을 정신적으로 리허설 할 때 거울신경세표가 존재한다고 주장한다.
- 거울신경세포는 어떻게 배울 것인가에(얼굴표정 모방에서부터 복잡한 운동학적 움직임복제에 이르기까지) 대한 기본을 이루는 기초가 된다. 거울신경세포의 존재는 인간이 사회적 상호작용과 사회적 지지시스템에 잘 동화되도록 발달시킬 것인가를 밝혀낼 것이다.
- 거울운동신경세포는 다음과 같은 신경학적 영역에서 발견된다:
  - 운동앞겉질(운동계획과 말)
  - 마루엽(자기 자신과 자신과 연관된 외부환경의 지각: 언어의 이해)
  - 관자엽과 섬엽(감정의 이해와 느낌을 이해하는 능력: 언어의 표현)
- 새로운 행동을 모방하거나 배우는데 거울신경세포가 사용될 뿐만 아니라 다른 사람들의 행동 뒤에 있는 의도를 이해하는 것에 거울신경세포가 또한 사용된다. 거울신경세포 활성화의 첫 번째 유형은 새로운 행동, 언어, 감정, 얼굴표정 그리고 신체 몸짓을 관찰 할 때 반응한다. 두 번째 유형은 방금 관찰된 행동 뒤에 있는 의도를 이해하려 할 때 활성화된다. 의도에 대한 이해가 공감과 사회적 결속 발달에 중요 요소가 된다.
- 거울신경세포에 대한 다른 연구들이 밝힌 바에 따르면, 사람은 그들의 얼굴표정과 목소리 톤을 따라함으써 그들의 감정을 공유할 수 있다고 한다. 예를 들면, 다른 사람의 얼굴에서 혐오의 감정을 관찰 할 때 같은 감정을 유발하는 관찰자의 섬부분에서 거울신경세포가 똑같이 자극되어진다고 한다. 이 과정은 공감의 신경학적 기초의 하나가 될 것이다.
- 어떤 연구가들은 거울신경세포에 병변이 생기면(특히, 자폐증 같은) 다른 사람을 모방함으로써 감정이입을 배우고 느끼는 능력이 손상될 것이라고 제안한다. 연구가들은 청소년기의 두 그룹(한 그룹은 높은 기능을 가진 자폐증이 있는: 다른 그룹은 자폐증이 없는)에게 얼굴표정이 구별되는 사람사진을 보였는데 두 그룹에서 표정을 모방하고 그들의 감정상태를 표현할 수 있었다고 한다. 그러나 자폐증이 없는 그룹에서 거울신경세포(그들이 관찰할 때 감정에 연관된 부위)에서 높게 활성화가 보였고, 자폐증이 있는 청소년 그룹에서는 거울신경세포의 활동이 보이지 않았다고 한다. 자폐증이 있는 그룹은 얼굴표정을 구별하는 것이 인지적으로는 이해하지만, 그런 감정을 관찰 할 때 감정이입이 느껴지지 않는 것이다.

참고문헌(References)

1. Kohn N, Eickhoff SB, Scheller M, Laird AR, Fox PT, Habel U. Neural network of cognitive emotion regulation—an ALE meta-analysis and MACM analysis. *Neuroimage*. 2014;87:345-355. doi:10.1016/j.neuroimage.2013.11.001.
2. Frank DW, Dewitt M, Hudgens-Haney M, et al. Emotion regulation: quantitative meta-analysis of functional activation and deactivation. *Neurosci Biobehav Rev*. 2014;45:202-211. doi:10.1016/j.neubiorev.2014.06.010.
3. Costanzo EY, Villarreal M, Drucaroff LJ, et al. Hemispheric specialization in affective responses, cerebral dominance for language, and handedness: lateralization of emotion, language, and dexterity. *Behav Brain Res*. 2015;288:11-19. doi:10.1016/j.bbr.2015.04.006.
4. Etkin A, Egner T, Kalisch R. Emotional processing in anterior cingulate and medial prefrontal cortex. *Trends Cogn Sci*. 2011;15(2):85-93. doi:10.1016/j.tics.2010.11.004.
5. Fitzgerald PB, Benitez J, de Castella A, Daskalakis ZJ, Brown TL, Kulkarni J. A randomized, controlled trial of sequential bilateral repetitive transcranial magnetic stimulation for treatment-resistant depression. *Am J Psychiatry*. 2014;163(1):
88-94. doi:10.1176/appi.ajp.163.1.88.
6. Herrington JD, Heller W, Mohanty A, et al. Localization of asymmetric brain function in emotion and depression. *Psychophysiology*. 2010;47(3):442-454. doi: 10.1111/j.1469-8986.2009.00958.x.
7. Colibazzi T, Posner J, Wang Z, et al. Neural systems subserving valence and arousal during the experience of induced emotions. *Emotion*. 2010;10(3):377. doi:10.1037/a0018484.
8. Dawson G, Klinger LG, Panagiotides H, Hill D, Spieker S. Frontal lobe activity and affective behavior of infants of mothers with depressive symptoms. *Child Dev*. 1992;63(3):725-737. doi: 10.1111/j.1467-8624.1992.tb01657.x.
9. Liao Y, Huang X, Wu Q, et al. Is depression a disconnection syndrome? Meta-analysis of diffusion tensor imaging studies in patients with MDD. *J Psychiatry Neurosci*. 2013;38(1):49-56. doi:10.1503/jpn.110180.
10. Kramer D. *Listening to Prozac*. New York, NY: Penguin Books; 1997.
11. Tranel D, Bechara A, Denburg NL. Asymmetric functional roles of right and left ventromedial prefrontal cortices in social conduct, decision-making, and emotional processing. *Cortex*. 2002;38(4):589-612. doi:10.1016/S0010-9452(08)70024-8.
12. Alfano KM, Cimino CR. Alteration of expected hemispheric asymmetries: valence and arousal effects in neuropsychological models of emotion. *Brain Cogn*. 2008;66(3):213-220. doi:10.1016/j.bandc.2007.08.002.
13. Vataja R, Leppävuori A, Pohjasvaara T, et al. Poststroke depression and lesion location revisited. *J Neuropsychiatry Clin Neurosci*. 2004;16(2):156-162.
14. Vossel S, Weiss PH, Eschenbeck P, Saliger J, Karbe H, Fink GR. The neural basis of anosognosia for spatial neglect after stroke. *Stroke*. 2012;43(7):1954-1956. doi:10.1161/STROKEAHA.112.657288.
15. Lisiecka DM, Carballedo A, Fagan AJ, Ferguson Y, Meaney J, Frodl T. Recruitment of the left hemispheric emotional attention neural network in risk for and protection from depression. *J Psychiatry Neurosci*. 2013;38(2):117-128. doi: 10.1503/jpn.110188.
16. Bremner JD, Narayan M, Anderson ER, Staib LH, Miller HL, Charney DS. Hippocampal volume reduction in major depression. *Am J Psychiatry*. 2004;157(1):115-118. doi.org/10.1176/ajp.157.1.115.
17. Hofmann SG, Asnaani A, Vonk IJ, Sawyer AT, Fang A. The efficacy of cognitive behavioral therapy: a review of meta-analyses. *Cogn Ther Res*. 2012;36(5):427-440. doi:10.1007/s10608-012-9476-1.
18. Bechara A, Damasio H, Damasio AR. Emotion, decision making and the orbitofrontal cortex. *Cereb Cortex*. 2000;10(3):295-307. doi: 10.1093/cercor/10.3.295.
19. Studer B, Manes F, Humphreys G, Robbins TW, Clark L. Risk-sensitive decision-making in patients with posterior parietal and ventromedial prefrontal cortex injury. *Cereb Cortex*. 2015;25(1):1-9. doi: 10.1093/cercor/bht197.
20. Fellows LK, Farah MJ. Different underlying impairments in decision-making following ventromedial and dorsolateral frontal lobe damage in humans. *Cereb Cortex*. 2005;15(1):58-63. doi: 10.1093/cercor/bhh108.
21. Szczepanski SM, Knight RT. Insights into human behavior from lesions to the prefrontal cortex. *Neuron*. 2014;83(5):1002-1018. doi:10.1016/j.neuron.2014.08.011.
22. Kim MJ, Loucks RA, Palmer AL, et al. The structural and functional connectivity of the amygdala: from normal emotion to pathological anxiety. *Behav Brain Res*. 2011;223(2):403-410. doi:10.1016/j.bbr.2011.04.025.
23. Brotman MA, Rich BA, Guyer AE. Amygdala activation during emotion processing of neutral faces in children with severe mood dysregulation versus ADHD or bipolar disorder. *Am J Psychiatry*. 2014;167(1):61-69. doi:10.1176/appi.ajp.2009.09010043.
24. Bellani M, Calderoni S, Muratori F, Brambilla P. Brain anatomy of autism spectrum disorders II. Focus on amygdala. *Epidemiol Psychiatr Sci*. 2013;22(04):309-312. doi:10.1017/S2045796013000346.
25. Hayes JP, LaBar KS, McCarthy G, et al. Reduced hippocampal and amygdala activity predicts memory distortions for trauma reminders in combat-related PTSD. *J Psychiatr Res*. 2011;45(5):660-669. doi:10.1016/j.jpsychires.2010.10.007.

26. Etkin A, Prater KE, Hoeft F, Menon V, Schatzberg AF. Failure of anterior cingulate activation and connectivity with the amygdala during implicit regulation of emotional processing in generalized anxiety disorder. *Am J Psychiatry.* 2014;167(5):545-554. doi.org/10.1176/appi.ajp.2009.09070931.

27. Schutter DJ, Harmon-Jones E. The corpus callosum: a commissural road to anger and aggression. *Neurosci Biobehav Rev.* 2013;37(10):2481-2488. doi:10.1016/j.neubiorev.2013.07.013.

28. Kret ME, De Gelder B. A review on sex differences in processing emotional signals. *Neuropsychologia.* 2012;50(7): 1211-1221. doi:10.1016/j.neuropsychologia.2011.12.022.

29. Whittle S, Yücel M, Yap MB, Allen NB. Sex differences in the neural correlates of emotion: evidence from neuroimaging. *Biol Psychol.* 2011;87(3):319-333. doi:10.1016/j.biopsycho.2011.05.003.

30. American Psychiatric Association. *Diagnostic and Statistical Manual of Mental Disorders.* 5th ed. Arlington, VA: American Psychiatric Association; 2013.

31. Willner P, Scheel-Krüger J, Belzung C. The neurobiology of depression and antidepressant action. *Neurosci Biobehav Rev.* 2013;37(10):2331-2371. doi:10.1016/j.neubiorev.2012.12.007.

32. Cook R, Bird G, Catmur C, Press C, Heyes C. Mirror neurons: from origin to function. *Behav Brain Sci.* 2014;37(02): 177-192. doi.org/10.1017/S0140525X13000903.

33. Gallese V, Rochat MJ, Berchio C. The mirror mechanism and its potential role in autism spectrum disorder. *Dev Med Child Neurol.* 2013;55(1):15-22. doi: 10.1111/j.1469-8749.2012.04398.x.

임상검사문제(Clinical Test Questions)

31장에서 32장까지

1. 프랭클린은 3년 전에 교통사고로 뇌손상 받았다. 그 시간 이래로 프랭클린은 1시간 전에 만났던 사람과 일을 기억해내는 것이 어렵다. 프랭클린의 뇌는 현재 장기기억으로부터 새로운 기억을 기호화하는 것을 할 수 없다. 프랭클린이 상실한 기억의 종류는:

   a. 단기기억
   b. 장기기억
   c. 최근기억
   d. 과거기억

2. 24시간 이전에 자크리아는 차 사고난 이후, 그는 더 이상 그의 개인적 과거를 기억할 수 없다. 그는 그의 이름, 주소와 가족구성원을 기억할 수 없다. 그의 개인적인 과거의 장기기억을 잃었다고 할지라고 자크랑은 피아노와 기타는 연주할 수 있다. 그는 이런 기술을 어디서 어떻게 배웠는지를 기억할 수 없다. 특별한 활동에서 단계의 지식이 포함된 것은 ___________기억으로 언급된다.

   a. 의미기억
   b. 일화기억
   c. 절차적기억
   d. 근원기억

3. 병원에서 2일 후에 자크리아는 그의 장기기억을 회복하기 시작했다. 뇌손상의 결과로 개인이 일시적으로 자신의 과거의 기억을 잃을 때 이 상태는 무엇이라 알려져 있나?

   a. 일시적 과거기억손상(temporary remote memory dysfunction)
   b. 일시적 전반 기억상실증(transient global amnesia)
   c. 진행성 기억상실증(anterograde amnesia)
   d. 역행성 기억상실증(retrograde amnesia)

4. 엘리야는 자크리아와 같은 병실환자로 뇌손상으로 낙상과 그로인해 뇌손상 당했다. 자크리아와는 다르게 엘리야는 그의 전반적인 과거를 기억할 수 있지만 뇌손상 이래로 매일 매일 앞으로 일어나고 있는 일들을 기억할 수 없다. 엘리야는 이제 장기기억에서 단기기억을 기호화할 수 없다. 엘리야는 이 능력이 회복되지 않을 수도 있다. 이 임상적 증상은 무엇인가?

   a. 일시적 과거기억손상
   b. 일시적 전반 기억상실증
   c. 진행성 기억상실증
   d. 역행성 기억상실증

5. 미리암은 그녀의 남편이 그녀가 더 이상 그녀의 과거 또는 매일 매일 일어나는 사건을 기억할 수 없다는 것을 알아차린 후에 어제 병원에 내원했다. 미리암은 그녀, 남편, 자녀의 이름을 기억할 수 있는 반면 그녀가 어디서 살고 있는지 또는 일하고 있는지를 기억할 수 없다. 그녀는 명료하고 다른 인지적 문제를 보이지 않는다. 미리암은 그녀의 단기기억과 24시간 안에 장기기억 둘다 회복되었고 이 기억손실이 유발된 사건이 무엇인지가 명확하지 않다.
   이 임상적 상태는 무엇인가?

   a. 일시적 과거기억손상
   b. 일시적 전반 기억상실증
   c. 진행성 기억상실증
   d. 역행성 기억상실증

6. 수톤씨의 뇌졸중 후 2일, 그는 특정이 없게 불안정하고 낙담(labile and despondent)해져간다. 이 임상적 감정증후군은 신경학적 발작(insult)의 급성기 단계에서 나타나는 경향이 있다. 이 증후군은 __________로 언급되고 이마앞엽 손상으로부터 ________기인한다.

1. 파국반응(catastrophic reaction)
2. 도취반응(euphoric reaction)
3. 왼쪽
4. 오른쪽

a. 1, 3　　b. 1, 4
c. 2, 3　　d. 2, 4

7. 곤클여사는 심한 뇌졸중을 고통받았고 왼쪽 편마비를 인식하지 못하는 인식불응증(unaware)이 나타났고 활기차고 굉장히 긍정적인 모습을 보였다. 그녀는 그녀의 왼쪽을 인식하지 못하고 그녀는 자신이 손상되지 않았다고 믿고 있다. 이 분리된 감정상태는 신경학적 발작의 급성기에 나타나고, 이것은 ________________로 언급되고 이마앞엽손상으로부터 야기된다.

1. 파국반응(catastrophic reaction)
2. 도취반응(euphoric reaction)
3. 왼쪽
4. 오른쪽

a. 1, 3　　b. 1, 4
c. 2, 3　　d. 2, 4

8. 그의 외상성뇌손상(TBI)후에, 요나는 충동적이고, 무억제, 소란스럽고 공격적이 되어간다. 이 감정적 증후군은 오래 지속되고 대개 손상으로부터 야기된다:

a. 뒤가쪽 이마엽
b. 마루관자엽
c. 가장자리엽
d. 눈확이마엽

9. 사워는 외상성뇌손상 병실에서 요나의 병실환자이고 그녀 또한 뇌손상 당했다. 사워의 뇌손상은 무기력하게 되고 감소된 동기와 무반응 정서를 보이는 감정적 증후군을 야기했다. 이 감정적 증후군은 또한 오래 지속되고 ______의 손상으로부터 야기된다:

a. 뒤가쪽 이마엽
b. 마루관자엽
c. 가장자리엽
d. 눈확이마엽

10. 신경세포의 어떤 유형이 [(a)다른 사람의 행동을 따라 하려는 시도와 (b)신체언어, 얼굴표정 그리고 감정적의미 사이에 연합] 인간이해를 촉진시키는 세포인가?

a. 유해수용기 신경세포
b. 안뜰신경세포
c. 거울신경세포
d. 고유수용기 신경세로

정답

1. a
2. c
3. d
4. c
5. b
6. a
7. b
8. d
9. a
10. c

33장

뇌의 노화

The Aging Brain

유전역학(EPIDEMIOLOGY)

• 개발도상국에서, 노인성치매(노인에서 기억과 이성의 손실)의 원인을 유발하는 것은 알츠하이머 치매(AD)이다.

• 노인에서 높은 발병률을 가진 다른 질병은 파킨슨병가 다발성 뇌졸중(CVA)이다.

뇌 노화의 PET 스캔(PET Scans of Aged Brains)

• 뇌 노화의 PET 스캔은 다음과 같은 것을 알려준다:

– 겉질위축(cortical atrophy)

– 고랑이 넓어짐(broadening of the sulci)

– 이랑 크기 감소(decrease in the size of the gyri)

– 혈관용적의 확대(widening of ventricular cavities)

• 뇌 무게와 용적 또한 나이에 따라 감소한다. 뇌 용적의 대략 5~10%는 30과 90대 사이에 소실된다.

나이에 관련된 손상(AGE-RELATED DAMAGE)

• 나이에 관련된 손상은 다음의 것에 좌우한다:

– 손상 발병 연령

– 신체적 뇌 변화 형태와 범위

– 개인의 병력

– 개인의 유전

– 일생동안 뇌구조물 사용

• 대부분 나이에 관련된 구조물과 화학적 변화는 중년(50대와 60대)에 명백해진다.

• 일부분 나이에 관련된 변화는 70대 후에 나타난다.

사이뇌와 뇌줄기에서의 나이에 관련된 손상 (AGE-RELATED DAMAGE IN THE DIENCEPHALON AND BRAINSTEM)

• 특정 뇌 세포와 뇌영역은 다른 요소보다 나이에 관련된 손상이 더 많다.

• 사람이 나이를 먹음에 따라, 뇌신경세포의 전체적 숫자가 감소한다. 신경학적 영상에 관한 최근 연구에 따르면, 병리 또는 질병이 존재하지 않는다면 일생동안 뇌의 신경세포의 대부분은 정상이라고 주장한다.

• 흑색질과 청색반점[locus ceruleus, 둘 다 뇌줄기에 위치함]이 포함된 신경세포가 있는 뇌영역부분에서 사라지게 된다. 이 영역에서 신경학적 결손은 노인에게 느려진 운동기술을 보인다. 파킨슨병은 흑색질과 청색반점에서 70% 또는 더 이상의 신경세포가 파괴될 수 있다.

• 건강한 노인에 있어서는 단지 20~40%의 신경세포가 흑색질과 청색반점(locus ceruleus)에서 없어지게 된다.

가장자리계통에 있어 나이에 관련된 장애
(AGE-RELATED DAMAGE IN THE LIMBIC SYSTEM)

• 해마체는 인생후반기(second half of life)에서, 10년마다 5%의 신경세포를 상실한다. 해마체 신경세포의 20%가 정상적인 연령 과정의 결과로 상실될 수 있다.
• 큰 신경세포가 작은 신경세포보다 더 영향을 받는 경향이 있다. 큰 신경세포는 해마체와 대뇌겉질에서 줄어드는 것이 발견된다.
• 세포체와 축삭은 역시 아세틸콜린-분비 신경세포에서 퇴화한다. 이 신경세포 형태는 앞뇌에서 해마체까지 투사한다.
• 약간의 신경세포 변화는 다른 신경세포의 상실과 줄어듦. 그리고 그들의 투사를 보상하기 위해서 신경세포를 살리려는 시도를 할 것이다.
• 연구는 해마체와 겉질의 다른 영역에서 가지돌기 성장 증가를 발견하였다. 이는 40대와 50대에서 발생한다.
• 노년의 삶(80대와 90대)에서, 해마의 가지돌기 성장이 감소한다.
• 이는 뇌가 신경세포 연결에 있어 동적인 구조변경이 가능하다는 것을 뜻한다.
• 이는 치료가 연령에 관련된 신경학적 가소성을 뜻할 것이다.

신경세포, 세포체와 세포 외공간도 나이에 관련된 변화
(AGE-RELATED CHANGES IN NEURON, CELL BODIES, AND EXTRACELLUAR SPACES)

• 정상 노화과정에서, 해마와 겉질(학습과 기억에 둘 다 중요)에 세포의 세포질(cytoplasm)은 신경섬유매듭(neurofibrillary tangle)으로 알려진 단백질 필라멘트로 채워지기 시작한다.
• 이 매듭이 많으면 알츠하이머병을 야기한다고 믿었던 적이 있었다.
• 최근연구는 신경섬유매듭의 형성이 질병과정보다는 노화과정에서 야기된다고 주장하고 있다.
• 부가적으로, 해마에 신경세포와 특정 겉질영역 사이에 세포바깥공간은 플라크(plaque)로 알려진 퇴적물의 수가 많이 축적된다.
• 플라크, 또는 아밀로이드 체는 뇌에서 염증이 천천히 진행된다.
• 아밀로이드 단백질은 정상노화과정으로서 생각하는 반면, 연구가들은 또한 아밀로이드 단백질은 AD에 의해 특별하게 영향 받는 뇌영역(예를 들면, 해마)에서 발달한다고 주장하기도 한다.
• 아밀로이드 단백질은 단기기억력을 분류하고 장기기억을 저장하는 해마의 능력을 방해한다.

DNA 손상과 노화과정(DNA DAMAGE AND THE AGING PROCESS)

• 우세한 이론은 몸은 세포에서 DNA 손상의 결과로 나이가 든다고 보고 있다.
• 세포구조에 있어 잘못된 DNA를 수리하도록 고안된 효소메커니즘은 70대에는 덜 효율적이 된다.
• 미토콘드리아에 있는 DNA(세포의 에너지 공급자)는 서서히 결함이 있게 된다.

세포의 산화와 노화과정(Oxidation of Cells and the Aging Process)

• 인간세포에 산화된 단백질 수준은 나이가 먹음에 따라 점차적으로 증가한다.
• 유전조로증(progeria, 조로 증후군)이 있는 젊은 성인의 세포는 건강한 80세에 있는 산화된 단백질을 갖고 있다.
• 이런 단백질 산화는 정서적 기능상실을 야기할 것이다.

말이집 퇴화와 노화과정(Degeneration of Myelin and the Aging Process)

• 연령에 관련된 변화는 집(sheathes)과 절연 축삭인 말이집(myelin)에서 발생한다.
• 말이집의 변화는 신경세포가 전기적 충격을 전달하는 속력과 효율에 영향을 나타낸다.
• 기능학적으로 이는 움직임과 생각의 감소된 속력으로 전달될지도 모른다.

억제제 요소1 침묵 전사인자(Repressor Element 1–Silencing Transcription Factor)

• 억제제 요소1 침묵 전사인자(REST)는 전사조절물질 또는 뇌의 유전자를 온오프 하는 스위치 같은 메커니즘.
• REST 첫 번째 활동은 전구세포가 특별한 신경세포 속에서 차이를 구별 할 준비가 될 때까지 필수유전자(essential genes)가 활성화되지 않도록 지키는 것을 태내발달동안(prenatal development) 발생한다.
• 비록 REST 인생전반에 걸쳐 사람 몸에서 활성화되어 남아있고 바이러스 질병에 대항하여 우리 몸을 지킨다고 할지라도 태내발달후에는 REST는 사람 뇌에서 점점 비활성화된다.
• 최근 연구에 따르면 비기능적인 단백질 합성인 아밀로이드플라크와 신경매듭과 산화스트레스를 대항하기 위해 해마와 겉질에서 노화되어 가는 동안 REST가 재활성화된다고 설명한다.
• 연구가들은 REST가 정상 뇌에서 점점 활성화되어간다고 설명한다. 이와는 대조적으로 REST활성화는 경도인지손상 mild cognitive impairment 에서는 점전 감소되고 치매에서는 점점 심하게 결함되어간다고 설명한다.
• REST수준은 인지손상 없이 90세 100세를 건강하게 사는 사람의 뇌에서 높게 발견된다고 한다.

건강한 노인(THE HEALTHY ELDERLY)

- 건강한 노인에 있어 해부와 생리학적 변화 변위는 적당하다.
- 신경세포 상실의 정도, 플라크의 축적 및 효소활동의 결여는 젊은 성인의 5~30%선이다.
- 이런 점차적인 감소는 정서적 기능에 대한 기능학적 영향을 갖지 않는 것처럼 보인다.
- 건강한 노인의 PET 스캔은 80대의 뇌는 20대 활동적인 사람과 거의 같다.
- 뇌는 고찰할 만한 생리학적 예비물이 있으며 영양학적 기능의 작은 상실을 견디어낼 수 있다.
- 전염병학 연구는 65세 이상의 90%가 치매로부터 자유로우며, 65~75세 사이에 5%가 치매증상을 나타낸다.
- 75~84세 사이에 20%가 치매증상을 나타내고, 85%세 이상인 경우50%가 치매를 나타낸다.
- 연구는 70대와 80대에서 사람이 건강하다면, 기억, 지각 및 언어 검사에서 작은 감소를 나타내었다.
- 처리 속력은 매우 감소하였다.
- 건강한 노인이 사건 또는 정보(예: 날짜, 장소, 이름)에 관해 특정한 상세함을 기억할 수 없을지라도, 몇 분 또는 몇 시간 후에 정보를 상기할 수 있다.
- 충분히 시간을 주며, 스트레스가 감소된 환경이 주어진다면 대부분의 건강한 노인은 정서적 성취 테스트에서 젊은이 또는 중년의 것과 비슷하게 점수를 만든다.
- 과제가 복잡하면 할수록 건강한 노인은 젊은이보다 덜 행할 것이다.
- 노인이 젊었을 때보다 빠르게 배우거나 기억하지 못하는 반면 배우거나 기억하는 능력은 단지 아주 적게 감소한다.

뇌 노화 보호(PROTECTING THE AGING BRAIN)

- 연구가들은 육체적으로 건강하며 정신적 활동을 하는 자는 나이에 관련된 인지 결여를 최소화할지도 모른다고 주장한다. 규칙적으로 운동을 하며 독서를 하는 노인은 그렇지 않은 같은 연령의 노인보다 인지검사에서 더 수행한다.
- 또한 의사는 환자에게 처방을 내릴 때 약의 유형과 혼합에 대해 주의를 해야 한다. 한 연구에서는 65세 이상노인은 약 8에서 10가지 다른 약을 섭취하거나 처방전 없이 살 수 있는 약(over-the-counter)을 복용하고 있다고 발표했다. 60세 이상 사람은 벤조다이아제핀[benzodiazepine, 바륨(valium)과 같은 안정제]과 다른 진정제 그리고 중추신경계통 자극제에 특히, 민감하다. 젊은이에 비해 노인은 그런 약이 몸에 있는 동안 이런 이유로 인해 더 많은 저하를 경험하게 된다. 노인은 더 오래 영향을 받으며 적은 용량에도 더 강하게 반응한다. 약물상호작용(drug interaction)은 역시 정신기능을 손상시키는 심한 부작용을 나타낸다.
- 수술과정동안 사용되는 마취제도 같다. 일반 마취제는 노인에서 더 큰 영향과 더 길게 지속하며, 방향감각 상실과 혼동의 원인이 된다.
- 건강관리전문가는 영양학적 결여가 치매 같은 징후를 보일 수 있다는 것을 인지해야 한다. 기억손실의 흔한 원인은 뇌에 불충분한 영양공급이다. 아미노산과 비타민B에 결핍(특히, B6 와 B12)은 치매와 같은 징후(영양공급이 불충분하면 발생할 수 있는)를 야기할 수 있다.

나이와 연관된 치매와 알츠하이머 병

- 미국에서 약 4만 명이 AD로 진단받았다. WHO의 주장에 따르면 그 수가 2040년에는 4배로 증가할 것이라 한다.
- AD는 퇴행성 병변으로 기억과 인지기능의 점진적 손실이 특징이다.
- 연관된 증후군은 우울증, 지남력 장애, 감소된 주의 집중력, 의사소통 곤란, 소대변기능 소실, 성격변화, 그리고 심한 감정적 변화가 있다.
- AD 와 나이와 연관된 치매는 가장 강한 지표는 쉽게 습득된 일상생활동작수행의 어려움이다(예를 들면, 옷을 어떻게 입을지를 모르거나 다른 일상생활과제를 수행하는 것이 어렵거나 가장 잘 가는 가게에 가는 길을 잃어버리거나 간단한 식사 준비하는 방법을 기억하는 것이 어려운 것이다).
- AD 또는 나이와 연관된 치매로 인한 사망은 진단 후 5에서 10년 사이에 일어난다.
- 평균 발병 연령은 80대에서 발생되는데 하지만 40대, 50대, 60대 같은 초기에도 발병될 수 있다.
- AD와 치매는 유전적 경향이 있다. 가족이나 형제 중 AD이었던 사람중 약 50%가 나이 87세 정도에 질병이 발생될 수 있다.
- 조기발병 AD는 아밀로이드 전구체단백질(precursor protein)과 프레세닐린(presenilins) 1 및 2인 3 유전자 인토딩의 성숙과 연결된다.
- 후기발병 AD는 아포지단백 E(apolipoprotein E)와 연관된다.
- 유전자 성숙도 AD발달과 연관된다.
- 조기감별은 베타아밀로이드 또는 타우단백질을 위한 CSF의 평가가 포함된다. 이 분석은 94~100%의 민감도를 가진 AD발병을 예견할 수 있다.

인지적 자극과 취미활동의 긍정적 영향

- 인지적 자극 활동이 AD와 다른 유형인 나이와 연관된 치매의 유병률을 감소시킬 수 있다는 근거가 제시되고 있다.
- 유력한 연구의 보고에 따르면, 수녀 연구에서 정신적인 자극활동이(일생동안 지적인 활동을 하며 높은 논리와 언어추상력을 가진) AD로 발전을 줄인다고 밝혔다. 지적 자극 활동과 높은 언어추리력을 유지가 뇌무게를 높이고 뇌위축을 감소하여 신경학적 병리를 감소시키는 것으로 나타났다.
- 정신적 자극되는 취미와 사회적 활동이 AD와 연관된 치매의 위험을 감소시킨다고 밝혔다. 비록 정확한 기전은 밝혀지지 않았지만 어떤 연구에 따르면 복잡적 연접성과 가역적 신경세포(인지적으로 자극되는 활동 참여로 인해)가 역할을 감당할 것이라고 한다.
- 복합적 연접성은 새로운 기술을 배움으로 인해 다른 뇌와 더 연관이 되어 신경세포를 만들기 때문이다. 가역적 신경세포성은 신경의 퇴행성이 일어나는 것을 감소시키게 된다.
- 뇌손상이 발생하면 역할을 하지 않던 신경세포가 손상된 신경원의 기능을 수행하게 된다. 가역적 신경세포성은 변화(나이가 들어감에 따른 과정, 병 또는 사고)에 적응하기 위한 유연성과 가소성을 허락하게 된다. 새로운 신경세포성 연접을 가진 사람과 현존재하는 신경세포를 보존하는 사람이 신경학적 변성이 더 작게 일어나는 경향이 있다.
- 정신적으로 활동이 수동적인 사람은 AD와 연관된 치매 발생 위험율이 유의하게 증가한다는 것이 밝혀졌다. 몇몇 연구에 따르면, 텔레비전 시청이 높은 사람이 치매 위험이 높게 나타났다고 보였다. 어떤 한 연구에서는 텔레비전을 시청 매 시간마다 AD로 발전할 가능성이 1.3배 높게 나타난다고 주장한다. 대조적으로 하루에 지적인 활동에 시간을 보내는 사람은 AD로 발전할 가능성을 16%정도 감소된다고 주장한다.
- 노년학자들은 평생 동안 지적이고 사회적 자극 활동은 나이와 연관된 치매를 방지한다고 주장한다. 지적 자극 활동에는 독서, 복잡한 낱말 퍼즐, 악기 연주, 공예나 섬세한 미술, 쓰기, 카드놀이와 보드게임, 바느질 작업, 그리고 복잡한 수작업 등이 포함된다. 연구가들은 이런 활동과 더불어 새로운 기술과 취미, 교육적 코스 참여, 독서클럽 가입, 그리고 새로운 여행에 의해 지적 자극 활동에 참여하는 것을 주장한다.

참고문헌 (REFERENCES)

1. Reitz C, Mayeux R. Alzheimer disease: epidemiology, diagnostic criteria, risk factors and biomarkers. *Biochem Pharmacol.* 2014;88(4):640-651. doi:10.1016/j.bcp.2013.12.024.
2. Williams-Gray CH, Mason SL, Evans JR, et al. The CamPaIGN study of Parkinson's disease: 10-year outlook in an incident population-based cohort. *J Neurol Neurosurg Psychiatry.* 2013;84(11):1258-1264. doi:10.1136/jnnp-2013-305277.
3. Mozaffarian D, Benjamin EJ, Go AS, et al. Heart disease and stroke statistics—2015 update: a report from the American Heart Association. *Circulation.* 2015;131(24):e535.
4. Fjell AM, Walhovd KB. Structural brain changes in aging: courses, causes and cognitive consequences. *Rev Neurosci.* 2010;21(3):187-222. doi: 10.1515/REVNEURO.2010.21.3.187.
5. Giorgio A, Santelli L, Tomassini V, et al. Age-related changes in grey and white matter structure throughout adulthood. *Neuroimage.* 2010;51(3):943-951. doi:10.1016/j.neuroimage.2010.03.004.
6. Chan CS, Gertler TS, Surmeier DJ. A molecular basis for the increased vulnerability of substantia nigra dopamine neurons in aging and Parkinson's disease. *Mov Disord.* 2010;25(S1):S63-S70. doi: 10.1002/mds.22801.
7. Ohtsuka C, Sasaki M, Konno K, et al. Changes in substantia nigra and locus coeruleus in patients with early-stage Parkinson's disease using neuromelanin-sensitive MR imaging. *Neurosci Lett.* 2013;541:93-98. doi:10.1016/j.neulet.2013.02.012.
8. Woodruff-Pak DS, Foy MR, Akopian GG, et al. Differential effects and rates of normal aging in cerebellum and hippocampus. *Proc Natl Acad Sci U S A.* 2010;107(4):1624-1629. doi: 10.1073/pnas.0914207107.
9. Persson J, Kalpouzos G, Nilsson LG, Ryberg M, Nyberg L. Preserved hippocampus activation in normal aging as revealed by fMRI. *Hippocampus.* 2011;21(7):753-766. doi: 10.1002/hipo.20794.
10. Braskie MN, Klunder AD, Hayashi KM, et al. Plaque and tangle imaging and cognition in normal aging and Alzheimer's disease. *Neurobiol Aging.* 2010;31(10):1669-1678. doi:10.1016/j.neurobiolaging.2008.09.012.
11. Lesné SE, Sherman MA, Grant M, et al. Brain amyloid-β oligomers in ageing and Alzheimer's disease. *Brain.* 2013;136(Pt 5):1383-1398. doi.org/10.1093/brain/awt062.
12. Park CB, Larsson NG. Mitochondrial DNA mutations in disease and aging. *J Cell Biol.* 2011;193(5):809-818. doi: 10.1083/jcb.201010024.
13. López-Otín C, Blasco MA, Partridge L, Serrano M, Kroemer G. The hallmarks of aging. *Cell.* 2013;153(6):1194-1217. doi:10.1016/j.cell.2013.05.039.
14. Bartzokis G, Lu PH, Heydari P, et al. Multimodal magnetic resonance imaging assessment of white matter aging trajectories over the lifespan of healthy individuals. *Biol Psychiatry.* 2012;72(12):1026-1034. doi:10.1016/j.biopsych.2012.07.010.
15. Lu T, Aron L, Zullo J, et al. REST and stress resistance in ageing and Alzheimer's disease. *Nature.* 2014;507:448-454. doi: 10.1038/nature13163.
16. La Rue A. Healthy brain aging: role of cognitive reserve, cognitive stimulation, and cognitive exercises. *Clin Geriatr Med.* 2010;26(1):99-111. doi:10.1016/j.cger.2009.11.003.
17. Bennett IJ, Madden DJ, Vaidya CJ, Howard DV, Howard JH. Age-related differences in multiple measures of white matter integrity: a diffusion tensor imaging study of healthy aging. *Hum Brain Mapp.* 2010;31(3):378-390. doi: 10.1002/hbm.20872.
18. Pascual-Leone A, Freitas C, Oberman L, et al. Characterizing brain cortical plasticity and network dynamics across the age-span in health and disease with TMS-EEG and TMS-fMRI. *Brain Topography.* 2011;24(3-4):302-315. doi: 10.1007/s10548-011-0196-8.
19. Liu-Ambrose T, Nagamatsu LS, Voss MW, Khan KM, Handy TC. Resistance training and functional plasticity of the aging brain: a 12-month randomized controlled trial. *Neurobiol Aging.* 2012;33(8):1690-1698. doi:10.1016/j.neurobiolaging.2011.05.010.
20. Maher RL, Hanlon J, Hajjar ER. Clinical consequences of polypharmacy in elderly. *Expert Opin Drug Safety.* 2014;13(1):57-65. doi:10.1517/14740338.2013.827660.
21. Neufeld KJ, Leoutsakos JMS, Sieber FE, et al. Outcomes of early delirium diagnosis after general anesthesia in the elderly. *Anesth Analg.* 2013;117(2):471-478. doi: 10.1213/ANE.0b013e3182973650.
22. Lachner C, Steinle NI, Regenold WT. The neuropsychiatry of vitamin B12 deficiency in elderly patients. *J Neuropsychiatry Clin Neurosci.* 2014;24(1):5-15. doi.org/10.1176/appi.neuropsych.11020052.
23. Alzheimer's Association. 2013 Alzheimer's disease facts and figures. *Alzheimers Dement.* 2013;9(2):208-245. doi:10.1016/j.jalz.2013.02.003.
24. Jack CR, Knopman DS, Jagust WJ, et al. Tracking pathophysiological processes in Alzheimer's disease: an updated hypothetical model of dynamic biomarkers. *Lancet Neurol.* 2013;12(2):207-216. doi:10.1016/S1474-4422(12)70291-0.
25. Stern Y. Cognitive reserve in ageing and Alzheimer's disease. *Lancet Neurol.* 2012;11(11):1006-1012. doi:10.1016/S1474-4422(12)70191-6.

26. Villemagne VL, Burnham S, Bourgeat P, et al. Amyloid β deposition, neurodegeneration, and cognitive decline in sporadic Alzheimer's disease: a prospective cohort study. *Lancet Neurol.* 2013;12(4):357-367. doi:10.1016/S1474-4422(13)70044-9.
27. Riley KP, Snowdon DA, Desrosiers MF, Markesbery WR. Early life linguistic ability, late life cognitive function, and neuropathology: findings from the Nun Study. *Neurobiol Aging.* 2005;26(3):341-347. doi:10.1016/j.neurobiolaging.2004.06.019.
28. Tucker AM, Stern Y. Cognitive reserve in aging. *Curr Alzheimer Res.* 2011;8(4):354-360. doi.org/10.2174/156720511795745320.
29. Lindstrom HA, Fritsch T, Petot G. The relationships between television viewing in midlife and the development of Alzheimer's disease in a case-control study. *Brain Cognition.* 2005;58(2):157-165. doi:10.1016/j.bandc.2004.09.020.
30. Fratiglioni L, Paillard-Borg S, Winblad B. An active and socially integrated lifestyle in late life might protect against dementia. *Lancet Neurol.* 2004;3(6):343-353. doi:10.1016/S1474-4422(04)00767-7.

34장

남녀 뇌의 성차이

Sex Differences in Male and Female Brains

성에 기초를 둔 뇌 차이에 관한 연구
(Research Regarding Sex-Based Brain Differences)

- 남녀 뇌사이의 차이에 관한 연구는 크게 다음과 같다:
  - PET, SPECT 및 MRI 스캔
  - 비손상과 뇌손상된 환자에 대한 연구
  - 태아 발달에 있어 성에 기초를 둔 호르몬 차이에 관한 연구
- 가장 중요한 것은(발달의 초기단계에 관한 어떠한 연구) 결과가 오판되지 않고 정보로부터 거짓일반화가 추론되지 않아야 한다.

남 · 녀 뇌사이의 중복
(Overlap Between the Male and Female Brain)

- 남녀 뇌 차이에도 불구하고, 아직도 차이보다는 중복되는 뇌 공통점이 더 많다.
- 남녀에 있어 각각의 성의 능력에 있어 상당한 차이가 있다.
- 그래서 몇몇 남성은 여성보다 공간 기술에 있어 더 잘하는 반면, 몇몇 여성은 공간 기술 과제에서 남성보다 동등하게 또는 더 잘한다.

자궁안에서의 뇌 조직에 관한 성호르몬 영향
(The Effects of Sex Hormones on Brain Organization In Utero)

- 남녀 사이의 능력 패턴 차이는 각 성의 태아발달에 관한 호르몬 영향을 반영한다.
- 에스트로겐(여성호르몬)과 엔드로겐(남성호르몬, 테스토스테론의 주된)의 작용은 태아에서 성적차이를 만든다.
- 포유동물(인간포함)에 있어, 태아는 1주차에 남자 또는 여자로 발달하는 잠재력을 갖는다.
- 인간은 46개 염색체(Chromosome) XX(여성) XY(남성)을 갖는다.
- Y염색체가 출현한다면, 고환 또는 생식선이 형성된다. 이는 남성이 되는 첫 번째 중요한 단계이다.

여성 디폴트시스템(Female Default System)

- 생식선이 남성호르몬을 생성하지 않으면, XY태아는 여성조직의 형태로 된다. 이것을 여성디폴트(Defalut)계라 인용된다.
- 남녀 태아를 식별하는데 필요한 특정한 호르몬이 방출된다. 여성 디폴트계는 태아의 생명을 유지하려는 진화론적 보호책이다.
- 고환이 형성된다면, 남성발달을 촉진시키는 물질을 만든다. 테스토스테론(Testosterone)과 같은 물질은 남성을 큰 남성화 또는 음경(Penis)과 음낭(Secrotum)의 외부 표시로 전환하는 울피안 덕(Wolffian Duct)의 원인이 된다.

자궁에서 발생하는 비정상(Abnormalities that Occur In Utero)

터너 증후군(Turner Syndrome)

- 45XO의 염색체 기형, 여성이 한 개의 성염색체를 잃었다.
- 난소 결여의 원인이 된다. 여성은 불임(Infertile)이다.
- 다른 징후와 증상은 작은 키와 거미집 모양의 목(Webbed neck)이다.
- 2차성징과 월경을 유도하기 위해 사춘기에 성호르몬 치료를 받아야 한다.

클라이네펠터 증후군(Klinefelter's Syndrome)

- 남성에서의 염색체 이상, 남성이 여성염색체(47, XXY)가 있다.
- 징후와 증상은 작은 음경, 작은 고환, 불임(정자 생성 안됨), 크고 메마른 몸체형과 남성 여성유방증(Gynecomastia, 남성가슴의 발달), 2차 남성성징은 약하게 발달되며, 호르몬 치료에 잘 반응하지 않는다.

DHT 결여 증후군(Dihydrotestosterone Deficiency Syndrome)

- 다이하이드로 테스토스테론 결여증후군(DHT): 또는 5알파 환원효소결핍증(deficiency of 5-alpha reductase)이라 한다.
- DHT는 테스토스테론에서 전환된 엔드로젠(5알파 환원효소결핍증 효소활동을 통해)이다.
- 이는 음경과 음낭(자궁에서)의 식별화이다.
- DHT는 테스토스테론으로 전환하지만 DHT 결여증후군에서, DHT가 생산되지 않는다.
- DHT는 남성외부 성기발달에 있어 반드시 필요하다.
- 태아는 정상적 46XY 염색체를 갖고 있다.
- 그러나 외부성기는 테스토스테론이 DHT로 전환할 수 없기 때문에 여성으로 남아 있다.
- 고환이 임신 2개월에 발달하나 빠지지는 않는다.
- 뮬레리안억제호르몬이 나타나 나팔관, 자궁 및 질의 발달을 막는다.
- 사춘기에 대체테스토스테론 급증(Common Testosterone Surge, 삶의 이 단계에서 일어나는)이 음핵과 같은 음경(Phallus)을 작은 음경(Penis)로 만든다.
- 약한 2차 남성 성 특징이 이때 발달할 것이다.
- 사춘기에 작은 소녀가 남성으로 바뀌는 것처럼 보인다.
- 이 이상은 도피니칸 공화국에서 많이 보고되고 있다.

고환 여성화 증후군(Testicular Feminizing Syndrome)

- 엔드로젠 무감각 증후군이라 부름
- 태아는 정상적인 46XY 염색체를 갖고 있다.
- 그러나 태아세포가 테스토스테론에 반응하지 못한다.
- 내적 구조은 남성이나 완전하지 못하다.
- 여성 디폴트플랜은 조직에 의해 시도되나 완전하게 수행되지는 못한다. 테스토스테론의 출현 때문에 내부 여성 구조 발달이 방해된다: 난소 발달이 발생하지 않으며 불임이다.
- 외부 구조적 모습은 정상적인 여성처럼 보인다.

잔류된 뮬레리안 증후군(Retatined Mullerian Syndrome)

- 이 증상은 인터섹스 유형을 야기한다.
- 내부 여성성기관이 나타난다.
- 외부 남성 성기관이 역시 출현한다.

- 태아의 울피안덕은 바스디퍼런스(Vas Deference)와 정액관(Seminal Vessicle)으로 발달한다.

아담플랜(Adam plan)

- 여성 디폴트계처럼 태아기형이 여성으로 발달하려는 XX조직을 방해한다면, 태아생명을 유지하기 위한 진화적 보호책이 있다. 이것을 아담플랜(Adam plan)이라 부르며, 여성의 남성화 과정에 관련한다. 아담 플랜은 여성성의 태아 발달을 막으며 대신에 뮬레리안제어호르몬, 다이하이드로테스토스테레온(Dihydrotestosterone)과 테스토스트레온을 통해 태아 구조의 남성화를 촉진시킨다.

성-기초 뇌차이: 성호르몬에 의해 자궁안에서 설립

- 성-기초 뇌 차이는 자궁(womb)에서 시작된다. 임신기간 남성 또는 여성 해부에서 배아조직의 변형을 담당하는 이 호르몬은 초기 임신기간(gestational period) 뇌 발달을 활성화한다.
- 뇌 발달에 관한 가장 최근 연구는 임신 18주에 남성 또는 여성으로 영구적으로 비가역적으로 변한다고 제안했다.

남녀 성기관 식별화에 있어, 성호르몬은 동물과 인간에 있어 남녀 행동을 조직화 한다.

동물 연구(Animal Studies)

- 기능학적 남성 생식기가 있는 설치동물(rodent)은 출산후 즉시 엔드로겐이 결여되면, 남성 행동이 감소된다.
- 대신 여성 행동이 증가될 것이다.
- 엔드로겐이 출생후 여성 설치동물에 주사되면, 여성 설치동물은 더 남성 성행동을 그리고 덜 여성행동을 나타낸다.

인간에 있어 선천성 아드레날 과형성(Congenital Adrenal Hyperplasia in humans)(AH)

- CAH는 XX태아에서 생산되는 아드레날안드로겐의 너무 많은 양이 원인이 되는 선천성기형의 결과로서 발생한다.
- 이는 태아기 단계에서 너무 많이 엔드로겐에 노출된 여성에게서 많이 나타낸다.
- 비록 성기의 남성화가 초기에 수술로 고쳐지고 약치료가 엔드로겐 과생산을 막을 수 있을지라도, 뇌에 태아기 노출영향을 반대화 할 수는 없다.
- 태아기 엔드로겐에 노출된 여성은 말괄량이(Tomboy)로 자랄 것이며, 영향을 받지 않은 언니보다 더 남성적인 장난감을 좋아할 것이다.
- CAH 여성은 공간 변형 과제에 있어 언니보다 더 잘한다.

남성과 여성 뇌의 구조적 차이
(DIFFERENCES IN THE ANATOMY OF THE MALE VS FEMALE BRAIN)

- 남성과 여성 뇌사이에 구조적 차이가 존재한다.
- 남성은 여성보다 약 4% 정도의 뇌세포가 많고 뇌조직이 100그램 정도 더 많다.
- 여성은 세포 간에 가지돌기성 연결이 더 많다.
- 남성 뇌는 여성 뇌보다 좀 더 크지만 각 뇌의 특정영역들은 서로 다른 크기를 가지고 있다.

이마겉질(frontal cortex)

- 이마엽의 특정영역은 남성보다 여성이 좀 더 크다. 고위수준의 실행기능을 담당하는 어떤 영역은 중재된다

(예: 판단력을 포함하는 기술, 문제해결능력 그리고 정화되지 않은 감정조절).

마루겉질(parietal cortex)

- 마루아래엽은 마루엽에 양쪽 부위에 있어 고위수준같은 추상적 수학기술과 연관되어 있다. 이 영역은 알버트 아인슈타인과 다른 수학자와 물리학자의 뇌에서 더 확장되어 있다.
- 마루아래엽(The inferior parietal lobule, IPL)은 여성보다 남성에서 유의하게 크다.
- 오른쪽 IPL은 공간에서 물체를 조작하는 능력과 연관되어 있다.
- 왼쪽 IPL은 3차원적 공간에서 회전하는 능력과 시간과 속력에 대한 지각과 연관되어 있다.
- 연구에 따르면 개인이 물체를 회전시켜 이미지화하거나 시각적으로 조작하는 공산적 과제, 수학적 이유, 경로(route)를 통해 방법을 진행, 타겟-감독된 운동기술(투사의 유도 또는 해석)이 성인 남성이 여성보다 잘하는 기술이다.
- 연구에 따르면 위에서 서술한 기술은 남성이 여성에 비해 약 4년 정도 더 빨리 성숙하다고 밝혔다.

뇌들보(corpus callosum)

- PET 스캔은 뇌들보가 남성보다 여성에게서 더 방대하다고는 것을 보여준다. 여성이 뇌들보에서 11% 더 많은 신경세포를 갖고 있다. 그래서 두 반구를 연결시키는 더 많은 신경섬유가 만들어진다.
- 이는 여성이 남성보다 활동에 있어 두 반구를 연합하는 것이 더 가능하다는 뜻이다.
- 언어기술에 있어 여성은 단어의 문학적 뜻을 해석하는 데(왼쪽 뇌) 뿐만 아니라 단어의 정서적 긴장(오른쪽 뇌)을 해석하는데 두 반구를 활용한다.
- 인간은 언어기술에 있어 왼쪽반구만 사용해 대화의 실제적 정서적 긴장해석에 어려움을 가진다.
- 언어장애(실어증, aphasia) 사고는 왼쪽 반구의 손상 후에 여성보다 남성에게서 더 높게 나타난다.
- 여성은 CVA 후에 남성보다 더 쉽게 언어장애에서 회복된다. 이는 언어과제동안 두 반구를 연합하는데 있어 여성이 능력이 더 크다는 것과 연관된다.

브로카와 베르니카영역(Broca's and Wernicke's are a)

- 브로카영역(Broca's area)은 왼쪽 이마엽에위치(운동앞영역의 아래)하고 의사소통을 표현하는 것과 관련되어 있다.
- 베르니카영역은 왼쪽 마루엽에서 위관자이랑에 있고 의사소통을 수용하는 것과 관련되어있다.
- 두 영역은 남자보다 여자(언어기술을 중점으로 한 평가에서 여성의 점수가 더 많게)에서 유의하게 크다. 여성은 남성보다 브로카영역에서는 23% 더 크고 베르니카영역은 13% 더 크다.
- 연구에 따르면, 언어와 미세운동 기술을 담당하는 뇌영역이 남자에 비해 여자가 6년 정도 더 빠른 것으로 나타났다.

편도와 가장자리계통: 정서(the amygdala and the limbic system: emotion)

- 연구에 따르면, 편도구조가 여성보다 남성에서 더 크게 가지고 있다고 한다.
- 여성은 편도와 겉질사이에 가지돌기성 연결을 더 많이 가지고 있다.
- 편도는 분노와 걱정의 감정에 대해 역할을 담당하는 가장자리계통구조이다.
- 편도와 겉질사이에 연결은 위험에 대처할 때 겉질이 각성될 수 있도록 하는 것이다.
- 연구에 따르면, 여성이 겉질과 편도사이에 더 많은 연결이 되고 있다고 한다. 자신의 분노를 더 잘 조절하고 상황에 긍정적으로 대처할 수 있도록 상징적 신호를 사용하여 분노를 줄여나가게 된다.
- 이 구조적 차이 때문에 남자는 분노를 조절하는 것이 더 어렵고, 공격적인 모습을 공공연하게 더 드러내는 것

같다.

- PET 스캔은 남성의 가장자리계에서는 정서에 반응하여 행동을 조절할 때 더 많은 부위가 활동하는 것을 보여준다.
- 여성들의 가장자리계에서는 계통발생학적으로 더 새롭고 복잡한 부위가 정서에 반응하여 상징적 행동으로 나타내는 것을 보여준다.
- 만약 개가 화가 나서 뛰면서 문다면, 화 정서에 대한 행동적인 반응이다. 그 개가 화가 나서 이빨을 드러내면서 으르렁거린다면, 화 정서에 대한 상징적인 반응이라는 연구결과가 있다.
- 이것은 여성들이 그들의 정서를 상징적 표현으로 나타내는 경향이 있을 것이라는 것을 암시한다. 반면에 남성들은 그들의 정서를 행동으로 나타낸다는 것을 암시한다.
- 여성들은 또한 다른 정서의 표현에서도 남성들보다 더 잘 표현한다. 남성들은 정서를 분명히 나타내는 명백한 행동을 한다– 즉, 상징적 또는 섬세한 정서표현을 빠뜨린다.
- 연구에 의하면, 여성들은 섬세한 표현을 인식하는데 남성보다(가장자리계 기능이) 더 민감하다.
- 남성과 여성 모두 사진 속에 있는 사람들의 얼굴 표정에서 행복을 인지하였다.
- 그러나 여성의 슬픈 표정은 남성들이 섬세한 표정을 잘 인식하지 못하기 때문에 눈물을 글썽일 정도로 슬픈 표정을 지어야 남성이 인식하게 된다고 한다.
- 연구보고에 따르면, 편도에서 정서적 활동을 나타내고 있다. 6살에는 겉질과의 연결이 아직 완성되어 있지 않고 편도와 겉질사이에 연결부족으로 아이들이 자신의 감정을 조절하거나 말에 담겨진 느낌을 아는 것을 어려워한다.
- 편도와 겉질사이에 그런 연결이 완전히 발달되는 것은 청년기(비록 여성은 더 우세하지만)에 완전히 발달하기 시작한다.

자생 대 양육(Nature vs Nurture)

- 연구가들은 뇌의 조직화에서 성호르몬의 영향은 초기 발달기에 발생하며, 이런 환경은 남 · 녀 뇌의 조직화에서 차별적으로 배열하게 한다고 제안한다.
- 한 연구는 3살된 남자가 같은 연령의 소녀보다 신체적 목표기술[physical targeting skill(발사무기의 안내와 차단)]에서 더 잘 한다는 것을 발견하였다.
- 스포츠 경험에 대한 다른 연구는 젊은 성인에 의해 보여 지는 목표지향적 기술에 있어 성차이가 보이지 않는다고 했다.
- 몇몇 연구가는 공간적 회전 퍼포먼스(performance)에서 성 차이가 사춘기 (puberty)전에 나타난다고 한다.

남성이 여성보다 잘하는 기술

- 성인 남성이 여성보다 잘하는 기술은 다음과 같다. 양쪽 성별 간에 드러나는 차이 없이 남성 집단에게 발견되는 것을 나타낸 것이다.
  - 개인이 물체를 회전시켜 이미지화하거나 시각적으로 조작하는 공간적 과제
  - 수학적 추론(Mathematical reasoning)
  - 경로(route)를 통해 방법을 진행

– 목표–지향적 운동기술(포탄의 발사와 차단)

여성이 남성보다 잘하는 기술

• 성인 남성이 여성보다 잘하는 기술은 다음과 같다. 성별 간에 드러나는 차이 없이 남성 집단에서 발견되는 것을 나타낸 것이다.
  – 빠르게 항목을 확인(지각적 속력이라 함)
  – 언어의 유창함(특정 문장으로 시작된 단어를 찾거나 또는 어떤 다른 제한요소를 이행하는 능력)
  – 수학계산
  – 경로에서 표시물을 기억
  – 정확한 미세 운동기술

경로항해(ROUTE NAVIGATION)

• 남성은 경로진행 시 여성보다 더 적은 시도와 더 적은 과오를 범한다.
• 그렇지만 배우고 난 후, 여성은 남성보다 더 많이 표적물을 기억하였다.
• 여성은 그들 자신이 방향을 잡는 전략으로 표적물을 사용할 것이다.
• 남성은 지도 위에 묘사함으로써 경로의 공간적 관계를 사용하여 방향을 잡는다.

물체와 그들 위치의 재기억(THE RECALL OF OBJECTS AND THEIR LOCATIONS)

• 제한된 공간(방 또는 테이블탑)에서 물체와 그들 위치를 기억하는 남녀 능력검사 연구에서, 여성이 물체가 전시되었는가 아닌가에 대해 더 기억을 잘하였다.
• 여성은 그들이 옮겨진 이후 원래 위치로 물건을 재위치 시키는 능력도 뛰어나다고 한다.

가능한 진화적 중요성(POSSIBLE EVOLUTIONARY SIGNIFICANCE)

• 어떤 이론가들은 이전에 언급된 성–기초 차이는 진화적 뿌리를 갖고 있다고 주장하고 있다.
• 이런 이론가들은 인간 뇌 특징이 진화하는 몇 천년동안 인간은 비교적 작은 사냥–채집 그룹(hunter–gatherer groups)으로 살았다고 제안한다.
• 사냥–채집 사회에서 생존하려면 성 사이의 노동분배는 분명했을 것이다.
• 남성은 장거리 여행을 요구하는 큰 게임 사냥을 담당했을 것이다.
• 여성은 캠프사이트(campsite) 가까이의 음식을 모아, 음식과 옷을 준비하고 아이를 돌보았을 것이다.
• 이론가들은 이런 특수화가 남성과 여성에게 다른 진화적 선택에 압력을 가했으리라 주장한다.
• 남성은 변화하는 위치에서 지역을 인식하기 위해 장거리 경로–발견(route–finding) 능력을 요구하였으며, 역시 사냥을 위한 목표기술을 필요로 하였을 것이다.
• 여성은 목표물을 이용한 짧은 거리 진행, 주어진 공간에 수행되는 세밀한 운동 능력 및 환경에서의 또는 아동의 모습과 행동에서의 작은 변화에 대한 지각적 식별기술을 필요로 하였을 것이다.

성정체성과 성적지향(GENDER IDENTITY AND SEXUAL ORIENTATION)

- 성정체성은 남성화와 여성화의 내적 느낌이고 자신의 성에 기초한 유전형[성기초 유전암호(sex-based genetic code] 또는 표현형(phenotype, 성기초재생산 기관)과 꼭 연결된 것은 아니다.
- 성적지향은 특별한 성 기초 표현형(남성, 여성 또는 양성{남성과 여성 성기초 염색체와/ 또는 재생산기관을 양쪽 다 가진})에 끌리는 내적 느낌이다.
- 성분류(Sex classification)는 유전자 염색체 형태와 표현형 재생산 기관에 의해 정의된다. 성정체성을 바라보는 이원론적 관점은의 이분설(dichotomy, 남성 또는 여성)은 점점 재고되어지고 있다. 서구사회에서는 그런 이형태성 정의(dimorphic classifications)로 고정하지 않는 사람들을 점점 받아들이고 인지한다.
- 성장하는 몸에 대한 연구들은 성정체성과 성적지향은 태내호르몬(예, 안드로겐, 테스토스테론, 에스트로겐)이 태아구별을 하기 시작할 때 태아발달 조직체에 영향을 주는 신경화학적과 신경구조적 특징에 의해 강하게 영향 받는 지적했다.
- 뇌조직은 또한 성정체성과 성적지향의 형성에 영향을 미친다. 시상하부는 재생산행동을 조절하는 것으로 오랜 기간동안 알려져 왔다: 1991년 시몬 리베이는 앞쪽 시상하부의 근접핵(interstitial nucleus)은 성적지향과 높은 연관성이 있다고 했다. 다른 연구가들은 비슷하게 성적지향의 발달에 중요한 역할을 하는 것은 시상하부의 위쪽교차핵(suprachiasmatic nucleus)이라고 한다.
- 1992년 알렌과 고르스키는 앞쪽맞교차가 이성애자(heterosexual)인 남성과 여성보다 동성애연애자(homosexual men)가 더 크다는 것을 발견했다. 2008년에는 사빅과 린드스트롬은 양족 대뇌반구의 용적이 동성애자 남성과 이성애자 여성은 대칭적이지만 이성애자 남성과 동성애자 남성에서는 비대칭적(오른쪽 대뇌반구에서)이라는 것을 발견했다.
- 라기니 버마와 콜레규는 2004년에 남성의 대뇌반구안에서 입쪽부터 꼬리쪽 영역까지 퍼져있는 큰 신경학적 연결성을 발견했다. 정반대로 여성은 양쪽 대뇌반구사이에 강한 연결성을 가진다고 했다. 이런 발견은 전형적인 여성 뇌는 언어, 감정과 지각사이에 의사소통을 촉진할 수 있는 구조를 가졌고 반면 전형적인 남성 뇌는 공간기술과 협응된 동작에 더 잘 적응하도록 되어 있다는 것을 제안했다. 이 발견은 소뇌에서는 반대인데, 남자가 더 큰 양쪽 대뇌반구연결인 반면 여성은 내뇌반구(intrahemispheric)연결이 더 크다는 것을 밝혔다.

감정이입(공감하기)의 뇌와 조직화의 뇌(계속)

- 시몬 바론-코헨(캠브리지 대학에 자폐연구소장)은 여성과 남성 뇌는 감정이입이든 조직화를 위해 특수하게 발달한다고 주장한다.
- 바론-코헨은 여성 뇌는 얼굴표정의 의미를 맞추기, 비언어적 의사소통을 해석하기, 목소리 톤과 제스처 미묘한 뉘앙스 간파하기, 사회적 실마리 해석하기, 그리고 전체로서 조직의 안녕과 협조하는 적절한 반응에 관한 감정이입이 더 발달되어 있다고 주장한다.
- 남성 뇌는 외부세계(특히 무생물 물건과 사건)의 규칙에 근거한 분석을 하는 것에 더 많이 발달한다. 체계(수학적, 정치적, 또는 도박(내기) 같은)를 구성하고 이해하는 것에 주력한다.
- 남성의 공간적 기술은 더 뛰어나고 여성의 언어와 감성적기술이 더 뛰어난 것은 감정이입과 조직화의 기본적 차이 때문이다.
- 바롬-코헨은 이 신경학적 차이는 유아기때 장남감 선호도(기계 같은 트럭 대 사람같은 인형), 상호작용 스타일(명령 대 협상), 그리고 길 찾는 법(여자는 랜드 마크를 통해 공간을 개별적인으로 연상하는 데 남자는 좀 더 지도에 의한 구성으로 공간을 시각화한다).

참여와 주인 그룹(Joining and Hosting Groups)

- 성별차이 평가를 위해 조직화와 감정이입적 기술에 대한 여러 가지 시나리오가 있다.
- 한 시나리오에 의하면, 남자와 여자아이 간에 차이를 구분하기 위한 검사방법으로는 새로운 그룹에 참여를 하는 방법을 통해서이다. 이미 결성된 그룹에 새 아이가 소개됨으로써 측정될 수 있다.
- 이미 결성된 놀이 그룹에 새로운 참가자일 때 여자아이는 참여하기 전에 뒤에 서서 관찰하는 경향이 있다. 이 그룹에서 어떤 일이 발생되고 있는지를 평가하고 이 활동이 나에게 맞는지를 평가하게 된다.
- 새로운 참가자로서 남자 아이는 게임에 더 잘 동참하려하고 규칙을 변화시키려고 노력하고 다른 사람의 주의를 자신에게로 돌리려고 노력한다.
- 다른 시나리오에 따르면, 그룹의 주인으로서 남자와 여자아이의 차이점을 나타내고 있다. 여자아이는 새로운 참여자에게 더 주의를 기울이고 단체 활동에 새로운 참여자가 동참될 수 있도록 하는 경향이 있다.
- 남자아이는 새로운 참여자가 동참하려는 것을 거부하고 이미 결성된 그룹에서의 활동을 지속하고 싶어한다.

눈 마주침과 언어(Eye Contact and Language)

- 성적 차이(Sex differences)는 출생 시에 발견될 수 있다. 연구가들은 출생 하루인 신생여아는 얼굴을 더 오래 바라보는 반면, 출생 하루인 신생남아는 움직이는 기계에 더 집중해서 바로 보는 경향이 있다고 밝혔다.
- 눈 마주침의 정도는 출생전 테스토스테론(testosterone)에 의해 결정된다.
- 한 살에 남자아이는 자동차 비디오게임 보기를 더 좋아한다. 한 살된 여자 아이는 감정이 드러나는 인간얼굴의 비디오를 더 좋아한다.
- 태아기 동안의 테스토스테론수준은 언어습득에도 영향을 미친다. 출생전 테스토스테론이 높을수록 18-24개월에 측정된 아동의 어휘수는 더 작아진다.

감정이입(공감하기)의 뇌와 조직화의 뇌

아스퍼거 증후군(Asperger Syndrome)

- 바론 –코헨은 자폐증(특히, 아스퍼거 신드롬)은 자궁안에서 임신호르몬(gestational hormones)에 의해 조직화가 너무 높게 일어나서 발생된 것이다.
- 아스퍼거 증후군은 자폐의 일종으로서 지능은 평균에서 더 높지만 사회적 상호작용이 심하게 손상되어 있다. 아스퍼거 증후군은 10대 1의 비율로 남자가 더 우세하다.
- 바론–코헨의 이론은 게스츠윈드와 가라버다가 초기에 주장한(테스토스테론호르몬이 왼쪽 대뇌반구의 성장을 지연시키고 오른쪽 대뇌반구의 성장을 가속화시킨다) 것과 한 가지 유사하다. 테스토스테론이 너무 높아 학습장애, 주의력 장애(ADD), 주의력결핍증후군(ADHD), 그리고 자폐같은 문제를 일으킬 가능성이 높게 나타난다. 이런 질병은 대부분 남성에게 더 우세하다.
- 눈마주침의 결핍과 언어기술 장애는 자폐의 초기 증상이다. 다른 특징에는 사회적 상호작의 어려움, 사회적 실마리를 이해하거나 해석하는 것의 어려움, 흥미의 편중 그리고 규칙에 집착하는 것들이 포함된다.
- 바론–코헨은 아스퍼거 증후군은 극심한 남자 뇌(특히, 조직화는 뛰어나고 감정이입의 결핍)의 문제점으로 나타날 수도 있다.

참고문헌 (REFERENCES)

1. Bao AM, Swaab DF. Sexual differentiation of the human brain: relation to gender identity, sexual orientation and neuropsychiatric disorders. *Front Neuroendocrinol.* 2011;32(2):214-226. doi:10.1016/j.yfrne.2011.02.007.
2. Flück CE, Meyer-Böni M, Pandey AV, et al. Why boys will be boys: two pathways of fetal testicular androgen biosynthesis are needed for male sexual differentiation. *Am J Hum Genet.* 2011;89(2):201-218. doi:10.1016/j.ajhg.2011.06.009.
3. Hines M. Sex-related variation in human behavior and the brain. *Trends Cogn Sci.* 2010;14(10):448-456. doi:10.1016/j.tics.2010.07.005.
4. Pinsker JE. Turner syndrome: Updating the paradigm of clinical care. *J Clin Endocrinol Metab.* 2012;97(6):E994-E1003. doi.org/10.1210/jc.2012-1245.
5. Groth KA, Skakkebæk A, Høst C, Gravholt CH, Bojesen A. Klinefelter syndrome—a clinical update. *J Clin Endocrinol Metab.* 2012;98(1):20-30. doi.org/10.1210/jc.2012-2382.
6. Bhasin S, Cunningham GR, Hayes FJ, et al. Testosterone therapy in adult men with androgen deficiency syndromes: an endocrine society clinical practice guideline. *J Clin Endocrinol Metab.* 2006;91(6):1995-2010. doi.org/10.1210/jc.2005-2847.
7. Hughes IA, Davies JD, Bunch TI, Pasterski V, Mastroyannopoulou K, MacDougall J. Androgen insensitivity syndrome. *Lancet.* 2012;380(9851):1419-1428. doi:10.1016/S0140-6736(12)60071-3.
8. Chamrajan S, Vala NH, Desai JR, Bhatt NN. Persistent Mullerian duct syndrome in a patient with bilateral cryptorchid testes with seminoma. *J Hum Reproduct Sci.* 2012;5(2):215-217. doi: 10.4103/0974-1208.101025.
9. Lenz KM, Nugent BM, McCarthy MM. Sexual differentiation of the rodent brain: dogma and beyond. *Front Neurosci.* 2012;6:26. doi: 10.3389/fnins.2012.00026.
10. Hines M. Prenatal endocrine influences on sexual orientation and on sexually differentiated childhood behavior. *Front Neuroendocrinol.* 2011;32(2):170-182. doi:10.1016/j.yfrne.2011.02.006.
11. Ruigrok ANV, Salimi-Khorshidi G, Lai MC, et al. A meta-analysis of sex differences in human brain structure. *Neurosci Behav Rev.* 2014;39:34-50. doi: 10.1016/j.neubiorev.2013.12.004.
12. Valera EM, Brown A, Biederman J, et al. Sex differences in the functional neuroanatomy of working memory in adults with ADHD. *Am J Psychiatry.* 2014;167:86-94. doi.org/10.1176/appi.ajp.2009.09020249.
13. Salinas J, Mills ED, Conrad AL, Koscik T, Andreasen NC, Nopoulos P. Sex differences in parietal lobe structure and development. *Gender Med.* 2012;9(1):44-55. doi:10.1016/j.genm.2012.01.003.
14. Luders E, Toga AW, Thompson PM. Why size matters. Differences in brain volume account for apparent sex differences in callosal anatomy: the sexual dimorphism of the corpus callosum. *Neuroimage.* 2014;84:820-824. doi:10.1016/j.neuroimage.2013.09.040.
15. Ingalhalikar M, Smith A, Parker D, et al. Sex differences in the structural connectome of the human brain. *Proc Natl Acad Sci U S A.* 2014;111(2):823-828. doi:10.1073/pnas.1316909110.
16. Cooke BM, Woolley CS. Sexually dimorphic synaptic organization of the medial amygdala. *J Neurosci.* 2005;25(46):10759-10767. doi:10.1523/JNEUROSCI.2919-05.2005.
17. Wu MV, Manoli DS, Fraser EJ, et al. Estrogen masculinizes neural pathways and sex-specific behaviors. *Cell.* 2009;139(1):61-72. doi:10.1016/j.cell.2009.07.036.
18. Persson J, Herlitz A, Engman J, et al. Remembering our origin: gender differences in spatial memory are reflected in gender differences in hippocampal lateralization. *Behav Brain Res.* 2013;256:219-228. doi:10.1016/j.bbr.2013.07.050.
19. Eagly AH, Wood W. The origins of sex differences in human behavior: evolved dispositions versus social roles. *Am Psychologist.* 1999;54(6):408. doi.org/10.1037/0003-066X.54.6.408.
20. LeVay S. A difference in hypothalamic structure between heterosexual and homosexual men. *Science.* 1991;253(5023):1034-1037.
21. Allen LS, Gorski RA. Sexual orientation and the size of the anterior commissure in the human brain. *Proc Natl Acad Sci U S A.* 1992;89:7199-7202.
22. Savic I, Lindstrom P. PET and MRI show differences in cerebral asymmetry and functional connectivity between homo- and heterosexual subjects. *Proc Natl Acad Sci U S A.* 2008;105:9403-9408.
23. Baron-Cohen S, Wheelwright S. The empathy quotient: an investigation of adults with Asperger syndrome or high functioning autism, and normal sex differences. *J Autism Dev Disord.* 2004;34(2):163-175. doi: 10.1023/B:JADD.0000022607.19833.00.
24. Alexander GM, Wilcox T, Woods R. Sex differences in infants' visual interest in toys. *Arch Sex Behav.* 2009;38(3):427-433. doi:10.1007/s10508-008-9430-1.
25. Auyeung B, Baron-Cohen S, Ashwin E, et al. Fetal testosterone predicts sexually differentiated childhood behavior in girls and in boys. *Psychol Sci.* 2009;20(2):144-148. doi:10.1111/j.1467-9280.2009.02279.x.
26. Baron-Cohen S. The extreme male brain theory of autism. *Trends Cogn Sci.* 2002;6(6):248-254. doi:10.1016/S1364-6613(02)01904-6.

27. Geschwind N, Galaburda AM. Cerebral lateralization: biological mechanisms, associations, and pathology: I. A hypothesis and a program for research. *Arch Neurol.* 1985;42(5):428-459. doi:10.1001/archneur.1985.04060050026008.
28. Wakabayashi A, Baron-Cohen S, Uchiyama T, Yoshida Y, Kuroda M, Wheelwright S. Empathizing and systemizing in adults with and without autism spectrum conditions: cross-cultural stability. *J Autism Dev Disord.* 2007;37(10): 1823-1832. doi: 10.1007/s10803-006-0316-6.

임상검사문제(Clinical Test Questions)

33장에서 34장까지

1. 정상, 건강한 노인은 다음의 한 개를 제외하고는 거의 수반되는가?

a. 뇌실공간의 확장
b. 뇌실에 CSF의 과다 생산
c. 겉질 위축
d. 이랑크기 김소와 고랑의 폭넓음

2. 연구가들은 병리나 질병이 존재하지 않는 한 뇌의 신경세포는 인생전반에 걸쳐 정상으로 남아있다고 설명한다. 그러나 신경세포들은 정상이고 건강한 노인에서 뇌의 특별한 영역에 유의한 퇴화를 보이고 노인에서 운동기술의 느림을 보인다. 이 영역은?

a. 일차운동영역
b. 시상
c. 흑색질과 청색반점
d. 소뇌

3. 뇌의 이 영역은 인생 중후반에서 가지돌기의 순증가(net growth)를 경험하고 정상이고 건강한 노인에서 단기억은 쉽게 손상받는 반면, 장기기억(특별히 감정적 구성)이 정상적으로 남아있다:

a. 해마
b. 뇌줄기
c. 띠이랑
d. 소뇌벌레

4. 다음에 하나를 제외하고 정상, 건강한 노인에서 다음의 것들이 일어난다:

a. 신경섬유매듭(단백질 필라멘트)과 플라크축적(아밀로이드단백질)의 많은 양이 뇌에 형성하기 시작한다.
b. 세포구조에서 폴트 DNA를 수리하기 위해 고안된 효소 메커니즘이 점점 덜 효율적으로 된다.
c. REST(유전자 조절자 표기)는 기능 이상적 단백질합성과 산화의 영향을 대항하기 위해 해마와 겉질에서 인생중후반에 재활성화되기 시작한다.
d. 유전자적 돌연변이(Genetic mutations)가 이마엽과 가장자리계에서 조절성과 반복성을 가지고 일어나기 시작한다.

5. 마터의 작업치료사는 건강하고 생산적인 노년기를 위해 다음에 해당하는 것에 참여 하도록 권고했다:

1. 새로운 신경학적 연결을 만들고 이미 존재하는 연결은 유지하기 위해 규칙적이고 자주 인지적 자극활동에 참여하기
2. 처방된 것과 처방전 없이 살 수 있는(over-the-counter) 약품 중 정신기능에 심한 부작용을 일으킬 수 있는 약물의 상호작용을 모니터링 한다.
3. 마취(anesthesia)는 노인에게서 지남력장애와 혼란을 야기할 수 있기에 선택된 외과적 과정에 주의를 기울여야 한다.
4. 영양실조는 치매를 유발 할 수 있기에 주의해야 한다.
5. 관절범위를 유지하고 적당하게 심박수를 높일 수 있는 규칙적인 운동에 참여하도록 한다.

a. 1, 2, 3
b. 1, 3, 4
c. 2, 3, 4, 5
d. 위 모두

6. 루시아노와 그의 부인은 아이 갖는 것에 어려움이 있기 때문에 임신전문가를 만났을 때 의사는 루시아노에게 유전자검사를 실시했고, 정상보다 성염색체가 하나 더 있는 47XXY의 염색체유형을 가지고 있다는 것을 발견했다. 그의 10대와 성인기에서 루시아노는 키가 크고 말랐으며 외부 생식기관이 작았고, 그의 가슴영역에는 지방이 발달했다(여성유방증, gynecomastia). 이것은 루시아가:

a. 안드로겐 무감성증후군 [(androgen insensitivity syndrome) 고환여성화증후군(testicular feminizing syndrome)]
b. 디하이드로테스토스테론 결핍증후군(dihydrotestosterone deficiency syndrome)
c. 클라인펠터증후군(Klinefelter syndrome)
d. 터너증후군(Turner syndrome)

7. 마리아는 여성으로 태어났고 작은 소녀로 자라갔다. 발달의 시기인 사춘기때 테스토스테론이 자연스럽게 급등하기 시작할 때 마리아의 음핵은 작은 음경안에서 발달 했고 약한 이차성징(예, 얼굴과 가슴의 털, 깊은 저음 목소리, 넓은 어깨)을 보였다. 마리아는 정상 46XY 남성염색체유형을 가지고 있다는 것을 발견했지만 음경과 음낭의 태아발달을 막는 호르몬 결핍증후군을 가지고 있다. 이 호르몬 결핍을 무엇이라 하는가?

a. 안드로겐 무감성증후군
b. 디하이드로테스토스테론 결핍증후군
c. 클라인펠터 증후군
d. 터너증후군

8. 앤드류는 태어나서 작은 소녀로 자랐다. 15세에 생리가 아직 발생하지 않을 때 그녀의 부모는 위사를 찾아가서 앤드류가 정상 46XY 염색체유형을 가지고 있다는 것을 알게되었다. 그녀의 배아세포(embryonic cells)가 태아발달동안 테스토스테론에 반응할 수 없게 했고, 앤드류의 내부구조는 남자로서 발달했지만 불완전했다. 테스토스테론의 발현은 태아발달 동안 여성 내부구조의 발달을 막았다(불임유발). 외부장기는 여성으로서 발달했다. 이 증후군은 무엇이라 언급되는가?

a. 안드로겐 무감성증후군
b. 디하이드로테스토스테론 결핍증후군
c. 클라인펠터 증후군
d. 터너증후군

9. 연구가들은 언어 중추인 왼쪽 대뇌반구에 뇌졸중을 당한 여성은 실어증은 남성이 경험한 것에 비해 덜 심하고 더 빠르게 회복하는 경향이 있다고 한다. 이유는 아래의 내용이 포함된 어떤 성 기초 차이일까?

1. 여성 겉질 언어중추는 남성 겉질 언어중추보다 가지돌기 연결의 면적이 넓다.
2. 여성은 남성(왼쪽 언어중추를 주로 쓰는)에 비해 언어표현에서 양쪽 대뇌반구를 사용하는 경향이 있다
3. 겉질성 언어중추는 남자아이보다 여자아이에서 대략 6세 이전에 더 성숙을 보인다.

a. 1, 2　　b. 1, 3　　c. 2, 3　　d. 1, 2, 3

10. 비록 전형적으로 남성이 여성보다 편도체가 더 크지만(그들의 신체사이즈가 더 광범위하기 때문에) 여성은 편도체와 겉질 사이의 가지돌기성 연결의 수가 더 많은 것을 발견한다. 어떤 연구가들은 그런 연결은 여성이 남성에 비해 화조절이 더 잘 된다는 것을 주장한다. 이 감정적 조절기술은 아래의 기술의 어떤 것에서 더 잘 하도록 하는가?

1. 불안한 상황을 점진적으로 줄일수 있는 상징적 신호의 사용
2. 다른 사람에게서 미묘한 감정적 표현의 재인식
3. 신체적 화를 공공연한 표출로 표현하는 반응
4. 의사소통하는 동안 감정을 위한 단어의 첨부(지지)

a. 1, 2　　b. 2, 3　　c. 1, 2, 4　　d. 위의 모든 것

정답

1. b
2. c
3. a
4. d
5. d
6. c
7. b
8. a
9. d
10. c

용어 Glossary

• ㄱ •

가돌림신경(Abduncens Nerve): 뇌신경 6(CN6). 눈바깥 눈 움직임을 담당한다. 손상 증상으로는 안쪽 사시(Medial Strabismus), 겹보임(diplopia)과 안구진탕증(nystagmus)이 포함된다.

가로면(Transverse Plane): 관상 또는 이마면이라 불림. 시상면을 따라 횡단하는 가로면, 가로면은 뒷면으로부터 뇌의 앞면을 분리한다.

가바(GABA): 가바를 보라.

가바(Gamma-Aminobutyric Acid ; GABA): 세포의 기능을 억제하는 주요억제 신경전달물질. GABA의 결핍은 불안장애, 불면증, 그리고 간질과 관련된다. GABA 과잉은 기억력 상실과 새로운 것을 학습하는데 어려움을 나타냄.

가장자리계(Limbic System): 뇌바닥 안쪽 깊은 곳에 위치한다. 대뇌 가장자리계는 이마엽에서 조정되기 전에 인간 감정의 원천이 된다. 그 대뇌 가장자리계는 오랜 기간 동안의 기억(특별히 감정적 의미를 가지는 기억)을 위한 저장소이기도 하다.

가지돌기(Dendrites): 연접이전 신경세포 끝 단추로부터 받은 정보와 세포체로 부착되는 나무 같은 과정으로 가지돌기는 두갈래로 갈라지고 가지를 생산한다. 두 갈래로 갈라지는 것은 신경세포의 수용부분이 증가하는 것이다.

가쪽(Lateral): 몸의 중심으로부터 먼 구조를 말한다.

가쪽뇌실(Lateral Ventricle): 뇌척수액을 포함하는 네 개의 뇌실 가운데 하나이다. 하나의 대뇌반구 각각에는 두 개의 가쪽뇌실이 있다. 가쪽뇌실은 아치를 이루고 있는데, 이마엽에 앞뿔을 위치하는 구조(몸체는 마루엽에 위치함)와 뒤통수엽에 뒤뿔을 위치하는 구조 그리고 마루엽에 아래뿔이 위치하는 구조의 형태를 가지고 있다.

가쪽척수시상로(Lateral Spinothalamic Tract): 오름 감각척수로. 통증과 온도에 대한 의식적인 정보를 전달한다.

가쪽틈새(Lateral Fissure): 가쪽열 (또한 실비우스 틈새라고도 함), 이마엽과 관자엽을 구분한다.

갈고리이랑(Uncus): 해마곁이랑의 앞쪽 끝의 전구모양.

감각과민(Hyperesthesia): 감각 지각력이 증가하는 것으로 통증과 온도의 지각력이 증가하는 것.

감각수용기(Sensroy Receptor): 특수화된 신경세포로 특수한 감각 자극에 반응하도록 고안됨(예, 접촉, 압각, 통증, 온도, 빛, 소리, 공간에서의 위치).

감각이상(Paresthesia): 핀이나 바늘같은 이상한 감각이 나타남.

감각인체모형(Sensory Homunculus): 신체 각 부분의 감각 기능을 위한 겉질 표시부분. 뒤 중심이랑 또는 1차 몸감각영역에 위치함.

감각장애(Dysesthesia): 타는 듯한 느낌과 같은 불쾌한 감각.

감각저하(Hypoesthesia): 감각지각에 감소.

감정표현불능증(Alexithymia): 표현성 실어증의 유형, 자신의 감정에 적절한 단어를 적용할 수 없음: 자신의 감정을 단어로 표현할 수 없음. 감정표현장애(Dyslexithymia)은 자신의 감정에 적절한 단어사용을 어려워함.

강직(Spasticity): 관절의 한 부분에서 관절을 움직일 수 없는 능력을 포함하며 일반적으로 굽힘근 또는 폄근에 강직이 있다고는, 하나 두 개가 다 있다고는 하지 않음. 위운동신경세포 병변의 결과로 인한 것이다.

강직후 근수축증강(Post-Tetanic Potentiation): 시냅스에서 발생하는 것으로 종종 사용됨. 시냅스전 단추가 흥분될 때.

많은 신경전달물질이 분비된다. 그 다음 시냅스 후 신경세포로 연장되게 하고 반대적인 활성화 후에 반복적인 방전이 많은 신경전달물질을 분비하게 하거나 아주 느린 항신경전달물질로 활동하게 됨.

거리측정불능(Dymetria): 거리를 판단하는 능력의 결여. 물건의 잡을 때 지나치거나 초점을 맞추지 못함 소뇌병변의 결과로 발생됨.

거미막(Acrachonoid Mater): 경질막밑 공간 바로 아래에 위치한 중간의 수막층으로 거미줄의 형태.

거미막과립(Arachnoid Villi): 거미막 과립은 거미막에서 경질막으로 투사되는 것으로 여기에 뇌척수액의 재흡수가 이루어짐

거미막밑공간(Subarachnoid Space): 거미막아래와 연질막 위의 공간. 뇌척수액이 들어 있다.

경직(Rigidity): 관절의 양쪽 부분에서 관절을 수동적 그리고 또는 능동적으로 움직일 수 없는 능력. 예를 들면, 톱니바퀴 경직(일반적으로 파킨슨 병에서 볼 수 있음)과 접는칼 증후군.

겉질(Cortex): 겉질은 회색질의 층으로 핵 또는 신경세포체를 포함한다. 인간은 대뇌겉질과 소뇌겉질을 가진다. 겉질은 소뇌와 대뇌의 겉면을 이룬다- 밑에는 백질 또는 축삭이 있다.

겉질숨뇌로(Corticobulbar Tract): 겉질척수로에서 내려가는 척수로로 뇌신경의 운동요소를 담당한다.

겉질제거경직(Decorticate Rigidity): 겉질척수로 손상으로 인해 발생한다. 이로 인해 팔에 강직성(spastic) 굽힘과 다리에 강직성 폄이 나타난다.

겉질척수로(Corticospinal Tracts): 1차 운동겉질에서부터 운동로가 내려가는 것, 수의적 움직임을 담당한다.

겹쳐보임(Diplopia): 복시.

경질막(Dura Mater): 수막의 가장 바깥층. 경(dura)은 2개의 투사되는 부위를 가지고 있고, 이것은 뇌로 연장된다: 대뇌낫과 천막.

경질막정맥굴(Dural Sinuses): 경질에 정맥과 신경을 위한 구멍. 이마엽과 마루엽위에 위치한다. 순환계로서 정맥굴 기능: 대뇌정맥은 정맥굴로 흐른다; 또한 거미막밑 공간으로부터 뇌척수액을 흡수한다.

계산불능(Acalculia): 표현성 실어증의 한 형태로 수학적 문제를 계산하지 못함.

고랑(Gyri): 대뇌 반구 표면에 주름이나 접힌 것.

고랑(Sulci ; Sulcus): 이랑사이의 계곡이나 갈라진 틈.

고유수용감각(Proprioception): 공간에서 자기 신체의 위치 감각을 감지하는 능력. 고유 수용감각은 무의식적 수준에서 일어나는데 이는 소뇌의 의해 1차적으로 전달되기 때문이다.

고유수용기(Proprioceptor): 신체의 근육, 힘줄, 관절과 속이의 타원주머니과 주머니, 반고리뼈관에 위치한 수용기.

골지힘줄기관(Golgi Tendon Organ): 뼈대근 부착부위 근처 건에 있는 고유수용기. 수축하는 근육의 힘줄에서 긴장도를 감지.

공간위치 기능장애(Position In Space Dysfunction): 위치와 관련된 개념의 어려움을 포함하는 것으로 위 · 아래, 안/밖, 뒤/앞에와 전/후등이 포함한다.

관념운동계획I (Ideomotor Planning I): 적절한 운동계획을 평가하는 능력. 예를 들면, 이것은 셔츠를 입기 위해 특정 하나를 확인하고 모든 저장된 운동계획을 분류하는 능력과 연관된다. 그런 운동계획은 대개 앞 운동영역에 저장되어 있다.

관념운동계획II (Ideomotor PlanningII): 적절한 운동계획을 시행하는 능력- 또는 행위를 실행하게 한다. 예를 들면, 셔츠를 입기 위해 적절한 운동계획을 확인한 후에 환자는 행동으로 이행한다. 운동계획 시행은 대개 M1

과 연관된다.

관념행동(Ideational Praxis): 과제의 운동적 요구를 인지적으로 이해하는 능력. 예를 들면, 환자는 반드시 셔츠가 의류 품목임을 알아야 한다. 행동의 이 유형은 운동연합영역의 기능이다.

관련통(Referred Pain): 특수한 신체부위가 분리된 겉질 부분에서 척수신경 지배가 나누어 질 때 발생함. 통증은 서로 분리된 피부의 겉질부분으로부터 오는 통증인 겉질에 의해 잘못 해석 되어지는 것.

관상면(Coronal Plane): 이마 또는 가로면이라 불리기도 함. 관상면은 시상면(sagittal plane)까지 수직으로 가로지른다. 관상면은 뇌의 뒷면으로부터 앞면으로 나뉘어준다.

관상봉합(Coronal Suture): 뇌뼈가 융합된 부위에 봉합하는 선이다. 관상봉합은 관상면과 마루뼈와 이마뼈를 연결하며 내려간다.

관자엽(Temporal Lobe): 소리와 장기기억의 감별과 해석을 담당한다.

관절수용기(Joimt Receptors): 관절주머니의 결합조직에 위치한 고유수용기이다. 관절주머니와 인대에서 발생하는 역학적 변형을 담당한다.

교감신경계(Sympathetic Nervous System): 자율신경계의 한부분. 전투 · 도피의 반응과 활동을 위한 신체의 전속장치를 담당.

구멍(Foramina): 정맥이나 신경 통과를 위한 머리뼈의 구멍이다.

구축(Contractures): 근육, 힘줄과 인대의 짧아져 관절 움직임의 제한으로 관절에서 활동이 일어나지 않음.

그물체(Reticular Formation): 뇌줄기에 위치한 두 개의 널리 퍼진 계통: 그물촉진계통과 그물억제계통. 그물촉진계통은 겉질이 중요한 감각 자극에 참여하도록 해주고, 잠을 자주 깨는 상태를 포함한다. 그물억제 계통은 수면, 마비, 또는 혼수 같은 무의식 상태를 포함함.

근긴장이상(Dystonia): 또한 운동이상. 두 가지 용어는 근육의 긴장과 움직임에서 비정상을 말하는 용어로 느린비틀림운동, 무도병, 파킨슨병, 특발성 비틀림이 있다.

근방추(Muscle Spindle): 뼈대근에 위치하는 고유수용기. 길이, 장력과 근육부하에 관한 정보들의 끊임 없는 흐름을 제공한다.

근섬유다발수축(Fasciculations): 운동단위의 짧은 수축: 뼈대근에서 관찰가능하고 임상적 검사에서 구별 가능하다.

근원기억(Source Memory): 학습된 정보를 어떻게 재생하는 것과 연관된 기억의 유형, 예를 들면, 해부학자들이 특정해부학 교실로부터 어깨관절에 관해 학습된 특정 정보를 어떻게 회상할것인지. 가끔, 그런 사실을 학습하기 위해 어떻게 했는지를 기억할 수 없지만 사실을 기억하고 있다.

근육긴장저하(Hypotonia): 근육긴장도의 부족. 근육긴장항진의 반대말.

근육긴장항진(과긴장증)(Hypertonia): 과도한 근육의 긴장으로 인한 강직 또는 경직이 되는 것. 저긴장증의 반대.

근육분절(Myotome): 하나의 특별한 척수신경에 의한 근육의 신경지배 그룹이다. 인간 인체의 근절은 피부에 가깝게 부합한다.

글루타메이트(Glutamate ; GLU): 중추신경계의 주요한 흥분성 신경전달물질 중의 하나로 뇌가 큰 외상을 경험할 때 세포가 죽는 것을 담당하며, 또한 학습과 기억에 역할을 담당할 지도 모른다.

기계적수용기(Mechanoceptors): 기계적 변형에 의해 이루어지는 자극으로 감각 수용기(피부의 머리카락 세포 수용기).

깊은 힘줄반사(Deep Tendon Reflexes): 힘줄을 쳤을 때 근육이 수축하는 반사활을 형성하는 것으로 척수반사활의 원리로 작용한다. 위운동신경세포에서 깊은 힘줄반사가 항진되고 이는 척수반사활이 병변아래부분이 남아

있기 때문이고 반사활은 걷질 입력에 관하여 수정되지 않은 반사활로 나타난다. 아래운동신경세포 손상에서는 깊은 힘줄반사는 감소되고 이는 반사활을 잃어버린 것이다.

깔대기(Infundibiulum): 시상하부로부터 뻗은 줄기이고 뇌하수체를 매달고 있다.

꼬리(Caudal): 기관의 꼬리부분으로 언급된다. 또한 구조의 아래부분으로 언급되기도 한다.

꼬리핵(Caudal Nucleus): 자동적인 움직임 패턴의 실행과 계획을 포함하는 바닥핵의 구조로 꼬리핵은 운동활동에 있어 제동장치처럼 활동한다. 이 제동장치가 활동하지 않으면 관계 없고 목적없는 움직임이 나타난다 [예, 틱, 운동이상(ec, tics, dyskinesias)].

꼭지핵(Fastigial Nuclei): 소뇌핵의 4쌍 중 하나.

• ㄴ •

납모양 경직(Lead Pipe Rigidity): 팔다리에 수동움직임에 대한 획일적이고 지속적인 저항이 관절운동범위에서 일어난다(모든 면에서).

내림조절(Down Regulation): 신경전달물질이 연접이후 신경세포의 가지돌기와 세포체로 흡수되는 과정.

내사시(Internal or medial): 속 또는 안쪽 사시. 가돌림신경(뇌신경 6)에 손상으로 기인된다.

내수용기(Interoceptors): 신체 내부에서 오는 감각 정보를 받는 곳 (위의 통증, 척수 신경의 끼임 또는 내장의 염증과정과 같은 것들).

내장감각수용기(Visceral Sensroy Receptors): 내장으로부터 압박과 통증에 반응.

내장 신경계(Enteric Nervous System): 독립적인 순환계로 중추신경계와 느슨하게 연결되어있지만 중추신경계로부터의 지시를 받지 않고 단독적인 기능을 한다. 조직의 집(sheaths)에 위치하고 이는 식도, 위, 작은창자와 잘록창자로 연결된다. 신경세포의 네트워크, 신경전달물질과 단백질로 구성됨.

넷째뇌실(Fourth Ventricle): 뇌척수액이 흐르는 뇌실계의 영역이다. 다리뇌와 소뇌사이에 위치한다. 3뇌실과 중간뇌수도관을 연결한다. 4뇌실은 척수중심관을 연결한다. 노르에피네프린(Norepinephrine; NE): 싸움/도피 반응, 공포, 패닉의 방출에 꼭 필요한 신경전달물질이다.

뇌들보(Corpus Callosum): 뇌에 있는 커다란 접합부(맞교차, commissure). 왼쪽과 오른쪽 대뇌반구를 서로 교통하도록 해줌.

뇌들보고랑(Callosal sulcus): 뇌들보(Corpus Callosum)와 띠이랑(Cingulate Gyrus)을 분리하는 고랑.

뇌신경(Cranial Nerves ; CNs): 뇌신경은 말초신경계 중 12쌍의 구성된 신경으로 이들 핵의 위치는 뇌줄기에 있으며 중추신경계로 들어간다. 뇌신경은 머리와 얼굴, 목의 수용기로부터 받고 전달함.

뇌실계(Ventricular System): 뇌척수액이 흐르는 뇌안의 속이 비어있는 공간. 총 네 개의 뇌실이 있는데 두 개의 가쪽뇌실과 하나의 제3뇌실, 하나의 제4뇌실이 있음.

뇌줄기(Brainstem): 중간뇌, 다리뇌, 숨뇌로 이루어지며 생명기능(예, 호흡, 기침과 구토반사, 동공반응, 삼킴 반응)을 조절

뇌척수액(Cerebrospinal Fluid; CSF): 투명하고 색깔이 없는 액체로 뇌와 척수의 영양공급과 노폐물제거를 담당한다. 뇌척수액의 구성성분은 질병 진행과정을 확인하기 위한 진단적 목적으로 사용된다.

뇌하수체(Pituitray Gland): 정상적인 성장과 호르몬에 대한 내분비선으로 활동재생산과 신진대사의 과정을 도와줌.

뇌활(Fornix): 뇌활체는 유두체 주위에 잠겨있고 구멍에서 시작되는 궁모양의 섬유이다. 뇌활은 가장자리계에 의해 생기는 정보를 연결시키는 역할을 담당한다.

눈돌림신경(Oculomotor Nerve): 바깥눈동자 움직임을 담당. 손상증상은 안구진탕과 바깥사시이다.

• ㄷ •

다리뇌(Ponds): 척수, 소뇌와 대뇌사이의 연결 시스템으로 활동하는 뇌줄기 구조이다. 무의식적수준의 감각운동 정보를 전달한다(균형을 유지하면서 체중을 이동하고 팔다리의 협조된 움직임을 정밀하게 수행하는 근육의 정확한 적응을 하게 한다). 중간뇌와 숨뇌사이에 위치한다. 그물억제계(수면상태와 무의식상태에서 작용)가 위치한다.

다리뇌 그물척수로(Pontine Reticulospinal Tract): 항중력근(예, 폄근을 촉진)을 촉진하는 내림 바깥피라미드계 운동로이다.

다리사이오목(Interpeduncular Fossa): 유두체가 들어있는 한쌍의 대뇌오목(중간뇌의 앞쪽에) 사이를 지칭한다.

다양식 연합영역(Multimodal Association Area): 감각정보가 통합되고 해석되기 위한 겉질영역 (a)이마엽에 위치하는 앞 다양식 연합영역, (b)마루, 뒤통수와 관자엽에 위치하는 뒤 다양식 연합영역.

단기기억(Short-Term Memory): 1시간 이전에 만났던 사람과 사건을 기억하는 능력.

단일신경병증(Mononeuropathy): 대개 압박이나 포착의 결과로 하나의 말초신경손상을 수반한다.

단절음(Staccato Voice): 깨진 말: 소뇌 손상환자의 징후. 말의 조절이 고유수용성 기능이기 때문에, 소뇌 손상 환자는 말의 유창성을 조절할 수 없기 때문일지도 모른다.

담장(Claustrum): 섬의 바로 안쪽과 섬유막의 바깥쪽 끝부분에 위치한 핵집단.

대뇌낫(Flax Cerebri): 경질막에서 투사된 것이 안쪽 세로틈새로 연장된 것.

대뇌동맥 고리(Circle Of Willis): 뇌에 혈액공급이 막히지 않게 혈류의 부족을 막기 위한 기능을 하기 위한 5개의 동맥이 서로 순환되게 연결되어 있다.

대뇌 완전색맹(Cerebral Achromatopsia): V4가 상실될 때 나타나는 상태이고 세상이 온통 회색으로 보인다. 색깔기억은 지워진다.

대뇌제거경직(Decerebrate Rigidity): 뇌줄기에서 기시하는 신경로의 손상으로 대뇌제거경직이 발생한다. 양쪽 팔다리의 강직성 폄이 발생한다. 이는 겉질제거 강직보다 더 나쁜 예후를 보인다.

더부신경(Accessory Nerve): 뇌신경 11(CN11). 삼키기 하는 동안 뒤통수의 올림, 목빗근(Sternocleidomastoid Muscle) 지배(머리 돌리기와 굽힘/펴짐)와 위등세모근(Trapezius Muscle)의 지배(어깨 올림과 90°이상에서 굽힘)을 담당한다.

덮개(Tectum): 위 · 아래의 둔덕의 집단적인 이름

덮개(Tegmentum): 덮개는 대뇌다리(중간뇌)의 안쪽 층이다. 피개는 흑색질과 적색핵의 총체적인 이름이다.

도드래신경(Trochlear Nerve): 뇌신경4. 바깥눈 눈 움직임을 담당한다. 손상증상은 안구진탕, 겹보임과 수직, 내사시가 포함된다.

도취반응(Euphoric Reaction): 뇌손상의 부위와 언급된 급성 정서 증후군. 오른쪽 앞이마엽손상은 그들의 손상에 대해 무관심하다(얼굴 인식불능증으로서 언급). 환자는 비록 심한손상임에도 불구하고 대개 즐겁고 행복하다고 말한다. 도취반응은 뇌손상의 급성 초기에 일어나는 경향이 있다.

도파민(Dopamine; DA): 도파민 시스템은 운동계에서 동기와 인지에서 주요효과를 가지는 것으로 흑색질에서 도파민의 결여는 파킨슨병의 주요 원인이 된다. 도파민의 과잉은 정신분열증과 연관된다. 또한 도파민은 중독에 중요한 역할을 한다.

동반감각(Synesthesia): 특정 자극에 반응하여 감각들을 결합하는 능력과 관련된 지각적 현상이다. 예를 들면, 음악

을 들을 때 색깔을 볼 수 있는 능력이다.

동시인식불능증(Simultanagonosia): 시각 자극을 전체적으로 보고 해석하는데 어려움을 가진다. 환자는 자주 시각적으로 해석할 수 없는 것을 보상하기 위해 이야기를 한다(만들어낸다).

동시자극의 소거(Extinction Of Simultaneous Stimulation): 침범된 쪽과 비침범된 쪽 양쪽에 접촉할 때 구별하는 것을 못함. 비침범쪽의 감각을 침범쪽에 접촉을 지각하는 능력보다 더 중요시한다. 또한 두점 동시자극 소거라고 하기도 한다.

동작맹(Akinetopsia): 시각겉질 손상시 움직이는 물체를 보거나 이해하지 못한다. V5부위손상시 일어난다.

두점 동시소거(Double Simultaneous Extinction): 침범된 쪽과 비침범된 쪽 양쪽에 접촉할 때 구별하는 것을 못함. 비침범쪽의 감각을 침범쪽에 접촉을 지각하는 능력보다 더 중요시한다. 또한 동시자극의 소거라고 하기도 한다.

두점 식별(Two Point Discrimination): 한점을 접촉했는지 또는 두점을 접촉했는지를 구별할 수 있는 능력의 상실. 촉각계는 두점 식별을 사정하는 도구이다.

둥근주머니(Utricle): 속이의 평형에 관련된 수용기의 하나. 머리의 위치변화에 반응한다. 안뜰계의 한 부분.

둥근핵(Globose Nuclei): 소뇌핵의 4쌍 중의 하나.

뒤기둥(Dorsal Columns): 오름감각척수로. 식별촉각, 압각, 진동, 고유수용성 그리고 운동감각에 관한 의식적인 정보를 운반한다.

뒤 다리뇌오목(Postpontine Fossa):다리뇌와 숨뇌의 앞쪽 부분의 사이에 위치한 얕게 내려간 부위.

뒤 맞교차(Posterior Commissure): 위둔덕의 바로 위에 위치함. 양쪽 사이뇌 반구 사이에 정보를 전달하게 한다.

뒤 뿌리신경절(Dorsal Root Ganglion): 감각신경의 세포체를 포함하며 체성 말초신경계의 한부분이다. 각각의 감각신경은 자신의 후신경절을 가지고 있다. 뒤 뿌리는 뒤신경절로부터 나옴.

뒤뿌리와 잔뿌리(Dorsal Root And Rootlets): 뒤뿌리는 축삭 다발로 척수신경으로 오르는데서 나온다. 뒤뿌리는 잔뿌리로 가고 – 얇은 끈 같은 축삭은 척수의 뒤 뿔에서 연접하고 뒤 뿌리로부터 나온다. 뒤뿌리와 잔뿌리는 말초신경계의 한 부분으로 고려됨.

뒤뿔(Dorsal Horn): 뒤뿔은 중추신경계의 한부분으로 간주된다. 감각척수로의 세포체를 구성한다. 뒤뿔에서는 뒤뿌리가 사이신경세포에 연접하고 이 사이신경세포는 척수로와 연접한다. 뒤뿌리는 척수신경로의 세포체에서 직접적으로 연접할 수 있음.

뒤 중심고랑(Postcentral Sulcus): 뒤중심이랑 바로 뒤에 위치한 고랑.

뒤 중심이랑(Postcentral Gyrus): 대뇌 중심고랑 바로 뒤쪽에 위치함. 수의적인 움직임이 시작하게 하는 1차운동 영역과 관련된다. 또한 신체의 각 부분의 운동기능을 표시하는 겉질의 지도인 운동 인체모형과 관련된다.

뒤 척수소뇌로(Posterior Spinocerebellar tract): 오름감각척수로. 다리로부터 소뇌까지의 무의식적 고유수용성 정보를 운반한다.

뒤통수 극(Occipital Pole): 뒤통수엽의 가장 뒤쪽 영역. 제 1 시각영역은 시각자극의 감별을 담당한다.

뒤통수엽(Occipital Lobe): 시각자극의 감별과 해석을 담당한다.

뒤(또는 등)(Posterior Or Dorsal): 기관의 등부분으로 언급된다.

등쪽(Dorsal): 또한 후(Posterior)라고도 언급되기도 한다. 개체의 뒤로 언급된다.

등쪽 중간고랑(Dorsal Median Sulcus): 고랑은 뒤쪽을 똑같이 왼쪽과 오른쪽 반으로 나눔.

등쪽 중앙사이고랑(Dorsal Intermediate Sulcus): 고랑는 등쪽 중간고랑의 바로 가쪽에 위치함.

떨림(Tremor): 반대편 근육의 교대 또는 공동 수축으로 기인된 불수의적 진동 움직임. 안정떨림과 활동떨림을 보라.

띠고랑(Cingulate Sulcus): 이마–마루엽 부위에서 다른 이랑과 띠이랑으로 분리된 고랑으로 양쪽 대뇌반구의 안쪽면에 위치함.

띠이랑(Cingulate Gyrus): 이마엽과 마루엽 안쪽 깊이 있는 이랑으로 뇌들보 바로 위 오른쪽에 위치함, 가장자리계 구조와 연결되어 나누어져 있음.

• ㄹ •

랑비에 결절(Nodes Of Ranvier):말이집 사이의 공간 – 축삭에서 – 전도과정에서 신경신호가 다음마디로 뛰어 넘는 것이다.

렌즈핵(Lentricular Nucleus): 조가비핵과 창백핵의 집합적인 이름(바닥핵의)이름이다. 또한 렌즈모양핵이라고도 한다.

루시카구멍(또한 가쪽구멍이라고 부름)(Foramen Of Luschka; Also Called Lateral aperture): 4뇌실에서 열린공간으로 뇌척수액이 거미막밑 공간으로 흐르게 한다. 4뇌실에는 2개의 루시카구멍이 있으며, 다리뇌에 위치한다. 가끔 뇌척수액이 막히는 곳임.

• ㅁ •

마개핵(Emboliform Nucleus): 소뇌핵의 4쌍중 하나.

마루엽(Parietal Lobe): 감각의 감별과 해석을 담당한다.

마장디구멍(Foramen Of Magendie): 마장디공(또한 안쪽 구멍이라고 부름): 4뇌실에서 열린 공간으로 뇌척수액이 거미막밑 공간으로 흐르게 한다. 위쪽 숨뇌에 위치함. 가끔 뇌척수액이 막히는 곳이다.

막전위(Membrane Potential): 세포막을 통하여서 전기적인 전하가 이동한다. 이는 세포의 안과 바깥쪽사이에서 화학적인 것과는 다르다. 즉, 세포의 안과 바깥의 칼륨 나트륨 균형이라고 할 수 있다. 만약 막전위가 충분히 흥분한다면 이는 활동전위 때문이다.

말뜻기억(의미기억)(Semantic Memory): 사실(생일, 주의회의사당, 대통령 이름)의 회상과 연관된 기억 유형.
말뜻기억은 단어의 의미와 문법규칙을 어떻게 사용하는지가 포함된다.

말이집(Myelin): 말이집라고 불리우는 세포집(cellular sheath) 에 의해 축삭이 덮혀있고 지질과 단백질을 구성하는 절연물질이다. 말이집은 전달된 신경신호를 전달한다. 말이집에 있는 축삭은 전도비율이 더 빠르다.

말초신경계(LMN): 아래 운동신경세포를 보라.

말초신경계(Peripheral Nervous System; PNS): 뇌신경, 자율신경, 몸신경의 구성.

말총(Cauda Equina): 척수의 끝부분– 척수 원뿔(The Conus Medullaris)– 척수신경이 남아있는 부분으로 척주에서 나가지 않는다. 이런 척수의 단위를 말총이라 부르는데 이는 말의 꼬리를 닮아서이다.

맞교차(Commissure): 축삭의 모임으로 신경계에서 다른쪽으로 연결을 하는 한쪽 부분으로 예를 들면, 뇌들보가 있음.

맥락얼기(Choroid plexus): 뇌에 있는 혈관구조로 뇌실로 튀어나온 구조로 뇌척수액을 생산함.

맨바깥섬유막(Extreme Capsule): 섬안쪽과 담장핵의 바깥에 위치한 백질.

먼기억(원격기억)(Remote Memory): 장기기억의 요소: 먼과거(예, 몇년 전)에 발생한 사건/정보를 회상하는 능력과 연관됨. 해마와 관자엽의 기능으로 믿어진다.

명백(외현)기억(Explicit Memory): 획득한 개인의 의식적인 이해에 대한 지식과 관련된 기억의 유형.

예를 들면, 해부학자는 사람 몸의 근육뼈대계에 대한 획득된 지식을 알고 있다.

목표-배경구별장애(Figure-Ground Discrimination Dysfunction): 뒷 배경으로부터 앞 목표를 구분하는데 어려움을 가지는 것이다.

몬로구멍(Foramen Of Monro): 뇌실계에 위치한 수도로 뇌척수액이 가쪽뇌실에서 3뇌실로 흐르게 한다. 가끔 뇌척수액이 막히는 곳이다.

못삼킴증(Aphagia): 삼키기를 못함, 삼킴곤란을 보라(삼키기 어려움).

무게 인식불능증(Abarognosis): 물건의 무게를 정확하게 측정하지 못하고, 특히 서로간의 비교에서

무쾌감증(Anhedonia): 즐거운 표현을 할 수 없음. 가끔 우울증과 동반된다.

무해자극통증(Allodynia): 무통증자극이 새로운 통증을 만드는 상태.

무호흡(Apnea): 호흡의 정지.

문법 불능증(Agrommation): 표현성 실어증의 한 형태로 단어의 순서를 정확한 문장에 맞게 나열하지 못함.

물질 P(Substance P): 비록 팹티드로 분류되어 있지만 유해자극 경로에서 신경전달물질로 활동한다. 유해자극경로는 통증의 경험을 전달한다.

물질 인식불능증(Ahylognosia): 오직 접촉에 의해서 물체의 서로 다른 차이를 구별하지 못함.

미각(Gustation): 맛의 지각과 감별.

미주신경(Vagus Nerve): 뇌신경 10, 입천장과 뒤통수덮개위에 미각을 담당한다. 심장, 호흡계, 식도와 위장관로부터 또한 까지 부교감 정보를 전달한다. 또한 후두, 인두와 위식도(삼킴과 말하기 근육)의 근육을 지배한다.

• ㅂ •

바깥섬유막(External Capsule): 백질이 조가비핵(바닥핵의)에 바로 바깥쪽과 담장 안쪽에 위치함.

바깥수용기(Extroceptror): 감각수용기로 외부환경으로부터 자극을 받고 적응하는 것(예, 시각, 청각, 촉각, 후각과 미각수용기).

바깥 피라미드계(Extrapyramidal Ststem): 뼈대근에 운동 정보를 전달하는 피라미드를 사용하지 않은 척수로와 운동 구조.

바닥핵(Basal Ganglia): 걷기, 자전거 타기와 쓰기와 같이 정형화되거나 자동적인 운동패턴을 전달하는 무의식 적인 운동계이다. 세 가지 구조로 구성되어 있으며, 꼬리핵, 조가비핵 그리고 창백핵이다. 어떤 문헌에서는 시상밑부와 흑색질도 바닥핵의 일부분에 포함시키기도 한다. 바닥핵의 손상은 근긴장이상과 운동이상이 발생한다.

반감각이상(Hemiparesthesia): 신체의 한쪽에서 팔다리의 감각의 소실. 병변 부위의 반대측에서 발생함.

반고리뼈관(Semicircular Canals):평형의 수용기로서 관 계통의 형태로 속이에 있는 뼈미로로 불리운다. 여기에는 3개의 반고리뼈관 – 각각은 머리의 움직임을 담당한다. 안뜰계의 일부분이다.

반대측 동측성 반맹증(Contralateral Homonymous Hemianopsia): 병변의 반대쪽에서 시야를 잃은 것으로 왼쪽시야가 없거나, 왼쪽 반대측 동측성 반맹증(left contralateral homonymous hemianopsia)은 오른쪽 시각신경로의 병변의 결과이고, 오른쪽 시야가 없거나 오른쪽 반대측 동측성 반맹증은 왼쪽 시신경로의 병변의 결과이다.

반맹증(Hemianopsia): 시야의 결손. 반대측 동측 반맹증과 양관자쪽 반맹증을 참조.

반복현상(Rebound Phenomenon): 반대근육 그룹의 활동조절이 안됨. 굽혀진 팔꿈치를 당겨 펴는 치료사의 시도에 저항을 주라고 환자에게 요구한다. 그리고 나서 치료사는 환자의 아래팔을 놓는다. 정상적으로 근육수축속도를 조절하는 능력으로 인해 팔꿈치는 같은 위치에 있게 된다. 소뇌손상환자는 반대편 근육그룹을 조절할 수 없고

그들의 팔로 갑자기 그의 몸을 친다. 이 현상은 손상된 고유수용성 피드백의 결과로 기인된다. 환자는 팔이 자신의 몸을 치는 것을 충분히 막을 수 있는 반대편 근육 그룹의 힘과 속도를 조절할 수 없다.

반사항진(Hyperreflexia): 깊은 힘줄 반사 증가.

반신마비((Hemiplegia): 신체의 한 부분에서 완전한 마비, 병변 부위의 반대측에서 발생함.

발성장애(Dysphonia): 자신의 목소리를 들리도록 내는 것에 어려움.

배쪽(Ventral):(Also Anterior 또한 앞) 기관의 앞으로 언급된다. 배쪽은 네다리 동물의 복부를 의미한다.

배쪽뿔, 뿌리와 잔뿌리(Ventral Horn, Root, And Rootlets): 뼈대근을 자극하는 운동척수신경의 세포체를 함유하는 배쪽뿔. 내림 운동신경들은 대뇌겉질 아래에서 척수까지 이동한다. 배쪽뿔에서 운동신경로들은 사이신경세포와 시냅스를 이룬다. 이러한 사이신경세포가 운동척수신경과 시냅스를 이룰 때 말초신경계에서 뼈대근으로 이동한다. 그 운동척수신경은 앞쪽의 뿌리들을 통해서 배쪽뿔을 빠져나온다. 그 앞쪽의 잔뿌리들은 안에 있는 뿌리들과 결합한다. 배쪽뿔, 뿌리 그리고 잔뿌리는 모두 말초신경계로 간주된다.

백질(White Matter): 회색질 바로 아래 대뇌와 소뇌의 안쪽 영역에 위치한다. 신경축삭이나 말이집된 섬유로와 신경성 축삭을 구성한다.

벌레(Vermis): 좌우의 소뇌반구에 의하여 사용되는 정보를 통합하는 규칙을 가지는 소뇌의 중앙선구조.

베르니케언어상실증(Wernicke's Aphasia): 언어의 문자적 해석을 어렵게 이해하는 것과 연관된 언어지각문제.

베르니케 영역(Wernicke's Area): 위관자이랑(superior temporal gyrus)안에 왼쪽반구에만 위치한다. 말해진 말의 이해를 담당한다.

변시증(Metamorphopsia): 어떠한 물체가 더 커지거나, 작아지거나 또는 그것들이 실제보다 더 무거워지거나 하는 신체적인 소유물의 눈에 보이는 변형을 포함한다.

보완운동영역(Supplemental Motor Area): 운동앞영역의 부분으로 간주된다. 안쪽긴세로틈새 안에 위치한다. 자세의 양측 조절역할을 감당한다.

부교감신경(Parasympathetic Nervous System): 자율신경계의 부분으로 생체 항상성의 유지와 연동운동을 담당한다.

부전마비(Hemiparesis): 신체의 한쪽부분 팔다리 근육의 약화 또는 부분적인 마비. 병변 부위의 반대측 부분에서 발생함.

부전마비(Paresis): 부분 마비.

브로카언어상실증(Broca's Aphasia): 표현성 언어상실증의 유형으로 환자 자신에게 들려지는 말의 의미를 이해할 수는 있지만 그들의 생각을 이해하기 쉽도록 표현할 수는 없다.

브로카 영역(Broca's area): 왼쪽 대뇌반구에만 위치하며, 운동앞영역에서 가쪽틈새 바로 위에 위치한다. 말하기에 있어 운동기능을 전달하며 표현성 언어를 담당한다.

빛수용기(Phtoreceptors): 안구의 망막위에 빛을 찾아내는 감각수용기.

빠른 사고(Tachyphrenia): 사고의 속도. 조증에서 일반적으로 볼 수 있는 현상.

빠른 운동(Tachykinesia): 운동의 속도. 뚜렛증후군에서 일반적으로 보이는 증상.

• ㅅ •

사건전 기억상실(Retrograde Amnesia): 자신의 전체 개인과거와 외상이나 손상 후 일어난 과거의 기억상실과 연관된 기억문제의 유형. 자신의 과거기억은 가끔 손상 후 어떤 시점에 회복되기도 한다.

사건후 기억상실(Anterograde Amnesia): 뇌손상으로 인해 야기된 기억상실(손상이나 질병과정후에)로 다가오는 하루 하루 사건을 기억할 수 없지만 과거의 기억은 정상으로 남아 있다. 사건후 기억상실은 검색과정의 손상 (단기기억에서 장기기억저장으로 전이되지 못한다)이다. 사실상, 어떤 새로운 장기기억을 할 수 없게 된다.

사시(Strabismus): 안구의 가쪽(가쪽 사시)또는 안쪽(안쪽 사시) 으로 편위된 것이다.

사이뇌(Diencephalon): 시상, 시상하부, 시상상부와 시상밑부가 포함된 이름.

사이막영역(Septal Area): 대뇌반구에 있는 부분으로 아래 뇌들보 영역과 사이막의 반으로 절충되는 부분이다.

삼차신경(Trigeminal Nerve): 뇌신경5. 얼굴, 머리와 입안의 감각을 담당한다. 또한 씹기를 위한 턱 근육을 지배한다.

삼킴곤란(Dysphagia): 삼키기의 어려움.

삽화기억(Episodic Memory): 입학 첫날, 결혼식, 아이 생일같이 개인에게 일어난 중요한 사건과 관련된 기억의 형태.

상징언어상실증(Asymbolia): 수용성 실어증으로 기호와 몸짓을 이해하는 데 어려움.

새줄무늬체(Neostriatum): 꼬리핵과 조가비핵의 총체적인 이름이다.

색상 이름못대기증(Color Anomia): 색깔에 대한 이름을 잃어버리는 것이지만 파란색 바나나라는 것이 이상하다는 인식이 있음.

색상 인식불능증(Color Agnosia): 색깔의 개념을 잃어버리는 것으로 일반적인 물체의 색깔을 알지 못함.

서화실인증(Agraphesthesia): 손 반대측에 쓰여진 문자를 해석할 수 있는 능력의 손실로 2차 몸감각영역의 손상으로 나타난다.

섬(Insula): 가쪽틈새에 깊게 있는 대뇌겉질의 한부분: 이마엽, 마루엽과 관자엽에 의해 덮여져 있다. 가능한 역할로는 (a)미각정보의 지각처리와 (b)음악해석이다.

세로토닌(Serotonin;5-HT): 수면중, 감정조절, 통증조절과 탄수화물 섭취행동(먹기 장애)에 관련된 신경전달물질. 낮은 수준의 세로토닌은 우울증과 자살행동을 동반한다.

세포체(Cell Body): 신경세포의 핵을 포함하고 조직의 유전적 코드를 저장하고 있음.

셋째뇌실(Third Centricle): 뇌실계의 한 부분. 셋째뇌실의 벽은 시상과 시상하부에 의해서 만들어진다. 가쪽 뇌실은 몬로공을 통해 셋째뇌실과 연결된다. 셋째뇌실은 중간뇌수도관을 통해 제4뇌실과 연결된다.

소뇌(Cerebellum): 고유수용성감각 또는 공간에서 몸 자세의 무의식적인 인식을 담당한다. 소뇌는 감각운동 계통이다; 몸자세에 관한 관절과 근육수용기로부터 감각정보를 받는다. 소뇌는 이 정보를 이용하여 협응, 움직임의 정밀한 조절과 균형을 위해 몸을 어떻게 조정해야할 지에 대한 의사결정한다.

소뇌다리(Cerebellar Peduncles): 공간에서 신체의 위치에 관한 감각운동정보를 다리뇌로부터 소뇌로 전달하는 곳으로 3개의 소뇌다리로 짝을 이룬다.: 중간, 아래, 윗 소뇌다리를 구성한다.

소뇌숨뇌수조(Cerebellomedullary Cistern): 소뇌숨뇌수조(Cistern Magna)라고 불리기도함. 거미막밑 공간에서 아주 큰 수조로 뇌척수액이 4번째 뇌실에서 거미막밑 공간으로 흐르도록 한다. 숨뇌와 소뇌사이에 위치하며 옆으로 돌리기(Shunt)에 사용되기도 한다.

소리못냄증(Aphonia): 소리를 만드는 능력의 결여. 발성부전(Hypophonia)은 목소리의 힘이 감소하는 것과 연관된다.

속섬유막(Internal Capsule): 대뇌 겉질과 사이뇌를 연결하는 큰 신경섬유 다발. 겉질로부터 오는 모든 내림 운동정보는 속섬유막을 통해 시상, 뇌줄기, 척수와 뼈대근으로 간다. 모든 감각정보는 겉질에 도달하기 전 속섬유막을 지나 간다.

손가락 인식불능증(Finger Agnosia): 손가락과 다른 손가락의 관계에 대한 지각손상이다. 또한 자신의 손가락의 위치와 구별손상이다.

솔방울샘(Pineal Gland): 자율신경계에 의한 신경지배. 성 호르몬 기능과 수면 주기의 규칙을 가짐.

수막(Meninges): 수막은 머리뼈과 뇌 사이에 위치하며 척수를 싸고 있다. 이러한 형식은 중추신경계를 보호한다. 수막은 경질막, 거미막, 연질막의 세 개의 막으로 구성되어 있다.

수용기장(Receptor Field): 감각 수용기 세포의 특수한 형태를 포함하는 신체 부위. 작은 수용기 장이 커다란 민감도를 가진 신체 부위에 위치함(입술, 손, 얼굴, 발의 발바닥 등). 커다란 수용기장이 낮은 민감도를 가진 신체부위에 위치함(다리, 복부, 팔, 등).

수용성 언어상실증(Receptive Aphasia): 언어 이해에 손상과 연관된 지각적 문제.

수평면(Horizontal plane): 아래부분과 윗부분으로 뇌를 나누는 수평면.

숨뇌(Medulla): 다리뇌와 척수 사이에 위치하며 대뇌에서 척수까지 운동 정보를 아래로 전달하고, 척수에서 대뇌까지 감각 정보를 위로 전달한다.

숨뇌 그물척수로(Medullary Reticulospinal Tract): 항중력근을 억제하는 내림바깥피라미드계이다.

숫구멍, 대천문(Fontanels): 신생아와 머리뼈사이 위치한 부드러운 막 또는 골화되지 않은 공간. 성장하는 뇌(앞, 뒤, 나비뼈 그리고 뒤가쪽 숨구멍)를 머리뼈가 조절하기 위해 확장하는 것이다.

슈반세포(Schwann Cell): 말초신경계에 있는 말이집으로 슈반 세포로 구성되어 있고, 이는 신경성장요소(nerve growth factor)를 제공한다. 이는 말초신경계가 손상을 받으면 재생하게 한다(중추신경계의 손상과 다르게).

시각신경(Optic Nerve): 2번 뇌신경. 시각신경은(각각의 대뇌반마다 한 개) 시각판을 거쳐 망막으로부터 시각신경 교차까지 시각정보를 운반한다.

시각신경 교차(Optic Chiasm): 시각신경간의 교차된 모양의 연결. 시신경으로부터 시각신경로까지 시각정보를 운반한다.

시각연합영역(Visual Association Areas): 시각적 자극의 해석을 담당하는 뒤통수엽에 있는 겉질 영역.

시각 인식불능증(Visual Agnosia): 시각적인 해부학 구조가 정상이라 할지라도 친근한 물체와 사람을 재인지하고 정의할 수 없는 것으로 우산이란 용어로 쓰여지기도 한다. 시각 인식불능증은 겉질 시각연합영역과 관련된 지각적 장애이다.

시냅스이전 신경세포(Presynaptic Neuron): 1차 명령 신경세포. 신경전달물질이 분비되어 시냅스틈새로 감.

시냅스이후 신경세포(Postsynaptic Neuron): 2차 명령 신경세포. 시냅스틈새로부터 시냅스전 신경세포의 신경전달물질을 받는다.

시냅스지연(Synaptic Delay): 신경전달물질이 시냅스이후 신경세포의 막까지 가기위해 요구되는 시간.

시냅스틈새(Synaptic Cleft): 시냅스이전 신경세포 말단 단추와 시냅스이후 신경세포의 가지돌기 사이의 공간. 말단 단추는 자신들의 신경전달물질을 시냅스틈새로 분비함.

시냅스피로(Synaptic Fatigue): 시냅스이전 신경세포의 반복되는 자극에 따라 신경전달물질이 고갈되는 결과가 발생하는 것.

시력(Visual Acuity): 정확하게 보는 능력.

시상(Thalamus): 대뇌겉질로부터 전달되어오는 감각과 운동 정보들의 지연시스템이 이루어지는 26쌍의 신경핵을 함유하고 각각의 대뇌반구에 하나씩 계란모양의 엽이 있음.

시상면(Sagittal Plane): 중앙시상면과 평형된 시상면이다.

시상밑(Subthalamus): 시상의 꼬리에 위치한 시상핵 그룹. 꼬리핵과 바닥핵의 피드백과 피드포워드 순환을 연결하는 중요 구조물이다.

시상봉합(Sagittal Sutrue): 봉합선은 머리뼈가 융합된 영역에 있다. 시상봉합은 중앙시상면을 따라 이어지고 두 개의 마루엽과 연결되어 있다.

시상사이붙음(Interthalamic Adhesion): 두 시상엽사이를 연결하는 맞교차. 제 3뇌실을 관통한다.

시상윗부(Epithalamus): 시상의 바로 뒤에 위치하는 아주 작은 구조이고 솔방울샘 앞에 있다. 시상윗부의 뒤쪽에 있는 핵인 고삐는 시상윗부의 구조물이다.

시상하부(Hypothalamus): 두 개의 엽(반구의 각각 하나씩)이 세포핵을 포함하는 것으로 자율신경계의 조절, 뇌하수체로부터 호르몬 분비, 체온 조절, 배고픔, 목마름과 수면 주기를 담당한다.

시옷봉합(Lambdoid suture): 두 개의 마루엽과 하나의 뒤통수엽이 만나서 이루는 봉합선.

시지각 (Visual preception): 시각적 정보에 의미를 부여하는 능력.

식별감각수용기(Epicritic Sensory Receptors): 식별계통의 기능안에는 정밀, 정확, 그리고 날카로운 감각을 구별하는 능력. 식별계의 기능 안에는 식별촉각, 날카로운 통증, 정확한 관절위치, 그리고 자극의 정확한 위치이다. 진화적 기능: 유기체가 환경을 상세하게 탐험하게 하고, 임박한 위험을 구별할 수 있게 한다.

신경가소성(Neuroplasticity): 손상받은 부위의 기능을 중재하기 위한 뇌의 다른 영역이 기능을 한다. 인간 뇌는 다른 영역에 손상이 일어날 때까지 활동하지 않고 있던 뇌물질을 방대하게 소유하고 있다. 동시에, 그런 비사용 영역은 손상영역의 기능을 대체하게 하고 활동할지도 모른다. 같은 뇌기능은 손상/질병이 일어날 때까지 잠자고 있던 몇 개, 분리된 뇌영역일지도 모른다. 이것은 보상에 대한 뇌의 진화적 접근일지도 모른다. 신경 가소성은 CNS가 아직 완전 성숙하지 않아서가 아니라 덜 발달된 아동에게서 가장 실행가능하다.

신경근증(Radiculopathy): 뒤쪽 또는 앞쪽뿌리에 영향을 주는 병변으로 신경뿌리 끼임, 추간판 탈출증으로 인하여 발생할 수도 있다.

신경병증(Neuropathy): 하나 또는 더 많은 말초신경들을 포함하는 병리학의 일반적인 용어이다.

신경세포(Neuron): 신경계의 전기적인 흥분세포와 섬유이다. 핵을 가진 세포체, 가지돌기, 주요 축삭가지와 종말단추로 구성되어 있다.

신경얼기병증(Plexopathy): 복합적인 말초신경계 손상을 포함한다. 위팔신경와 허리신경얼기 중 하나에 손상을 입은 신경증의 유형.

신경전달물질(Neurotransmitter): 종말단추안에 저장되어있는 화학물질. 다른 신경세포로 정보를 전달하기 위해 연접간격으로 방출된다.

신경절(Ganglia): 신경세포체의 총체적인 이름으로 일반적으로 중추신경계 밖에 위치함.

신체도식지각기능장애(Body Schema Perceptual Dysfuction): 신체도식은 공간에서 자신 신체에 대한 지각으로 신체에 관한 접촉, 고유수용성과 압각의 통합에 의해 형성된다. 장애가 발생하면 신체도식과 현실에서 심한 불일치가 발생하며 손가락인식불능증, 편측무시, 얼굴인식불능증과 자극의 동시 소거가 포함된다.

실어증(Aphasia): 언어의 이해 또는/그리고 표현의 손상. 수용성 실어증(베르니케 실어증)은 언어의 이해에 손상. 표현성 실어증(브로카 실어증)은 언어의 표현에 손상을 말한다.

실율증(**무운율증**, Aprosodia): 수용성 실어증으로 대화를 하는데 있어 음조의 변화를 이해하는데 어려움. 오른쪽 뇌반구 언어중심부위 손상으로부터 기인된다.

심부지각기능장애(Depth Perception Dysfunction):물체가 다른 물체보다 가까이 있는 것을 구별하는데 어려움을 가지는 것.

쐐기소뇌로(Cuneocerebellar tract): 오름감각 척수로이다. 몸통과 팔로부터 소뇌에 무의식적인 고유수용성 감각을 전달한다.

쓰기언어불능증(Agraphia): 표현성 실어증의 한 형태로 단어의 순서를 의미있게 나열할 수 없음.

• ㅇ •

아래(Inferior): "아래"라는 방향으로 언급된다.

아래둔덕(Inferior Colliculi): 시상의 안쪽무릎핵과 직접 교통하는 한쌍의 청각연계 센터. 중간뇌의 뒤쪽에 위치한다.

아래올리브(**올리브핵**)(Inferior Olives Or Olivary Nuclei): 소뇌로 감각정보를 올려보내는 중계핵. 감각정보에는 공간에서 몸의 위치가 존재한다.

아래운동신경세포(Lower Motor Neuron; LMN): 운동세포체 배쪽뿔에서 뼈대근 주변까지 운동기억을 전달한다. LMN은 말초신경계의 부분을 담당한다. 뇌신경과 말초신경, 척수원뿔, 말총와 척수배쪽뿔을 포함하고 있다.

아세틸콜린(Acetylcholine; ACh): 신경근접합부에서 근육 움직임의 촉진을 감당하는 신경전달물질.

아세틸콜린 에스테레이스(Acetylcholinesterase; AChE): 신경근 접합부 끝부분으로부터 해리되자마자 아세틸콜린을 파괴하는 효소로, 시냅스이후 전위의 끝이다.

안구진탕(Nystagmus): 시각영역에서 안구가 가쪽 또는 안쪽으로 즉 관자뼈나 코뼈쪽으로 움직이려고 할 때 앞뒤로 매우 빠르게 움직이는 불수의적 운동이다.

안뜰계(Vestibular System): 평형과 균형의 유지를 위한 기능으로 똑바른 자세에서 머리를 유지하는 것과 머리와 안구의 운동과의 협응 그리고 알파와 감마 운동세포와 안뜰척수로를 통한 근육긴장정도에 영향을 미침.

안뜰달팽이신경(Vestibulocochlear Nerve): 뇌신경8. 청각, 균형, 그리고 공간에서 머리의 위치를 담당한다.

안뜰척수로(Vestibulospinal Tracts): 바깥피라밋로(피라밋을 사용하지 않는). 내림 운동척수로. 자세와 서기를 담당하는 항중력근을 촉진(펴짐근).

안정시떨림(Resting Tremor): 비의도적 진전이라고도 불린다. 파킨슨 발병의 특징. 휴식시 팔다리에 일어나는 불수의적 진동움직임. 안정시 떨림은 수의적 움직임의 시도시에 감소한다.

안쪽(Medial): 몸 중심 가까이 있는 구조물이다.

안쪽세로다발(Medial Longitudinal Fasciculus): 오름과 내림섬유가 혼합된 척수로이다. 머리, 목, 눈동자 움직임의 협응을 담당한다.

안쪽세로틈새(Medial Longitudinal Fissure): 오른쪽과 왼쪽의 대뇌반구를 구분하고 정중시상면을 따라 이어진다.

암묵기억(Implicit Memory): 의식적으로 분명히 알지 못해도 기억이 되고 있는 형태. 예를 들면, 건망증이 있는 사람이 피아노를 어떻게 연주하는지에 대해 의시적으로 알지 못할지도 모르지만 피아노에 앉을 때 유창하게 연주할 수 있다.

앞(Anterior): 또한 배쪽으로 언급된다. 개체의 앞쪽을 의미한다. 배쪽은 사지동물의 배 부분을 의미한다.

앞다리뇌오목(Prepontine Fossa): 중간뇌와 다리뇌의 앞쪽 사이에 얕게 들어간 부위.

앞맞교차 (Anterior Commissure): 앞쪽 시상에 위치하고 양쪽 시상엽 사이를 연결하며 정보를 전달함.

앞운동영역(Premotor Area): 1차 운동 영역 바로 앞에 위치함. 운동 계획 또는 행동 역할을 가짐.

앞중심고랑(Precentral Sulcus): 앞중심 이랑 바로 앞에 위치한 고랑.

앞중심이랑(Precentral Gyrus): 대뇌 중심고랑 바로 앞쪽에 위치; 수의적인 움직임(몸의 반대쪽에)이 시작하게 하는 1차 운동 영역과 관련됨. 또한 신체의 각부분의 운동기능을 표시하는 겉질의 지도인 운동인체모형(motor homunculus)과 관련됨.

앞쪽중간틈새(Anterior Median Fissure): 숨뇌를 똑같이 왼쪽과 오른쪽으로 반 나눈 곳. 틈새는 척수로 계속내려간다.

앞척수소뇌로(Anterior Spinocerebral Tract): 척수 감각오름길(spinal cord tract). 다리로부터 무의식적 고유수용성 감각을 소뇌로 올려보낸다.

앞척수시상로(Anterior Spinothalamic Tract): 척수 감각오름길, 일반, 촉각에 관한 의식적 정보를 운반한다.

양 관자쪽 반맹증(Bitemporal Hemianopsia): 양쪽 눈의 관자영역을 잃었을 때 발생한다. 중심시각교차손상으로 기인된다. 터널시야를 야기한다.

얼굴신경(Facial Nerve): 뇌신경 7. 혀 앞에 맛을 담당한다. 또한 얼굴표정과 눈감기의 근육지배를 담당한다.

얼굴인식불능증(Prosopagnosia): 친근한 얼굴을 구별하지 못하는 것인데 각각 사람얼굴을 다른 사람과 구별할 수 있게 만드는 얼굴근육의 특별한 표현을 감지할 수 없기 때문이다.

엔돌핀(Endorphins): 물질 P와 같이 통증조절기로 활동한다. 엔드로핀의 1차적 활동은 유해수용기로부터 오는 정보를 억제하는 것.

여러신경병증(Polyneuropathy): 하나의 말초신경보다 더 많은 신경에 대한 양쪽손상을 포함한다. 예를 들면, 스타킹(stocking)과 양말 여러신경병증이다. 대개는 당뇨같은 질병 과정에 의해 일어난다.

연속반복운동불능증(Adiadochokinesia): 빠른 반복움직임을 수행할 수 없는 것- 아래팔의 엎침과 뒤침에서 손을 빠르게 같은 속도로 하는 것.

연질막(Pia Mater): 수막중 가장 깊은 막으로 뇌의 이랑과 고랑의 표면에 위치하며 척수의 표면에 위치한다. 척수의 연질막은 두 개의 돌출부를 보낸다; 종말끈과 척수의 치상인대

연합반응(Associated Reactions): 다른 팔다리(주로 반대편 팔다리)의 긴장과 자세에 영향을 미치는 한쪽 팔다리의 과한 사용으로 인한 전형화된 움직임. 신경학적 병리 또는 정상움직임(반사 자극으로 인해)의 결과로서 일어날 수 있다. 연합반응은 반대편 팔다리에 과한 활동으로 인해 기인된다. 이 현상은 반대편 팔다리의 운동세포체와 시냅스하는 사이신경세포를 선택적으로 억제하지 못해서 발생하는 것이다.

옛줄무늬체(Paleostriatum): 창백핵의 다른이름(바닥핵의)−스트라이프 모습이기 때문이다.

오목(Fossa): (또는 머리뼈 오목) 뇌의 세단면 또는 오목에 뇌가 자리하고 있는 아래면. 앞 머리뼈오목은 이마엽을 지지한다. 중간머리뼈오목은 앞−아래관자엽과 사이뇌를 지지한다. 뒷머리뼈오목은 소뇌를 지지한다.

온도감각 감소(Thermohypsthesia): 온도지각이 감소.

온도감각 과민(Thermohyperesthesia): 온도지각이 증가(예, 뜨겁고 차가운 감각이 점점 더 상승).

온도감각(Thermesthesia): 온도(뜨겁고 찬)를 구별하는 능력.

온도수용기(Theramal Receptors): 온도 변화를 감지하는 감각 수용기.

옷입기 행위상실증(Dressin Apraxia): 운동성 행위상실증의 한 형태로 (a)신체도식 지각 또는 (b)지각적 운동기능 중

에서 하나의 손상으로 인해 자신 스스로 옷을 입지 못하는 것이다. 예를 들면: 환자는 바지로 그의 팔에 넣으려고 하거나 몸의 반만 입는다.

완전색맹(Achromatopsia): 색깔의 기억손싱의 결과로 V4영역의 손상으로 그늘진 회색영상으로만 볼 수 있음.

외사시(Exotropia): 바깥 또는 가쪽 사시, 눈돌림신경(뇌신경3)의 손상으로 기인된다.

운동감각(Kinesthesia): 공간에서의 신체 움직임을 느낄 수 있는 능력이다.

운동감소증(Hypokinesia): 전체 움직임이 짧거나 느림 또는 무운동증.

운동과다(Hyperkimesia): 속도가 있는 움직임(예. 무도병, 느린비틀림운동)을 포함한 장애. 무운동증의 반대.

운동못함증(Akinesia): 수의적 움직임을 못함. 대개 파킨슨 병의 말기에서 보인다. 환자는 기초 운동과제를 수행하기 위해 필요한 엄청난 정신 집중이 필요하다고 이야기한다.

운동연합영역(Motor Association area): 이마앞엽이라고도 부른다. 움직임의 인지적 계획수립역할을 담당한다.

운동완만(Bradykinesia): 수의적 움직임이 느려지는 것으로 파킨슨병에서 볼수 있으며 우울증에서도 볼수 있다.

운동인체모형(Motor Homunculus): 운동기능을 위한 각각의 신체의 부분을 재현하는 겉질성지도로 제1운동영역에 위치한다 – 중심앞이랑.

움직임분해(Movement Decomposition): 움직임이 부드럽고 개개의 움직임이기보다는 분리된 부위의 연속적인 수행이다. 소뇌손상의 징후이다. 또한 협동장애(Dyssynergia)라고 불리기도 한다.

원시감각수용기(Protopathic Sensory Receptors): 정밀한 부분의 감각보다 커다란 신체의 감각을 구분하는데 적응하는 것. 날카로운 통증과 구별력이 필요한 접촉보다 둔한 통증과 투박한 접촉을 감지하는 것이다.

원시반사(Primitive Reflexes): 태어날 때 가지고 있거나 발달하고 신생아와 영아기에 중추신경계에 의해 점차 통합되어져가는 인간반사. 이 반응들은 굽힘과 폄의 전체 운동패턴을 촉진한다. 성인시 나타나는 원시반사는 신경학적 손상의 징후이다.

위(Superior): 방향 “위”로 언급된다.

위둔덕(Superior Colliculi): 시상의 가쪽 무릎핵과 직접적으로 교통하는 시각을 위한 연결센터로 한쌍이 있다. 교체부위. 중간뇌의 뒤쪽부위에 위치함.

위운동신경세포(Upper Motor Neuron): UMN은 원시운동겉질에서부터 운동 정보를 운반함: (a)뇌줄기가 있는 뇌신경까지 (b)앞뿔의 사이신경세포까지. 이는 실제로 앞뿔의 안쪽에서 오는 것이 아니라 중추신경계의 한 부분으로 간주됨.

위치감각결여증(Atopognosia): 정확한 위치를 정확하게 측정하지 못함.

유두체 (Mammillary Bodies):중간뇌의 앞쪽 표면에 위치하고 대뇌다리사이오목 내에 두 개의 돌출부이다. 그 유두체는 시상하부와 뇌활에 함께 부착되는 핵그룹이고 감정의 처리역할을 담당한다.

이랑(Convolution): 대뇌반구의 면에 위치한 이랑과 고랑을 위한 포괄적인 이름.

이름못대기증(Anomia): 표현성 실어증의 한 형태로 사람과 물체의 이름을 표현하고 기억할 수 없음.

이마 눈운동부위(Frontal Eye Field): 중간 이마 이랑(앞 운동 영역의 앞쪽). 획보기(시각단속)을 담당한다.

이마면(Frontal Plane): 관상 또는 세로면이라 불린다. 이마면은 시상면을 따라 가로지른다. 이마면은 뇌의 앞뒤면을 나눈다.

이마엽(Frontal Lobe): 인지, 표현성 언어, 운동 계획, 수학적 계산과 작동기억을 담당한다.

이완성(Flaccidity): 특별한 말초신경의 탈신경으로 인해 근육 긴장도의 소실. 이완성은 아래신경세포 손상에서 발생한다. 위운동신경세포 손상에서, 이완성은 병변수준에서만 발생하고, 경직은 병변 수준 아래부분에서 발생한다.

이-삼차원 구성 행위상실증(Two And Three Dimensional Constructional Apraxia): 2 또는 3차원 디자인 또는 모델을 따라 할 수 없는 것과 관련된 행위상실증의 유형

이차 몸감각영역(Secondary Somatosensory Area ; SS2): 몸의 반대부분으로 오는 감각자극을 해석하는 것을 담당한다.

인식불능증(Agnosia): 문헌적으로 '모르는 것'. 촉각인식불능증: 접촉을 통해 감각을 해석할 수 없는 것.

인체모형(Homunclus): 신체의 각 부분의 운동과 감각 기능의 겉질에 표시된 부분. 운동 인체모형과 감각 인체 모형을 참조.

일차 몸감각 영역(Primary Somatosensory; SS1): 뒤 중심이랑에 위치함. 신체의 반대부분으로부터 오는 감각정보를 감지하는 곳이다.

일차 시각영역(Primary Visual Area; V1): 시각 자극을 감지하는 것을 담당하는 곳이다. 대부분 뒤통수엽 뒤쪽 부분에 위치한다.

일차 운동영역(Primary Motor Area; M1): 앞 중심이랑에 위치함. 수의적인 움직임(신체의 반대부분에서)이 시작되어지는 곳이다. 또한 운동인체모형-신체의 각부분의 운동기능을 표시하는 겉질지도-과 연관된다.

일차 청각영역(Primary Auditory Area; A1): 관자엽에 있는 섬안에 위치함. 환경으로부터 들려오는 소리를 감별하는 역할을 한다.

읽기곤란(Dyslexia): 읽는 능력에 손상. 읽기곤란은 그들의 가장 기본적인 단위인 음소가 손상되어 단어를 나누는 능력에 문제가 있는 것이다. 또한 읽기 곤란증을 보라.

읽기 언어상실증(Alexia): 수용성 실어증의 한 형태로 쓰여진 단어를 읽고 해석할 수 있는 능력의 결여. 또한 읽기 곤란증(Dyslexia, 쓰여진 단어 해석에 어려움)을 보라.

입쪽(Rostral): 기관의 머리를 언급. 또한 다른 것들의 위에 있는 구조물로 언급되기도 한다.

입쪽 척수소뇌로(Rostral Spinocerebellar Tract): 오름 감각척수로. 몸통과 팔로부터 소뇌까지 무의식적 고유수용성감각을 전달한다.

입체시(Stereopsis): 심부시각.

입체인지불능(Astereognosis): 접촉만으로 어떤 물건인지를 맞추지 못함, SS2에 손상으로 인해 기인된다.

• ㅈ •

자율신경계(Autonomic Nerveous System): 부교감신경계와 교감신경계로 이루어진 것으로 내장 근육을 지배. 샘분비 조절과 생명기능(체온, 소화, 심박동률)을 담당함.

작업기억(Working Memory): 단기기억의 하위구성요소이다: 순간 대 순간의 각성을 포함한다. 또한 획득한 정보의 탐색과 회상 역할을 한다. 이마엽에서 중재한다.

작열통(Causalgia): 피부의 영양성 변화에 의해 동반되는 강하고 타는 듯한 통증.

작은글씨증(Micrographia): 파킨슨병환자의 증상으로 움직임분해(movement decomposition) 때문에 글씨가 작고 서투르다.

잔떨림(Fibrillations): 하나 근섬유의 미세한 씰룩거림. 대개 임상적 검사에서는 분별되지 않지만 EMG에서는 식별할 수 있다.

장기기억(Long-Term Memory): 몇 시간 이상 된 자신의 과거, 친근한 다른 사람과 사건에 대해 기억하는 능력이다.

재흡수과정(Reuptake Process): 신경전달물질이 다시 시냅스전 신경세포의 말단 단추속으로 흡수하는 과정.

적핵척수로(Rubrospinal Tracts): 내림바깥 피라미드운동로. 항중력근의 길항근(굽힘근)을 촉진한다.

절차적기억(Procedural Memory): 특별과제와 연관된 회상단계를 포함하는 기억의 유형. 예를 들면, 손목 콕업 스프린트(cock-up splint) 제작에 관련된 단계를 아는 것 또는 편평한 타이어 교체와 관련된 단계를 아는 것이다.

접는칼 증후군(Clasp Knife Syndrom): 관절에 강한 강직(Spasticity)이 있는 것으로 지속적으로 신장을 적용할 때 근육군이 이완되고 경직이 갑자기 사라지게 됨.

정신완서(Bradyphrenia): 생각이 느려짐, 일반적으로 파킨슨병과 우울증에서 많이 볼수 있다.

조가비핵(Putamen): 전형적 또는 자동적인 움직임 패턴과 관련된 바닥핵 구조. 꼬리핵이 운동활동에 있어 억제역할을 하는 동안 조가비핵은 흥분성 구조물이다.

조음곤란(Dysarthria): 단어를 분명하게 발음하는데 어려움. 불분명한 단어.

조절(Accommodation): 눈이 망막에 가깝거나 먼 거리의 물체의 상을 초점을 못 맞추는 것으로 모양체근이 작용하여 망막에 초점을 맞추기 위해 렌즈가 두껍게 변하는 것.

조화운동못함증(실조증, Ataxia): 소뇌병변으로 인한 협조되지 않은 움직임.

종말끈(Filum Terminale): 척수연질막의 투사. 종말끈은 가느다란 중간 섬유줄로 꼬리뼈의 척수원뿔에 부착한다. 이는 척주로 향하는 척수의 끝에서 돛 역할을 한다.

종말단추(Terminal Boutons): 신경전달물질을 함유하고 있으며, 축삭의 가지끝에서 발생한다.

종종걸음(Fetinating): 빨라짐. 종종걸음은 지체의 반대말이다-저항 또는 저해. 동시에 지체-종종걸음은 파킨슨병의 특징이고 움직임 시작이 어렵고 한번 출발하면 움직임을 정지할 수 없다.

좌불안석증(Akathisia): 절박한 긴장으로 인해 움직이거나 잠시도 가만히 있지 못함.

좌-우 구별기능장애(Right-Left Discrimination Dysfunction): 오른쪽과 왼쪽의 개념을 사용해 이해하는데 어려움을 포함함.

줄무늬체(Corpus Striatum): 꼬리핵, 조가비핵과 창백핵의 총체적인 이름(바닥핵의 구조).

중간뇌(Midbrain): 다리뇌의 위에 있고 시상하부의 아래에 있는 뇌줄기의 가장 입쪽 구조물이다. 청각과 시각과 연관된 자동반사행동역할을 한다. 의식의 깨임과 각성역할을 하는 그물활성계가 있다.

중심고랑(Central Sulcus): (롤란도 고랑이라고 불리기도함) 1차 몸감각 겉질로부터 1차 운동겉질로 분리되는 곳.

중심관(Central Canal): 뇌척수액이 흐르는 통로로 말총에서 시작하여 척수의 끝부분으로 내려감.

중앙가장자리계(Mesolimbic System): 중앙겉질가장자리 또는 중앙가장자리계로 불리는 뇌의 보상시스템이다. 이 시스템은 생존에 필요한 기쁨 행동을 반복할 수 있도록 독려하는 신경세포의 복합순환로이다. 중앙 가장자리계의 일차신경로는 중간뇌의 배쪽덮개영역에서 시작한다. 이마엽의 깊은 곳에 위치한 기댐핵(Accumbens)에 투사한다. 이 시스템에 의해 사용된 일차 신경전달물질은 DA(도파민)이다. 약물남용은 뇌의 보상시스템에서 도파민 수준을 증가시키기 때문에 대부분 중독가능성이 있다.

중앙시상면(Midsagittal plane): 오른쪽과 왼쪽 대뇌반구를 나누는 중앙시상면이다. 안쪽세로틈새를 따라 뇌를 반으로 나눈다.

중추신경계(Central Nervous Ststem; CNS): 뇌와 척수로 구성됨.

지각(Perception): 외부와 내부 환경으로부터 감각정보에 의미를 부여하거나 해석하는 능력이다. 지각적 손상은 오른쪽 대뇌반구(그의 신체적 몸과 환경에 대한 환자의 지각에서 왜곡을 일으킬 수 있는)에 손상으로 인해서가 더 흔하다.

지남력상실(Topographical Disorientation): 하나의 위치와 다른 것과의 관계를 이해하는데 어려움을 가짐.

지연(Cunctation): 저항 또는 저해, 급속의 의미인 빨라짐의 반대. 쳐짐-빨라짐이 같이 있는 것- 파킨슨의 특성이다 (초기 움직임의 시작이 어렵고 움직임을 시작한 후 멈추기가 어려움).

지연성 운동이상증 (Tardive Dyskinesia): 길항근 도파민 수용기[(신경이완제(Neuroleptics), 항구토제(Antiemetics)] 를 가지고 치료하는 것과 연관된 움직임 장애. 지연성용어는 이런 약의 만성적 사용 후에 일어나는 움직임장애와 연관된다. 무동성 움직임, 근긴장이상, 틱과/또는 간대성 근경련이 특징이다. 예: 혀 내밀기(Orobuccolingual 입에서 혀의 움직임), 씹는 형태 움직임, 얼굴찡그리기, 눈꺼풀연축(Blepharospasm), 입맛 쩍쩍 다시기. 지연성 운동이상증은 움직임 장애의 개선에 기인되지 않은 원인물질(신경이완제)의 중단시에 일어나는 대부분 장애와는 다르다.

진통(Analgesia): 통각의 상실.

질병인식불능증(Anosognosia): 자신의 신체 마비부분을 인식하는데 실패하거나 무시. 오른쪽 뇌반구의 손상으로 기인한다.

• ㅊ •

창백핵(Globus Pallidus): 정형적이거나 자동적인 움짐임 패턴과 연관된 바닥핵 구조. 꼬리핵이 운동 활동에서 제동기로 작용하는 동안 창백핵은 흥분성 구조로 작용.

척수반사활(Spinal Reflex Arc): 척수반사활은 척수 수준에서 전달되며, 겉질이 포함되지 않는다. 말초신경계에 있는 감각수용기는 위감각척수신경을 따라 정보를 전달하고 뒤뿔로 가서 사이신경세포와 시냅스한다. 사이신경세포는 앞뿔에 위치한 운동세포체와 연접한다. 앞뿔에 있는 운동세포체는 말초신경계에 있는 운동척수신경으로 정보를 교체하여 전달한다. 이러한 운동정보는 초기 감각정보에 반응하는 뼈대근그룹에 활동을 하게 한다.

척수원뿔(Conus Medullaris): 척추 L1-L2부분에서의 척수의 끝부분.

천막(Tentorium): 뒤통수엽과 소뇌사이가 수평방향으로 선반처럼 확장된 것으로 경질막의 투사이다.

청각연합영역(Auditory Association Areas): 청각적 데이터의 해석을 담당하는 곳으로 겉질에 여러 곳에 청각 연합영역이 있다. 이 영역들은 시각연합영역처럼 아직 정확하게 지도화되지 않았다.

청각인식불능증(청각실인증, Auditory Agnosia): 비언어 소리에 적절한 의미를 붙이기 어려움에 대한 포괄적 용어이다. 소리를 해석할 수 없는 것. 위의 모든 인식불능증은 겉질 병변의 결과로 감각수용에 관계된 해부학적 구도는 손상되지 않았음.

청력(Audition): 소리의 지각과 구별.

청색반점(Locus Ceruleus): 뇌줄기 넷째뇌실의 층위에 위치하며 노르에피네프린을 분비한다.

촉각 인식불능증(Tactile Agnosia): 체성 감각 정보에 의미를 부여할 수 없어 우산이란 용어로 사용된다.

최근기억(Recent Memory): 장기기억의 요소로 간주된다. 최근기억은 몇시간에서 몇 년전까지의 사건과 정보를 회상하는 능력을 말한다.

추간판(Intervertebral Discs): 각 척추사이에 있는 규션같은 구조물. 각 디스크는 속질핵으로 구성되고(디스크 중앙은 부드럽고, 걸쭉하고 높은 탄력조직으로 되어 있다) 섬유테(디스크의 더 많은 섬유성 커버)로 구성된다.

축삭(Axon): 축삭언덕으로부터 나와 신경세포의 종말단추까지 뻗어 있는 섬유이다. 축삭은 활동전위나 신경신호를 종말단추로 전달함.

축삭곁가지(Axopn Collaterals): 주요 축삭 구조로부터 투사된 것으로 신경신호와 신경계의 여러 부위에 지속적으로 전달함.

축삭언덕(Axon Hillock): 신경세포의 세포체와 축삭이 부착된 부위.

치매(Aphrenia): 사고의 정지, 생각의 빈곤을 경험한다.

치아인대(Dentate Ligaments): 척수의 연질막의 투사. 치아인대는 22개로 연결된 삼각형으로 척수의 돛역할을 한다.

치아핵(Dentate Nuclei): 소뇌핵의 네 쌍 중에 하나.

• ㅋ •

큰구멍(Foramen Magnum): 머리뼈에서 커다란 구멍 – 특히 뒷머리뼈. 이 공간을 통해 뇌줄기가 척수로 연결됨

클로누스(Clonus): 경직 근육그룹의 조절되지 않는 세동으로 빠른 근육 신장의 결과로 나타나며 위 운동신경세포 병변에서 발생함.

• ㅌ •

타원주머니(Saccule): 속이에 있는 평형 수용기 중 하나. 머리의 위치변화를 담당. 안뜰계의 일부분이다.

톱니바퀴경직(Cogwheel Rigidity): 빠르고 갑자기 당기는 움직임에서 해제/저항 패턴을 보인다. 일반적으로 파킨슨병에서 볼 수 있음.

통각(Nociception, 유해수용기): 통증의 감별과 위치화이다.

통각과민(Hyperalgesia): 통증을 지각하는 능력의 증가(예, 통감각이 점점 고조된다).

통각저하(Hypalgesia): 통증을 지각하는 능력의 감소.

투명사이막(Septum Pellucidum): 각 가쪽뇌실의 중앙벽에 뻗어있는 싸개같은 덮개. 감각처리과정 역할을 담당한다.

틈새(Fissure): 뇌의 면에서 깊은 고랑–고랑 보다 더 깊음.

틱(Tics): 단일근 또는 다발 근육 그룹에 연관된 반복적, 짧은, 빠른, 뿔수의적 움직임. 틱은 바닥핵에서 증가된 도파민에 의해 발생되기도 한다. 증가된 도파민은(꼬리핵은 정상적으로 과도한 움직임에 제동역할을 한다) 틱과 같은 움직임을 억제할 수 없다.

• ㅍ •

파국반응(Catastrophic Reaction): 뇌손상 부위와 연관되는 급성 정서적 증후군이다. 왼쪽 이마앞엽 손상환자는 정서적으로 불안정하고, 우울하고 그리고 의존적이다. 파국반응은 급성 뇌손상시기 때 일어난다.

팔신경얼기(Brachial Plexus): 척수신경의 말초 네트워크로 팔에 공급한다. C5,6,7,8,T1을 포함하며 압박손상이 잘 일어나는 부위이다.

편도(Amygdala): 관자엽에 앞쪽에 있는 아몬드모양 핵으로 꼬리핵에 붙어있다. 공포와 화냄의 중재와 사회적 실마리의 지각역할을 담당한다.

편측무시(Unilateral Neglect): 신체 또는 환경에 한편으로부터의 직관적인 통찰과 통합하기 위한 능력이 없음을 포함.

표피수용기(Cutaneous Receptors): 통증, 온도, 압각, 진동과 접촉에 관한 구별을 담당하는 것으로 피부의 겉층에 있음.

표현성 언어상실증(Expressive Aphasia): 정확하게 의미있는 언어를 표현하는데 어려움과 관련된 언어지각 문제.

피라미드(Pyramdis): 대뇌겉질에서 척수로 가는 운동정보를 내림 경로를 통해 전달하는 섬유 다발. 피라미드는 숨뇌

의 앞쪽 부분에 위치한 2개의 큰 부분으로 앞중심틈새에 의해 나누어진다.

피라미드교차(Pyramidal Decussation): 왼쪽 겉질로부터 오른쪽 척수로 가는 운동섬유가 교차하는 점이다. 오른쪽 겉질로부터 왼쪽 척수로 교차해서 가는 운동섬유. 오른쪽 대뇌반구는 몸의 왼쪽을 지배하고 왼쪽 대뇌반구는 몸의 오른쪽을 지배한다.

피부분절(Deramtome): 특수한 말초신경에 의해 지배 받는 피부분절.

• ㅎ •

항신경전달물질(Antitransmitter): 화학적 물질로 신경전달물질을 깨고, 시냅스후 신경세포가 다시 활성화되기 위하여 재분극하게 된다. 항신경전달물질은 시냅스 후 신경세포 반응을 끝내버림.

해마(Hippocampus): 해마곁이랑안에 위치함. 뇌에서 장기기억을 위한 중요한 저장 장치.

해마곁이랑(Parahippocampal gyrus): 대부분 중앙의 깊은 이랑들은 관자엽에 있다. 이것의 앞쪽은 스스로 뒤로 접어서 고랑이 된다. 특별히 이마엽에서 해마와 다른 대뇌의 영역에 정보가 연결된다. 해마곁이랑은 최근의 상황을 잡아내는 방법을 결정하기 위해 오랜 공백이 있는 기억과 사건을 저장하고 현재의 사건을 비교하는 기능을 한다.

행동(Praxis): 운동계획, 특별한 행동에서 요구하는 움직임을 이해하고 시행하는 능력.

행위상실증(실행증, Apraxia): 운동계획을 실행하는데 어렵거나(행동곤란증, dyspraxia)무능력. 이마엽에 운동겉질 부위에 손상으로 기인한다. 개념행위상실증은 과제의 운동적요구를 인지적으로 이해하지 못하는 것이다. 운동행위상실증은 특별한 활동을 위해 운동계획을 하지 못하거나 운동계획은 정상일지라도 개별적으로 그것을 받아들이지 못한다.

허리신경총(Lumbar Plexus): 다리에 공급되는 말초척수 신경의 네트워크이다. L1, L2, L3와 L4를 포함한다. 압박손상의 흔한 부위이다.

혀밑신경(Hypoglossal nerve): 뇌신경12. 혀근육지배를 담당한다.

혀인두신경(Glossopharyngeal Nerve; CN 9): 뇌신경 9. 혀의 뒤 미각을 담당한다. 또한 삼킴근육을 지배한다.

혈관-뇌 장벽(Blood-Brain Barrier): 뇌의 수막, 보호성 아교세포와 모세혈관상으로 구성됨. 중추신경계와 혈관계 사이에서 영양분의 교환을 담당하는 것으로 몇몇 분자는 다른 분자들과 달리 막 사이를 이동한다. 이는 많은 약물 성분이 혈관-뇌 장벽을 가로지르는 능력의 결함으로 인함.

형태인식불능증(Amorphognosia): 오로지 만져봄으로써 다른 형태/모양의 차이를 구별하지 못함.

형태 항상성 기능장애(Form Constancy Dysfunction): 같은 물건에서 크기변화 같이 형태에서 변화나 미묘한 차이를 파악하는데 어려움을 갖는다.

화학적수용기(Chemoreceptors): 감각수용기로 후각과 미각을 포함한 화학적 반응을 담당.

환각 팔다리감각(Phantom Limb Phenomenon): 수술로 절단한 부위에 여전히 남아있는 감각으로 만약 그 감각이 통증이라면 이는 환상통이다. 겉질계통의 지도는 수술로 절단한 어떤 부위의 해부학적인 모습을 재현하려 한다.

활동떨림(Intention Tremor): 팔다리의 의식적 움직임을 하는 동안 일어나고 의도된 목표에 팔다리가 가까이 갈 때 더 증가하는 경향이 있다. 떨림은 반대편 근육 그룹의 교대수축에 의해 발생된 관절의 율동적 진동이다. 활동떨림은 환자의 팔다리가 휴식시에는 정지하거나 감소하는 경향이 있다. 소뇌손상의 징후이다.

활동전위(Action Potential): 단일 전기 펄스로 축삭을 통하여 신경 신호의 전도를 위한 기초를 제공한다. 또한 세포막의 나트륨과 칼륨 투과성에 순간적인 변화가 생긴다. 강한 활동전위는 신경세포를 흥분시켜 전도과정을 시작하게 함.

회색질(Gray Matter): 대뇌와 소뇌의 표면의 위치. 신경세포체로 구성됨.

회피반사(Withdrawal Reflex): 척수반사굴과 비슷한 역할을 하는 척수반사, 이 반사는 신체적 위험으로부터 몸을 반사적으로 회피하도록 하는 반사적 기전인 반면 동시에 불균형을 피하기 위한 자세를 취하는 것이기도 한다. 걷질 과정 없이 척수수준에서 일어나는 반사이다.

후각(Olfaction): 냄새의 구별과 지각.

후각망울과 후각로(Olfactory Bulb And Tract): 뇌신경1로 알려져 있다. 이 후각신경로는 해마를 향하여 직접 연결되어 있다 – 감정적인 의미를 가지는 오랜기간의 공백이 있는 기억들이나 특별한 냄새 사이의 깊은 관련을 가진다.

후각상실(Anosmia): 냄새(후각)의 상실.

후각신경(Olfactory Nerve): 뇌신경1. 냄새를 담당한다.

흑색질(Substantia Nigra): 중간뇌에 위치. 대뇌다리의 내막으로부터 중간뇌의 흑색질과 적핵. 흑색질은 도파민(움직임과 감정조절 기능을 가진 신경전달물질)을 생산한다. 흑색질줄무늬체로(Nigrostriatal Pathway)로부터 흑색질의 축삭은 줄무늬체에 도파민을 공급한다.

희소돌기아교세포(Oligodendrites): 중추신경계 안에서 말이집을 구성한다. 왜냐하면 희소돌기아교세포는 신경성장인자(nerve growth factor)를 제공하지 못하고, CNS에서 힘없음(무력증,Asthenia) 근육 약화, 소뇌손상의 징후이다.

• 기타 •

A1: 일차 청각영역을 참조

AchE: 아세틸콜린 에스테레이스를 참조

Ach: 아세틸콜린을 참조

ANS: 자율신경계를 참조

CNS: 중추신경계를 참조

CN: 뇌신경을 참조

CSF: 뇌척수액을 참조

DA: 도파민을 참조

GLU: 글루타메이트를 참조

M1: 일차 운동영역 참조

NE: 노에피네피렌을 참조

PNS: 말초신경계를 참조

SNS: 몸신경계를 참조

SS1:일차 몸감각영역을 참조

SS2: 이차 몸감각영역을 참조

UMN: 위운동신경세포를 참조

V1:일차 시각영역을 참조

V2와 그 이상: 시각연합영역을 참조

찾아보기 Index

ㄱ

ㅍ

ㅎ

기타